健康 Smile 63

健康Smile 63

好卡路里，壞卡路里

Good Calories, Bad Calories

醫師、營養專家、生酮高手都在研究的

碳水化合物、脂肪的驚人真相

蓋瑞・陶布斯Gary Taubes／著

張家瑞／譯

健康Smile 63

好卡路里，壞卡路里

醫師、營養專家、生酮高手都在研究的碳水化合物、脂肪的驚人真相

原書書名　Good Calories, Bad Calories
原書作者　蓋瑞．陶布斯（Gary Taubes）
譯　　者　張家瑞
封面設計　林淑慧
特約美編　李緹瀅
特約編輯　王舒儀
主　　編　高煜婷
總 編 輯　林許文二

出　　版　柿子文化事業有限公司
地　　址　11677台北市羅斯福路五段158號2樓
業務專線　（02）89314903#15
讀者專線　（02）89314903#9
傳　　真　（02）29319207
郵撥帳號　19822651柿子文化事業有限公司
投稿信箱　editor@persimmonbooks.com.tw
服務信箱　service@persimmonbooks.com.tw

業務行政　鄭淑娟、陳顯中

初版一刷　2019年06月
二版　　　2019年06月
定　　價　新台幣599元
I S B N　978-986-97006-9-6

歡迎走進柿子文化網　http://www.persimmonbooks.com.tw

～柿子在秋天火紅 文化在書中成熟～

國家圖書館出版品預行編目(CIP)資料

好卡路里，壞卡路里：醫師、營養專家、生酮高手都在研究的碳水化合物、脂肪的驚人真相 / 蓋瑞．陶布斯(Gary Taubes)著；張家瑞譯. -- 初版. -- 台北市：柿子文化, 2019.06
面；　公分. --（健康Smile；63）
譯自：Good calories, bad calories : challenging the conventional wisdom on diet, weight control, and disease

ISBN 978-986-97006-9-6(平裝)

1.減重 2.健康飲食

411.94　　108004887

推薦

國內好評

（依筆畫順序）

聯名推薦

郭漢聰醫師，「身與心的平衡」網站站長

郭錦珊醫師，「酮話—護理師料理廚房」創辦人

王明勇醫師，生機飲食專家

誠心推薦

肥胖不是因為你好吃懶做，而是你吃錯食物

我們從小被深植一個根深蒂固的觀念，「少吃多動」是控制體重唯一途徑！

「胖子」被與「好吃懶做」畫上等號，這種呼吸都會胖的痛苦感受的確很難被他人理解！曾經，我也是這樣的胖子，盡力控制每日攝取總能量，努力的晨起跑步，體重卻不動如山，甚至愈來愈胖，讓我不禁懷疑：難道成為一個胖子是我的宿命？

直到開始嘗試生酮飲食，攝取極低碳水化合物加上適量蛋白質、充足油脂，我才成功瘦下來。一開始進行這個飲食方式時，我還是無法跳脫「每日攝取總熱量」的箝制，以熱量赤字的方式操作，執行6、7個月就遇到了瓶頸，甚至開始復胖。很感激謝旺穎醫生的診斷與輔導，擺脫「每日攝取總熱量」的限制，徹底執行「吃飽、吃好、吃對」的飲食生活，成了我唯一沒有復胖而且長期輕鬆維持的瘦身經驗！

實施生酮飲食這兩年來，我不斷的找尋與脂肪的使用與儲存的相關研究：

＊到底該如何讓大家知道吃對食物才是瘦身最重要的關鍵？

＊到底該怎麼說服大家攝取總能量與體重增加其實無關！

在《好卡路里，壞卡路里》裡，作者完整而詳細地以嚴謹的研究報告、實驗數據來告訴大家，肥胖其實不是因為你好吃懶做，而是你吃錯食物，才讓身體成為一台「儲存脂肪」的機器——原來只要控制碳水化合物的攝取，就能成功控制可怕的肥胖

荷爾蒙——胰島素，進而讓身體轉換成一台「燃燒脂肪」的機器！透過作者嚴謹的研究報告徹底翻轉你對肥胖的誤解！

「You're what you eat！」原來，健康、輕鬆、享受的瘦下來是垂手可得的一件事！原來，吃飽吃好又不會胖並不是一個遙不可及的夢想！

「享瘦」就從吃對食物開始！就讓我們從《好卡路里，壞卡路里》開始扭轉觀念、翻轉飲食、吃出健康人生吧！

花花（曾心怡），生酮天后&料理名師

集大成的絕對好經典

這本有關卡路里好壞的書絕對是營養學、醫學、減重管理的經典，作者陶布斯利用廣泛證據推翻了很多當道的流行病學認知。

首先，運動一直被認為有足夠科學證據支持減重管理，但在作者鉅細靡遺的消化過既有的文獻後卻有不同的結論，他發現並沒有足夠的證據支持運動會幫助減重。反之，很多時候愈運動吃得愈多，而難以達到減重的目標。

作者從十九世紀後半期班廷自救減重的案例及其歷史背景開場，班廷就是靠運動減重的典型失敗案例，但在去除大量澱粉的攝取後，減重效果就出現了，而且只要維持這個飲食就不復胖。出乎意料的，班廷所寫的減重小冊子在歐美與澳洲變成一本暢銷書，甚至一些學院派的醫師也支持減少攝取澱粉做為減重的方案。可是凱斯等學院派的人們很偏頗，把這種「流行」當做軼事性的證據，漠視其原理與效果。

再者，作者指出凱斯「脂肪—心臟」假說對膽固醇與飽和脂肪酸的認知謬誤，不僅有學術證據的扭曲（用七國產生的有利證據支持己說，漠視其他矛盾證據）而且有商業（鼓吹食用無膽固醇的乳瑪琳，以及地中海飲食〔橄欖油〕風尚）偏見的涉入，但多年提倡多勞動、少飽和脂肪酸的飲食運動，並未減少現代普遍存在的肥胖文明病——特別是糖尿病患，仍被告知要攝取一些碳水化合物。

作者繼而指出許多伴隨碳水化合物與現代飲食而出現的嚴重現代文明問題，這些文明疾病鮮少存在於保持傳統飲食的原始部落，可是，一旦部落採取西方飲食，罹患文明疾病的機率就大幅上升——特別是白麵粉、白糖。現代食品科技更是火上添油，舉例來說，最「油」的碳水化合物——果糖，利用玉米渣經化學分解而大量生產的玉米濃縮果糖糖漿，是現代人肥胖的一大主要因素，這種糖漿取代真正的蔗糖被使用於更多甜食飲料，造成現代人的肥胖——更嚴重的是，有非營利機構發現部分高果糖玉米糖漿居然還有汞毒汙染！

最後，作者陳述非傳統的減重方式（特別是高脂飲食）和一些簡單的方法來幫助大家實踐健康飲食。此外，陶布斯做為得獎的著名調查性記者，不僅從非常豐富的醫療歷史找到他理論基礎的支持證據，而且從持正反面證據的科學文獻找到支持他的結論資訊，他甚至發展出自己的方法檢視流行病學證據的實虛程度。因此，不僅比醫療專家做功課更嚴謹、更中立，更因為本書充滿可讀性高的歷史故事，我極力推薦大家閱讀這本絕對集大成的經典好書。

陳立川，毒理學博士、生酮油品達人

精采絕倫、詳細到令人驚訝的低碳飲食好書

初接觸到這本書時，我其實不抱期待，內容也老生常談，比起之前出的低碳飲食書籍沒有什麼決定性的差異，但繼續看下去後，我就喜歡上它了。一般的飲食書大概就是談飲食的好壞、問題出在哪裡？什麼你應該擔心，什麼你不應該擔心，以及為什麼？就這樣。這一本書完全不一樣，他將所有事情的前因後果解釋得超級清楚，包括時代因素、政府介入、學院影響、商人操弄等等，詳細到令人驚訝。

我們執行飲食法時常常會遇到很多反面意見，這個時候對飲食法比較沒有深入研究的人往往容易信心搖擺，但是這本書甚至將各種說法的來源、為何不成立等等通通陳述出來並加以比較，足見作者在這本書上投入了多麼大的心血，光是這一點，我就決定要將這本書加入我的收藏了。誠心的推薦大家，這是一本非常值得收藏的好書，它不是單純從營養讓你了解事情是怎麼走到今天這一步，其中的時空背景與利益糾葛更是精彩絕倫，非常值得一看。

陳世修（Martyn），暢銷書《生酮哪有那麼難！》作者、台南鐵人28健身房總教練

不要再進行「冬眠飲食法」啦！

本書出自一位邏輯、分析、歸納能力極強的哈佛和史丹佛高材生，對於肥胖和糖尿病有精闢、詳盡的見解。書中揭露，100多年前，眾多著作已經洞察減肥的有效方法，甚至50年前的各大著名醫學院都用限制澱粉達到減肥效果，只可惜群眾是盲目

的，近年來主流醫學和營養學倡導了錯誤觀念，大力鼓吹低脂高醣飲食，導致全球肥胖率攀升，而本書作者能在十多年前就力往狂瀾，洞悉真相，非常難得。

近年來主流醫學把肥胖定義為一種疾病，這就好像一個正在跑步的人，醫生診斷他有心跳過速（心悸）一樣，簡直荒謬。頭腦清楚的讀者看完本書後應該可以釐清一個概念：肥胖是一個人狂吃澱粉和糖分後，身體把過多熱量儲存成脂肪的一個正常結果。就像黑熊或沙鼠在夏秋把自己吃得肥嘟嘟來準備冬眠一樣，一身肥肉是拿來冬眠用的或為了度過饑荒之用，但人類不冬眠、先進國家也很少鬧饑荒，在精製碳水化合物氾濫的年代執行這種「冬眠飲食法」，變胖是理所當然的。

人體自我調節機制相當複雜且充滿智慧，你想要讓體態與血糖處在最佳狀態，就要攝取正確營養比例的食物，給予錯誤比例，就會肥胖。目前的主流減肥法成功率只有2%，就是因為用錯比例。雖然限制熱量到「半飢餓狀態」也能讓受試者瘦下來，過程卻相當痛苦，保證復胖——現代減肥者的夢魘！想輕鬆瘦下來，就必須徹底了解脂肪在什麼情況下會加速燃燒——絕對不是少油、少量多餐或慢跑！

從2016年親自執行低醣和生酮飲食以後，在理論和臨床上，我都見證了正確食物比例的眾多奇蹟。台灣人有一半以上都有胰島素阻抗，若執迷於高醣飲食，罹患三高是遲早的事。強烈建議想減肥或遠離糖尿病的人弄清楚怎麼吃才有效而安全。答案並不在現行的主流衛教當中，在本書裡！與大家共勉，願人人健康、無病到老！

陳俊旭，台灣全民健康促進協會榮譽理事長

用心良苦的經典之作

肥胖與糖尿病是近50年來快速成長的一種流行病，低脂「健康」飲食的盛行功不可沒，農業工業化也是一個要素，國家政策更扮演一個強力推手，最終導致慢性病橫行，背後包含了政治、藥廠與食品加工廠的利益與科學家的面子種種問題。

作者以其媒體工作者之專業訪談了600多位研究人員，先仔細分析各種造成「膽固醇是心血管疾病罪魁禍首」的事件，並提供各種推翻這些假說的研究證據，鏗鏘有聲，為膽固醇平反並還它清白。同時，作者也提出現代飲食中碳水化合物如何進入人類歷史、精製澱粉如何導致肥胖與糖尿病的各種科學證據，並點出胰島素阻抗與慢性文明病的密切相關性。

最後一部分，作者提出減重過去所常犯的錯誤，就是少吃多動、控制熱量，但

真正有效減肥的共通特點就是限制糖與澱粉，更必須注意真正造成肥胖的是荷爾蒙失調，例如胰島素阻抗與壓力造成的皮質醇上升。

這是一本現代人類飲食的演進史，讓人了解為何現代人有如此多慢性文明病。科學這一把兩面刃，應該用在證明對我們健康真正有幫助的研究，而非幫助銷售對健康不利的商品，畢竟全民健康才是國家真正的財富。健康要掌握在自己手裡，就必須為自己、為家人多付出一些學習時間！如同我常常分享的：好好吃、好好睡、多運動再加上好心情，健康可以很容易。

能有這麼一本好書讓我們一次了解這些事實，作者的用心良苦值得大推！這是一本值得推薦給大家的經典之作！

張誠徽，亞當老師說生酮Youtube頻道及亞當老師．酮享健康粉專版主

這本書讓你比醫生更專業！

「吃很油，找死啊！」

「心臟病就是吃太油，你看你大伯，偷吃很油的東西還不敢跟醫生承認。」

「就跟你講不要吃肉了，還吃，醫生都一直在念你，好好吃飯會死啊！」

以上是不是小時候大人齊聚時很常聊的話題啊？然後患病的人就一直辯駁說沒有偷吃，其他人會與醫生一起圍剿患者說：「你還說沒有……」

看完這本人類史上的偉大著作後終於豁然開朗，生病的大伯真的依循醫生的建議飲食，醫生按照醫學知識給予診斷和建議，醫者父母心，沒有一方有大錯。

為何病沒有改善？台灣號稱醫療技術排名世界第三也無法將這些文明病解決，到底發生了什麼事？本書將醫學發展歷史鉅細靡遺的描述出來，原來人類會遭遇如此重大的文明病是因為有問題的「凱斯假說」——美國醫學界當時相當倚重這個結論；又「剛好」每次有其他反對的火苗剛燃燒時就被潑冷水而熄掉；美國國家科學院醫藥研究所發表二十頁的篇幅討論蔗糖與高果糖玉米糖漿可能的負面效應，結果仍然「沒有足夠的證據」去設限飲食中的醣攝取量。

在醫學界，一直都有看不見的經費供應者源源不絕的提供研究經費，將研究的結論導向某些特定的方向，這本書讓我窺看到這樣的模式，像醫生這樣聰明的族群（台灣都是念書很厲害的才當醫生）怎麼會說出昧著良心的話呢？

如果你有文明病、癌症或想要健康的人生，建議在就醫之前先看過這本書，才

不致讓某些「never update」的醫生牽著鼻子走，雖然就他的立場是「對」的建議，但是裝在他的腦裡面卻是「出錯的」醫學知識。

你選對醫生了嗎？這本書，讓你比醫生更專業！

葉佐馬夋，FB生酮飲食社團團長

這本書會讓你了解真正的健康方法

人類一直在追求健康飲食！科學家們努力研究健康飲食方式，政府強力推動健康飲食方案，媒體大力配合傳播，就是為了讓民眾們有法可循……

小時候媽媽都用豬油炒菜；後來改用沙拉油，因為大家都說「飽和脂肪會引起心臟病」，當然最好也不要吃肥肉；以前只有生病的人才能吃豬肝湯、蛋來補身子，後來內臟、蛋黃消失在餐桌上，因為大家都說「膽固醇是心血管疾病的凶手」；小時候我最愛帶果糖去學校分享給同學，因為電視一直廣告「○○果糖是好糖」，說「果糖不會提高血糖，具有低升糖指數，是非常健康的糖」；科學家說「攝取過多的鹽會使血壓升高」，而高血壓是心臟病和中風的主要風險因子，鹽因而被認為是一種營養禍害、致命白色粉末，飲食要低鹽才健康；幾十年來，專家都說：「減肥很簡單呀！就是少吃多動！」結果呢？

這些「健康觀念」你我皆知，但全球的肥胖、糖尿病、心血管疾病、高血壓、中風、癌症等文明病的發生率卻以令人擔憂的速度增加，絲毫沒有減少的跡象。到底出了什麼問題？

本書作者花了數年時間收集資料及做研究，揭露各時代科學家的研究結果，是如何摻入研究者自己的主觀認定、資金贊助者利益意向主導結論、政府官員偏見裁決最後方案，決定出其實不健康的飲食建議，真的非常精彩、令人瞠目結舌！

最後更從各種面向探討真正造成肥胖的原因，並為大家整理出10項結論，也符合我目前的健康思維！本書會讓你了解真正的健康方法，誠心推薦！

愛姐，FB愛麗絲的生酮筆記創辦人&生酮美魔女

最好的健康禮物

每一個短短的十年，總能流行幾個特別的飲食方式，為了健康，為了減脂，我

們一種接一種嘗試，愈挫愈勇，直到下一個被推薦的飲食出現，又繼續跟風。然而，你真的知道為什麼自己要這麼做嗎？大多數的人只為目的而做，其實不清楚為什麼要這樣做。我就老是聽到朋友問：「能不能教我低醣生酮飲食？只要告訴我怎麼做就好，我不想知道為什麼。」當我真的教了之後，就會遇到一個問題，對方不見得能照著做——可能因為我推薦的食材他不愛吃，也可能因為住套房無法開伙等。如果我無法依照他個人的習慣去為他做飲食調整，最後就會得到類似的回覆：「低醣生酮飲食真的很難執行，我想我做不到。」

上過我的課的學員們，能在課程中快速理解為什麼他需要執行低醣生酮飲食，以及怎麼做才能做得正確並得到效果。這樣的感覺，在我看這本書時有強大的共鳴。本書透過歷史緣由的介紹與正反兩面的辯述，讓我們輕鬆了解到：常聽到的反對論述是怎麼來的？為什麼這麼說？我需不需要擔心這些問題？當我們能理解整件事的歷史背景、過程及詳細正反兩面緣由，就能分辨什麼可以做、什麼需要尋求專業協助、該如何看待這樣的狀況而不再有恐懼，能抱持堅定找到正確方法的信念。若真能如此，健康就是你最好的禮物。

廖書嫻，中華低醣生酮推廣協會理事長、FB愛食療實驗室版主、謝旺穎。健康教練團隊執行長

沒有這本書，不可能會有現在的生酮研究

「所有歐洲人都知道天鵝是白色的，直到他們在澳洲發現全部的天鵝都是黑色的。」黑天鵝事件，在預期之外極為罕見的事件，一旦發生，固有思維就被打破。

2002年，大家還籠罩在前一年發生的911還有安隆（Enron）破產弊案兩個超大黑天鵝事件的陰影之下，一個炎熱的夏天早晨，《紐約時報》刊出了〈如果這是一個天大的謊言？〉，蓋瑞·陶布斯毫不保留的指出：無知的低脂飲食政策與導致肥胖的真正原因是一糖與碳水化合物，而真正正確有科學基礎的飲食其實是低醣高脂飲食。各方專家一陣譁然，群起抨擊具有科學背景的陶布斯。

2週後，陶布斯應邀上了當時最具權威的「查理·羅斯」（Charlie Rose，影片網址：https://charlierose.com/videos/18329）電視節目。一開場，特別主持人梅默特·奧茲（Mehmet Oz）醫師就拿出一顆心臟移植手術換下的脂包心質問陶布斯：「你看看這心臟，還有其他在手術中摘除的器官，都包覆了大量的脂肪，所以醫學界才會認為脂肪是不好的，你要怎麼解釋呢？」美國心臟病學會主席芭芭拉·霍華（Barbara

Howard）醫師也接著發表：「無庸置疑的，每個人都知道飽和脂肪不是好東西，所有飲食建議是叫大家不要吃脂肪。」低脂高原型碳水的歐寧胥飲食法的發明人狄恩．歐寧胥（Dean Ornish）拿著一整疊資料、帶著IBM Thinkpad有備而來，他拿出一張彩色的血液流速圖：「你看這個血液流速圖，可以表達心臟病，低脂高原型碳水血液流速很快，沒有被阻塞，吃低醣高脂的，血液流速很慢，這是很危險的。」三位醫師毫不保留的抨擊，一波接一波，像是武俠片中三個打一個的橋段，但陶布斯一點都不緊張，反而不時露出略帶驕傲的微笑，明確指出這些醫師每個論點後面的矛盾之處。

站在醫師的立場，陶布斯是個譁眾取寵的作者，用精心挑選的歷史與科學研究抨擊現代飲食政策建立在食品工業的利益之上，並不是真的科學研究；從陶布斯的角度來看，醫師固守老舊的立場，拿不出均衡飲食或任何的飲食的科學證據。

後來他花了5年的時間，訪問超過600位專家學者，有人贊成，有人反對，完成你手上這本《好卡路里，壞卡路里》。不同於一般的健康書籍，寫出1週菜單，照這個吃就會健康，每件事情都有一個簡單的解釋。他鉅細靡遺的說明了整個低脂飲食政策的由來，分享所有疑點、正反意見，但本書只是一個開始。

2012年，陶布斯四方奔波成立了營養科學計畫（NuSI），要募集4000萬美金來做史上最大規模最精密的飲食實驗，他們找來了首屈一指的國衛院研究員凱文．霍爾（Kevin Hall），展開第一個階段的實驗，企圖找出低醣、生酮飲食下熱量消耗的變化。他們找了17名肥胖者住在新陳代謝病房8週，餵食精心設計的高醣與低醣餐，要找出來不同飲食是否會導致不同的熱量消耗。這實驗最有趣的地方是，研究主持人凱文．霍爾完全反對碳水化合物／胰島素假說——可知這個研究絕無私心，陶布斯或營養科學計畫完全沒有介入實驗設計。

結果出爐，低醣飲食只些微的提高熱量消耗。當實驗完整的數據公開後，陶布斯對於實驗的設計與做法公然提出質疑，表示這是失敗的實驗：「首先沒有設計維持體重不變的適應期，這會嚴重影響熱量的判讀。第二，這研究沒有對照組。」需要第二階段更仔細的研究，但凱文．霍爾跟營養科學計畫開始產生嫌隙，最後不歡而散，因此這實驗的第二階段就無疾而終了。

不放棄的陶布斯又找來的克里斯多夫．賈德納（Christopher Gardner），做了完全不同方向的追蹤研究，招募609名受試者，執行為期2年的研究，不需要限制熱量，只分成低脂與低醣。2年後，2組人減重結果其實相差無幾。

雖然這些實驗看似沒有證明什麼事，但已默默為低醣生酮的研究建立了基礎，如果沒有陶布斯寫本書，不可能會有現在的生酮研究，更不可能有世界各地的醫師學者群起開始低醣生酮飲食熱潮。

撒景賢，酮好創辦人

即使過了多年，仍舊值得我們一讀再讀

這本書的出版是個劃時代創舉！

面對肥胖症、糖尿病和許多因為攝取過多精緻食物導致的流行病，我們問著：「到底是為什麼？」從1970年代至今，這個問題不停地周旋在科學家及營養學家的腦中。人類的時代走過阿金飲食、也走過低脂飲食、蔬食生活……等等，我們至今仍做著為求健康的飲食實驗。

2018年歐洲肥胖學術報告指出：2045年全球肥胖人口將占22%，且有八分之一（14%）的人將罹患第二型糖尿病。國民健康署在2018年提出調查結果，台灣成人過重與肥胖盛行率將破45%。換言之，這條我們偕著內臟與體脂肪走了很長的一段路，究竟還要走多久，人類才能從新世紀的流行病中逃脫出來？還好，隨著科技與研究能力的提升與發展，愈來愈多人開始鑽研肥胖問題，並試圖在黑暗混沌中帶來光明，這包含著科學記者蓋瑞．陶布斯。

蓋瑞．陶布斯做了許多研究與調查後，至今出好幾本書，而這本劃時代的創作可說是動搖了過去營養學的知識，也震撼了過去飲食工業的根基。本書將讓我們理解脂肪與碳水化合物的原罪，以及影響健康造成諸多流行病的根本問題。這本書在美國出版已經超過10年了，非常樂見它即將在台灣出版。一本好書的價值是——即使過了多年，仍舊值得我們納入書櫃一讀再讀。

鄭匡寓，酮好管理員、生酮運動員

重拾身體健康——正確認識好卡路里

《科學》雜誌知名作家蓋瑞．陶布斯分別在2001年發表〈膳食脂肪的軟科學〉、在2002年發表〈如果這是一個天大的謊言？〉，引起媒體矚目，開始出版一系列與主流認知背道而馳的健康好書：《好卡路里，壞卡路里》、《面對肥胖的真相》、《糖的壞處》、《少食和運動的好處》。

《好卡路里，壞卡路里》是第一本，訪談600多位臨床研究人員，清楚的記載100年來醫學對碳水化合物和脂肪的認知變革，從「麵包和甜食才會導致肥胖」到安瑟·凱斯（Ancel Keys）的「膳食脂肪是健康殺手」假說，因為政治和商業利益的強大力量，在沒有足夠因果臨床試驗資料下成為錯誤的主流認知——空泛的脂肪假說竟然變成了醫療真言，影響近代民眾的健康甚巨。

網路的普及之後，蓋瑞一系列的好書站在新時代的尖端，證明我們過去所相信關於健康飲食性質的一切很可能是錯誤的。低碳飲食的重新盛行——包括生酮飲食，他功不可沒。《好卡路里，壞卡路里》特別適合初體驗者，或是仍然被錯誤舊觀念綁住而無法掙脫的人們。希望這本入門書，即將滋潤無數渴求恢復健康的酮學。

薛維中，FB酮樂會社團版主、整合身心健康研究與推廣者

一百多年來的健康飲食變遷

人類到底該怎麼吃？吃什麼才是健康？十幾年來沉迷於自然整合醫學的我發現到：精製碳水化合物（澱粉與甜食）與化學製程油脂（沙拉油、玉米油等）被多數人攝取過量，是人類肥胖、發炎、多病的真正原因。糧食供需和飲食習慣難以改變，加上現代生活忙碌緊張，情況更是雪上加霜，但我們到底要聽誰的？誰在講真話？從班廷飲食、阿金飲食到正夯的生酮飲食……都一再證實：再不改變，是不行的。

19世紀中，科學家發現澱粉和甜食讓人發胖，1863年班廷發行《胖子手札》引發首次世界飲食狂熱，但到了20世紀晚期卻開始倡導低脂肪、高碳水化合物飲食以期減少肥胖和降低心臟疾病發生率，結果肥胖者的比率不降反高，表面上降低了高膽固醇和高血壓比率，卻增加了好幾倍的心血管醫療行為。

這樣的現實告訴了我們什麼？就是這樣做大有問題！

時至今日，我們知道膽固醇是人體重要的生命元素，主要在肝臟製造，尤其跟荷爾蒙和膽汁的生產最有關係。我們似乎誤會攝取脂肪食物的重要性了，尤其是在廉價的化學製程食用油與反式脂肪大舉進攻下，大家對脂肪從瘋狂崇拜到避之唯恐不及、談油色變，卻也一竿子打翻了多攝取健康好油的觀念。即便至今日，我依然發現大多數民眾的觀念停在少油、少糖、少鹽、少肉、多吃五穀雜糧和高纖蔬果才健康，然而，現實生活在門診中，我卻發現各種三高慢性病不減反增。

飲食健康有待大家加強推廣。多攝取一點好油、了解並避免壞油，而且，不只

是少吃精製澱粉與甜食，更要同時減少整體碳水化合物的攝取，必然可以減少肥胖、三高發生率，大大提升健康指數——這一切，只有親身體驗才能了解。本書很客觀詳盡的提出各種證據與統計數字，讓我們清楚了解到，人類這100年來的飲食健康沿革是利益導向或健康至上，值得細細詳讀。中庸之道，海納百川，讀後我們不妨配合吾等東方民族飲食習慣，適當調整比例，必能為健康真正加分。

羅仕寬醫師，吉康耳鼻喉科暨自然整合醫學照護

國外強推

一本極重要的書，改變了我們對食物的想法。

麥可・波倫（Michael Pollan），《食物無罪》作者

一本非常重要的書。

安德魯・威爾（Andrew Weil），身心靈專家

陶布斯以應有的嚴肅態度和科學洞見來處理這個主題，以鋪天蓋地之勢推翻近年來由許多營養專家所背書的低脂、高碳水化合物生活方式。

芭芭拉・艾倫瑞克（Barbara Ehrenreich），《失控的正向思考》作者

這本書無疑是過去100年來在飲食與健康方面所出版過最重要的書，清晰明快、饒富生趣，卻不失嚴謹與權威，為所有在體重調節和健康問題中掙扎的人帶來一盞希望的明燈。

理查・羅德斯（Richard Rhodes），《致命的盛宴》作者

※　※　※

★蓋瑞・陶布斯是位勇敢、大膽的科學撰稿作家，不接受傳統觀念。《紐約時報》

★才華橫溢又能啟發大眾……陶布斯是位努力不懈的研究學者。《華盛頓郵報》

★一個轉捩點……它幾乎能夠改變你吃東西的方式、你的外貌和你的命。《明星論壇報》

序言

飲食方針的180度大轉彎

澱粉類及蔬食令人發胖，含糖食物尤其如此……在產糖量成長的國家，甘蔗被集中栽培並萃取糖分，農場裡工作的黑人和牲口以驚人的速度增加。在收穫季節裡，人們盡情攝取甜美的汁液，但等到季節過後，過多的脂肪組織便逐漸流失。

湯瑪斯．霍克斯．泰納，《醫學實踐》，1869

威廉．班廷（William Banting）是一位肥胖的男性，1862年，66歲、165公分高的他（後來《英格蘭醫學雜誌》稱他為「名氣響亮的胖子班廷」）體重已超越90公斤。班廷寫道：「雖然體格或體重不是真的那麼驚人，但我無法蹲下來做繫鞋帶等動作，也無法不忍著巨痛和艱難擠進符合一般人所需的狹小空間，這些苦楚只有胖子能體會。」

班廷最近已從一家高級的倫敦殯葬社退休，他沒有家族肥胖史，也不認為自己懶惰、不愛活動或過度沉溺於盤中物，但肥胖已悄悄在30多歲時向他襲來（和今日許多人一樣）——儘管他已盡了最大努力去擺脫這個問題。他開始划船，使肌肉更有力量，他的胃口好得驚人，因而增加更多體重。於是他刪減攝取的熱量，可是體重不但沒減少，還讓他筋疲力竭、因皮膚長癤（內部有膿的腫塊，通常有壓痛感）而深深困擾；他嘗試過走路、騎馬和做些費力的勞動，體重不減反增；他曾向當時最好的醫生諮詢，也試過瀉藥和利尿劑，體重依然成長。

所幸班廷最後終於請教到一位耳科醫生威廉．哈維（William Harvey），哈維醫生剛去過巴黎，並在那兒聽到偉大的生理學家克勞德．貝爾納（Claude Bernard）講授關於糖尿病的知識：肝臟會在需要時將肝糖轉化為葡萄糖（組成糖和澱粉的物質）釋放到血液，而糖尿病正是葡萄糖在血液裡累積過多而形成的。於是，哈維根據貝爾納的啟發而規劃出一種非常著名的糖尿病食療法，哈維後來解釋說，只含有肉類和乳製品的飲食會抑制糖分被釋放到糖尿病患者的尿液中（血糖過高時，糖分經過腎臟時無法全部回收而從尿液中排出，因此出現「糖尿」現象）。由此推論，完全禁止糖和澱粉，可能會得到相同的結果。「我知道，含糖和澱粉飲食是用來養肥某些動物的，」哈維寫道，

「也知道在糖尿病過程中，身體的全部脂肪會迅速消失。於是我突然想到，過度肥胖也許和糖尿病有關，是它的病因——儘管糖尿病的發展很多元；假如有一種純粹的動物飲食能有效治療肥胖症，那麼結合動物飲食與不含糖也不含澱粉的蔬食，也許能扼止不當的脂肪形成。」

班廷從1862年8月開始執行哈維為他開立的飲食處方：一天三餐吃肉類、魚或野味——通常1餐有150到180公克，餐盤旁再放上30至60公克的老化吐司（儲存一段時間後的吐司，水分從澱粉顆粒遷移到間隙，使澱粉分子重新排列而「再結晶」，吐司質地會變堅硬，麥香會淡化）和煮過的水果；宵夜是茶和幾十公克水果或吐司。他小心翼翼避免任何可能含糖或澱粉的其他食物，尤其是麵包、牛奶、啤酒、甜點和馬鈴薯。

儘管班廷減肥飲食法裡允許相當多的酒（每天4到5杯，早晨1杯甜酒，晚上1杯杜松子酒、威士忌或白蘭地），隔年5月班廷就先減掉13.5公斤，至1864年初共減掉22.5公斤，他寫道：「過去26年來，我從未像現在一樣感到那麼健康，我身體的其他病痛也已成為往事。」

我會知道這件事情，是因為班廷發行了一本十六頁的小手冊《胖子手扎——給

《胖子手札》的更多致敬

班廷很得體的在《胖子手札》向威廉・哈維致謝，在後來的版本裡，他也為沒提到3位他不熟悉、但或許應歸功於他們的法國人致歉：克勞德・貝爾納、尚・安泰爾姆・布里亞－薩瓦蘭（Jean Anthelme Brillat-Savarin）和尚－方思華・丹瑟（Jean-Francois Dancel）。（班廷忘了提及他的同胞艾弗瑞德・威廉・摩爾〔Alfred William Moore〕和約翰・哈維〔John Harvey〕，這兩人分別在1860年和1861年出版關於肉食、無澱粉飲食的類似專書。）

律師兼美食家的布里亞－薩瓦蘭，寫過一本也許是關於食物方面最著名的書：1825年出版的《味覺生理學》（美國版《味覺生理學》在1865年首次發行時的書名是《飲食手冊或胖與瘦的科學思考》，也許是想蹭班廷熱）。他在書中宣稱，在花了30年時間，一個接一個地與那些讚賞享用麵包、米食和馬鈴薯的樂趣的「肥胖」或「特別肥胖」者訪談後，他能輕易地確認肥胖的原因並建議：「對每一種含澱粉或麵粉的東西，多少都要嚴格的節制。」

丹瑟是一位內科醫生和前外科軍醫，曾經在1844年向法國科學院公開提出他對肥胖的觀點，之後發行了暢銷書《肥胖或過度肥胖的各種原因與治療的理性方法》。丹瑟的思想基礎有一部分來自德國化學家尤斯圖斯・馮・李比希（Justus von Liebig）的研究，這位化學家當時為了捍衛自己的信念而指出：在動物體內形成的脂肪源自於經消化的脂肪、澱粉和糖，而蛋白質只特別使用在恢復或創造肌肉組織上。「不屬於肉的所有食物——所有富含碳和氫的食物——必定很容易產生脂肪，」丹瑟寫道，「唯有根據這些原理，才能建立治療肥胖的理性療法。」他還提到，食肉動物絕不肥胖，而僅仰賴植物而活的食草動物（例如河馬）「往往由於身體的大量脂肪而行動笨拙，完全只攝取蔬食——米、小米、甘蔗等等」。

大眾的話》，記敘他在1863年的飲食經驗。這本手冊馬上激起了世界首波飲食狂熱，甚至遠超乎他想像的成為影響廣大的班廷學說。《胖子手札》被廣泛地翻譯，在美國、德國、澳洲和法國銷售得特別好——根據《英國醫學期刊》，連法國國王都在嘗試班廷飲食並且大大受益。不到1年，「班廷」在英語中變成了一個動詞，用來表示「節食減肥」。1865年6月《帕馬公報》便寫道：「某人若有痛風、肥胖和神經緊張等問題，我們強烈建議他『班廷』一下。」

班廷時代的醫療團體，對班廷和他的飲食法不知如何是好。《英國醫學期刊》的通訊記者似乎偶爾也有心胸開闊的——儘管態度上相當的懷疑；在英國醫學學會1864年的會議中，有人提出一份正式的研究報告，指出班廷減肥飲食法的有效性與安全性。

至於其他人，他們攻擊這則消息和傳遞消息的人（一般已成立學會的會員遇到激進新觀念時常這麼做）。期刊《柳葉刀》（它與《英國醫學期刊》的關係，就如《新聞週刊》與《時代雜誌》的關係一樣惡劣）的編輯群表現得特別不留情面。

首先，他們堅決主張班廷的飲食法是舊聞——它的確是，而且班廷也從未宣稱過不是——指出醫療文獻「十分完整且提供了大量的證據，證明班廷先生所建議的全是一提再提的陳年舊事」。班廷對此回應表示，也許事實的確如此，但對他和其他的肥胖者而言，卻是前所未聞的事。

《柳葉刀》編輯對他的第二大不滿，同時也是他一直飽受批評的一點，就是他的飲食方式可能很危險，「我們給班廷先生、以及任何一位像他那種類型的人一個忠告，別再攪和醫療文獻了，管好他份內之事就好。」那些無法接受他想法的醫生，尤其懷疑該飲食法的有效性。

然而，班廷並未顯露出任何消聲匿跡的現象，《柳葉刀》的編輯於是採取了一種較科學的方法。他們建議對班廷飲食法和「食物中的糖類與澱粉類成分才是導致不當肥胖的真正主因」這個見解做一個「公平的試驗」。

/ /

班廷飲食在肥胖症（是種慢性疾病）的科學中扮演了一個關鍵性角色，原因有二。首先，假如這種飲食法有效，真的能幫助人們安全地減重並維持下去，將會很值得讓大眾知道。更重要的是，知道「食物中的糖類與澱粉類成分」是否「是導致不當肥胖的真正主因」對於公共衛生的重要性，絕對不輸知道抽菸導致肺癌或HIV導致

AIDS。是否以戒菸來避免前者或是否以使用保險套、禁欲來避免後者，是我們的選擇，而科學的首要責任是確認疾病的確切原因。

如同公共衛生有關當局無可避免地所抱持的態度，有人堅決主張卡路里總數和肥胖必定是吃太多或習慣久坐不動所引起的，但在體重調節和肥胖的基礎過程上，這個主張能告訴我們的事少之又少。哈佛大學的營養學家金恩・梅耶爾（Jean Mayer）在1968年時指出，「把肥胖歸咎於『吃太多』，就像把酒精中毒的原因歸咎於『過度飲酒』一樣沒意義。」

班廷的飲食法在《胖子手札》出版後引發了整整1個世紀的飲食變動。20世紀時，頗負盛名的醫師威廉・奧斯勒爵士（Sir William Osler）在他的《醫學原理與實踐》裡討論肥胖的療法，列舉了班廷的方法和德國臨床醫生馬克斯・約瑟夫・歐特爾（Max Joseph Oertel）與威赫姆・艾伯斯坦（Wilhelm Ebstein）的版本。奧斯勒建議肥胖女性要「避免攝取太多食物，尤其要減少澱粉和糖類。」

自此而維持多年不變的觀念是：盡量降低澱粉和糖類（即碳水化合物）的攝取才能夠減輕體重，以及肉類、魚或家禽是飲食的主體。由雷蒙・格林（Raymond Greene，小說家格雷安・格林〔Graham Greene〕的兄弟）所領導的7位著名的英國臨床醫師在1951年發行一本教科書《內分泌學實踐》，他們為肥胖者所開的飲食處方與班廷推薦的幾乎如出一轍，而且這也是20年後在美國尤其反傳統的赫曼・泰勒（Herman Taller）與羅伯特・阿金（Robert Atkins）所會開的飲食處方。

▶**要避免的食物：**①麵包和以麵粉製做的所有食品。②穀片，包括早餐穀片和牛奶布丁（指用加糖牛奶〔甚至是煉乳〕和一些澱粉食材所做的布丁）。③馬鈴薯及所有其他白色根類蔬菜。④含糖量高的食物。⑤所有甜食。

歐特爾食療和艾伯斯坦食療

歐特爾是慕尼黑一所療養院的主任，他的飲食療法以瘦牛肉、小牛肉或羊肉、蛋為主，整體而言，他的食療法比班廷的更限制對脂肪的攝取，對蔬菜和麵包則稍微寬鬆些。當時重達110公斤的奧圖・馮・畢斯馬克王子（Prince Otto von Bismarck）在1年內減掉27公斤左右，就是採用了歐特爾食療法。

艾伯斯坦是哥廷根大學的醫學教授，1882年出版了《肥胖及其療法》，他堅決主張含脂量多的食物很重要，因為它們能提升飽足感，並因而減少脂肪的堆積。艾伯斯的飲食法不允許糖、甜點、馬鈴薯，允許有限的麵包和一些綠色蔬菜，但「每一種肉類都可以吃，尤其是含脂肪的肉類」。

▶**你可以盡量攝取下列食物：**①肉類、魚、禽類。②所有綠色蔬菜。③蛋，蛋粉或新鮮的蛋皆可。④起司。⑤水果，不甜的或加了糖精（本書作者認為糖精沒有致癌性 P105）的，香蕉和葡萄除外。

「以飲食控制體重的一大進步，」1957年被譽為是兒童肥胖方面最重要權威的希爾德．布洛許（Hilde Bruch）寫道，「是認清肉類……不會製造肥胖，可人的食物（像麵包和甜食）才會導致肥胖。」

這個假設性因果背後的基本科學論據，是根據觀察與實驗證據而來，也許還有他人成功節食減肥的一些經驗與軼事。1907年詹姆斯．法蘭奇（James French）在他的《醫學實踐教科書》中寫道：「在肥胖的狀況中所見到的『過度盜用』營養，雖然部分是源自於對食物中的脂肪消化不良，但更多是來自於碳水化合物。」儘管各方意見豐富，但沒有形成具體的假說。

芝加哥的西北大學醫學院內分泌科主任雨果．羅尼（Hugo Rony）在他1940年的專題著作《胖與瘦》裡提到，仔細詢問過他的50名肥胖病患後，有41名坦承「或多或少較明顯的喜歡澱粉和甜的食物，只有一名病患宣稱喜歡油脂多的食物」。羅尼有1名不尋常的病人，她是個超級肥胖的洗衣婦，對甜食沒興趣，卻「渴望漿洗用澱粉，她常一把一把的吃，每天會吃上近0.5公斤……」對於其他人而言，碳水化合物有一種特別會令他們變胖的性質——也許是碳水化合物誘發了一種對飢餓的持續性感覺，甚或是一種想要更多碳水化合物的特定性渴望；也許它們誘發的是，每卡熱量提供較少的飽足感；也許它們不知怎麼的，誘使人體優先將熱量儲存成脂肪。

「在英國，肥胖在貧窮女性中也許比在富有女性中更常見，」史丹利．戴維森爵士（Sir Stanley Davidson）和雷金納德．帕斯摩爾（Reginald Passmore）於他們1963年出版的經典教科書《人類營養與食療法》中寫道：「也許是因為富含脂肪與蛋白質（這兩者能比碳水化合物更快滿足胃口）的食物，比供給大量廉價膳食的澱粉食物更昂貴。」

相信碳水化合物有令人變胖的力量的觀點，也能夠在文學作品中找到。舉例來說，在列夫．托爾斯泰（Leo Tolstoy）完成於1870年代中期的《安娜．卡列妮娜》裡，安娜的愛人弗朗斯基伯爵，在為了之後那場緊張刺激的賽馬所挑選的飲食中避免澱粉和甜點，「在紅村舉行賽馬的那一天，弗朗斯基比平常提早到職員大眾食堂吃了1客牛排。他不需要經過嚴格的訓練，因為他的體重很快就掉到72公斤的要求，但他仍然必須避免體重增加，也要避免澱粉類食物和甜點。」而在吉塞佩．迪蘭佩杜薩（Giuseppe di Lampedusa）於1958年寫成的《豹》裡，主角法布里齊歐王子表達他對那些來自帕勒摩的豐滿小姐們的厭惡，指責她們的體態和其他諸多缺點，「食物中缺乏蛋白質，且含有過多的澱粉。」

《嬰兒與兒童照護》是班傑明．史波克醫生（Dr. Benjamin Spock）傳授給我們的父母和祖父母、流行於20世紀後半的育兒聖經，出版50年就發行了6版，銷售量近5000萬冊。他指出，「大量的點心和所攝取的純粹澱粉食物（穀片、麵包、馬鈴薯）的量，在大多數人的案例中，決定了他們增減體重的多寡。」這正是我出身於布魯克林的母親在40多年前教導我的事情——吃過多的麵包或義大利麵會變胖。

當然，吃甜點也是同樣的結果，這樣的常識已經流傳超過1世紀。「所有受人喜愛的『瘦身食療法』都牽涉到對膳食碳水化合物的限制，」戴維森和帕斯摩爾在《人類營養與食療法》中提出這樣的忠告，「我們應大量減少攝取富含碳水化合物的食物，過度沉溺於這類食物是肥胖的最常見原因。」《紐約時報》個人保健記者珍．布洛帝（Jane Brody）在她1985年出版的暢銷書《好食物書》中這麼寫：「當美國人決心甩掉多餘的體重時，大多數人首先會做的便是放棄麵包、拒絕馬鈴薯和米食，和從晚餐中徹底刪除義大利麵。」

只不過，後來發生了一次翻天覆地的大改變。現在，為了同樣的目的，連布洛帝本人都推薦富含馬鈴薯、米食和義大利麵的飲食。「我們需要吃更多碳水化合物，不僅因為吃義大利麵是一種時尚……它能助你減重。」碳水化合物已然成為有益於心臟的膳食！

現在的觀念是，黃油和放在烤馬鈴薯上的酸奶油會增加體重，麵包和馬鈴薯則不再是增加體重的原因，而是療法了。當某個英國官方委員會在1983年彙編出《英國健康教育之營養指南建議》，他們必須說明「在英國，以前說要以限制所有碳水化合物的攝取來做為控制體重的營養建議，與現在的思潮是背道而馳的……」

/ /

這在公共衛生史上是一次較重大的觀念改變。當臨床研究學者證明了，限制碳水化合物的飲食法具有顯著減重效果又不用挨餓的能力後（到1973年時，已舉辦過6個大型研討會或座談會專門探討肥胖：1950年代初期在哈佛大學和愛荷華州立大學；1963年在瑞典法爾斯特布〔Falsterbo〕，由瑞典營養基金會主持；1967年在舊金山大學；1968年在倫敦的「英國肥胖學會」成立大會；1917年在巴黎的國際會議。在所有6個會議中，限制碳水化合物的飲食被形容成具有誘發體重減輕的獨特功效），主流醫療機構堅決主張（如在美國醫學學會1973年的一篇評論中所聲明的）那些飲食法是危險的一時風潮：「不該把那些古怪的營養和飲食觀念當做確定的科學原理似的對大眾倡導。」

當美國醫學學會把班廷的低碳水化合物飲食當做一種流行，並被接受成普遍觀念時（此後人們都死心塌地的認為低碳水化合物飲食只是風潮），我們便不會有更新的發現，而1個世紀以來的實證性證據也會被認為是不恰當的。膳食脂肪被確認是造成心臟病的可能原因，美國心臟學會倡導以低脂飲食做為預防的手段；與此同時，低脂飲食被接受成為減重的理想療法——即使它在定義上是曾被認為使人發胖的極高碳水化合物飲食。

這樣的轉變比以往更值得注意，因為這個事件背後的醫療相關單位所關心的是心臟疾病，而非肥胖症。他們提不出決定性的科學資料來支持他們的信念，有的只是含糊不清的證據，**當中沒有一個能明白指出低脂飲食在減重上的效果。**他們有的只是飲食與心臟之間關係的假設，推測飲食中的過量脂肪（尤其是飽和脂肪）會提高膽固醇濃度，然後引發動脈硬化症、心臟病與早夭。

這個理論的擁護者相信，美國人（之後是整個已開發世界）已變成貪吃鬼，美國人每種東西都吃得太多，尤其是脂肪，因為我們負擔得起，也因為我們不能或不願說不。這種營養過多的情況，當然是肥胖的原因。攝取過多熱量是問題所在，而且

營養學家對低碳水化合物飲食的事後補刀

在美國醫學學會在《美國醫學學會期刊》裡公開譴責低碳水化合物飲食法的4個月後，來自世界各地的肥胖症研究學者聚集在馬里蘭州貝塞斯達市，參加由美國國家衛生研究院首次主持的肥胖症研討會。當中唯一提到肥胖膳食療法的是夏洛特・楊（Charlotte Yound），他是康乃爾大學知名的營養師兼營養學家，從事肥胖症的研究與治療已有20年。

楊首先討論的是密西根州立大學營養學教授瑪格莉特・歐爾森（Margaret Ohlson）的研究P352，她在1950年代初期便做過限制碳水化合物的飲食試驗。「由歐爾森所研發的飲食法，」楊報告說：「就免於飢餓、減少過度疲勞、符合需求的體重減輕、長期體重下降的適當性和後續的體重控制方面來衡量，提供了極佳的臨床結果。」

後來，歐爾森向康乃爾大學提出她的研究：在體重過重的年輕人身上試驗類似班廷式的飲食法。她提到，如同過去1個世紀裡其他的研究報告，她的受試者似乎只靠限制糖和澱粉就能夠減輕體重，而且沒有任何特別的飢餓感。還有，他們飲食中的碳水化合物愈少，體重就下降愈多——即使所有受試者都吃一樣多的卡路里和蛋白質。然而，楊卻報告說「沒有足夠且適當的解釋」，暗示進一步的科學研究也許對釐清這個議題很重要。

由於每公克脂肪所含的熱量是每公克蛋白質或碳水化合物的2倍，所以如《華盛頓郵報》在1985年的報導指出：「刪減脂肪的人通常能夠減輕體重。」

健康的飲食在定義上突然變成了低脂飲食。自從1980年代末期《美國公共衛生署署長的營養與健康報告》發行以來，整個研究企業興起了創造無脂的脂肪替代品熱潮，而食品業也花了數10億美元去行銷「低脂才健康」的訊息。美國農業部的膳食指南及其隨處可見的「飲食指南金字塔」都建議「節制的」攝取脂肪和油脂，現在我們每天要吃6到11份曾經被認為特別會令人變胖的麵食、馬鈴薯、米食和麵包。

//////////////////////////////

本書的動機很明確！儘管我們深信飽和脂肪是我們生活中的禍害且肥胖症是由飲食過量和久坐不動所引起的，但**總是有大量的證據指出那些假設是不正確的，而且證據還在增加當中**。「人類的每個問題都有一個簡單的解決方式——」新聞記者身兼散文家H．L曼肯（H. L. Mencken）說，「乾淨俐落、似是而非，以及錯誤的方式。」儘管這與我們所信奉的相反，但極可能這些觀念就是這種乾淨俐落、似是而非和錯誤的解決方式。

過去30年來，我們被教導要攝取的低脂高碳水化合物飲食，事實上不僅會讓我們變得更重，還會引起其他慢性疾病。舉例來說，最可靠的證據指出，自1960年代以來，美國人的確很努力的在減少攝取脂肪——尤其是飽和脂肪。美國農業部指出，我們已減少對紅肉和蛋的攝取，並且多吃家禽肉；我們平均的脂肪攝取比率已從總熱量的45％降到35％；美國國家衛生研究院的調查指出我們膽固醇濃度同樣下降了。從1967年到1996年之間，美國人罹患高血壓的比例下降了40％，有慢性高膽固醇問題的人數減少了28％。

然而，**證據並未指出，這些減少的情況促進了我們的健康！**

心臟病死亡率在過去幾年裡的確有下降，遭受嚴重心臟病發（急性心肌梗塞）的風險也許也減少了，但卻**幾乎沒有證據指出心臟病的發生率下降了**——儘管我們預期攝取較少脂肪後情況會有所不同。比方說，1998年《新英格蘭醫學雜誌》上一項關於心臟病死亡率的10年期研究結果指出，死亡率的大幅下降是因為醫生和急診人員能更成功的應付這種疾病。美國心臟病學會的統計數據也支持這個觀點：**從1979年到2003年之間，為心臟病住院病患施行醫療行為的數量增加了470％**——光是2003年，接受心導管術的美國人就超過100萬人，接受冠狀動脈繞道術者也超過25萬人。

過去幾年來，美國人抽菸的比例大量減少——18歲以上從1979年的33％掉到15年後的25％。照理說，那應該大量降低了心臟病的發生率，事實上卻沒有，而這件事強烈地指出，我們正在做某些有違戒菸效益的事。的確，如果把過去幾十年當做一項心臟病之脂肪膽固醇假說的試驗，那麼觀察到「心臟病發生率並未顯著減少」這個事實，在任何科學運作的環境中都能被當成一項「假說是錯誤的」的有力證據。

另一方面，放眼全世界，肥胖症和糖尿病的發生率正以令人擔憂的速度增加。美國人肥胖的程度從1960年代初期到1980年代之間沒什麼變化，一直佔總人口的12％到14％，但在之後12年的期間（**正好與官方建議少吃脂肪、多吃碳水化合物的時間一致**）比率飆升到30％。到了2004年，每3個美國人裡就有1個在臨床診斷上被認為是肥胖，糖尿病的比率也急速增加，這兩種情況都與心臟病風險的增加有關，這說明了心臟病發生率沒有減少的原因——也可能，肥胖、糖尿病和心臟病擁有同樣的基本致病原因。肥胖與糖尿病的急速增加，正發生於民眾受到「膳食脂肪是危險的，以及碳水化合物有益於心臟和體重控制」訊息轟炸之際，這指出一個可能性，**官方推崇碳水化合物也許造成了意外的後果**。

我是在1998年的時候第一次聽到這個概念。當時我與威廉・哈爾蘭（William Harlan）會晤，他那時是美國國家衛生研究院疾病預防部門副主任。哈爾蘭告訴我，跟他一樣的公共衛生專家們假設，當所有美國人少吃高熱量的脂肪，體重就會下降。「但是我們看到的是相反的情況，」哈爾蘭說，「事實上體重上升了，每一客的食物分量增加了，我們吃的量也增加了……低脂食物變成高碳水化合物食物，然後人們吃得更多。」

這個結果已經成為營養論題上的極端。大多數人相信，如果不是任何脂肪或所有脂肪，至少飽和脂肪（黃油、脂肪、起司和蛋）是主要的膳食惡魔，因而減少攝取飽和脂肪；但公共衛生專家和許多醫學專家堅決主張，肥胖流行病意味著民眾不理會他們的忠告而繼續攝取過多高脂食物，同時還逃避運動。另一方面，許多人已開始求助於班廷的概念和其他一本本超級暢銷的飲食書：《脂肪令你苗條》、《別管卡路里》、《醫生的快速減重飲食法》、《阿金博士的飲食革命》、《打敗糖罐子》、《帶狀飲食》、《蛋白質的威力》、《斯卡斯代爾完全醫療飲食法》和《享瘦南灘》。這些書都在倡導一個另類假說：問題不在於脂肪，碳水化合物才是問題所在，若能少吃碳水化合物，我們就會更輕、更長壽。

所有的這些見解立即受到美國心臟學會、美國醫學學會和營養有關當局的駁斥，被認為是一種誤導大眾的風潮。但真的是這樣嗎？如果150年的軼事性證據和觀察結果指出碳水化合物特別會令人發胖，那麼在拿不出令人信服、證明事實相反的證據的情況下做駁斥，在科學上未免太站不住腳了。

/ /

這裡也牽涉到一個更重要的議題，它所探討的遠超越了理想的減重飲食法。在官方接受低脂代表健康的理念前，就有臨床研究學者（主要是英國人）對心臟病、糖尿病、結腸直腸癌與乳癌、齲齒及其他慢性病（含肥胖）的原因，提出另類假說。

此假說是根據教會與殖民區醫生數十年的親眼見證和兩項長期觀察的結果而來：這些「文明病」在偏遠地方極為罕見、甚至不存在，那些地方的人民過著傳統生活、吃傳統飲食，而且，**發生於偏遠地區的文明病只出現在當地人民接觸西方食物之後——尤其是糖、麵粉、白米，也許還有啤酒。**這些東西被稱為精製碳水化合物，就是以機器加工含碳水化合物的食物（通常是糖和澱粉），使它們變得更加好消化。

在1970年代初期，精製碳水化合物會導致心臟病及其他慢性疾病的假說，與心臟病的膳食脂肪假說形成直接對立之勢。碳水化合物理應不會導致心臟病，爭辯於焉展開——因為脂肪似乎會引發心臟病。再者，任何低脂飲食（少部分熱量來自於脂肪）在意義上就是高碳水化合物飲食；反之亦然。唯一的警告是，脂肪假說只是一個假說，的確，而且支持它的證據，再好也是含糊不清的。

到了1970年代中期，慢性病的碳水化合物理論已經轉變成一種較被政治和商業接受的版本：並非飲食中額外的精製碳水化合物導致慢性病，在精製過程中被移除掉的膳食纖維或粗原料才是問題所在。然而，**這個結論還沒得到臨床試驗的支持，因為試驗的結果指出，膳食纖維對任何慢性疾病幾乎沒有或根本沒有影響。**

在過去幾十年裡，我們開始接受像這樣的一些假說（不然又能怎樣？）：膳食脂肪、熱量、膳食纖維和運動是健康與疾病中的胖瘦的關鍵變數。不過，在同樣的數十年裡，醫療研究學者闡明了一堆關於碳水化合物在血糖和胰島素中的單一效應、血糖和胰島素的影響、及其對細胞、動脈、組織和其他荷爾蒙的影響的錯綜複雜機制和現象，而這些機制和現象解釋了原始的觀察結果，也支持了慢性病的另類假說。

/ /

在這本書中，我的目的是以批判性的態度去檢視一個簡單明瞭的問題，而我們大部分人都相信自己知道問題的答案：健康飲食的組成是什麼？想過長壽健康的生活應該要怎麼吃？

為了滿足這個問題，我們將要檢驗支持普遍知識和這個另類假說的證據，然後我們將極可能遭遇到一個問題：**我們所相信的事情，大部分是錯的。**

儘管這種情節在科學史上並非不尋常，但如果它發生在這件事情上，就會特別的戲劇化，同時也令人感到遺憾。如果這是真的，那是因為醫療研究學者們對於以抽血檢驗膽固醇就像早期在1934年那樣過於簡單、自信，因此執迷於把堆積在動脈裡的膽固醇視為心臟病的原因——**儘管出現大量相反的證據。**後來他們研發出一些可靠的方法來測量血脂（像是三酸甘油脂），以及測量血液中的胰島素濃度和胰島素阻抗性（也許是更可靠和更重要的預測因子），於是有一窩蜂的臨床研究學者、政客和保健記者決定，膳食脂肪和高膽固醇濃度就是造成心臟病的原因，而低脂、高碳水化合物的飲食法則是解決之道。

在科學中，研究學者們常用「街燈下的醉漢」的比喻來形容這類狀況：一天晚上，有個人看到1名醉漢在人行道的街燈下以四肢爬行。他問醉漢在做什麼，醉漢回答說在找鑰匙。他問：「你的鑰匙掉在這裡嗎？」醉漢說：「我不知道是在哪兒弄丟的，但這裡才有燈光。」在過去的半世紀裡，膽固醇就是那道燈光。

以批判性的態度檢驗造成現代營養與健康普遍知識的研究，或許會讓這本書看似一面倒，但唯有如此，它才能呈現出往往不為大眾所知的那一面。

自1970年代以來，飽和脂肪會引發心臟病、或許也會造成其他慢性病的信念，不停地被一連串的專門研究報告證實——來自美國農業部、美國公共衛生署署長辦公室、美國國家科學院和英國健康部等等。這些研究報告所提出的證據都支持脂肪與膽固醇的假說，並大多省略了反駁性的證據，這種做法塑造出一個非常令人信服的致病原因，卻非對待科學應有的態度。

以心臟病的脂肪與膽固醇假說而言，必定一直有著大量令人存疑的假設和資料，而為什麼這樣的懷疑鮮少公諸於世，正是本書的主題。事實上，懷疑者往往被攻擊或被忽略，就像戰時不忠誠的人一樣；然而，懷疑論者無法從科學的過程中被刪除，科學的運作不能少了這些人。

本書的一個基礎假設是，儘管無可避免，醫療科學的演進已被原本預計用來創造進步的專門化折磨得千瘡百孔。

研究學者和臨床研究人員無可避免的將他們的注意力集中在整個事件的微小片

段上，然後援用其他原理的結果來當做自己研究的線索。這表示，研究學者必須不加懷疑的相信被他們借用的成果，然後，就如懷海德所說：「最後的情況通常是，這些借出的東西實際上是30、40年前的科學狀態。」

這個問題在營養、肥胖和慢性疾病的研究中更加嚴重，因為重大的觀察結果竟是從那麼多不同的原理中浮現出來的。的確，我們或許可以辯解，光是為了徹底了解肥胖這項疾病，研究學者就應該精曉對人類肥胖、動物體重調節、哺乳動物繁殖、內分泌學、代謝作用、人類學、運動生理學，也許還有人類心理學的臨床治療文獻，更不用說對臨床試驗和觀察性流行病學的細微差異要有近乎苛求的了解和熟悉。

大部分的研究學者和臨床研究人員，很少有時間去閱讀他們的次學門或次次學門的期刊，更不用說牽涉到其他學門的一大堆重要期刊。這就是關係重大的科學在某些最基本的概念上會被錯誤觀念汙染的主要原因！研究學者在陳述他們自己實驗的有限性時，會表現出適當的科學性和批判性，然後引用某種東西做為準則，因為那就是他們在醫學院所學到的——無論在多久之前，也或者是因為他們在《新英格蘭醫學雜誌》上看到的。推測、假設和對證據的錯誤解讀，在一直重複的效應之下，最後變成了真理。我相信，當所有的證據都納入考量、而不是只考慮一個具偏見的觀點時，我們所看到的局面更能夠揭露根本的事實。

這種現代醫學次學門的結果之一，就是相信（常被引用於非專業性新聞）肥胖和常見慢性病的原因是複雜難懂的，因此沒有人會認真思考簡單的答案。與治療或研究這些病痛有關的人，會向相關領域裡最新的「突破」看齊——發現水果和蔬菜裡含有據說能抗癌的植化素、基因使我們有肥胖症或糖尿病的傾向，像瘦體素和類生長激素等分子與全身能量供需的示意信號有關。也許他們會合理的假設，體重調節和疾病的機制很複雜，然後錯誤地假設，它們的基本原因必定也很複雜。他們對必須加以說明的觀察結果（現代社會裡肥胖症和慢性病的普遍化，以及兩者之間的關係）喪失了提出見解的能力，他們也忘記了，運用於這個科學中的奧卡姆剃刀定律（Occam's razor）就像它被運用於所有的科學中一樣：如果簡單的假定已足夠，就不要增加複雜的假定去解釋觀察結果。

同樣的道理，分子生物學家已確認多重基因和蛋白質與癌症蔓延的原因有關，所以也可以這麼主張：癌症比我們所想像過的都還要複雜。但若說肺癌，在超過90%的案例中，是由抽菸之外的任何其他因素引起的，就是存心錯失重點。在這件事情上，如果精製碳水化合物和糖的確是我們發胖的原因（透過它們對胰島素的影響和胰島素對脂肪堆積的影響），而且我們的目的是預防或治療這種失調症，那麼有一個很明顯的問題是，為何此時還需要有任何更深入的解釋？

我將這本書分成三部分。

- ▶**第一部分討論脂肪與膽固醇是否有罪**：文中會說明，我們如何開始相信心臟病是由膳食脂肪的影響而造成的——尤其是飽和脂肪對我們血液中膽固醇的影響。我在第一部分裡會評估支持那種假說的證據。
- ▶**第二部分討論碳水化合物可能致胖或致病**：它說明慢性疾病的碳水化合物假說的歷史，始於19世紀。然後文中會詳述支持這種假說的科學自1960年代起的演進，以及一旦公共衛生相關單位確認脂肪與膽固醇假說為普遍觀念後，這項證據如何被解讀。在第二部分的結尾是一項已被廣泛接受的推測，即那些造成我們過度肥胖的飲食和生活方式因素，也是造成所有慢性文明病的原因中的主要環境因素。
- ▶**第三部分討論那些關於我們如何、以及為何變胖的對立假說**：它陳述：我們變胖是因為攝取的熱量超出身體所需的普遍觀念（例如吃得過多和久坐不動），是否能解釋任何關於肥胖的觀察結果——無論是社會或個人的。然後再討論另類假說：肥胖是由於卡路里的品質（而不是量）所造成，特別是精製和易消化的碳水化合物在脂肪儲存與代謝的荷爾蒙調節方面所造成的影響。

我是一名在大學與研究所時期受過科學訓練的記者。自1984年開始，我在新聞上的努力便集中於：有爭議性的科學，以及為了在任何科學探索中找出正確答案而遇到的惱人困境。大多時候，我記錄下研究學者導出錯誤答案後，或早或晚，發現了感到後悔的原因的不幸故事。我從1990年代開始從事公共衛生和醫學議題方面的寫作和報導，當時我體悟到，**在這些至為重要的原理上的研究，往往沒能恪守為了建立起可靠知識所需的嚴格標準**。過去在為《科學》期刊撰寫一系列長篇文章時，我研發出一套處理有關公共衛生所推薦的普遍觀念的方法，我也運用在本書當中。

開頭是一個很普通的問題：支持目前信念的證據是什麼？為了回答這個問題，我找出了重點，而當時普遍觀念仍廣泛的被認為具有爭議性——比如1970年代心臟病的膳食脂肪／膽固醇假說，或是1930年代肥胖的攝食過量假說。就是在這些爭論紛雜的期間，研究學者才會特別小心翼翼地記錄下支持他們立場的證據。

那時我取得了被引用來支持對抗論點的新聞文章、書籍或會議報告，看看它們是否被嚴謹且不帶偏見的解讀。我也取得了這些早期作者所引用的文獻做回溯性的研究，並且必定會問同樣的問題：研究學者們是否忽視了也許會駁斥他們所偏好的假說的證據？他們是否有注意到可能將他們所偏好的解讀畫成問號的實驗細節？我也尋找其他在科學文獻上的證據，它們不包含在這些討論中，但或許在證實對立假說的有效性上已有所闡釋。最後，我從達成一致看法的時間開始，一路向下追蹤記錄到現在這段期間內的證據，看看這些對立的假說是否被更新的研究確認或駁斥。這個過程也包括了訪談臨床研究學者和公共衛生權威人士、仍活躍於研究和退休的人員，他們也許能為我指出我可能遺漏的研究，或提供實驗方法及解讀證據上進一步的資訊和細節。

透過這個過程，我必然地對研究品質和研究學者本身做了評判。我試著用我所認為的良好科學的基本要求：以公正無私的態度精確描述任何一個特定研究中所做過的事，並以相似的公正態度來解讀結果，沒有任何扭曲，才不會反映出先入為主的成見或個人偏好。

「假如科學要進步，」諾貝爾得主物理學家理查・費恩曼（Richard Feynman）曾寫道，「我們所需要的是做實驗的能力、誠實的報告結果——所報告的結果必定不能有人說他們希望結果原本該如何如何——最後，也是很重要的一點，就是解讀結果的才智。關於這種才智很重要的一點是，在確定事情必然為何之前不該妄下定論。」這就是我對所有相關研究和研究學者所秉持的標準。我希望，我也會以相同的標準被批評。

特別說明

由於本書代表的是一種值得認真思考的非正統假說，我想讓讀者知道幾項額外的細節。這本書的研究包括訪談了600多位臨床研究人員、研究學者和行政官員。有必要時，我會舉出或引述這些人的說法以增加可信度，或將個人回憶列入討論。然而，內文中出現他們的名字，並不表示他們贊同本書所提出的全部或部分論題，那只表示資料來源的準確性，以及反映出他們對文中相關重點的理念，別無其他。最後，為了簡便和敘事流暢，我時常穿插參照文章和研究報告，使得參考文獻看似由同一人所編寫似的，但有時實際上並非如此。

Contents

Part 1

脂肪與膽固醇真的有罪嗎？

對自己的理論或想法有過多自信的人，不僅沒準備好去做新的發現，他們的觀察力也非常差。他們必然帶著偏見做觀察，而且在設計一項實驗時，他們在結果中只能看到對自己理論的肯定。如此一來，他們會扭曲觀察結果，而且往往忽略很重要的事實，因為他們不讓目標再前進……但事情很自然的發展是，當人們太過堅信自己的理論時，他們就不夠相信別人的理論。所以那些看不起同儕的人，他們滿腦子都是要找出其他理論的錯誤之處，然後加以駁斥。科學的困境，仍舊不變。

克勞德・貝爾納

《實驗醫學研究入門》，1865

註：為避免造成混淆，本部的重點句分為正反兩面形式：**正面證據**

反面推論

Chapter 1

艾森豪總統低脂飲食失敗

禁不起考驗的飲食—心臟假說

我們在醫學上常遇到乏力的觀察和含糊的事實，這兩者形成了科學的實質障礙，因為造成這種情況的人總說：「這就是事實，非接受不可。」

克勞德．貝爾納，《實驗醫學研究入門》，1865

- ▶R．L．李維（R. L. Levy）：心臟病看似「大流行」，有可能是因為診斷技術進步了P042。
- ▶**美國心臟學會**：廣泛使用心電圖、動脈硬化性心臟病被列入國際死因分類列表，是心臟病看似「普及」的原因之一P044。
- ▶**大衛．寇爾**（David Call）：第二次世界大戰之前的食物統計資料很混亂，可能無法證明美式飲食內容中的肉類和脂肪增加、澱粉和穀片減少P047。
- ▶**傑瑞米亞．史丹勒**（Jeremiah Stamler）：「膽固醇是醫療惡棍P049。」他是飲食與心臟病假說最直言不諱的擁護者之一。
- ▶**尼可拉．艾尼契可**（Nikolaj Anitschkow）餵食橄欖油和膽固醇，在兔子身上誘發動脈粥樣硬化類型的損害P049，不過，兔子是食草動物，本來就無法代謝被迫吃下的膽固醇。
- ▶**約翰．葛夫曼**（John Gofman）：也有無數遭受動脈硬化症之苦的人，血膽固醇濃度仍在可接受的正常範圍內P051。
- ▶**華倫．史拜利**（Warren Sperry）&**庫特．蘭第**（Kurt Landé）：動脈粥樣硬化症的發生率和嚴重程度，並不直接受到血清中膽固醇濃度的影響P051。
- ▶**大衛．利登柏格**（David Rittenberg）&**魯道夫．熊海默**（Rudolph Schoenheimer）：我們所吃的膽固醇對於我們血液中的膽固醇量影響甚少P052。

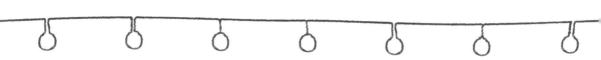

▶**安瑟·凱斯的6國分析研究：**「健康飲食在於低脂飲食」的信念基礎來自此研究，但他只挑選6個國家的資料做比較（儘管有22國的資料可用）P054。

德懷特·艾森豪總統在64歲時生平第一次心臟病發作。

事情發生在科羅拉多州丹佛市，那是他第二個家的所在。也許事情開始於1955年9月23日星期五，艾森豪上午打過高爾夫球後，中午吃了加洋蔥的漢堡，似乎使他消化不良。他在晚間9點35分前入睡，但5個小時後隨著「逐漸劇烈的低胸骨下非放射性疼痛」而醒來——他的私人醫生霍華·史耐德（Howard Snyder）這麼說。醫生到達現場後，幫艾森豪打了2劑嗎啡。到了星期六下午，他的情況顯然沒有改善，於是被送到醫院。

星期日中午，全球知名的保羅·杜德利·懷特醫生（Dr. Paul Dudley White）已搭機來看診。

低脂飲食沒能降低艾森豪的膽固醇

對大部分美國人而言，艾森豪的心臟病發作構成了冠狀動脈心臟病的一個學習經驗。

在星期一的記者會上，懷特醫生對這項疾病提出了清楚且具權威性的說明。之後的6個星期裡，每2天舉行1次記者會說明總統的狀況。當艾森豪恢復健康時，美國人已經學會去注意他們膳食中的膽固醇和脂肪——尤其是中年男子。艾森豪也學到同樣寶貴的一課，儘管結果不如預期。

艾森豪肯定是歷史上被記錄得最詳細的心臟病發作倖存者。我們知道他沒有心臟病的家族史，他在1949年戒菸後，就沒有明顯的風險因子。他定期運動，體重一直接近77.5公斤，以他的身高而言很理想。他的血壓僅偶爾升高，膽固醇在正常值以內：與懷特一起在哈佛工作的喬治·曼恩（George Mann）表示，艾森豪心臟病發作前最後的測量是165毫克／分升（mg/dl），是今日心臟病專家認為安全的數值。

心臟病的發作之後，艾森豪規律地控制飲食，1年測量10次膽固醇濃度。他攝取很少的脂肪和較少的膽固醇，三餐不是用沙拉油就是用最新研發的多元不飽和瑪琪琳（人造奶油）烹調——瑪琪琳於1958年問世，是用來緩和高膽固醇問題的營養品。

然而，艾森豪愈控制飲食，他的挫折卻愈大。1958年11月，當總統的體重上升到79公斤，他宣布放棄以燕麥和脫脂奶當早餐，改吃梅爾巴吐司和水果，但體重依然減不下來，於是他宣布放棄早餐。史耐德大為不解，納悶一個男人怎麼可能吃那麼少、定期運動，卻無法減輕體重。

艾森豪讀到一群中年紐約佬嘗試以放棄黃油、瑪琪琳、豬油和奶油，並以玉米油取代的方式降低膽固醇。他也這麼做，**但膽固醇持續升高。**艾森豪努力穩定他的體重，但過程並不快樂。「他不吃早餐、不吃午餐，因此在中午的時間很容易發脾氣。」史耐德在1960年2月這麼寫。

到了1960年4月，史耐德為膽固醇的事向艾森豪撒謊。史耐德寫道：「他對膽固醇嫉惡如仇，我告訴他，昨天測量的結果是217（實際上是223）。過去4週以來他只吃1顆蛋、1片起司。早餐他吃脫脂牛奶、水果和山卡咖啡（Sanka）。午餐特別不含膽固醇——除了偶爾來1片冷盤肉。」艾森豪在總統任內最後的膽固醇測量在1961年1月19日，是他任期的最後一天。史耐德寫道：「我告訴他膽固醇是209，但實際上是259。」這是醫生會認為危險的程度。

在明尼蘇達大學的心理學者安瑟·凱斯躍上《時代》雜誌封面的6天之後（凱斯正好擁護那種據說能維持心臟健康的飲食，然而那種飲食法卻讓艾森豪輸掉對抗膽固醇的五年戰爭）——艾森豪的膽固醇達到259。2週後，美國心臟學會受到凱斯的慫恿，發表他首次由官方背書、用來預防心臟疾病的低脂、低膽固醇飲食法。凱斯堅稱，唯有吃這樣的飲食才能降低膽固醇和體重，並遏止早夭的發生。

凱斯告訴《時代》雜誌：「人們應該知道真相，之後如果他們還想把自己吃到死，就隨他們去。」科學家有理由排斥軼事證據——就像艾森豪的單一個人經驗。然而，這樣的案例卻能引發有趣的議題。艾森豪於1969年死於心臟病，享年78歲。在那之前，他的心肌梗塞已經發作過6次。他的飲食是否為他延長了壽命，永遠不會有人知道，**但肯定沒有降低他的膽固醇**，所以艾森豪的經驗帶來了重要的問題。

「脂肪－心臟」假說的2大神話

證實血液中膽固醇的危險性和低脂飲食的益處，一直被描繪成科學與企業利益之間的鬥爭。在群眾爭論對健康飲食的定義上，企業利益一直是個強大的影響力，雖然這是事實，但「飲食—心臟」的實質爭議一直是科學性的。美國國家衛生研究院花了10年時間公開支持凱斯的理論（心臟病是由膳食脂肪引起的），世界各國也花了將近30年的時間去追隨這個理論。時間上的落差是因為支持假說的證據很含糊，而該領域中的研究學者對於如何解讀又固執地無法達成一致看法。

從1950年代初期「飲食一心臟」的假說開始以來，那些爭辯膳食脂肪會造成心臟病的人，就在累積等同於證據的神話來支持他們的信念。這些神話仍然如實地流傳至今，其中2則特別提供了全國低脂飲食政策建構的基礎：

▶心臟病的「大流行」從第二次世界大戰以來便在全國到處肆虐。
▶「改變美式飲食」傳說。

這兩則事件結合在一起指出：人們如何捨棄穀片和穀物、轉向脂肪和紅肉，然後付出的代價是心臟病。**雖然事實並沒有支持這些主張，但神話達到目的了，所以主張沒有受到非議。**

心臟病真的流行了嗎？

事實上，在密切的檢驗之後，「心臟病的流行」便消失了。

心臟病大流行的基礎論點是：冠狀動脈心臟病並不常見，直到1920年代開始浮現，然後成長到成為全國的頭號殺手。

哈佛營養學家金恩·梅耶爾在1975年時提到，這種流行病是一項「激烈的發展，只有發生於14世紀歐洲的黑死病、15世紀末來自新世界的梅毒及19世紀初的肺結核能與之並駕齊驅」。冠狀動脈心臟病的死亡數從1960年代末期達到高峰後有下降的趨勢，有關當局說那是由於（至少是部分）少吃脂肪和降低膽固醇的預防性益處。

爭議1 診斷技術Up，確診術Up

冠狀動脈心臟病在1920年代以前很罕見，這個理念的基礎來自於跟威廉·奧斯勒一樣的一群醫生，他在1910年寫道，他在蒙特利爾總醫院花了10年的時間也沒看過一個案例。保羅·杜德利·懷特在他1971年的回憶錄裡談到，在他所發表的前100份研究報告裡，只有2份是關於冠狀動脈心臟病的。「假如它很常見，那麼我應該會察覺到，而且會在那個主題上發表比兩篇更多的研究報告。」但連懷特原本都以為這種疾病「是老化過程中的一小部分」，他在他1929年出版的教科書《心臟疾病》中就這麼寫，而且除了「它也會使人陷入癱瘓，並在人壯年、甚至年輕時奪去性命」，沒有其他闡述。所以問題很明顯：對這項疾病的認識從1920年代開始增加，這是否與流行開始的時間一致，或只是在診斷上的技術更好了？

對冠狀動脈心臟病的認識從1920年代開始增加，這是否與心臟病流行開始的時間一致，或只是在診斷上的技術更好了？

▶開始使用心電圖

1912年，芝加哥醫生詹姆斯·赫立克（James Herrick）發表一篇在冠狀動脈心臟病的診斷上堪稱開創性的研究報告：對兩名在基輔的俄國臨床研究學者的後續研究。然而，只有在赫立克於1918年使用新發明的心電圖來加強診斷後，他的研究才得到重視。這有助於將心臟病學變成一項醫學專業學門，而它也在1920年代蓬勃發展——懷特及其他醫療從業人員也許誤把對冠狀動脈心臟病的最新了解當成疾病的浮現。

「醫療診斷大部分取決於風氣。」紐約心臟病專家R·L·李維在1932年這樣評述。李維的研究報告指出，1920到1930年之間，紐約長老會醫院的醫生在冠狀動脈心臟病的**診斷上增加了400%**，但醫院的病理學記錄指出疾病的發生率在此期間仍然與過去一樣，「就是在赫立克的研究報告發表之後，臨床研究人員變得更警覺於識別出冠狀動脈循環中的干擾，並且更頻繁地做記錄。」

其後30年間，**被記錄下的冠狀動脈心臟病死亡案例的確急遽增加，但這種增加（被說成是流行）與疾病的發生率並沒有多大關係。**

▶人們長壽到足以死於慢性病

到了1950年代，死於傳染性疾病和營養缺乏症的早夭已在美國銷聲匿跡，這令

冠狀動脈心臟病

指為心臟供給血液和氧的動脈——冠狀動脈（它們往心臟處下降，形成王冠狀）——沒辦法運作了，即當這些動脈完全被堵塞住，就會心臟病發作。

部分血栓會使心臟迫切需要氧（局部缺血），在動脈硬化症裡，冠狀動脈內側有斑塊或損傷，一般稱為粥樣化（atherosclerosis，字根源自希臘文，意思是「粥」，正是它們大致上看起來的樣子）。心臟病的發作，最常由一個血塊（血栓）引起，通常那些動脈已經因動脈硬化症而變得狹窄。

更多的美國人**長壽到足以死於慢性疾病**——尤其是癌症和心臟病。根據美國人口普查局的資料：

- 1910年，在美國出生的每1000名男性中：死於心血管疾病225名；死於退化性疾病的110名，包括糖尿病和腎炎；死於流感、肺炎和支氣管炎的102名；肺結核75名；感染與寄生蟲73名；癌症是清單上的第八名。
- **到了1950年，傳染病受到抑制，大多歸因於抗生素的發現**：死於肺炎、流感和支氣管炎的男性掉到每1000人中有33名；肺結核只有21名；感染和寄生蟲12名；癌症成了清單上的第二名，死亡率是每1000人中有133名；心血管疾病每1000人中有560名。

《財富》雜誌在1950年的一篇文章中做出中肯的結論：「克服傳染病的成就很了不起的延長了西方人的壽命——平均壽命從1900年的僅僅48歲到今日的67歲，人們有更多時間、更有機會活在根深蒂固的退化性或惡性疾病的威脅中，例如心臟病和癌症……」1946年莫里斯．卡希迪爵士（Sir Maurice Cassidy）對在英國死於心臟病人數攀升的趨勢也提出類似的觀點，他解釋說：65歲以上的人是心臟病最可能發作的族群，人數是1900年到1937年之間的2倍以上。心臟病的死亡率是以往的2倍以上，在當時已是可以預期的事。

> 到了1950年代，死於傳染性疾病和營養缺乏症的早夭已在美國銷聲匿跡，這令更多的美國人長壽到足以死於慢性疾病——尤其是癌症和心臟病。

▶「國際疾病分類」改版讓更多死因可歸於冠狀動脈心臟病

另一個不利於「流行病」事件的影響因素是，「在死亡證明書上被歸類為冠狀動脈心臟病」的可能性增加了，而正確診斷死亡原因的困難性是其關鍵。我們大多數人可能多少都有些動脈粥樣硬化損傷——儘管也許永遠感覺不到症狀。在面對非預期死亡的案例時，法醫可能會在死亡證明書上寫「（無法解釋的）突發性死亡」。這類的死亡很可能是動脈硬化造成的，但就像李維推測的，**醫生在決定最終的診斷結果時，往往會跟隨普遍的流行。**

死亡證明書上的適當鑑定原因係依照「國際疾病分類」來決定，這個分類法自

1893年以來已經過無數次的版本修改。1949年，「國際疾病分類」在動脈硬化性心臟病中增加了一項新類別，那造成了「極大的差異」，如同美國心臟學會在1957年的研究報告中所指出的：「冠狀動脈心臟病的臨床診斷，大致始於本世紀的前10年。沒有人質疑這種疾病案例被報告出來的驚人增加數字。毫無疑問的，為證實臨床診斷而廣泛使用心電圖，以及動脈硬化性心臟病在1949年被列入國際死因分類列表，這兩者據信是增加這種疾病的『普及性』的因素。再者，從1948到1949的這一年裡，改版的影響結果是提高了冠狀動脈疾病死亡率，男性約增加了20%，女性約為35%。」

1965年，「國際疾病分類」又在冠狀動脈心臟病中增加了一項類別——缺血性心臟病。從1949年到1968年，歸因於這兩種新類別的心臟病死亡率從22%提升到90%，而歸因於其他類別的心臟病死亡率，從78%掉到10%。被歸類在所有「心臟疾病」類別下的死亡比例，從1940年代末期已開始穩定地下降，而這與大眾所認知的相反。在看似流行於美國的心臟病之後緊接著發生了全球性的「流行性」心臟病，對於相關的報告，如同世界衛生組織的一個委員會在2001年所說：「許多看似增加的（冠狀動脈心臟病）死亡數，也許只是由於鑑定的品質改善和更精確的診斷……」

爭議2 國家心法案

確實造成流行現象（尤其是1948年後突然提高的冠狀動脈心臟病死亡率）的第二大因素，是一件特別慘烈的事件。心臟病學者們決定，是時候該提高大眾對這個疾病的警覺性。1948年6月，美國國會通過「國家心法案」，美國國家心臟研究院和美國國家心臟理事會就是根據這個法案成立的。

直到那時候，做心臟病研究的政府基金根本不存在。新心臟研究機構的行政官員必須為了基金而向國會遊說，但這需要對議員們施以教育，好讓他們了解心臟病的性質。到了1949年，美國國家心臟研究院撥出900萬美元做心臟病研究；到了1960年，該機構的年度研究預算已增加了6倍。

心臟病是健康殺手的訊息，被美國心臟學會強力的發送給大眾。該學會在1924年成立時的性質是「私立的醫生組織」，而且一直維持了20年。在1945年，給美國心臟學會的慈善捐款總額是10萬美元；同一年，其他十四個主要的衛生機構共募得了5800萬美元，光是美國國家小兒麻痺基金會就募得了1650萬美元。在美國聖經公會前籌款人羅姆．貝茲（Rome Betts）的指導下，美國心臟學會開始擠進籌募研究基金的競爭行列。

1948年，美國心臟學會將自己重整為一個國家級的志願衛生機構，聘請公關代表，舉辦它第一次全國性的募款活動，獲得數千名志願者的協助，包括節目主持人艾德·蘇利文（Ed Sullivan）、演員米爾頓·伯利（Milton Berle）和法國歌星莫里斯·雪弗萊（Maurice Chevalier）。美國心臟學會在科巴卡巴那（Copacabana）主持「心臟之夜」；它在電影院和藥局安排了綜藝與流行節目、猜謎遊戲、拍賣和募捐；他們宣布，將2月的第二個禮拜定為國家心臟週。

美國心臟學會的志工遊說新聞媒體讓大眾警覺到心臟病這種災禍，並郵寄發送宣傳手冊，內容包括新聞消息、社論和全部的廣播劇本，宣告心臟病是頭號殺手。在1949年，該活動募得了將近300萬美元的研究經費。到了1961年1月（安瑟·凱斯是《時代》雜誌的當期封面人物），美國心臟學會正式警告這個國家膳食脂肪的危險性，該學會光是在研究上投入的資金就超過3500萬美元，自此冠狀動脈心臟病已經普遍地被認為是「20世紀的一大流行病」。

許多年以來，駁斥流行性心臟病說法（如1975年的美國心臟學會研究報告）的強力論點一直不斷地發表於各醫學期刊中。那些報告被忽視，但沒被反駁。於1958年發行的第一本膽固醇教科書的作者大衛·克里奇夫斯基（David Kritchevsky），把這類文章叫做「沒受到注意的作品」：「它們不符合時下的信條，所以它們被忽略，而且永遠不會被引用。」因此，流行性冠狀動脈心臟病的盛行與沒落，被堅信膳食脂肪是罪犯的人認為是無可懷疑的事實。

「改變美式飲食」傳說——現代飲食的脂肪是增加或減少？

「目前美式飲食中的高脂程度，並不是一直很普及，」安瑟·凱斯在1953年這麼寫，「這個事實也許與冠狀動脈疾病在國內持續增加的跡象不無關聯。」這就是膳食脂肪假說的第二則神話——「改變美式飲食」傳說。

1977年，當參議員喬治·麥高文（George McGovern）在宣布第一本《美國飲食目標》發行時發表說：「過去50年裡我們的飲食產生了劇烈變化，對我們的健康造成了極大、而且往往是傷害性的影響，這是個簡單的事實。」麥可·賈伯森（Michael Jacobson）是深具影響力的公共利益科學中心的主任，在1978年發行的手冊《美式飲食的改變》中將這個邏輯奉為圭臬，《紐約時報》的珍·布洛帝也在她1985年的暢銷書《好食物書》裡借用這個邏輯，「在本世紀內，一般美國人的飲食從像是穀類、豆類、堅果、馬鈴薯及其他蔬果等蔬食，急速轉變成動物來源的食物——肉類、魚、家禽、蛋和乳製品。」美式飲食的改變與美國心臟病表面上的大流行的吻合，更鞏固了必須在健康飲食中盡量減少肉類、乳製品及其他動物脂肪來源的論點。

「改變美式飲食」傳說，給予了這個世紀一個樸實美麗的展望——一個沒有慢性病的時代，然後將美國人的健康狀態描述成被美式飲食中脂肪與肉類勢不可擋的普及性惡化了。這個論點從表面上看是不容置疑的事實——但其實這個結論所根據的，是非常不實在且矛盾的證據。

爭議1「食物消失資料」的可信度

安瑟．凱斯整理出這個論點的依據是美國農業部的統計數據，數據指出，相較於1950年代和之後，美國人在邁入20世紀時多吃了25%的澱粉和穀片、少吃了25%的脂肪及20%的肉類。所以，「流行性」心臟病因表面上與美式飲食中肉類和脂肪的增加及澱粉和穀片相對減少的一致性而受到責難。1977年，麥高文的《美國飲食目標》準備歸還澱粉和穀物在美式飲食中應有的崇高地位。

然而，美國農業部的統計數據是**基於猜測，而非可靠的證據**。這些被稱為「食物消失資料」的統計數據，以計算全國所生產的、加上進口的、減去出口的、和調整或估計浪費掉的食物，來估算我們每年消耗了多少的食物。所得到的平均每人消耗數量，就是被承認的（最佳）約略估計值。

「改變美式飲食」傳說所倚靠的是1909年以降的食物消失統計數據，但是美國農業部從1920年代初期才開始彙編這些資料。相關的報告零零散散，而且在1940年以前只限於特定的食物類別。只有隨著第二次世界大戰的隱約逼近，美國農業部的研究學者們才從有限的資料中回頭去估計美國人自1909年之後吃了些什麼——這就是構成「改變美式飲食」論點的數字！

> 構成「改變美式飲食」論點的數字其實並不是來自於可靠的數據，而是相關報告零散、只限於特定食物類別的「食物消失統計數據」。

1942年，美國農業部真正開始發行定期的食物消失每季估計和每年估計。在那之前，關於任何可能生長在園子裡或直接在農場上被吃掉的食物的資料，都特別值得懷疑，例如：動物在當地宰殺、消耗，而非運送到地區屠宰場——同樣的道理也適用於蛋、牛奶、家禽和魚。康乃爾大學農業與生活科學學院前院長，專門研究美式食物和營養計畫的大衛・寇爾表示：「直到第二次世界大戰之前的資料都很混亂，你想怎麼證明就怎麼證明。」

爭議2 少吃肉只是「短暫」的背離常軌

研究美式飲食習慣的史學家幾乎都會觀察到，美國人就像英國人一樣，在傳統上是肉食傾向、對蔬菜沒好感，並期望1天吃3、4次肉的民族。根據史學家哈維・李文斯坦（Harvey Levenstein）在1973年的法國報導估計，美國人1天吃8次同樣多的肉和麵包；根據美國農業部一項估計，1830年代的典型美國人每年吃80公斤的肉，比1個世紀後據報導所吃的多出18到27公斤。這項觀察當時被芬妮・卓勒普（Fanny Trollope，小說家安東尼之母）詳細地記錄在《美國家庭風俗》裡。她寫道，她在辛辛那堤度過兩個暑假，她貧窮的鄰居與其妻子、四個孩子同住，並以「豐富的牛排和洋蔥當早餐、中餐和晚餐，但沒什麼其他舒適的設備」。

根據美國農業的食物消失估計，在20世紀初我們賴以維生的大多是穀類、麵粉和馬鈴薯。在那個年代，玉米仍被認為是家畜的主食，1911年的《雜貨百科全書》指出，義大利麵（通心粉）普遍為人所知，且「被一般大眾視為典型且奇特的義大利食物」，而米大多是從遠東進口的外國貨。

在20世紀的最初10年裡肉類的消耗相當少，也許是事實，但這也許是食肉主義主導這個世紀之前的短暫背離。

▶家畜的產量其實趕不上人口的增加

根據美國聯邦貿易委員會在1919年的報告，美國人口從1880到1910年之間幾乎增加了1倍，但家畜的產量趕不上這個速度，牛的數量只增加了22%，豬是17%，羊是6%。從1910年到1919年，人口又增加了12%，而家畜落後的狀況更嚴重了。美國聯邦貿易委員會寫道：「供肉家畜增加率很低的結果，使美國平均每人消耗的肉類量一直在減少當中。」美國農業部指出，從1915年到1924年（這一年剛好是該機構開始著手記錄食物消失資料之前）之間的肉類消耗又更減少，因為第一次世界大戰期間的食物配給政策將肉類保留給「軍事目的」和「全國性的宣傳」。

▶《魔鬼的叢林》讓美國人抵制吃肉

20世紀初低肉飲食出現的另一個可能解釋是：1906年的時候，厄普頓・辛克萊

（Upton Sinclair）的《魔鬼的叢林》問世，用紀實小說的形式對肉品包裝業的內幕做了揭露。

辛克萊把芝加哥的屠宰場生動的描繪成以化學物質處理腐肉的地方，再重新包裝成香腸；患有結核病的工人偶爾會在沾血的地板上滑倒，掉到大桶子裡，然後「被忽略了好幾天，直到他們全身的骨頭被輸送到世界各地當做『安德森純板油』！」。

《魔鬼的叢林》導致美國的肉類銷售量滑落一半。「影響是長期的，」魏弗利．魯特（Waverly Root）和理查．德羅榭蒙（Richard de Rochemont）1976年在2人合著的《吃在美國》中寫道，「直至1928年，罐頭業者仍努力爭取顧客的回頭，當時他們發起一項『吃更多肉』的宣傳活動，但效果不彰。」這一切都表示，假如這是真的，1909年以穀物為主的美式飲食，也許是暫時背離了常軌。

爭議3 植物油增加＋動物脂肪下降→總脂肪消耗增加

「改變美式飲食」論點，千篇一律的被用來支持美國人應多吃穀物、少吃紅肉與乳製品中的脂肪，尤其是飽和脂肪。然而，用來支持這個低脂、高碳水化合物飲食的相同食物消失報告，也提供了蔬菜、水果、乳製品及各種脂肪的趨勢。這些數字所說的是一個截然不同的故事，而且也許暗示了健康飲食有一個完全不同的定義——如果它們有被考慮過的話。

在心臟病「流行」的幾十年裡，蔬菜的消耗急速增加，而麵粉與穀類製品的消耗卻減少了。美國人所攝取的綠葉蔬菜和黃色蔬菜、番茄和柑橘水果，幾乎在2倍以上（根據美國農業部的資料）。美式飲食中的改變，要歸因於營養學家強調，需要在我們19世紀的飲食中極缺乏的、來自於水果及綠色蔬菜中的維生素。1936年，堪薩斯大學醫學教授羅根．克林丹寧（Logan Clendening）在《均衡的飲食》中寫道，「在我祖父的餐桌上，肉類和澱粉類食物多於蔬菜水果，這種情況與現代人的胃口很不投合，我懷疑他是否曾吃過柳丁。我知道他從不吃葡萄柚、綠花椰、哈密瓜或蘆筍。菠菜、胡蘿蔔、萵苣、番茄、芹菜、菊苣、香菇、利馬豆、玉米、青豆和豌豆——幾乎沒看過或很罕見……主要的蔬菜有馬鈴薯、甘藍菜、洋蔥、櫻桃蘿蔔，水果吃當季的——蘋果、梨子、桃子、梅子和葡萄，以及少許莓果。」

從第二次世界大戰（當時美國農業部的統計數據已較可靠）到1960年代末期，據稱冠狀動脈心臟病死亡率急速攀升，平均每人消耗的全脂奶穩定地減少，奶油的用量也減半了。我們少吃很多豬油（從每年5.8公斤掉到3公斤）、黃油（從3.8公斤掉到1.8公斤）、吃較多的瑪琪琳（從2公斤增加到4公斤）、植物性起酥油（從4.2公斤到7.6公斤），以及沙拉油和烹飪油（3公斤到8公斤）。結果，在心臟病「流行」最糟的幾十年間，美國平均每人消耗的植物油變成2倍（從1947至1949年的12.6公斤到1976年的24.7公斤），而所有動物脂肪（包括肉類、蛋和乳製品中的脂肪）的平均消耗量，從37.8公斤減到32公斤。所以，總脂肪量的消耗是增加的，安瑟・凱斯和其他人把心臟病的「流行」歸因於這個理由，儘管同時間不只蔬菜和柑橘水果的消耗增加了，**被認為有益於心臟的植物油也增加了，而動物性脂肪的消耗卻是減少的。**

在心臟病「流行」最糟的幾十年間，在美國平均每人消耗的植物油變成2倍，動物脂肪減少。所以，動物脂肪的消耗其實是減少的，而非增加。

醫療惡棍膽固醇!?

在第二次世界大戰後的幾年，報紙開始大肆報導心臟病流行，並主張這與膽固醇有關——飲食與心臟病假說最直言不諱的擁護者之一、芝加哥心臟病學家傑瑞米亞・史丹勒甚至稱它「醫療惡棍膽固醇」——但充其量只被認為是假設。

膽固醇是一種珍珠白的脂肪物質，存在於所有人體組織中，是細胞膜的必要成分，也是一系列生理作用的組成要素，包括性荷爾蒙的代謝作用。然而，膽固醇也是動脈硬化斑塊的主要成分，所以有人很自然的假設，這種疾病可能是從膽固醇異常累積開始的。然後，這個假說的擁護者把人類循環系統想像成一種管道系統，史丹勒這樣描述堆積在動脈壁的損傷處的膽固醇：「會蔓延開來以堵住血流、或使血流減速的生物鏽蝕，就像水管內壁的生鏽一樣，所以從水龍頭流出的水只有涓滴細流。」

最初援用來支持假說的證據幾乎只來自於動物研究——尤其是兔子。1913年，俄國病理學家尼可拉・艾尼契可報告，他能夠以餵食橄欖油和膽固醇的方式，在兔子身上誘發動脈粥樣硬化類型的損害。不過，**兔子是食草動物，永遠無法自然消化膽固醇含量那麼高的飲食**，而且，儘管兔子的動脈裡確實發展出塞滿了膽固醇的損傷，但是牠們的肌鍵和結締組織裡也有同樣的損傷，這表示牠們的損傷是一種儲積症——兔子無法代謝被強迫吃下的膽固醇。「產生於動物體內的這種情況，就被稱做（往往是輕蔑的）『兔子的膽固醇疾病』。」哈佛臨床醫生迪莫西・賴瑞（Timothy Leary）在1935年時這麼提到。

兔子研究引發了無數的實驗，研究學者們在這些實驗中嘗試在其他動物身上誘發損傷和心臟病。

舉例來說，史丹勒因為首次在雞的身上誘發出動脈粥樣硬化類型的損傷而受到讚揚——儘管雞是否比兔子更適合做為人類疾病的模型是有爭議的。被餵食玉米和玉米油的鴿子（舉例來說），體內可以誘發出類似人類的動脈粥樣硬化損傷；我們可以在野生的海獅和海豹、豬、貓、狗、綿羊、牛、馬、爬蟲類、老鼠、甚至是幾乎只吃素的狒狒身上，觀察到自然發生的動脈粥樣硬化損傷……**這些研究中沒有一個很能夠跟動物脂肪或膽固醇扯得上關係。**

對膽固醇測量結果的解讀不夠精準

在大戰前幾年令膽固醇假說特別可行的原因是，任何一個醫生都能夠測量到人體中的膽固醇濃度，但正確地解讀測量結果卻難上許多。有許多現象會影響膽固醇濃度，其中有些也會影響我們心臟疾病的風險：

- ▶運動能降低總膽固醇。
- ▶體重增加似乎會提升膽固醇，體重減少就能降低膽固醇。
- ▶膽固醇濃度會隨季節而波動。
- ▶膽固醇濃度會隨身體姿勢而改變。
- ▶壓力會提高膽固醇，雄性和雌性荷爾蒙會影響膽固醇濃度，此外，利尿劑、鎮定劑、精神安定劑和酒精也會。

光是因為這些原因，我們的膽固醇濃度在幾週內的變化就可以達到20％到30％（就如同艾森豪在任期內最後一個夏天裡的情況P040）。

許多高膽固醇者並非死於心臟病

儘管做了無數的嘗試，**研究學者們仍無法證實，動脈粥樣硬化症患者的血液裡，比非患者有多出很多的膽固醇。**醫療物理學家約翰．葛夫曼1950年在《科學》期刊中寫道：「有些研究斷言，大部分動脈硬化症患者血液裡的膽固醇濃度比一般人高很多，但有些人對此發現激烈的爭論。確實，有無數遭受動脈硬化症之苦的人，其血液中的膽固醇仍在可接受的正常範圍內。」

膽固醇濃度很高的情況，譬如說300毫克／分升，叫做高膽固醇血症。如果膽固醇假說是正確的，那麼大部分的高膽固醇血症患者應該會罹患動脈硬化症，並死於心臟病發作，但事情似乎並非如此。

在遺傳失調的家族性高膽固醇血症裡，繼承一個缺陷基因的人膽固醇會超過300毫克／分升，繼承兩個缺陷基因的人膽固醇會高達1500毫克／分升。有這種問題的人，每2個男性中有1個、每3個女性中有1個，可能在60歲之前會心臟病發作——這樣的觀察結果，往往是造成膽固醇假說的基礎。但當然，甲狀腺和腎功能失常也會造成高膽固醇血症；**這些疾病患者的大體解剖，往往揭露出嚴重的動脈硬化症，但這些人很少是死於心臟病發作的。**

解剖檢驗也無法證明高膽固醇患者動脈裡的血栓比低膽固醇的人多。華倫・史拜利是測量膽固醇技術的共同發明人，他和病理師兼紐約市法醫的庫特・蘭第在1936年指出，動脈粥樣硬化症的嚴重程度只有在死後才能被精確的評估，因此他們解剖了100多具最近死亡的紐約人屍體——全是突然死於非命，然後測量他們血液中的膽固醇。史拜利和蘭第指出，沒有理由相信那些屍體內的膽固醇濃度與他們的死因有關（但若他們是死於慢性疾病，就可能有關），但他們的結論很含糊：「動脈粥樣硬化症的發生率和嚴重程度，並不直接受到血清中膽固醇濃度的影響。」

這也是心臟外科醫生常見的發現，並且對「為什麼心臟外科醫生和心臟病學家對於膽固醇假說抱持相當懷疑的態度」做了一部分的解釋。比方說，1964年，著名的休斯頓心臟外科醫生麥可・迪貝基（Michael DeBakey）根據他自己的1700多名病患的記錄提出了類似的負面發現報告。而且，即便高膽固醇與心臟病發生率的增加有關，不免令人質疑：為什麼那麼多人仍飽受冠狀動脈心臟病的折磨，儘管他們的膽固醇較低？為什麼有無數高膽固醇的人從沒得過心臟病或死於心臟病（如葛夫曼在《科學》期刊中提到的P182）？

脂肪假說的最大功臣——安瑟・凱斯

在確信膽固醇濃度預言了心臟病的發生及膳食脂肪是健康殺手這件事情上，在明尼蘇達大學主持生理衛生實驗室的安瑟・凱斯功不可沒。

凱斯做為科學家的能力是可議的（往往錯的比對的多），但其意志力卻難以動搖。他在明尼蘇達大學的長期共同研究者亨利·布萊克柏恩（Henry Blackburn）說他「坦率到直言不諱、苛求到嚴厲的地步」，在費城維斯塔研究所（Wistar Institute）研究膽固醇代謝的大衛·克里奇夫斯基說他「相當無情」，若有「最佳人緣先生」獎一定輪不到他。

當然，凱斯是自己假說的堅決守衛者，當他不認同競爭對手對證據的解讀時會直言不諱，但那是因為：無可避免地，證據不支持他的假說。

信念的轉變

凱斯在1940年代末期發起了對抗心臟病的聖戰，當時相信心臟病受到飲食影響的大部分醫生都將膽固醇暗指為罪犯：我們吃太多含膽固醇的食物（大部分是肉類和蛋），並且（據說會）提高我們的血膽固醇。凱斯是首位公然質疑這個信念的人——要支持該信念需要忽略證據到某種程度才做得到。

1937年，哥倫比亞大學的生化學家大衛·利登柏格和魯道夫·熊海默證實，**我們所吃的膽固醇對於血液中的膽固醇量影響甚少。**凱斯給受試者一次吃幾個月的膽固醇（程度或高或低）飲食，但他們的膽固醇濃度沒有差異。於是凱斯堅決主張，膳食膽固醇與心臟病沒什麼關係，而且得到大部分研究學者的贊同。

1951年，凱斯在羅馬的一項營養與疾病研討會中有了新的頓悟，他後來回憶，那次的焦點僅限於營養不良。

一位來自於尼泊爾的生理學家告訴他，在他所居住的城市沒有心臟病的問題，這令凱斯大為驚奇，因此他和妻子瑪格莉特（醫療技術人員，她的專長很快就變成測定膽固醇）親自到尼泊爾去看看。

他們的結論是，一般人民的確沒有心臟疾病，但富人可不是。瑪格莉特從好幾

安瑟·凱斯為何說話很大聲？

凱斯因為作戰部隊研發出K口糧而在第二次世界大戰期間名聲大噪——「K」據說是代表凱斯（Keys）的姓氏。戰爭後面幾年的時間裡，他從事人類飢餓方面的重大研究，並以拒絕參戰者做為實驗對象。然後他在《人類飢餓生物學》中記錄下他們的經歷，以及世界在飢餓方面所累積的知識，於是這本多達一千四百頁的巨著鞏固了凱斯的名聲（十五章會談論更多關於凱斯的飢餓研究）。

百個工人身上取得血膽固醇指數，發現他們的膽固醇相當低。凱斯回憶，那些人被問到「一些關於他們飲食的問題」，然後推測「那些工人肉吃得很少」是低膽固醇的原因。至於富人，凱斯這麼寫道：「我被帶去和國際扶輪社的人一起吃飯，義大利麵裡滿是肉醬，每個人再撒上厚厚的一層帕瑪森起司。主菜是烤牛肉，甜點是冰淇淋或糕點二選一。我說服飯局裡的一些人去做檢驗，瑪格莉特發現他們的膽固醇濃度比工人高多了。」後來，凱斯拜訪馬德里時發現「一個類似的情景」，富人比窮人容易罹患心臟病，而富人吃的脂肪較多。

這令凱斯堅信，是與不是心臟病患者之間的關鍵差異，在於飲食中的脂肪。幾個月之後，他在阿姆斯特丹的一項營養研討會當中提出了自己的假說——含脂飲食提高了血清膽固醇、動脈粥樣硬化症、心肌梗塞。只不過，聽眾裡幾乎沒有人把他的話當真。

1952年，凱斯主張美國人應該減少三分之一的脂肪攝取量，但同時也承認他假說的基礎是**推測多過於資料**，「飲食對人類動脈硬化症影響的直接證據非常少，而且可能還會這樣持續一陣子。」

其後的6年間，凱斯蒐集了一系列觀察結果，這些資料後來成為他「脂肪導致心臟疾病」信念的根基。

- ▶在一家當地的精神病院，他讓精神分裂症患者吃高脂和中脂飲食，然後報告說，含脂食物急速提高了膽固醇。
- ▶他遊歷到南非、薩丁尼亞島和波倫亞，瑪格莉特在每個地點做膽固醇的測定，然後他們評估當地飲食中的含脂量。
- ▶在日本，他們檢驗鄉下漁夫和農夫的膽固醇濃度，他們也對移居檀香山和洛杉磯的日本人做同樣的檢驗。他推測，膽固醇與心臟病之間的關聯與種族或國籍無關，也不是基因上的問題，而是飲食問題。
- ▶他們到芬蘭造訪一個偏遠的伐木營地，得知那些辛勤工作的人們受到心臟病的折磨。一家當地的診所有6名病患，包括3名有「心肌梗塞」問題的年輕人。伐木工與他們分享點心，凱斯如此寫道，「一疊跟麵包片一樣大的厚片起司，上面塗滿了奶油，他們和著啤酒吞下，這是冠狀動脈問題的真實範例。」
- ▶凱斯用一篇1950年的瑞典研究報告來支持他的假說，報告指出，心臟病的死亡在第二次世界大戰的糧食配給期間差不多消失了。在戰時遭遇嚴重糧食配給問題的國家——芬蘭、挪威、英國、荷蘭和蘇聯，也有類似現象的報告。凱斯推測，冠狀動脈心臟病死亡的急速減少，是由於減少攝取肉類、蛋和乳製品中的脂肪所造成的。

然而，持懷疑觀點的人指出，這些只是伴隨糧食配給而產生的剝奪與改變的其中一部分。舉例來說，攝取的熱量變少，體重就跟著減少。人民無法取得汽油，導致身體的活動增加；糖和精製麵粉的消耗也變少了。這些研究人員表示，任何的這些原因都可能可以解釋心臟病死亡率的下降。

凱斯在1953年也遭遇到類似的懷疑，當時他利用比較在美國、加拿大、澳州、英格蘭與威爾斯、義大利和日本的飲食與心臟病死亡率，來提出相同的論點。凱斯說，脂肪攝取得愈多，心臟病的死亡率就愈高。美國人吃的脂肪最多，因此心臟病死亡率最高。這是一個「值得注意的關聯」，凱斯繼續寫道：「在生活方式裡，沒有其他變數像飲食中的脂肪卡路里一樣，就我們所知在冠狀動脈或退化性心臟病死亡率上能呈現出那麼一致的關係。」

反對者的聲音：有關係不代表互為因果

然而，許多研究學者並不買帳。

在加州大學柏克萊分校主持生物統計學系的賈克柏．葉魯夏米（Jacob Yerushalmy），和紐約州衛生專員、曾共同著述過一篇評論凱斯假說文章的赫爾曼．希萊柏（Herman Hilleboe），批評凱斯只挑選了6個國家做比較——儘管在22個國家裡都能取得資料，而**當所有22個國家都被包含在分析資料裡時，脂肪與心臟病之間的明顯關聯就消失了**。

凱斯提出心臟病死亡率和脂肪攝取之間的關係，但葉魯夏米和希萊柏指出，事情本來就是那樣。關係不代表因果，也不代表（史帝芬．傑．古爾德〔Stephen Jay Gould〕後來表述）任何「鑑定原因明確性的神奇方法」。

這是一個無可否認的邏輯演繹問題，但卻是營養研究中一再發生的論題。著名的佛萊明罕心臟研究計畫前主持人喬治．曼恩，把這種在疾病和生活型態間引申出關係的行為形容成「普遍但沒什麼好處的遊戲」。當流行病學門由負責解讀倫敦市死亡率記錄的商人約翰．葛蘭特（John Graunt）創立於1662年時，曼恩提到，即使是葛蘭特都了解將這種關係與因果關係混淆的危險，「這種因果關係很不明確，我不會強迫自己從數字中做任何推斷。」

問題很明白的被指出：我們不知道還有什麼其他可能有影響的因素。關係可以用來刺激思考和建立假設，但別無其他。不過，如葉魯夏米和希萊柏所說，就像凱斯一樣，研究學者往往不加鑑別地、甚至不求甚解地對待這樣的關係，而「研究學者應該謹記，本質上不健全的證據，比沒有用還糟」。

> 關係不代表因果，關係可以用來刺激思考和建立假設，但別無其他。然而，研究學者往往不加鑑別地、甚至不求甚解地對待這樣的關係。

真正的惡棍——脂肪？動物性脂肪？飽和脂肪？

諷刺的是，有些關於「飲食—脂肪」假說的最可靠事實，卻一直受到公共衛生有關當局的忽視，因為它們把要傳遞出去的訊息弄得太複雜，而最不可靠的發現反而被接納，因為它們不把訊息複雜化。舉例來說，膳食膽固醇對血膽固醇有重大的影響，它可能會提高一小部分高度敏感者的膽固醇濃度，但對大部分人來說，它在臨床研究上是沒意義的（將1天攝取400毫克的膽固醇——如1990年代美國人的平均攝取量，減少到國家膽固醇教育計畫所建議的1天300毫克，預期能夠降低膽固醇濃度1到2毫克／分升或大概少1%），然而少吃膽固醇的忠告（例如避免蛋黃）卻仍是真理。告訴人們應該擔心血液中、而不是飲食中的膽固醇，一直被認為太令人困惑。

更具爭議性的議題是，脂肪的品質和類型會如何影響膽固醇濃度，以及（絕對更重要的）膽固醇在造成心臟病這件事情上是否是個對等的相關因素。凱斯和妻子只檢驗了血液中的總膽固醇，然後就拿這個資料與飲食中的總脂肪量做比較。在整個1950年代中期，凱斯堅決主張，所有的脂肪（包括植物性和動物性的）都會提高膽固醇濃度，而降低的唯一方法就是少吃脂肪。這就是「健康飲食在於低脂飲食」這個信念的基礎，然而，凱斯把事情過度簡化了。自1950年代中期以來，**研究學者們已經知道膳食脂肪總量對膽固醇濃度的影響不大。**

然而在1952年，加州奧克蘭市高地（阿拉米達郡立）醫院代謝研究中心主任勞倫斯·金塞爾（Laurance Kinsell）證實，植物油會降低在我們血液中循環的膽固醇，而動物性脂肪會提高膽固醇。同年，荷蘭的J·J·葛羅恩（J. J. Groen）報告，膽固醇濃度與脂肪的總攝取量無關：他的受試者中，吃含脂量高的蔬食飲食者膽固醇濃度最低，而吃含較少脂肪的動物脂肪飲食者膽固醇濃度最高。在對明尼蘇達州的精神分裂症病患複製了葛羅恩的發現之後，凱斯終於接受：動物性脂肪容易提高膽固醇，而植物性脂肪會降低膽固醇。

此外，金塞爾和洛克菲勒大學的艾德華·「佩特」·艾倫斯（Edward "Pete" Ahrens）當時證明，控制膽固醇的關鍵因素並不在於脂肪來自動物或植物，而在於它的「飽和」程度及脂肪鏈的長度。飽和的要素在於，測定脂肪分子（三酸甘油脂）是否含有最大值的氫原子（就像在飽和脂肪裡一樣），這種情況容易提高膽固醇；或是缺乏一個或一個以上的氫原子——這就是不飽和脂肪，相較之下，容易降低膽固醇。現在我們從中學就在教導學生這種營養知識，但還有一些不正確的觀念，例如所有動物脂肪都是「壞的」飽和脂肪，以及所有「好的」不飽和脂肪都存在於植物中，也許魚類裡也有。

倒戈的美國心臟學會

1957年艾倫斯指出，在了解飲食與心臟病之間的關係上，這種被接受的知識也許是「清晰思考的最大障礙」。事實上，動物性和植物性脂肪與油脂都是各種脂肪的構成成分，每一種脂肪都有各自的鏈長和飽和程度，每一種脂肪對膽固醇的影響也不同。比方說，牛肉中半數的脂肪是不飽和的，而橄欖油裡大部分的脂肪是相同的單元不飽和脂肪。豬油有60%的不飽和脂肪，而雞油裡的脂肪大部分都是不飽和脂肪。

1957年，美國心臟學會在「飲食—心臟」的議題上反對安瑟·凱斯。美國心臟學會發表十五頁的報告譴責一些研究學者（想必包括凱斯），因為他們「為自己禁不起嚴苛檢驗的證據採取不妥協的立場」。它的結論很含糊：「營養（尤其是膳食脂肪）與動脈粥樣硬化症和冠狀動脈心臟病之間的關係，沒有足夠的證據能為這個論點提供一個堅定的立場。」

然而，不到4年之後，證據依然沒改變，此時一個6人的專案委員會（包括凱斯和傑瑞米亞·史丹勒）提出一份反映了心臟病變化的美國心臟學會的新報告。報告在1960年12月向新聞媒體發表，內容約兩頁多一點，而且沒有參考文獻（事實上有包含0.5頁「膳食脂肪與動脈粥樣硬化症之最新科學參考文獻」，但其中有許多與該報告的結論相互矛盾）。

雖然1957年的報告已經斷定，證據的權威性不足以告訴整個國家要少吃脂肪，但新報告持相反的論調——「當時最好的科學證據」強烈指出，減少飲食中的脂肪，並且用多元不飽和脂肪來取代飽和脂肪，美國人就能降低他們心臟疾病的風險。

這是美國心臟學會第一次正式支持凱斯的假設，而且將高膽固醇的地位提高到造成心臟病風險的第一名。凱斯認為該報告只是一個「有點過於謹慎」的「可接受的妥協」，因為它並未堅持所有的美國人都應該少吃脂肪，只有具縮狹性心臟病高風險的人——像是抽菸且有高膽固醇、體重過重的中年男士——才要少吃。

在美國心臟學會的報告登上新聞之後，《時代》雜誌迅速地將凱斯奉為代表美國飲食智慧的封面男神。該雜誌報導：凱斯相信，理想的心臟健康飲食是將碳水化合物熱量比從50％提高到70％，並且將脂肪的攝取從40％降到15％。《時代》雜誌的封面故事長達四頁多，其中只有一段提到「有些研究學者對冠狀動脈心臟的病因抱持衝突觀點」，凱斯的假說「仍受到他們的質疑」。

Chapter 2

將脂肪視為不必要之惡

以選擇性偏見扼殺反對意見

文獻中關於冠狀動脈心臟病的原因論有著大量的混淆與衝突，造成這個現象的另一個理由是，一個概念或假說一旦橫行起來，似乎就有辦法影響到該領域中的某些投資人。現在去呈現、去強調、甚至使人感興趣於一個人的理論或假說，這是合法甚至是有利的，但假如呈現的方法流於傳道式的狂熱、所強調的是特別的訴求、對偏見產生熱忱，那麼進步必在途中突然受阻，且由爭議繼之而行。

遺憾的是，我們必須承認：在探索確定冠狀動脈心臟病原因的過程中，已經產生了前述的惡化現象。

梅耶・費里曼（Meyer Friedman），《冠狀動脈心臟病病源》，1969

- ▶**喬治・曼恩**：馬賽人的研究結果跟安瑟・凱斯「飲食－心臟」假說不符P061。
- ▶**安瑟・凱斯**：①馬賽人已因長期的生活飲食環境影響而使身體自有一套減少膽固醇傷害的機制，所以不應列入考量P062；②7國研究計畫得出：飽和脂肪、膽固醇濃度和心臟病有正相關性，而單元不飽和脂肪酸能抵抗心臟病P067。
- ▶**佛萊明罕心臟研究（由湯瑪斯・道柏〔Thoms Dawber〕領導）**：膽固醇超過260毫克／分升的佛萊明罕人的心臟病風險，是200毫克／分升以下者的5倍。這被認為是心臟病研究上的重大發現，成了支持凱斯假說的有力證據P063。
- ▶**傑瑞米亞・史丹勒＆理查・榭克爾（Richard Shekelle）**：雖然從西方電器公司的心臟病再分析發現，飲食中飽和脂肪酸的量與冠狀動脈心臟病的死亡風險無重大關係，但此外的一些調查研究中已得到正面結果P065。
- ▶**7國研究計畫**：此研究由於其在飲食一心臟爭議上的關鍵角色，而與「里程碑」劃上等號。其缺陷在於凱斯只選擇了能支持他假說的7國做為觀察樣本P067。

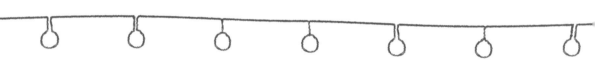

▶**喬利夫抗冠狀動脈俱樂部的精明飲食實驗：**精明飲食的設計本是為了使其成為未來有健康意識的美國人的模範，然而，俱樂部有8名會員死於心臟病發作，但控制組未有任何1人，他們承認這顯然「有些不尋常」P071。

▶**塞穆爾・戴頓（Seymour Dayton）：**有沒有可能，不飽和脂肪含量高的飲食……在攝取了多年的時間之後也許對健康有害？畢竟像這樣的飲食，在人類族群的自選飲食中是罕見的P072。

▶**赫爾辛基精神病院研究：**吃降低膽固醇飲食的住院男性活得較久（但女性沒有），成了唯一支持凱斯假說的試驗P072。

自1950年代以降，全世界的研究學者們紛紛開始測試安瑟・凱斯「冠狀動脈心臟病受膳食脂肪影響」的假說。有結果的文獻資料，很快的成長到哥倫比亞大學病理師在1977年所形容的「無法處理的比例」。當時，凱斯假說的擁護者已聚積了他們自認為能夠支持假說且不含糊的大量證據——用芝加哥心臟學家傑瑞米亞・史丹勒的說法就是「一堆資料」，但那些資料頂多只能構成一半的證據，而另一半根本不支持假說。結果「兩種極端的態度在這個論題上僵持不下，雙方只顧著說卻很少聽」，凱斯在明尼蘇達大學的後進亨利・布萊克柏恩於1975年間這麼寫著。

當時一片困惑，著名的佛萊明罕心臟研究計畫的創始人、波士頓大學醫生湯瑪斯・道柏1978年寫道：「我們必須承認，『飲食—心臟』關係是一項未經證實的假說，需要更多的調查研究。」然而，2年後，他堅決主張佛萊明罕心臟研究計畫已提供「排山倒海的證據」證明凱斯的假說是對的，「不過，許多聲名卓著的醫生和研究人員仍懷疑脂肪假說的正確性……有些甚至質疑血膽固醇濃度與疾病的關係。」了解這種意見差異，對於了解為什麼我們後來深信膳食脂肪（或至少是飽和脂肪）會造成心臟病是很重要的。一個主張由於它的存在而激起了20年的爭執，之後怎能那麼迅速的被奉為準則？若20年的研究價值無法說服這場爭議中半數的研究人員相信心臟病—膳食脂肪／膽固醇假說的正確性，為何它能服說另一半人相信自己絕對正確？

選擇性偏見

這個問題的答案之一是，以對立哲學運作的爭議的兩面。懷疑凱斯假說的人抱持嚴謹的科學態度，他們相信：關於心臟病原因的可靠知識，只能從嚴密的實驗和對證據的持續嚴苛評估中取得，這是一個公共衛生議題，而且任何結論對人類生活都會有非常真切的衝擊，特別在疾病預防這方面。

凱斯假說的擁護者原則上也認同，但是覺得他們有義務為病患提供最新的醫學知識。雖然他們的病患也許在此時看似健康，卻可能因飲食方式而誘發心臟病。所以這些醫生所開的飲食處方，是他們相信最可能預防這種疾病的，他們相信，若不以他們的醫學知識協助病患，可能會造成傷害。儘管凱斯、史丹勒和一些志趣相投的醫生尊重那些持懷疑論的同儕觀點，但是他們認為要等到「最後的科學證據」是奢望。美國人不停地死於心臟疾病，所以醫生必須採取行動。

證實是遲早的事？

這個樂觀的哲學顯然很快就陷入了爭議。

1961年10月《華爾街日報》報導，美國國家衛生研究院和美國心臟學會正在擬定一個巨型計畫「國家飲食一心臟研究」，這項計畫也許能為「『飲食中的改變會有助於預防心臟病發作嗎？』這個重要問題」提供一個答案。計畫裡會有5萬名美國人以持續10年的時間攝取降低膽固醇的飲食，他們的健康將會與持續吃典型美式飲食的另外5萬名美國人做比較。

這篇文章引用克利夫蘭診所心臟病學家厄文．佩吉（Irving Page）的話，說解決衝突的時候到了：「我們必須有所行動。」傑瑞米亞．史丹勒指出，解決衝突會「花5到10年的努力」。然後文章說，美國心臟學會正在彙編降低膽固醇食譜的手冊。

《華爾街日報》指出，食品業已在市面上推出半打能降低膽固醇的新產品——多元不飽和瑪琪琳，並引述佩吉的話：「也許我們沒完沒了的嘮叨已經開始產生一些作用了。」這樣的嘮叨確實已然倉促成形，這是因為「國家飲食一心臟研究」必須完成——1964年計畫尚未執行時，美國心臟學會的一位主管表示，它的目的相當於：只要在證實凱斯假說的事上「劃下最後的一撇」。

這是爭議中最引人注目的層面之一。凱斯及其假說的擁護者承認降低膽固醇飲食的益處尚未得到證實，卻暗示證實是遲早的事。凱斯會這麼說：「一個假說缺乏最終的、肯定的證據，並不能證明它就是錯的。」這點無可否認，但並不切題。

此外，新聞媒體透過大力支持那些將膳食脂肪視為不必要之惡的擁護者，在塑造膳食脂肪的爭議上扮演了一個關鍵性的角色；那些擁護者就是為有健康意識的讀者提供特定、正面忠告（少吃脂肪，活得更長）的學者。把話說得愈熱切，複製出來的版本就愈好，**懷疑論者所說的「還需要更多的研究」，根本沒有被特別引述**。

吃高脂飲食、血膽固醇卻極低的民族該如何解釋？

在蒐集到所有證據前就相信你的假說必定正確的心態，會鼓勵你選擇性地解讀證據。這是人性，然而，這也正是科學方法一直極力避免的，所以科學家不僅需要測試他們的假說，還要嘗試證明他們的錯誤。科學的實踐，需要在發現真相的強烈抱負和對自己研究的堅決懷疑之間取得完美平衡。

1957年，凱斯堅決主張「每一項新的研究都是細節的補充，削減了不確定的部分，而且到目前為止，提供了進一步的理由讓我們相信」他的假說，這叫做選擇性的偏見或驗證性的偏見。

在蒐集到所有的證據之前就相信你的假說必定是正確的，這種心態會鼓勵你選擇性地解讀證據。這是人性，也是科學方法一直極力避免的事情。

舉例來說，「住在日本的日本人有低血膽固醇和較低程度的心臟疾病」這個事實被拿來驗證凱斯的假說，加以對照的是「住在加州有較高膽固醇濃度和較高心臟病發生率的日本人」，然而，住在加州有極低膽固醇濃度的日本人，比起住在日本且也有差不多的低膽固醇濃度的同胞，仍然有比較高的心臟病發生率，但這個事實卻被漠不關心。

凱斯、史丹勒和他們的支持者堅不可摧的信念基礎，是只支持這個假說的證據。**任何不支持他們假說的研究，都被說成是錯誤解讀、不相關或根據不可信的資料。**對於納瓦霍族印第安人、遷徙到波士頓的愛爾蘭移民、非洲遊牧民族、瑞士阿爾卑斯山的農民、本篤會和嚴規熙篤會修道士的研究，都指出脂肪似乎與心臟疾病無關，但這些研究都被凱斯想辦法辯解掉或否決了。

1962年，肯亞的馬賽游牧民族的血膽固醇濃度是所測定過最低的之一，儘管他們只**攝取牛奶、血，和偶爾吃自己所放牧的牲口的肉**。他們的高膽固醇飲食1天提供了將近3000大卡、大部分來自飽和脂肪的熱量。佛萊明罕心臟研究計畫早期的主持人喬治·曼恩檢驗了馬賽人然後下結論說，這些觀察資料駁斥了凱斯的假說。

凱斯以引用對肯亞桑布魯和倫迪爾遊牧民族的類似研究來回應，這些研究經他解讀後支持他的假說。桑布魯人的膽固醇較低——儘管其典型飲食是1天4.7到6.6公升的高脂乳和2500到3500大卡熱量的脂肪，而倫迪爾人的膽固醇平均值是230毫克／分升，「簡直跟一般美國人一樣高！」凱斯寫道，「我們估計，採集血液樣本時，脂肪來源的熱量比例也許在桑布魯族佔20%到25%，在倫迪爾族佔35%到40%。類似這種最低限度的飲食攝取，就會與我們所測得的血清膽固醇數值一致。」凱斯假設桑布魯族或倫迪爾族所攝取的是最低限度的飲食，但這毫無根據。為了辯解曼恩對馬賽族的研究結果，凱斯援用更近代的研究並指出，馬賽民族幾千年來過著與世隔絕的遊牧生活，必定已經演化出一種獨特的「回饋機制，能壓抑導致危險的膽固醇合成作用」，並**推測這種回饋機制授予馬賽人免疫力去抵抗受脂肪影響而升高的膽固醇**。

為了相信凱斯的解釋，我們必須忽略曼恩進一步的研究報告，報告中指出：馬賽人的確有很普遍的動脈粥樣硬化症——儘管他們的膽固醇較低，但沒有心臟病發作或冠狀動脈心臟病的任何其他症狀。同時，我們也必須忽略更多的研究報告：當馬賽人遷徙到奈洛比附近且開始吃傳統西方飲食時，他們的膽固醇便大幅提高。

到了1975年，凱斯已把馬賽族、甚至桑布魯族和倫迪爾族拋到爭議的界線外，「那些原始遊牧民族的奇異特質，與其他族群的『飲食—膽固醇—冠狀動脈心臟病』關係毫不相干！」他根據自己**以世上少部分族群所做的有限研究**得到膳食脂肪是危險的結果，一旦接受了這個堅決的信念，對於以小族群所做的許多其他研究而導出任何與他的假說唱反調的結果，凱斯便不斷地鼓吹抗拒那些衝突信念的誘惑，像是「資料不足以保證任何可靠的結論」。

舉例來說，1964年《美國醫學學會期刊》有篇文章指出，美國賓州羅塞托市的義大利人大多吃大量的動物性脂肪（一種煙燻火腿，邊緣有約2.5公分厚的脂肪圈，烹調時使用豬油而非橄欖油），但心臟病的死亡率「低得驚人」。凱斯說該研究「沒什麼可取的結論，當然不能被當做飲食中的熱量和脂肪不重要的證據」。

佛萊明罕心臟研究

佛萊明罕心臟研究計畫就是這種在研究上選擇性思考的極佳範例。該研究開始於1950年，在湯瑪斯．道柏的領導下去觀察單一族群在各方面可能使其成員容易罹患心臟病的飲食和生活方式（心臟疾病的風險因子）。被選中的地點是麻塞諸塞州佛萊明罕市的工業區，因為它符合道柏所說的「相當典型」的新英格蘭市鎮。

到了1952年，他們已召募到5100名佛萊明罕居民，並讓他們做大量體檢，包括膽固醇測定。居民們每2年複檢1次，看哪些人有得心臟病、哪些人沒有。高血壓、心電圖結果異常、肥胖、抽菸和遺傳（有近親罹患心臟病）都被界定為提高心臟病風險的因子，1961年10月道柏宣布膽固醇是另一項因子：**那些膽固醇超過260毫克／分升的佛萊明罕人的心臟病風險，是膽固醇在200毫克／分升以下者的5倍，這被認為是心臟病研究上的重大發現**，也被當成一個賣點，成了支持凱斯假說的有力證據。

不過，他們也發出警告。隨著歲數增長，無法抵抗心臟病的人比以前更容易有低膽固醇（就像艾森豪），而非高膽固醇。膽固醇與心臟疾病的關係對50歲以下的女性來說很淡薄，而且不存在於更年長的女性之間。佛萊明罕的研究學者在1971年指出，膽固醇「不具預言性價值」，這表示50歲以上的女性沒有理由避免多脂食物，因為即使用這種方法降低膽固醇，也不會降低她們的心臟病風險。這對與凱斯假說是否為真的問題，不被認為有任何關係。

佛萊明罕飲食研究也不能有效支持凱斯的假說：它從未成為普遍知識，因為它從未發表於醫學期刊中。喬治．曼恩於1960年代初期離開佛萊明罕研究計畫，他回憶說，創辦該計畫的美國國家衛生研究院高級官員們拒絕研究成果的出版。直到1960年代末期，國家衛生研究院的生物統計學家塔維亞．葛登偶然發現那些資料，才決定值得拿來編寫。他的分析收錄在發行於1968年多達二十八冊的佛萊明罕報告中的第二十四冊。

從1957年到1960年之間，佛萊明罕計畫的研究人員已經面訪過1000名當地受試者，也評估過他們的飲食。他們把焦點放在膽固醇極高（300以上）和膽固醇極低（170以下）的男性，因為這些男性「在評估飲食假說上保證有超乎尋常的說服力」，但是葛登比較過那些膽固醇極高和極低者的飲食，發現**他們在被消耗的脂肪量或種類上一點差別都沒有**。報告指出，這件事在過程中特別被貼上醒目標籤。「佛萊明罕研究群裡的血清膽固醇濃度範圍很廣泛，這種個體差異必定有個合理的解釋，但不是（這裡所測定的）飲食。」

「這裡所測定的」概括了科學研究上的許多異議，以及讓「飲食—脂肪」爭議演變成亨利．布萊克柏恩所說的兩種極端態度P059的漏洞。也許佛萊明罕的研究學者無法證實膳食脂肪造成了在當地人身上所看到的高膽固醇濃度，是因為**①原因是其他因素**或**②研究學者們無法很精確的測定飲食或那群人的膽固醇**，或**③兩者都無法精確測定**，以證實這兩者之間的關係。

不過，佛萊明罕研究計畫並不是無法揭露「脂肪攝取—膽固醇濃度—心臟病」之間相互關係的唯一研究。在單一族群內相互比較飲食、膽固醇和心臟病的每一個研究，都是這種情況，不管是在佛萊明罕、波多黎各、檀香山、芝加哥、密西根州特庫姆塞市、喬治亞州埃文斯郡或以色列。**凱斯理論的擁護者堅決主張，這些族群的飲食同質性太高，所以每個人都吃太多脂肪。**他們辯稱，唯一證明脂肪與心臟病有關的方法，就是徹底比較不同的族群——吃高脂與吃低脂飲食的。**這麼說也許沒錯，但也許脂肪本來就不是相關因素啊！**

否認與我們的成見有衝突的證據，以及對自己有把握的事假定為真（只要能夠執行適當的測定或實驗），這種選擇性解讀的根本危險在於，我們可以累積起一大堆像這樣的證據來支持任何假說。

對於凱斯、史丹勒、道柏和「飲食—脂肪」假說的其他擁護者來說，正面的證據才是最重要的。懷疑論者會認為正面證據很吸引人，但他們也很關切負面證據。如果凱斯的假說是不正確的，那是因為只有負面證據才能將研究人員引導到正確的解釋上。到了1970年，這兩派人馬好像已經做了數10年截然不同的研究，他們在「飲食—脂肪」的假說上不肯苟同彼此，很少相互討論，如同亨利．布萊克柏恩所指出的，因為他們所看到的是兩套截然不同的證據。

> 懷疑論者會認為正面證據很吸引人，但是他們也很關切負面證據。

西方電器公司的心臟病再分析

選擇性偏見的另一個啟發性範例，是對一項始於1957年、以西方電器公司5400名男性員工所做研究的再分析。起初的研究人員，是由芝加哥心臟病學家歐雷斯比．保羅（Oglesby Paul）所領導的一群人，為那些員工做了詳細的體檢，然後從那些員工「吃了什麼以及吃了多少」來決定他們所謂的「合理的大致真相」。

4年之後，其中88人發展出冠狀動脈心臟病的症狀。於是保羅和他的同事取其中15%似乎吃最多含脂食物與另外15%似乎吃最少含脂食物的人，比較他們的心臟病發生率。他們報告說：「值得一提的是，**那88名冠狀動脈心臟病案例，其中有14名出現在攝取高脂肪組，有16名出現在低脂肪組。**」

20年後，傑瑞米亞．史丹勒和他的同事，來自芝加哥羅西長老派教會聖路克醫學中心的理查・榭克爾，再次拜訪西方電器公司，看看那些員工過得如何。他們評估員工們的健康狀況，或評定已逝者的死亡原因，然後考量每個對象據稱在1950年代末期所攝取的飲食。

根據這個新分析，那些據稱吃大量多元不飽和脂肪的人已稍微降低冠狀動脈心臟病的比率，但「飲食中飽和脂肪酸的量與（冠狀動脈心臟病的）死亡風險並無重大關係」。光是這一點，就足以反駁凱斯的假說。

但是，史丹勒和榭克爾知道什麼會造成他們應該有、或與之相去不遠的結果，於是，他們如此解讀資料：「雖然企圖證實膳食膽固醇、飽和脂肪酸和多元不飽和脂肪酸與這些東西的大量攝取者體內血清膽固醇濃度之關係的大部分嘗試都未成功，但除了西方電器公司研究計畫，在一些調查研究中已經得到了正面的結果。」

他們當時列出四項這類研究：對在日本、夏威夷和加州的日本人所做的新版本凱斯研究；對在南極洲研究站居住1年者的研究；墨西哥高地的塔拉烏馬拉人研究；以及對有吃母乳經驗的嬰兒研究。對於史丹勒和榭克爾而言，這四項研究為凱斯的假說提供了充分有力的支持，讓他們可以用類似的論調來解讀自己含糊的研究結果：「如果只看某個族群，從單一流行病研究中所導出的結論是有限的，但在總體文獻的脈胳中，目前的觀察結果支持了飲食的（脂肪）組成會影響美國中年男子的血清膽固醇濃度和（冠狀動脈心臟病的）長期死亡風險。」

《新英格蘭醫學期刊》在1981年1月出版了史丹勒對西方電器公司的分析發現，而新聞對那些研究結果也不加評判地報導。《華盛頓郵報》指出：「新的研究報告，強烈加深了高脂、高膽固醇飲食會阻塞動脈並造成心臟疾病的觀點。」《紐約時報》引用榭克爾的話：「這些發現所提供的訊息是，減少你飲食中的飽和脂肪和膽固醇才是明智之舉。」西方電器公司的再分析研究，後來在1990年被引用於美國心臟學會和美國國家心肺與血液研究中心一項名為「膽固醇真相」的聯合研究報告裡，被視為7項「證實飲食與冠狀動脈心臟病之關聯」和「證實飽和脂肪酸與冠狀動脈心臟病之相互關係的流行病學研究」之一——**其實那正是它所沒做到的事。**

流行病學資料的普遍問題

在預防醫學裡，沒風險的益處是不存在的。任何飲食或生活方式的干預，都可能有傷害性的影響，改變我們所吃的脂肪的組成可能對全身造成深遠的生理影響。

舉例來說，我們的大腦有70%的脂肪，大多以一種能隔絕神經細胞和體內所有神經末稍、被稱為髓磷脂的物質形式存在。脂肪是所有細胞膜的原始成分，將飲食中的飽和脂肪改變成不飽和脂肪，如同凱斯假說的擁護者所建議的，可能也會改變細胞膜裡的脂肪組成；這可能修改了細胞膜的滲透率，而細胞膜滲透率正是決定是否讓血糖、蛋白質、荷爾蒙、細菌、病毒和致癌物質等容易進出細胞的因素。**這些細胞膜脂肪的飽和性，可能影響細胞的老化、血球堵塞血管並造成心臟病發的可能。**

在考慮以新療法治療疾病時，一定得考量到類似這些情況的潛在副作用。如果有一種藥物能預防心臟病，但可能導致癌症，這樣的利益也許不值得冒險。如果那種藥物能預防心臟病，但只可能導致極少比率的人罹患癌症，而且只會引起較多的疹子，那麼這樣的買賣或許值得一試。**沒有藥物能在缺乏這種考量下被核准用來治病，那為什麼飲食應該得到不同的待遇呢？**

7國研究計畫

被認為是安瑟．凱斯傑作的7國研究計畫，實則為這種「風險—利益」問題的教學範本。該研究計畫由於其在飲食—心臟爭議上的關鍵角色，而往往與「里程碑」或「傳奇」劃上等號。

1956年，凱斯將研究成果付梓，每年還獲得20萬美元的補助，這個金額在當時對一個生物醫學研究計畫來說是一筆鉅款。凱斯和他的同事把世界各國的初步研究計畫隨便拼湊起來，然後擴展為涵蓋16個分別在義大利、南斯拉夫、希臘、芬蘭、荷蘭、日本和美國等大多為鄉村的族群，包含約1萬3000名中年男子。凱斯希望這些族群間的飲食與心臟病風險大相逕庭，這樣他才能從這些差異間找出有意義的關聯。這

另一項再分析

七項中的另一項，是對一件1964年研究的再分析，該研究比較都柏林人和他們移民到波士頓的同胞的健康和飲食：波士頓的愛爾蘭人比都柏林的同胞1天少攝取600大卡熱量和10%的動物脂肪，但體重較重且有較高的膽固醇；心臟病比率差不多，但愛爾蘭的男性較長壽。20年後這項研究被在明尼蘇達大學的凱斯部門工作的勞倫斯．庫希（Lawrence Kushi）重新解釋：那些在1960年代初期據稱吃最多脂肪和最少多元不飽和脂肪的人，其後幾年裡有稍高的心臟病比率。

雖然「膽固醇真相」把那項再分析研究描述成產生了「特別令人讚嘆的結果」，但庫希不這麼認為：「儘管很微弱，這些結果傾向於支持飲食與冠狀動脈心臟病的發展有關。」

項研究是前瞻性的，就像佛萊明罕研究計畫一樣，也就是說，這些人在報到時做了體檢，之後他們的健康狀況會得到定期地評估。

研究結果首次發表於1970年，然後每5年1個間隔，期間研究對象逐漸老化，然後死亡或罹患疾病。

心臟病的死亡率尤其具啟發性，每10年的死亡數，在克里特島是每1萬人之中有9名死於心臟病，而芬蘭北卡雷利亞區（North Karelia）的伐木工人和農人是每1萬人中有992人。在這兩個極端之間的有：日本村民每1萬人中的66人；南斯拉夫首都貝爾格勒的教職員和羅馬鐵路工人的290人；美國鐵路工人的570人。

根據凱斯的說法，7國研究計畫在飲食和心臟病方面教導我們3大課題：**①膽固醇濃度預言了心臟病風險；②飲食中的飽和脂肪量預言了膽固醇濃度和心臟病（與凱斯早期「總脂肪的攝取精確無比地預言了膽固醇濃度和心臟病」的堅決主張相衝突）；③單元不飽和脂肪能抵抗心臟病（這是個新觀點）。**

對凱斯而言，最後一項解釋了為什麼芬蘭伐木工人和克里特島村民都吃含40%脂肪的飲食，心臟病發生率卻有如此的天壤之別。芬蘭飲食中22%的熱量來自於飽和脂肪，來自於單元不飽和脂肪的只有14%，而克里特島村民從飽和脂肪中只取得8%的熱量，另有29%來自於單元不飽和脂肪。這也能夠解釋為什麼克里特島的心臟病發生率比日本還低，即使日本人對於任何種類的脂肪吃得都很少，但也因此，健康的單元不飽和脂肪攝取得很少。

然而，這個假說無法解釋這個研究中許多其他的關係。舉例來說，為什麼東芬蘭人的心臟病發生率是西芬蘭人的3倍，儘管他們的生活方式和所吃的飲食（以脂肪而言）幾乎一模一樣——**但這不被認為是值得懷疑的充分理由。**

凱斯的7國研究計畫是現在很流行的地中海式飲食概念的起源，它促使凱斯發行他在1959年的暢銷書《吃得健康．活得健康》的新版，現在的書名是《如何靠地中海式飲食吃得健康、活得健康》。

假說的缺陷：高膽固醇≠高死亡率

儘管7國研究計畫享有傳奇的聲名，但它有著致命的缺陷，如同其後繼者——凱斯發表於1953年的6國分析研究，在那項研究中他**只用國內飲食和死亡統計數據來支持他的論點**。還有，**凱斯選擇他事先知道能夠支持他假說的7個國家。**如果凱斯是隨機選擇，或者譬如說，選擇法國和瑞士而不選擇日本和芬蘭，他就很可能看不到飽和脂肪的效應，也就可能沒有今日所謂的法國悖論（一個民族攝取大量的飽和脂肪，但心臟病卻出奇得少）。

1984年，當凱斯及其同事針對他們歷經15年觀察研究所獲得的資料來發表報告時，他們說明，在他們起初的結果上「很少注意到壽命或總死亡數」，即使我們真的想知道，如果我們改變了飲食，我們是否會活得更長。他們寫道：「最終的關注點是預防，這似乎是合理的推測：以測量來控制冠狀動脈風險因子，能促進我們對壽命和心臟病發作的展望，至少在美國中年男子的族群裡（冠狀動脈心臟病）是早死的顯著原因。」然而，現在「隨著歷年大量死亡人數的累積」，他們意識到，冠狀動脈心臟病至少佔了所有死亡數的三分之一，所以這點「迫使他們去注意總死亡數」。

現在故事有了變化：高膽固醇並沒有預言死亡率的增加，儘管死亡率與較大的心臟病生發率之間有關聯，飲食中的飽和脂肪也不再是一個因素。舉例來說，美國的鐵路工人在各種死亡率上比芬蘭人、義大利人、南斯拉夫人、荷蘭人，還有尤其是吃大量碳水化合物、水果、蔬菜和魚的日本人都低（所以壽命較長）。只有克里特島和科孚島的村民，仍可望比美國鐵路工人活得更長久。

雖然可能有其他因素可以解釋這一點，但這件事情仍然透露出，告訴美國人吃得像日本人一樣也許不是最好的忠告。這就是為什麼凱斯會開始提倡**地中海式飲食，儘管地中海式飲食有益於健康的證據，在凱斯的研究中只來自於克里特島和科孚島的村民**，而非南斯拉夫地中海沿岸或義大利城市的居民。

傳染病和慢性疾病研究的差異

在討論膳食脂肪和心臟病時，人們常忘記用來連結心臟病與飲食的流行病學工具相當新穎，而且在這類挑戰上從未成功發揮作用。流行病學的科學終於漸漸搞清楚什麼是傳染病，它並不是像心臟病那樣的常見慢性疾病。雖然流行病學的工具（染病和未染病族群對照比較）在證實像「霍亂等疾病是由受汙染水中的微生物所引起的」這類事情上頗具成效（如英國醫生約翰．斯諾〔John Snow〕於1854年所證實），但運用同樣的工具去闡明慢性疾病的微妙原因，所要付出的努力卻遠複雜得多。

在對抗非傳染性疾病最顯著的決定因素上，它們當然能有所貢獻，例如抽菸會導致肺癌，但在香菸變得很普遍前，肺癌是極罕見的，抽菸者可能罹患肺癌的機會是不抽菸者的30倍。然而，當事情變成要證實吃大量脂肪的某個人可能遭受心臟病（相當常見的毛病）折磨的機會是少吃膳食脂肪者的2倍時，工具就經不起考驗了。

試圖做這些研究的研究人員，一路上一直在建構相關的科學方法，大部分是未受過訓練而想探索科學研究的醫生。然而，他們自認為能夠在全部的族群中累積飲食與疾病的資料、然後利用統計分析來決定因果關係，再以這樣的方式可靠地證實慢性疾病的原因。對於這樣的方法，約翰霍普金斯大學生物學家雷蒙·帕爾（Raymond Pearl）在其1940年的統計學導讀教科書中寫道：「看似提供了關於原因的資訊，但它並未做到。」

「**流行病學資料的一個常見特徵是，它們幾乎必然是帶有偏見、品質值得懷疑、或不完整的（有時候三者皆有）**，」1980年，流行病學家約翰·拜雷爾（John Bailar）在《新英格蘭醫學期刊》中表示，「即使一個人擁有毫無瑕疵的資料，問題也不會消失，因為統計資料在幾乎任何難以證明的一系列觀察中，都會**得到許多不同的解讀**。這種含糊解讀的存在，是因為當原因是多重或普及的、暴露程度較低、不規律或難以測定和相關的生物機制未被充分了解時，便難以整理出原因、結果、伴隨變數和隨機波動。即使資料被普遍接受為準確的，還是有很多個人議論的空間，而研究人員在這些問題上所認為的結論，就決定了他們會將什麼標記成『原因』……」

飲食實驗的困境

證實可靠的因果關係的唯一方法，是做「對照」實驗，或用醫學上的說法——控制試驗。這樣的試驗會盡量避免比較族群、城鎮和少數族群的所有混亂複雜。取而代之的是，它們試著創造兩個一模一樣的情況（在這個案例中，是兩組受試者）然後只改變其中一組的變數，再看看之後的發展。他們「控制」所有其他也許會影響研究結果的可能變數。在理想上，這種試驗會隨機指派受試者到接受試驗性治療（像是藥物或特別飲食）的實驗組，和接受安慰劑或吃平常飲食或標準供餐的一組。

不過，即使隨機化，也不足以保證實驗組與控制（對照）組之間唯一有意義的差異，就是他們所要研究的療法。這就是為什麼在藥物試驗中要使用安慰劑，才能避免在比較「服用藥物且相信情況會因此改善的人」與沒有服用藥物的人之時所可能發生的任何扭曲。也有雙盲的藥物試驗，也就是說，無論受試者或醫生都不知道哪些是安慰劑、哪些不是。雙盲、安慰劑控制的臨床試驗，一般在醫學上被認為是做研究的黃金標準，並不是因為它們比其他證實真相的方法來得好，而是在大多數的案例中，沒有這兩種方法，就無法可靠地證實真相。

飲食試驗特別麻煩，是因為不可能使用安慰劑或雙盲方式來執行。包含大量肉類、黃油和奶油的飲食，沒有了這些東西，看起來或嚐起來就不一樣了。還有，在飲食中只做單一改變也是不可能的，我們不可能在飲食中刪除飽和脂肪，卻不減少熱量，為了確保熱量仍然一樣，必須以另一種食物取代飽和脂肪；應該增加多元不飽和脂肪或碳水化合物？是單一碳水化合物或綜合碳水化合物？使用綠葉蔬菜或澱粉？無論選擇是什麼，**實驗中的飲食至少會做兩種以上的改變。**假如飽和脂肪的熱量被減少了，而以增加碳水化合物的熱量來補足，那麼研究人員就無法得知是哪一個因素影響了觀察到的結果——「飽和脂肪會提高膽固醇」的主張是常見的說法，不過，這種主張只有在飽和脂肪與飲食中某種其他營養素（例如多元不飽和脂肪）的影響做比較時才有意義。

然而，「飲食與心臟病」的飲食試驗開始出現於1950年代中期的文獻當中，也許在其後的20年裡還出現了十幾個類似的試驗。當時使用的研究方法往往很原始，許多都沒有做實驗控制，許多都忽略了要隨機指派受試者到實驗組和控制組。

這些試驗中只有兩個真正研究了低脂飲食對心臟病發生率的影響——不要與降低膽固醇飲食弄混了，那是以多元不飽和脂肪取代飽和脂肪、且維持總脂肪量相同的飲食。只有這兩個試驗真正測試了美國心臟學會自1961年以來、以及當呼籲「少吃脂肪和油脂」時，美國農業部食物金字塔推薦我們吃的低脂飲食的益處與風險。

匈牙利和英國的對照

1963年，一篇發表於匈牙利醫學期刊的研究報告主張，將脂肪的攝取量刪減到1天45克，能降低心臟病發生率；另一篇英國的研究報告則主張不會。

在那項英國試驗中，研究人員也將每天的脂肪攝取量限制到45公克，是典型英式飲食中脂肪的三分之一。被指派到這個實驗組飲食的人都曾經發作過心臟病，他們每天只能吃15公克的黃油、90公克的肉類、1顆蛋、60公克的鄉村起司，以及喝60毫升的脫脂乳。3年後，**平均膽固醇濃度從260降到235，但心臟病復發的機會在控制組和實驗組是一模一樣的。**1965年，那些作者在《柳葉刀》中主張：「低脂飲食在心肌梗塞的治療上毫無用處。」

在所有其他的試驗中，膽固醇濃度會因改變飲食中的脂肪內容、非因所攝取的總脂肪量而降低。它們以多元不飽和脂肪取代飽和脂肪，而且未改變熱量多寡，這些飲食試驗對於飲食／心臟病爭議如何結束有著深遠的影響。

精明飲食的前後矛盾

第一次且最高調公開的，是1950年代末期由紐約市衛生局局長諾曼·喬利夫（Norman Jolliffe）發動的抗冠狀動脈俱樂部試驗。喬利夫抗冠狀動脈俱樂部的1100名中年會員接受他所謂的「精明飲食」的處方，其中包含每天至少30公克的多元不飽和植物油。參與者可以在任何時間吃家禽肉或魚肉，但限制1週只能吃4餐的牛肉、羊肉或豬肉；這讓喬利夫的精明飲食成為未來有健康意識的美國人的模範。相較飽和脂肪而言，含高比率多元不飽和脂肪的玉米油瑪琪琳，取代了飽和脂肪含量高的黃油和氫化瑪琪琳。在總計上，精明飲食僅僅只有30%的脂肪熱量，而多元不飽和脂肪對飽和脂肪的比率，是一般美式飲食的4倍。過重的抗冠狀動脈俱樂部會員所得到的處方是1份1600大卡的飲食，所含的脂肪熱量不到20%。喬利夫另外召募了一組控制組來做對照。

喬利夫死於1961年，沒能夠看到結果。他的研究由共同研究者喬治·克里斯塔基斯（George Christakis）領導，1年後開始報告臨時成果，「與減少心臟病發作有關的飲食」在1962年5月發表於《紐約時報》。2年後，《紐約時報》又發表了「特殊飲食從此終結心臟病」。克里斯塔基斯對於精明飲食的效益十分有信心，《時代》雜誌報導，所以他「力勸政府留意俱樂部的成果，並發起一項教育性與食物營養標示的運動，來改變美國人的飲食習慣」。

然而，實際的資料卻非常不具激勵性。克里斯塔基斯和他同事在1966年2月報告說，那種飲食能維護健康、抵抗心臟疾病；持續精明飲食的抗冠狀動脈俱樂部會員心臟病的發生率只有控制組的三分之一。報告說維持那種飲食愈久就獲益愈多，但是在9個月後的1966年11月，抗冠狀動脈俱樂部研究人員發表了第二篇文章，揭露**有26名俱樂部會員死於試驗期間，而未吃精明飲食的死亡人數只有6人；俱樂部有8名會員死於心臟病發作，但控制組卻是0人**。克里斯塔基斯和他同事承認，這顯然「有些不尋常」。他們討論改善心臟病的風險因子（降低膽固醇、體重和血壓），以及大幅減少使人衰弱的「新冠狀動脈心臟病」，但遺漏了死亡率的進一步討論。

退伍軍人管理醫院實驗：降低了心臟病卻沒減少死亡率

這個死亡率的問題，一直是凱斯膳食脂肪假說的痛處，也令每個嘗試去評估低脂食對死亡和疾病影響的試驗為之抓狂。1969年7月，加州大學舊金山分校的醫學教授塞穆爾·戴頓為當時最大的「飲食—心臟」試驗發表成果報告。

當地的退伍軍人管理醫院住有將近850名退伍軍人，戴頓在當中半數的人所吃的飲食裡，以玉米、大豆、葵花和棉花籽油取代黃油、牛奶、冰淇淋和起司中的飽和脂肪。另外半數的控制組的安慰劑飲食裡，脂肪品質與種類則沒做變更。

結果第一組的膽固醇濃度下降，比控制組低了13%；研究期間只有66人死於心臟病，而安慰劑飲食組有96人（當戴頓及其同事解剖死者遺體時，發現兩組飲食間的膽固醇量沒有區別）；然而，吃降低膽固醇飲食的人當中，有31人死於癌症，而控制組只有17人。**這兩組飲食的死亡風險在結果上是一樣的！**

戴頓問：「有沒有可能，不飽和脂肪含量高的飲食……在攝取了多年的時間之後也許對健康有害？畢竟像這樣的飲食，在人類族群的自選飲食中是罕見的。」他補充，**由於降低膽固醇飲食未能促進長壽，所以它不能提供「預防心臟病之飲食的最終答案」。**

赫爾辛基研究：能支持凱斯假說的唯一試驗

如果這些試驗真的證明了人類能靠降低膽固醇飲食而活得更長，就不會有什麼爭議出現。但將近40年之後，只有一個試驗（赫爾辛基精神病院研究）似乎證明了這樣的效益——儘管並非來自於低脂飲食，而是來自於高多元不飽和脂肪、低飽和脂肪的飲食。

赫爾辛基研究是一項奇特且富創造力的實驗。

芬蘭研究人員在他們的試驗裡運用了兩間精神病院，這裡就稱為K醫院（可羅科斯基醫院／Kellokoski Hospital）和N醫院（尼基萊醫院／Nikkilä Hospital）。從1959到1965年之間，N醫院的住院病人被供給降低膽固醇的特別飲食（牛奶被融和大豆油的脫脂乳所取代，黃油和瑪琪琳被以多元不飽和脂肪製造的瑪琪琳所取代。光是這些改變，據說就將多元不飽和脂肪對飽和脂肪的比率提高為6倍），K醫院的住院病人吃一般供餐；從1965到1971年，K醫院的住院病人吃特別飲食，而N醫院的病人則吃一般供餐。他們針對研究期間剛好住在醫院的任何病患測量飲食效果，芬蘭研究人員指出：「在精神病院的人員流動率通常很慢。」

看起來，特別飲食將心臟病死亡率減少了一半。對接受凱斯假說來說更重要的是，吃降低膽固醇飲食的住院男性活得較久（但女性沒有）。

凱斯假說的擁護者仍然會引用赫爾辛基研究，做為證明以人工方式調整膳食脂肪能夠預防心臟病和挽救生命的明確證據。**但是，如果赫爾辛基試驗中的較低死亡率**

被認為是飲食發揮作用的有力證據，為什麼在抗冠狀動脈俱樂部試驗中的較高死亡率不被認為是飲食沒有發揮作用的證據呢？

被隱匿的明尼蘇達冠狀動脈調查

明尼蘇達冠狀動脈調查，是目前為止在美國所執行過最大的「飲食—心臟」試驗，但它在膳食脂肪假說的發展上是不具任何作用的。的確，該研究的成果被束之高閣16年而未發表——到那時爭議早已公開和解。該試驗的首席研究員是伊凡．法蘭茲二世（Ivan Frantz, Jr.），他在明尼蘇達大學凱斯的部門工作。法蘭茲於1988年退休，並且在1年後在《動脈硬化症》期刊發表那些成果，而在心臟病學領域以外，不太可能有人會讀那種刊物（那些成果也在1975年美國心臟學會的研討會上發表，記錄那些結果的一個小圖表當時被當成一個摘要發表於《循環》期刊）。

明尼蘇達試驗開始於1968年11月，涵蓋了六間州立精神病院和一間療養院裡超過9000名的男女。半數的病患吃的是典型的美式飲食，另一半吃的是包含蛋替代品、軟式瑪琪琳、低脂牛肉和額外蔬菜的降低膽固醇飲食——低飽和脂肪與膳食膽固醇、高多元不飽和脂肪。

由於病患並未被限制在這幾間醫院裡需住滿整整4年半的研究期間，所以平均每個受試者吃實驗給予的飲食只有1年又多一點的時間，他們的平均膽固醇濃度下降了15%。吃特別飲食的男性，心臟病發作的比率稍微降低，但女性則提高，但整體而言，**降低膽固醇飲食與心臟病比率的增加有關。**吃特別飲食的病患裡，有269名在試驗期間死亡，而吃一般供餐者的死亡數只有206名。

2003年底，我問法蘭茲為什麼那個研究延宕了16年未發表，他說：「我們對它所產生的結果很失望。」然而，認為「赫爾辛基精神病院研究有足夠的理由將降低膽固醇飲食推薦給全國人民」的凱斯假說擁護者，從未引用明尼蘇達冠狀動脈調查做為負面的理由。

只有在被推薦的干預方法成功用於預防醫學時，我們才會知道它利大於弊，而那樣的結果也只有透過使用隨機與控制方法的臨床試驗才能成立。還有，那些試驗並不足以證明它們所建議的干預方法能減少單一一種疾病的發生率——譬如說心臟病。我們也必須證明，那種干預方法不會增加其他疾病的發生率，以及那些接受干預方法的人活得更久、更健康。由於那些討論中的疾病可能需要好幾年的時間才會形成，所以在能做出可靠的結論之前，實驗裡需要用到無數的人和多年的時間。

證據不充分的禍害

這一點再怎麼強調也不為過！2002年夏天發生了一件不幸的教訓，當時醫生們得知，他們開給600多萬名停經婦女的荷爾蒙替代療法——無論是雌激素或雌激素與黃體激素的結合療法——似乎都是**弊大於利**。

膳食脂肪的類似爭議也值得深思。自從1942年美國食品藥物管理局首先核准以荷爾蒙替代療法治療熱潮紅和夜間盜汗以來，就有大量比較服用與未服用荷爾蒙替代劑的婦女的觀察研究（一如在膳食脂肪研究中比較吃高脂飲食與未吃高脂飲食的民族）指出，這種療法能大幅減少心臟病發作的發生率。一直到1990年代，美國國家衛生研究院才發起一項「婦女健康倡導計畫」，其中包含了第一大規模、雙盲、安慰劑控制的荷爾蒙替代療法試驗。1萬6000名健康的婦女被隨機指派到服用荷爾蒙替代劑或安慰劑組，然後被追蹤至少5年。**心臟病、乳癌、中風和失智症在服用荷爾蒙替代劑組的婦女中，都變得比服用安慰劑組的更為普遍**（第二項隨機雙盲控制試驗——心臟與雌激素／黃體激素替代劑研究，在2300名已罹患心臟病的婦女身上測試荷爾蒙替代劑。該試驗也發現那種荷爾蒙沒有益處，並指出至少在接受荷爾蒙替代療法的前幾年，會提高心臟病的風險）。這個事件是個遺憾的教訓，令流行病學家大衛．榭克特（David Sackett）難以釋懷的稱之為「證據不充分的禍害性不適當」。

自1960年以來，那些身涉飲食與心臟病爭議的人就打算精確地進行一種研究，經過30年後便可逆轉關於荷爾蒙替代療法長期益處的一般見解。這便是傑瑞米亞．史丹勒在1961年預言，會花5到10年的辛勞去完成的「國家飲食心臟研究」計畫。

1962年8月，美國國家心臟研究院提供研究獎金給六位研究學者（包括史丹勒、凱斯和伊凡．法蘭茲二世），去探索一個涵蓋10萬美國人的研究、改變他們飲食中脂肪含量的可能性（法蘭茲的明尼蘇達冠狀動脈調查是國家飲食心臟研究的領航計畫）。

1968年，美國國家衛生研究院召集一個由洛克裴勒大學的艾德華．「佩特」．艾倫斯所領導的委員會，去審視支持及反駁「飲食—心臟」假說的證據。該委員會於1969年6月發表結論，**即使美國心臟學會當時建議低脂飲食已將近10年，但艾倫斯及其同事報告說，癥結點仍值得商榷**：「執行這項研究的真正理由，是因為不知道飲食的人為操縱在冠狀動脈心臟病上有沒有任何影響。」因此他們建議政府繼續進行該試驗，但儘管如此，委員會的委員們還是相信——要用規模夠大且有做充分控制的試驗來提供可靠結論「將耗資太多且太不實際，所以絕不可能完成」。

2年後，美國國家衛生研究院召集一個研究動脈硬化的專案小組，它在其四百頁、兩大冊的報告裡做出類似的結論。該專案小組同意，凱斯的飲食—脂肪假說「在一般族群中所做的決定性測試是迫切需要的」，不過，那些專家也不相信像這樣的研究合乎實際。他們擔憂「可觀的」成本支出（也許10億美金）並推薦替代方案，建議一些規模較小、良好對照、也許能證實不需靠飲食控制也可降低冠狀動脈心臟病風險的研究。

結果，美國國家衛生研究院同意撥款2億5000萬美元給兩個規模稍小、但仍構成所出現過最大型、最具雄心的臨床試驗。其中一個會測試心臟病發作可以靠服用降膽固醇藥物來預防的假說，另一個試圖以結合降低膽固醇藥物、戒菸療程和降血壓藥物來預防心臟病。這**兩者裡，沒有一個能真正構成凱斯假說或低脂飲食益處的測試**。況且，這兩個試驗需要花10年的時間去完成，多過大眾、新聞媒體或政府願意等待的時間。

> 檢視「飲食—脂肪」假說的試驗因耗資過大，而被兩個規模較小的試驗取代——但是，這兩個試驗主要觀察的是藥物，而不是飲食。

Chapter 3

創造出來的健康殺手

假說如何變成真理？

在以看法和見解為基礎的科學裡……目的是為了贏得贊同，而不是求一己之精通。

法蘭西斯・培根，《新工具論》，1620

- ▶**麥高文**宣布《美國飲食目標》首次發行，這是政府機構有史以來第一次告訴美國人少吃脂肪可改善健康。飲食爭議開始偏向凱斯可說是由此開始P079。
- ▶**馬克・海格斯帝**（Mark Hegsted）：影響全美國人如何吃的《美國飲食目標》，其專業知識便是仰賴這麼唯一的一位營養學家P081。
- ▶**艾德華・「佩特」・艾倫斯＆約翰・麥克米歇爾爵士**（Sir John McMichael）：《美國飲食目標》不是不負責任的話，就是太草率P082。
- ▶**美國醫學學會**：採用《美國飲食目標》的建議而執行激進的長期飲食改變，可能隱伏有害影響P082。
- ▶**吉伯特・萊維爾**（Gilbert Leveill）：美式飲食一直被形容成……「災難」……我認為這種情況是不正確且令人誤解的P083。
- ▶**菲利普・漢德勒**（Philip Handler）：《美國飲食目標》是「鬼扯」P083，能給予美國人的唯一可靠飲食建議就是注意體重，然後一切（包括膳食脂肪）就都不會有問題P084。
- ▶**《美國農業部膳食指南》**雖承認爭議存在，並指出單一飲食推薦對整個多樣化的族群來說也可能不適宜，但是仍然聲明美國人應該避免過多的脂肪、飽和脂肪和膽固醇P084。
- ▶**佛萊明罕研究「令人懊惱的意外發現」**：總膽固醇濃度低於190毫克／分升的男性，

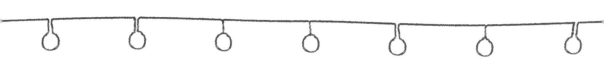

得到結腸癌的機會是膽固醇高於220者的3倍；他們罹患任何種類癌症的可能性，幾乎是膽固醇在280毫克／分升以上者的2倍 P089 。

- **多重風險因子干預試驗結果**：被勸告戒菸、吃降低膽固醇飲食和治療高血壓的人之中，死亡率比任其自行發展的人稍高 P090 。
- **巴賽爾・瑞福金德（Basil Rifkind）**：（脂質臨床研究與冠狀動脈心臟病初步試驗）用飲食和藥物來降低膽固醇能實際減少發展成心臟疾病和心臟病發作的風險，現在已是無可爭辯的事實了 P092 。

到了1977年，膳食脂肪會引發心臟病的概念，開始從純理論性的假說轉變成營養信條，雖不曾有令人信服的新科學證據發表過，但大眾對這個題材的態度改變了。當反對脂肪、反對肉類的運動脫離科學而自行進化，相信飽和脂肪和膽固醇是健康殺手的信念就達到了一種群聚效應。

肉食漸成道德議題

這個運動的根源可從1960年代的反文化中找到，它的道德議題已從過度攝食轉移到含脂食物。

第三世界的饑荒議題不斷出現在新聞上，1960年的中國和剛果，然後是肯亞、巴西和西非（《紐約時報》的標題寫著「達荷美共和國的村民成群徒步至城裡尋找食物」），接著是索馬尼亞、尼泊爾、南韓、爪哇和印度；1968年後是坦尚尼亞、貝專納保護國（波札那的前身）和比亞法拉共和國；然後是1970年代初期的孟加拉共和國、衣索比亞和許多薩哈拉以南的非洲國家。史丹佛大學的生物學家保羅・埃爾利希（Paul Ehrlich）在其1968年的暢銷書《人口爆炸》中預言：在10年內，「即使從現在開始進行任何人口削減計畫，數億人口仍將飢餓至死。」

根本的問題在於全世界人口的不斷增加，但其次要歸咎於糧食生產和消耗之間的不均衡。然後，這又涉及到那些富有國家的飲食習慣，尤其是美國。1974年，哈佛營養學家金恩・梅耶爾指出：「對動物性產品的極大胃口，迫使愈來愈多的傳統穀物、大豆和魚肉（以很慢的速度）成為牛、豬、家禽的飼料，減少了窮人直接取得這些食物的直接消耗量。」為了改善全球的情況，梅耶爾等人堅決主張「已發展國家在食物消耗上應該轉變為含較少動物性食品（尤其是肉類）的『簡單』飲食」，如此才能釋出穀物，將「全球最重要的商品」供給生活在飢餓中的人們。

這個主張最令人印象深刻的發揮是1971年的暢銷書《一座小行星的飲食》，作者是26歲的素食者——法蘭西斯·摩爾·拉培（Francis Moore Lappé）。他指出，美國畜牧業需要2000萬噸大豆和蔬菜蛋白質才能生產出200萬噸牛肉，在過程中流失的800萬噸足以供給全世界每人每天所需的12公克蛋白質。這個主張把吃肉變成一個社會議題和道德議題，社會學家華倫·貝拉斯科（Warren Belasco）在其著作《胃口的改變》提到：「印第安那州蓋瑞市一個販肉櫃台上的顧客決定，會影響到印度孟買食物的可購得程度。」

到了1970年初期，這項主張已經與飲食中的脂肪和膽固醇的醫學議題糾結在一起。「你要怎麼讓人們了解，已有數百萬美國人接納了會令他們最好的情況是變胖、或最糟的情況是死亡的飲食方式？」激進分子珍妮弗·克羅斯於1974年在《國家雜誌》中寫道：「要怎麼讓人們了解，身價1390億的食品工業不僅為了利潤而鼓勵這種不明智的飲食習慣，而且它在運作上太過浪費，使我們在不經意間剝奪了那些挨餓中國家的食物？」

美國心臟學會開始建議，美國人不僅該減少飽和脂肪，也該減少肉類的攝取。飽和脂肪也許一直被認為是問題所在，但它仍被視為動物性脂肪的同義詞，而美式飲食中大部分的脂肪來自於動物性食物，特別是紅肉。

諷刺的是，1968年保羅·埃爾利希才在《人口爆炸》中宣告「餵飽全人類的戰爭」已然失敗，由諾曼·布勞格（Norman Borlaug）所領導的一群農業研究學者便已研發出高產量品種的矮生小麥，終結印度和巴基斯坦的饑荒，防止了預言中的大規模饑荒。

企業教育醫生

其他一些理由也促使大眾相信膳食脂肪和膽固醇是禍害，**但醫學研究團體本身仍認為這個信念有疑慮**。美國心臟學會每2到3年會重新改版其飲食指南，而每一個版本都愈來愈加強建議少吃脂肪。到了1970年，這種指示不僅適用於已有過心臟病發作、高膽固醇或抽菸的高風險者身上，也適用於每個人，「包括嬰兒、兒童、青少年、懷孕和哺乳中的婦女，以及老年人。」同時，新聞和大眾也已將美國心臟學會視為這個議題上專業資訊的主要來源。

美國心臟學會與植物油和瑪琪琳的製造廠有重大的同盟關係：早在1957年美國人購買瑪琪琳的量首次超過黃油時，莫札拉（Mazola）玉米油就以「傾聽你的心臟」為宣傳標語被竭力推銷給大眾，說玉米油的多元不飽和脂肪會降低膽固醇，因而能預防心臟病發作。莫札拉的製造商玉米產品公司（Corn Products Company）和弗萊希曼（Fleischmann）瑪琪琳的製造商標準牌（Standard Brands）都開始制定計畫來教育醫生多元不飽脂肪的益處，並暗示他們將消息傳遞給他們的病人。

玉米產品公司直接與美國心臟學會合作，發行「風險手冊」給醫生，1966年再版時以口袋書的形式出版，就是傑瑞米亞・史丹勒的《你的心臟有9條命》。當時，這些多元不飽和油與瑪琪琳的廣告只需要指出產品是低飽和脂肪和低膽固醇的，就能夠傳達出增強心臟健康的訊息。

美國心臟學會和植物油與瑪琪琳製造商的同盟關係在1970年代初期崩解，因為有報告顯示，多元不飽和脂肪會導致實驗室動物的癌症。這對凱斯假說來說是個大問題，因為指出降低膽固醇對心臟有益的研究（塞穆爾・戴頓的退伍軍人醫學試驗 P071 及赫爾辛基精神病院研究 P072 ），是十分精確的在飲食中以多元不飽和脂肪取代飽和脂肪所做的。關切我們膽固醇的公共衛生相關單位，以勸告我們只要少吃脂肪和飽和脂肪的方式來解決問題——即使在低脂飲食對心臟病影響的試驗上，從頭到尾只做過兩項研究，而且這兩者還是相互矛盾的。

公共衛生相關單位勸告人們少吃脂肪和飽和脂肪，但從頭到尾只做過兩項研究，而且這兩者還是相互矛盾的。

促成《美國飲食目標》背後的偏見

要明確指出爭議整個無法回頭地偏向凱斯假說的是哪一天，是有可能的。

1977年1月14日，參議員喬治・麥高文宣布《美國飲食目標》的首次發行，並說那份文件「是任何聯邦政府分支在美式飲食的風險因子上所做過最廣泛的說明」。這是政府機構（相對於美國心臟學會等私人團體而言）有史以來第一次告訴美國人少吃脂肪能改善健康。《美國飲食目標》激起政府機關與媒體向民眾建議飲食法的連鎖效應，至今餘波盪漾，而該文件本身則成了真理。《紐約時報》的珍．布洛帝在1981年時寫道：「不管是不是倉促行事，《美國飲食目標》已開始重塑美國的營養哲學。」

任期到了的最後作為!?

那份文件是麥高文「營養和人類需求專責委員會」的產品，該委員會是由兩黨共同支持的非立法委員會，自1968年成立以來便奉命將營養不良趕出美國。其後5年裡，麥高文及其同僚——其中有許多是顯赫的美國政客，包括泰德．甘迺迪（Ted Kennedy）、查爾斯．珀西（Charles Percy）、鮑伯．道爾（Bob Dole）和休伯特．韓福瑞（Hubert Humphrey）——制定了一系列劃時代的聯邦食物援助計畫。

受到他們成功對抗營養不良的鼓勵，委員會成員們轉而致力於將飲食與慢性疾病之間的關係聯繫起來。只不過，當中運作的主力是來自於由律師和前記者所組成的委員會工作小組。工作小組主任馬歇爾．麥茲（Marshall Matz）說：「當時我們一派天真，像群孩子，只是想著：嘿，在結束前我們應該在這個主題上說點什麼。」（記者威廉．布洛德〔William Broad〕在1979年6月號的《科學》期刊中指出，《美國飲食目標》是挽救麥高文的專責委員會的最後一招。該委員會從成立之初就需要每兩年更新一次，後來它所面臨的重組會將它降格到參議院農業委員會的附屬委員會裡。「他們奮力一搏，」《今日營養》的編輯寇特茲．翁樂〔Cortez Enloe〕告訴布洛德，「他們的任期到了。」）麥高文參與了加州聖塔巴巴拉市普里特金長壽研究中心的「納森．普里特金4週飲食與運動計畫」。他說，**他在普里特金的極低脂肪飲食上只維持了幾天**，但普里特金學說（極端版的美國心臟學會）已對他的思想造成了深遠的影響。

麥高文的工作小組幾乎沒有察覺到任何科學爭議的存在。他們知道美國心臟學會提倡低脂飲食，也知道乳製品、肉類和蛋工業一直在反擊。麥茲及其工作小組同僚形容**自己對這個主題的熟悉度就像感興趣的一般報紙讀者**，他們相信，相關的營養和社會議題是簡單明瞭的。此外，他們想標新立異，沒有人能夠像尼克．莫特恩（Nick Mottern）那樣，幾乎是以一己之力草擬出《美國飲食目標》。莫特恩以前擔任過實驗室記者，他在1974年是一名為消費者一產品通訊工作的研究人員，因為在電視紀錄片上看到非洲饑荒而決定要奉獻自己、做有意義的事，然後受雇在麥高文的工作小組裡做事，填補一個文書的空缺。

1976年7月，麥高文的委員會聽了2天的「飲食與殺手級疾病」聽證會，然後莫特恩花了3個月研究那個主題，並用2個月時間寫作。莫特恩相信，最令人信服的證據就是改變美式飲食的故事，而這一點成了委員會做推薦的基礎：我們應該重新調整國人飲食以符合時代的轉變，至少美國農業部是這樣猜測的。

極端分子的膳食脂肪報告

爭議性較小的《美國飲食目標》建議，包括了：少吃糖和鹽、多吃蔬果和全穀；脂肪和膽固醇會是引起爭議的重點，在此，莫特恩避免了證據固有的模糊性，在專業知識部分，幾乎**只仰賴一名哈佛大學的營養學家**——馬克．海格斯帝，這位營養專家承認自己是在膳食脂肪議題上的極端分子。有了海格斯帝當指導者，莫特恩感覺到，膳食脂肪爭議就好比在香菸與肺癌上由企業贊助、看似真實的「爭議」，並且將他的《美國飲食目標》比擬為美國公共衛生署署長在1964年對於抽菸和健康的傳奇性報告。對於莫特恩來說，在為了更多利潤而打壓科學真相這方面，食品業與製菸業無異；他相信，積極反對膳食脂肪的那些科學家——海格斯帝、凱斯和史丹勒等——都是英雄。

《美國飲食目標》是以整個國家為對象的計畫，但這些目標顯然也適用於個人飲食。第一項目標是要提高對碳水化合物的消耗，直到達到佔攝取熱量的55%到60%。第二項目標是減少脂肪的攝取，從佔總熱量的大約40%（當時全國平均值）降到30%，來自飽和脂肪的熱量不超三分之一。為了達到這個低脂目標，美國人將必須大量減少攝取肉類和乳製品。

該報告承認，**沒有證據顯示**減少飲食中的總脂肪含量會降低血膽固醇濃度，但它指出它所根據的正當理由是，飲食中的脂肪熱量比例愈少，人們增加體重的可能性愈小（《美國飲食目標》指出，每公克脂肪提供9大卡熱量，而蛋白質和碳水化合物每公克只提供4大卡熱量……〔尤其是那些不做激烈運動的人〕攝取脂肪熱量佔40%的一餐也許會導致需要不斷奮力減重），而且其他健康機構（最明顯的是美國心臟學會）也不斷建議飲食中的脂肪應該佔30%。

馬克．海格斯帝

海格斯帝曾在1960年代研究過脂肪對膽固醇濃度的影響，他就像凱斯那樣，先利用動物、再用精神病院的精神分裂症患者做實驗。到後來，海格斯帝對於少吃脂肪能預防心臟病變得堅信不移，雖然他意識到，這個領域中的其他研究人員對這分堅定信念並不認同。

修訂的放鬆版

《美國飲食目標》承認科學爭議的存在，但也堅信遵從這項忠告沒什麼好損失的。「要問的問題並不是為什麼應該改變我們的飲食，而是為什麼不？」海格斯帝在記者會上宣布出版這份文件時說，「可以確定沒有風險，還可預期有些重要好處。」但這在研究學者之間仍然大有爭議，記者會後「頓時亂成一團……幾乎沒有人支持麥高文的建議」。

> ！雖然《美國飲食目標》承認科學爭議的存在，但仍堅信遵從當中的忠告沒什麼好損失的。

麥高文在出版《美國飲食目標》前舉辦過一系列聽證會，之後又辦了八次聽證會來回應接踵而至的騷動。在那些表述意見的人中，一位是美國國家心肺與血液研究中心的主任羅伯特．李維，他說沒有人知道降低膽固醇是否能預防心臟病發作，這也正是為什麼國家心肺與血液研究中心要花好幾億去研究這個問題（李維在那一年前才寫到，即使是醫生所謂的冠狀動脈心臟病傾向者，「透過飲食降低膽固醇的論點在根本上仍需視情況而定」）。

此外，艾德華．「佩特」．艾倫斯和倫敦大學的心臟病學家約翰．麥克米歇爾爵士等學者也表明**那個指南不是不負責任、就是太草率**，而美國醫學學會也在一封給委員會的信中提出反對：「採用該建議、向全國推行激進的長期飲食改變可能隱伏有害的影響。」這些專家夾在乳製品、蛋和畜牧業的代表之間，那些代表們亦積極反對該指南——理由很明顯。他們沆瀣一氣，聯手敗壞科學批判的正統性。

同年稍晚，該委員會發行《美國飲食目標》修訂版，但只做微幅修改。首要的建議改成避免體重過重，此外，委員會也屈服於畜牧業的壓力，而將「減少攝取肉類」改為「減少攝取動物脂肪，並選擇能減少攝取飽和脂肪的肉類、家禽和魚」。

鑑於初版發行後引起的騷動，這個修訂版加了一篇長達十頁的序言，試圖為委員會的飲食推薦做合理的辯解。「有些見證人聲明，生理的傷害可能來自於這項報告裡所推薦的飲食修正……」但麥高文及其同僚認為那不太可能，「進一步的檢視後，委員會仍發現：沒有生理或心理傷害可能來自於給一般大眾的飲食指南推薦。」

序言裡也包含一份列有五項「正在調查研究中的重要問題」清單。第一項是大家很熟悉的問題：「透過飲食改變來降低血清膽固醇濃度，能預防或延緩心臟病嗎？」這個問題永遠得不到答案，但似乎也變得不再重要。**麥高文的《美國飲食目**

標》已將膳食脂肪爭議轉變成一項政治議題、而非科學議題，凱斯及其假說便是受惠者，而美國農業部和美國國家科學院的高級官員們也覺得，有必要公開表態了。

早就傾斜的《美國農業部膳食指南》

在美國農業部，卡羅．弗爾曼（Carol Foreman）是策動力。在1977年3月被任命為農業部副助理國務卿前，弗爾曼是美國消費者聯合會的執行長：一名消費者權益代言人。

弗爾曼相信，《美國飲食目標》支持了她「人們變得虛弱、無生氣，是因為我們吃太多」的信念，她也相信，將麥高文的建議轉變成政府的官方政策，美國農業部責無旁貸。就像莫特恩和海格斯帝，弗爾曼不接受科學爭議的阻撓，她相信，科學家對飲食與疾病的關係有義務做最好的推測，然後交由大眾自己做決定。她會這麼跟科學家說：「告訴我們你知道的，並且告訴我們那不是最終的答案。我一天要吃三餐，也要餵我的孩子一天三餐，而我希望你告訴我，你現在對資料的最佳判斷。」

然而，「對資料的最佳判斷」要看你問的對象。在這個案例中，最明顯的人選是美國國家科學院的食物與營養委員會，他們決定了每日營養素建議攝取量（健康飲食中所需的維生素和礦物質最低量）。根據《科學》期刊，美國國家科學院和美國農業部起草一份合同給食物與營養委員會來評估《美國飲食目標》的建議，但弗爾曼和她在美國農業部的同事「得到風聲」，食物與營養委員會主席吉伯特．萊維爾已向美國農業事務聯合會做過演說，且情勢不利。

萊維爾說：「美式飲食一直被形容成……『災難』……我認為這種情況是不正確且令人誤解的。今日的美式飲食，依我看，不但比以前都好，若不是當今世界上最好的，也會是最好的其中之一。」

美國國家科學院總裁菲利普．漢德勒是人類與動物代謝作用的專家，他告訴弗爾曼，麥高文的《美國飲食目標》根本是鬼扯。於是，弗爾曼轉而向美國國家衛生研究院和美國食品藥物管理局求助，但是相關的官員拒絕了她的提議，他們認為《美國飲食目標》是一份「政治性文件而非科學文件。」國家衛生研究院主任唐納德．弗瑞迪克森（Donald Fredrickson）回她說：「我們一點也不該涉入，讓那些瘋子去自說自話就好。」

最後達成的協議是，由美國農業部和美國衛生署署長辦公室共同起草官方的飲

食指南。美國農業部由馬克．海格斯帝代表，他受弗爾曼的聘用，成為美國農業部人類營養研究中心的首要領導者，任務是將此中心的飲食指南具體成形。

來自美國衛生署署長辦公室的J．麥可．麥金尼斯（J. Michael McGinnis）和海格斯帝所憑藉的，**幾乎只是美國臨床營養學會委員會評估相關科學狀態的一份報告**，而該報告還指示：「不要用來制訂任何一套建議！」委員會包含主導者艾德華．「佩特」．艾倫斯、奧勒岡大學健康科學中心的威廉．康諾爾斯（William Connors），以及在各種飲食爭議中構成「具全方位說服力」的九名科學家。委員會做出結論，飽和脂肪的攝取可能與動脈粥樣硬化斑塊的形成有關，但改變飲食能預防疾病的證據**仍無法令人信服**（他們堅持懷疑，多元不飽和脂肪可能有害，因此進一步削減瑪琪琳和玉米油在飲食建議中的地位）。該報告形容在這些議題上的意見廣泛，而且「相當可觀」。

> 《美國農業部膳食指南》制訂時，參考了一份被評註為「不要用來制訂任何一套建議！」的報告。

「但是，頭腦清楚的大多數人都支持像麥高文委員會所報告的東西。」海格斯帝表示。在那個基礎上，海格斯帝和麥金尼斯創造了《美國農業部膳食指南》，並於1980年2月公開發行。該指南雖承認爭議的存在，並指出單一飲食推薦也許對整個多樣化的族群來說並不適宜，但它仍然以粗體字在封面聲明，美國人應該「避免過多的脂肪、飽和脂肪和膽固醇」，卻未明確說明何謂「過多」。

營養背後的金錢戰爭

3個月之後，菲利普．漢德勒的食物與營養委員會發行了它自己版本的指南——《邁向健康飲食》。它指出，能給予美國人的唯一可靠飲食建議，就是注意他們的體重，然後一切（包括膳食脂肪）就都不會有問題。其中一名委員描述，食物與營養委員會迅速地「在新聞中受到撻伐」。

因利益衝突而蒙塵的《邁向健康飲食》

首先對該委員會的攻擊是，他們與美國農業部麥高文委員會和美國心臟學會的建議相反，看起來很不可靠。隨後有人指出，委員會的成員「都在受傷企業的口袋名單裡」——以珍・布洛帝的話來說，她在《紐約時報》敘述了這段故事。該委員會的主席艾弗瑞德・哈伯（Alfred Harper）是威斯康辛大學營養系系主任，同時是肉品業的顧問；華盛頓大學營養學家羅伯特・奧爾森（Robert Olson）自1940年代起便開始研究脂肪與膽固醇的代謝，他擔任美國家禽蛋委員會的顧問，這個委員會由美國農業部所創立、用來贊助吃蛋營養結果的相關研究……

食物與營養委員會的資金，來自於企業給美國國家科學院的捐款。這些企業關係，最初是從兩個地方洩漏給新聞媒體的：一個是美國農業部，在那裡，海格斯帝與弗爾曼突然間發現自己正在奮力維護他們往上提呈的報告；另一個則是公共利益科學中心——由麥可・賈伯森經營的消費者保護團體，現在致力於減少美式飲食中的脂肪與糖的含量——《舊金山時報》後來指出，公共利益科學中心「宛如奉行聖旨般的擁護低脂飲食」。

眾議院國內行銷農業次委員會迅速地舉辦了聽證會，在那場聽證會中，健康次委員會的主席亨利・瓦克斯曼（Henry Waxman）對《邁向健康飲食》的形容是「不精確且有潛在偏見」，以及「相當危險」。海格斯帝也在證人之列，說他「看不出來食物與營養委員會是怎麼做出那些結論的」。

菲利普・漢德勒亦出席做證，為那個情況做了令人印象深刻的總結。當聽證會達到尾聲時，他說，食物與營養委員會的成員也許會發現自己陷入兩難，他們也許「像有些人一樣」決定，在飲食中的脂肪和膽固醇與導致心臟病的血膽固醇濃度之間存在著一種「觀察上（還不確定）的薄弱關係」：

「無論關係如何淺薄，無論各種干預試驗多令人失望，建議美國民眾不僅要依據身高、身體結構和年齡來維持合理的體重，還要大量減少膳食脂肪的攝取，並將膽固醇的攝取維持在最少量，這看來仍不失為謹慎的做法。還有，你們的結論也許是，由聯邦政府來做這樣的建議很適當。但相反的，你們也許會爭論：聯邦政府有什麼權力**在證據少到不足以證明對人民有任何益處**的情況下，建議美國人把自己當做實驗對象去進行一個超大規模的實驗？

主席先生，這個兩難局面的解決之道，取決於一項有價值的審判。這個困境並不是一個科學上的問題。**兩方爭辯激烈的人只是在表達他們的價值觀，而不是在做科學上的評斷。**」

雖然利益衝突的指控使《邁向健康飲食》所提出的建議不足採信，但這個議題並不十分像媒體所塑造的那樣簡單（而且媒體常這樣做）。

真的都是邪惡聯盟嗎？

自1940年代以來，學術界中的營養學家一直被鼓勵與企業密切合作。1960年代，這種合作關係墮落（至少公眾這樣認知）成拉爾夫．納德（Ralph Nader）及其他擁護團體所認為的「邪惡聯盟」。然而，**事情並不是必然如此。**

一如羅伯特．奧爾森的解釋，他在生涯中的那些年以來，接受過來自美國農業部和國家衛生研究院也許1000萬美元、以及企業25萬美元的補助，卻也在美國心臟學會研究委員會待過20年。然而，當他公開表示不認同美國心臟學會的建議時，就被控遭到收買。

「如果人們要說奧爾森被企業腐化了，他們更有理由說我是政府的工具，」他說，「我認為，大學教授對人們講話的深度應該超出學院範圍。我也相信，金錢是受到使用者、而非來源的玷汙。所有的科學家都需要資金。」

一般相信，若科學家資金的唯一來源是聯邦機構，他們就不會有衝突的問題，但所有的營養學家都知道，如果他們的研究無法支持政府在特定議題上的立場，資金就會流到研究結果能支持政府的人手上。「**當一名異議者等於與資金無緣**，因為同儕審查體制是獎勵順從者和排除批判者的。」喬治．曼恩1977年在《新英格蘭醫學期刊》中寫道。

決定資金去向的美國國家衛生研究院專家小組代表著正統，並且傾向於將不同於世俗解讀法的研究視為不值得補助的。食物與營養委員會的成員大衛．克里奇夫斯基在《邁向健康飲食》發行時這麼說：「美國政府是一個跟企業一樣的大推手。如果你說政府想說的話，那沒問題；但若你說的不是政府想說的話，或也許與企業說的一致，那就令你不被信任。」

> 決定資金去向的美國國家衛生研究院專家小組代表著正統，並且傾向於將不同於世俗解讀法的研究，視為不值得補助的。

利益衝突的指控，是用來敗壞與自己觀點不同者的名聲千篇一律的手段。弗瑞德．史塔爾（Fred Stare）是哈佛大學營養學系的創立者及主任，麥可．賈伯森的公共利益科學中心公開暴露他與企業的關係，主要是因為史塔爾花了畢生精力在食物上癮、糖和其他議題上為企業辯護。賈伯森寫道：**「史塔爾在國會聽證會上說『早餐穀片是優質食物』的3年後，哈佛公共衛生學院收到來自凱洛（Kellogg）、納貝斯科（Nabisco）及其相關企業基金約20萬美**

金的資金。」史塔爾以一句他常掛在嘴上的格言為他的企業資金辯護：「重要的問題不是誰資助我們，而是資金是否影響了對真相的支持。」

這句話雖說得有道理，但往往要由你的批評者來決定你在真相的追求上是否的確有所妥協。傑瑞米亞・史丹勒和公共利益科學中心對於什麼健康、什麼不健康抱持相同的觀點，然後史丹勒擔任公共利益科學中心的顧問，所以史丹勒與企業聯盟（受到玉米油製造商資助）不被認為是汙穢的（同樣的道理，如賈克伯的公共利益科學中心之輩的消費者保護團體極少被指控利益衝突〔即使它們存在的理由是為爭議的特定一面辯護〕，就像它是無可反駁的一樣。萬一後來發現觀點是錯的，該消費者保護團體的存在就失去正當性）。

我在1999年面訪馬克・海格斯帝時，他正為食物與營養委員會做辯護，雖然他在1979年時尚未這麼做，當時他對國會為自己的報告和工作辯護。1981年，雷根政府關閉了海格斯帝在美國農業部的人類營養研究中心，並且再也用不著他的服務，海格斯帝回到哈佛大學，他在那裡進行由菲多利（Frito-Lay，生產多力多滋、奇多等零食）資助的研究，直到退休。在彼時，食物與營養委員會的利益衝突爭議已成功地將《邁向健康飲食》推向不足採信的位置，而海格斯帝的《美國農業部膳食指南》已成為政府的官方主張，指出脂肪與膽固醇在我們飲食中的危險性。

令人困惑的不一致性

一旦政客、民眾和媒體決定相信降低脂肪飲食的益處，科學就只能夠加緊腳步了。1970年代初期，美國國家衛生研究院的官員們決定放棄耗資10億美元、可能具決定性的「國家飲食—心臟研究」，而改為專注在6個只要花三分之一成本的研究上，他們相信這些較小型研究的成果就足具公開決議的說服力，指出低脂飲食能夠延長我們壽命。

當結果不支持官方假設……

這些研究的成果發表於1980年至1984年之間。其中四個試著建立膳食脂肪與族群健康之間的關係的研究——檀香山、波多黎各、芝加哥（史丹勒和榭克爾的第二次西方電器公司研究）和麻塞諸塞州佛萊明罕，**沒有一個是成功的。**在檀香山，研究人員追蹤7300名男性日本人後裔，他們的結論是，有心臟病的男性似乎比沒心臟病的男性吃稍多的脂肪和飽和脂肪，但死亡的男性似乎比沒死的男性吃稍少的脂肪和飽和脂肪；他們在佛萊明罕和波多黎各也做了這項觀察。

1981年，這三個研究計畫的研究人員在《循環》期刊中發表了一篇文章探討這個問題，表示提出飲食建議是一種兩難的情況，但並非不能克服。在波多黎各和檀香山研究中，沒有心臟病的男性似乎是吃了較多的澱粉，這個事實指出，建議多吃澱粉（如麥高文的《美國飲食目標》中所建議）也許是個好主意。而且，由於建議絕不會叫人吃更多熱量，所以我們必須吃更少的脂肪以避免增加體重。

在讀這篇報告時，很難不去懷疑，一旦政府開始向大眾提倡減少飲食中的脂肪，這門科學裡許多研究人員對其職責的理解方式也會受影響。相信膳食脂肪會引起心臟病的人，總喜歡以那種假說的角度來解讀他們的資料。現在他們不再覺得有義務測試任何假說，更不用說是凱斯的；更確切地說，他們似乎認為他們的職責是「將（他們的）研究發現與現行預防計畫一致化」，所謂的現行預防計畫，就是指現在政府的官方建議。

此外，這些研究很花錢，**使這些花費合理化的一個方法，是產生支持官方「避免脂肪」建議的證據。**假如證據不支持那些建議，那麼任務就變成將它解讀成支持的樣子（1985年檀香山心臟計畫為這種衝突提供一個極端的範例。研究顯示，高脂飲食與總死亡率、癌症死亡率和中風死亡率的較低風險有重大關聯。另一方面，脂肪來源的熱量比率和膳食膽固醇的攝取都與心臟病死亡的較高風險有關。因此，作者群的結論是「這些資料為飲食—心臟假說提供了支持」，儘管附帶警語：「這些資料也指出，攝取低脂的男性比攝取高脂的男性有更高的總死亡率。」）。

低膽固醇可能導致高癌症風險!?

另一個使這些研究挫敗的層面是，他們指出（由傑瑞米亞·史丹勒及其同僚報告的芝加哥3項研究的重大例外）低膽固醇濃度與較高癌症風險有關。這層關聯最初是從塞穆爾·戴頓的洛杉磯退伍軍人醫院試驗中看到的P071，而且戴頓等人指出，用來降低膽固醇的多元不飽和脂肪也許是肇事者。這一點，已在1972年由瑞士紅十字會的研究學者們所證實。

1974年，六項持續進行的族群研究的主要研究學者們——凱斯、史丹勒、佛萊明罕的威廉·坎內爾（William Kannel）和英國流行病學家裘弗瑞·羅斯（Geoffrey Rose）——在《柳葉刀》中報告說，在他們的族群中發展出結腸癌的男性，其膽固醇濃度「低得驚人」，而非他們一開始預期的高濃度。1978年，一個由英國、匈牙利和捷克研究學者所組成的團隊報告，從一項包含16000名男性的降低膽固醇藥物臨床試驗中看到類似發現。

到了1980年，這個癌症與低膽固醇之間的關聯已出現在一個又一個的研究中，最始終如一的關係發生於男性的結腸癌與低膽固醇之間。在佛萊明罕研究中，總膽固醇濃度低於190毫克／分升的男性得到結腸癌的機會，是膽固醇高於220毫克／分升者的3倍；他們罹患任何種類癌症的可能性，幾乎是膽固醇在280毫克／分升以上者的2倍。美國國家心肺與血液研究中心的流行病學家曼寧．費恩萊伯（Manning Feinleib）告訴《科學》期刊，這項發現令人「意外又懊惱」。

被刻意打壓的證據

由於這層關係相當棘手，美國國家心肺與血液研究中心從1980到1982年之間舉辦了3次專題研討會來討論這個問題。然而在這件事情上，相關的行政官員和研究人員並不認為只注意正面證據（即使在臨床試驗上也顯示低膽固醇與癌症風險的提高有關）並將負面證據駁斥為不相關或錯誤（就像當證據指出高膽固醇是心臟病的原因時一樣）是足夠的。

反之，他們搜尋文獻並發現一些研究——包括10年前發表於《斯堪地那維亞》期刊附錄中的一項挪威研究，指出膽固醇與癌症之間沒有關聯。結果，美國國家心肺與血液研究中心的結論是證據不一致，只有「跡象」顯示「低膽固醇與癌症風險之間也許存在某種關聯」，第一次的專題研討會後羅伯特．李維這麼說。

第二次專題研討會後，當時佛萊明罕、檀香山和波多黎各研究已經報告說觀察結果發現相同的關係，但美國國家心肺與血液研究中心的官員們仍然認為結果是不確定的，「那些發現並不代表公共衛生上的異議，然而，它們的確呈現出科學上的考驗。」李維確實告訴過《科學》期刊，這種低膽固醇／癌症的關聯也許會讓那些說每個人的膽固醇都應該愈低愈好的研究人員「稍微收斂一點」。

第三次專題研討會之後，李維及其在美國國家心肺與血液研究中心的同事達成的結論是，證據仍然未指出因果關係。他們相信高膽固醇會導致心臟病，以及低膽固醇只是可能有癌症傾向者的一個前兆——也許是由於遺傳的關係。

這個結論似乎流於武斷，不過當然，它所根據的假設多過於事實。美國國家心肺與血液研究中心的官員承認，需要進一步的研究來釐清「令人困惑的不一致性」。

儘管如此，證據「並未阻止、撤銷或反駁建議膽固醇濃度升高者要透過飲食來降低膽固醇濃度的現行公共衛生訊息。」

解決爭議的2大「希望」

在1970年代初期，美國國家心肺與血液研究中心將它預防心臟病的預算，押在兩個有希望解決爭議的巨型試驗上。

多重風險因子干預試驗——實驗結果一敗塗地

第一個是多重風險因子干預試驗（Multiple Risk Factor Intervention Trial），由傑瑞米亞·史丹勒領導。多重風險因子干預試驗的目標是「盡一切力量」對付心臟病：說服受試者戒菸、降低膽固醇和血壓——多重風險因子干預。

多重風險因子干預試驗的研究人員測試36萬2000名美國中年男性的膽固醇，發現其中1萬2000名（前3%）的膽固醇高達290毫克／分升，可視為已逼近罹患心臟病的風險。多重風險因子干預試驗的研究人員相信，由於這些人罹患心臟病的可能性太大，因此更可能證明預防措施的益處（假如膽固醇較低者或女性也包括在內，這項研究會需要數量更龐大的受試者，或更長期的追蹤來證明有任何重大益處）。

這1萬2000名男性被隨機分成控制組（被告知以任何自己想要的方式生活、吃東西和應付健康問題）和治療組（建議要戒菸、必要時服藥以降低膽固醇，並且攝取低脂、低膽固醇飲食——喝脫脂牛奶、用瑪琪琳取代黃油、1週只吃1或2顆蛋，避免紅肉、蛋糕、布丁和酥皮點心）。所有的1萬2000名男性要被連續追蹤7年，耗費1億1500萬美元。

結果在1982年10月宣布，《華爾街日報》的頭條簡潔地點出情勢——「心臟病發作：實驗結果一敗塗地」。在被勸告戒菸、吃降低膽固醇飲食和治療高血壓的人之中，**死亡率比任其自行發展的人稍高**（1977年，多重風險因子干預試驗研究人員也報告說，後來治療組的人罹患肺癌的比控制組多，儘管治療組中的戒菸者有21%，而一般照護組只有6%。由於很難相信戒菸會提高肺癌的發生率，多重風險因子干預試驗的研究人員推測，治療組的較低膽固醇濃度「也許可以解釋〔他們的〕較高肺癌死亡率」；也的確，血清膽固醇顯示與肺癌死亡率「有略顯重大的反向關係」。儘管如此，多重風險因子干預試驗的研究人員最後仍決定這不是研究結果的可能解釋）。

脂質臨床研究與冠狀動脈心臟病初步試驗

第二項是耗資1億5000萬美元的脂質臨床研究與冠狀動脈心臟病初步試驗（Lipid Research Clinics Coronary Primary Prevention Trial）。這個試驗由美國國家心肺與血液研究中心的巴賽爾．瑞福金德和聖地牙哥加州大學的膽固醇失調專家丹尼爾．史坦柏格（Daniel Steinberg）領導。

被藥物干預的「飲食」實驗

脂質臨床研究的研究人員審查了將近50萬名中年男性後發現，其中3800名沒有明顯心臟病但膽固醇濃度極高（超過265毫克／分升），被視為極可能隨時心臟病發作。這些男性中的半數（控制組）被告知要少吃蛋和含脂肉類、少喝牛奶，並且每天服用安慰劑；另一半的人（治療組）被勸告吃同樣的降低膽固醇飲食，但同時服用一種叫做膽苯烯胺（cholestyramine）的藥物。兩組人都被告知要節制飲食，那是因為研究人員認為，不給控制組任何治療、任由他們得到高膽固醇和高心臟病風險，是不道德的。有二個理由可以說明這其實是個奇特的決定：

理由1 脂質臨床研究試驗在1970年代被認可用來取代國家飲食—心臟研究的「有必要建立安全與有效降低膽固醇飲食」；脂質臨床研究的研究人員沒有證據證明該飲食能有益於受試者，而非是造成傷害。

理由2 兩組人都被告知要節制飲食，所以該試驗只能測定藥物的效用（這是他們之間唯一不同的變數）。

1984年1月，試驗的成果發表於《美國醫學學會期刊》。控制組（服用安慰劑）的膽固醇濃度平均下降4%，服用膽苯烯胺的人平均下降13%。在研究期間，控制組中有158人發生不致命的心臟病發作，另有38人死於心臟病發作。在治療組中，有130人發生不致命的心臟病發作，另外死於心臟病發作的只有30人。在所有死亡人數的總計上，控制組71人，治療組68人。換句話說，**膽苯烯胺令任何服用者能夠再活十年的改善率不到0.2%。**

若要說這些結果具備「決定性」，一如芝加哥大學的生物統計學家保羅．麥爾（Paul Meier）所說，就等於「大大誤用了這個詞彙」。然而，瑞福金德、史坦柏格及其同僚都認為這些結果非常充分，所以他們絕對可以主張凱斯是對的，以及降低膽固醇能夠挽救性命。

瑞福金德及其共同研究者也下結論說，以藥物降低膽固醇的益處，也適用於飲食。雖然他們的試驗只包含膽固醇比族群人口中另外95%者還高的中年男性，但瑞福金德及其同僚仍斷定那些益處「能夠也應該被擴展到其他年齡層和女性，以及……其他膽固醇濃度提高幅度沒那麼大的人」。瑞福金德告訴《時代》雜誌：「用飲食和藥物來降低膽固醇能實際減少發展成心臟疾病和心臟病發作的風險，現在已是無可爭辯的事實了。」

媒體的推波助瀾

艾德華·「佩特」·艾倫斯把這種從藥物研究的結果推測到飲食上的方法稱為「沒根據、不科學和一廂情願的想法」。臨床試驗專家、後來成為紐約市西奈山坎醫學院總裁的湯瑪斯·查爾默（Thomas Chalmers）向《科學》期刊形容這種狀況是「把所有資料都荒謬的誇大了」。

> **脂質臨床研究的研究人員在《美國醫學學會期刊》的文章中承認，他們想要搞清楚「只靠飲食就能獲得降低膽固醇和心臟病風險的利益」的嘗試已然失敗。**

事實上，脂質臨床研究的研究人員在《美國醫學學會期刊》的文章當中承認，他們想要搞清楚「只靠飲食就能獲得降低膽固醇和心臟病風險的利益」的嘗試已然失敗了。

後來瑞福金德解釋了那則誇大的聲明。他說，20多年來，相信凱斯假說的人一直主張降低膽固醇能夠預防心臟病發作，他們已耗資好幾億美元試圖去證實這個主張，儘管遭遇到極端的懷疑主義；現在他們已證實，降低膽固醇能夠減少心臟病風險，而且也許甚至能挽救性命。

其實，他們絕對**無法證明降低膽固醇的飲食也能做到這點**（那耗費太多金錢，而且原本可能會暗示這種結論的多重風險因子干預試驗也失敗了），但現在他們能把對於降低膽固醇藥物的信念直接挪移到降低膽固醇飲食。「這是一個不完美的世界，」瑞福金德說，「你得不到最終結果的資料，你只能盡力爭取你能拿到的。」

有了脂質臨床研究的結果，美國國家心肺與血液研究中心發起了羅伯特·李維所謂的「大規模健康宣導活動」來使大眾信服降低膽固醇的利益——無論是透過藥物或飲食，而媒體也繼續配合。《時代》雜誌用這個故事標題來報導脂質臨床研究的發現「抱歉，這是真的，膽固醇真的是健康殺手」。關於藥物試驗的文章在開頭時寫：「不要全脂乳、不要黃油、不要含脂肉類、少吃蛋……」1984年3月，《時代》雜誌刊登一篇後續的封面故事，引用瑞福金德對脂質臨床研究結果：「你愈降低飲食中的膽固醇和脂肪，就愈能減少心臟病風險。」美國心臟學會的總裁安東尼·哥圖（Anthony Gotto）告訴《時代》雜誌，若每個人都願意進行降低膽固醇計畫，那麼到了2000年時，「我們便能克服（動脈粥樣硬化症）。」

做做樣子的共識會議

接下來在12月，美國國家健康研究院舉辦一場「共識會議」，並將歷經30年的爭論有效地做個了結。理想上，在一場共識會議中要有一個公正的專家小組來聽取證詞，然後做出每一個人都同意的結論。在這方面，由瑞福金德主持規劃委員會，史坦柏格是委員之一；當時史坦柏格被選來領導擬定共識的專家小組。20名發言人之中確實包括了3位懷疑論者——艾倫斯、羅伯特·奧爾森和倫敦的英國醫學研究理事會的心臟學家麥可·奧利弗（Michael Oliver）。他們爭論說，**降低膽固醇飲食的知識不能憑著藥物經驗的力量建立起來，更別說那些結果還是那麼含糊的。**

會議結束的1個月之後，美國國家心肺與血液研究中心的流行病學家薩利姆·優素夫（Salim Yusuf）對《科學》期刊描述，爭議仍在且比以往對立更甚：「許多人早

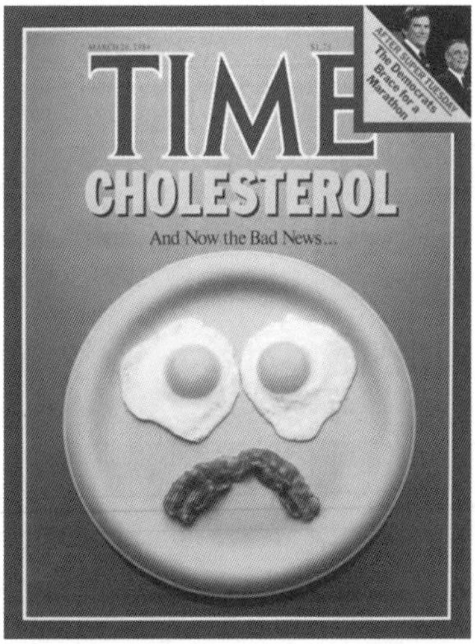

1984年3月：藥物試驗的結果被解讀成含脂食物會引發心臟病的訊息。（《時代》雜誌©1984，時代公司。經許可轉載。）

在心裡決定降低膽固醇是有幫助的，他們不需要任何證據。另一方的許多人也早已決定降低膽固醇沒有幫助，他們也不需要任何證據。」

但這不是史坦格柏的「共識」小組的訊息，這個小組絕對只由普通專家和臨床研究學者所組成，他們「被選來找出那些只會說在美國所有的血膽固醇濃度都太高、應該降低的人」，會議之後，麥可．奧利弗在《柳葉刀》的一篇社論中這麼寫著。「而且，當然，傳言就是這麼說的。」

的確，那場共識會議的報告是由史坦柏格和他的小組成員所寫，沒有揭露出任何不一致或不協調的證據。報告的結論是：「無疑的，」低脂飲食能為每一個兩歲以上的美國人「提供重大的保護來對抗冠狀動脈心臟病」。在「一致同意」不存在的情況下，美國國家衛生研究院共識會議**裝出了一致同意的模樣**。畢竟，假如真的有共識存在，就如史坦柏格後來所解釋的：「你就不需要舉行共識會議。」

> 在「一致同意」不存在的情況下，美國國家衛生研究院共識會議裝出了一致同意的模樣。

Chapter 4

力倡降膽固醇讓少數人受惠？

一廂情願的科學

在現實中，駁斥一項自己曾經推薦、或曾經熱烈接受的理論且用該理論來認同自我的人，非常罕見。

極大多數人為了忠於自己的理論而不顧一切，對於響亮的事實充耳不聞，對於顯著的真相視而不見。

模里斯．亞瑟斯，《科學調查原理》，1921

▶**羅伯特．李維＆南西．恩斯持**（Nancy Ernst）：沒有決定性的證劇顯示，低脂飲食降低血膽固醇濃度未受到飲食中其他伴隨的變化影響P098。

▶**湯瑪斯．道柏**：血清膽固醇濃度和突然死亡的發生率之間缺乏關聯，而這表示，除了動脈粥樣硬化之外，造成冠狀動脈心臟病的突然死亡也許還有其他的重大因子P098。

▶**哈佛研究**：我們懷疑，選擇終生奉行這種降膽固醇飲食以達延年益壽之效對某些人可能無效P101。

▶**裘弗瑞．羅斯**：現代英式飲食正在害死成千上萬的人們，讓他們死於心臟病發作P103。

▶**博伊德．伊頓**（Boyd Eaton）＆**梅爾文．康納**（Melvin Konner）分析20世紀的狩獵採集族群的飲食，總結說，我們在遺傳上適應於攝取20％到25％的脂肪。他們的文章從那時起被援引去支持低脂推薦——但伊頓在2000年修正說，舊石器時代飲食應該是較高脂飲食P104。

▶**「飲食與疾病殺手」聽證會**：膳食脂肪會導致乳癌，所以應該要吃低脂飲食，而非僅僅只吃降低固醇飲食P106。

▶**瓦特．威利特**（Walter Willett）：脂肪吃得愈少的人似乎愈可能得到乳癌P107。

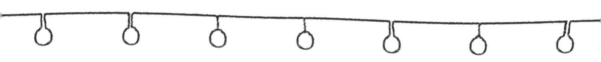

▶**彼得・格林沃德（Peter Greewald）**：美國國家癌症研究所會繼續推薦美國人少吃脂肪以預防癌症P107。

▶**大衛・克里奇夫斯基**：低脂、高熱量的飲食會比高脂、低熱量的飲食導致更多的腫瘤P109。

▶**麥克・帕里札（Mike Pariza）**：只要稍微限制熱量，就等於完全消除了所謂由脂肪增強的癌症P109。

▶**考科藍合作組織**：低脂或降低膽固醇飲食對壽命都沒有影響，連「在心血管事件上的重大影響」也沒有P118。

美國國家衛生研究院宣告共識的存在，在膳食脂肪上的爭議似乎就結束了，一連串的政府官方報導和指南隨之出現以證實這一點。

矛盾實驗促成的官方建議

1986年，美國國家衛生研究院創立了「美國國家膽固醇教育計畫」，該計畫在1987年10月發行它第一本降低膽固醇的指南。《華盛頓郵報》報導：「官方傳令下來，總血膽固醇應低於200……如果高於此門檻，醫生必須讓病人吃降低膽固醇飲食，或使用某些新抗膽固醇藥物使指數下降。」

美國衛生署署長艾維瑞特・庫柏（Everett Koop）長達700頁的《營養與健康報告》在1988年7月出版，《時代》雜誌報導說它「敦促美國人減少攝取脂肪」。根據《營養與健康報告》，「不均衡地攝取高含脂食物」被認為與美國在1988年2100萬死亡人數的三分之二有關。庫柏還在引言中說其「科學根基的深度……比1964年時在菸草和健康上更令人肅然起敬」，但事實顯然不是那麼回事。

1989年3月，美國國家科學院發行它自己版本的衛生署署長報告，長達1300頁，標題是「飲食與健康：降低慢性疾病風險的指示」。美國國家科學院報告主張：「首要之務是減少脂肪的攝取，因為最有力的科學證據已指出膳食脂肪和其他脂質與人類健康的關係。」

這些官方報導所透露的訊息並沒有以下基礎：更多無派別的專家委員會衡量過

證據並同意膳食脂肪是健康殺手。但是J．麥可．麥金尼斯在無意間看到衛生署署長的報告，當美國農業部在10年前初步制定《美國農業部膳食指南》時，他曾是馬克．海格斯帝在美國衛生署署長辦公室的聯絡人。

關於膳食脂肪與心臟病關係的那一章，被承包給安排美國國家衛生研究院共識會議和成立國家膽固醇教育計畫的美國國家心肺與血液研究中心的同一批官員；評估脂肪危險的那一章由經歷膳食脂肪爭議的三位老手聯合擬定：安瑟．凱斯在明尼蘇達大學的門人亨利．布萊克柏思、與傑瑞米亞．史丹勒共同著述四十多篇報告的理查．榭克爾、領導美國國家膽固醇教育計畫小組（草擬1987年指南）的德維特．古德曼（DeWitt Goodman）（第四名作者是研究人類與狒狒動脈粥樣硬化症的亨利．麥克吉爾〔Henry McGil〕，他說他從1960年代初期開始就絕對同意美國心臟學會在膳食脂肪上的立場）。

低脂得還不夠!?

在後續的媒體報導中，那些對科學原理抱持懷疑態度的研究人員似乎已從公開辯論中消失，出現在大家眼前的是主張官方在推行全國低脂飲食計畫上做得還不夠徹底的公共利益團體，最顯眼的是公共利益科學研究中心及其主任麥可．賈伯森。

《華盛頓郵報》和《紐約時報》都引述賈伯森譴責《飲食與健康》的作者們缺乏「勇氣」，直截了當地告訴美國人：健康的生活方式需要「更大量減少」總脂肪、飽和脂肪和膽固醇。在《華盛頓郵報》的一篇文章裡，彙編《飲食與健康》報告的美國國家衛生研究院委員會，其主席阿諾．默圖爾斯基（Arno Motulsky）承認，《飲食與健康》的目的是進一步說服美國人相信，在減少膳食脂肪的益處上有科學共識的存在，「許多人也許對太多關於該吃什麼的建議感到困惑，有些人也許猶豫著要不要改變他們的飲食，直到他們更確信科學家已達成共識。我們希望我們的報告將有助於這些人從被動轉為主動。」

爭議的公眾形象現在完全轉變了，它不再是關於從來未曾這麼含糊過的科學原理的正當性，而是關於美國人是否應該吃低脂飲食或非常低脂的飲食。關於這個演變的一項驚人事實是，現在被推薦給整個國家的低脂飲食只測試過兩次，一次在匈

> 現在被推薦給整個國家的低脂飲食只測試過兩次，僅用了區區數百個已遭受過心臟病發作的中年男性，而且試驗的結果還是相互矛盾的。

牙利，另一次在英國P070——僅用了區區數百個已遭受過心臟病發作的中年男性，而且**試驗的結果還是相互矛盾的**。從那時候起的飲食測試，就一直只有以不飽和脂肪取代飽和脂肪的降低膽固醇飲食。

將飲食中的總脂肪含量減少至30%的基本理由，是一種認為這種飲食能幫助我們降低體重的不相干期望。美國國家衛生研究院舉行共識會議的那一年（1984年）羅伯特·李維和國家心肺與血液研究中心的南西·恩斯持這麼描述科學情勢：「有跡象顯示低脂飲食能降低血膽固醇濃度。」「沒有決定性的證據指出，這種降低的現象未受到飲食中其他伴隨的變化的影響（例如，膳食纖維或複合碳水化合物的增加……或膽固醇或飽和脂肪酸濃度的降低）……然而，也許會有人肯定地說，因為1公克的脂肪提供大約9大卡的熱量（相較之下，1公克的蛋白質或碳水化合物偍供4大卡的熱量），所以脂肪是美式飲食中熱量的主要來源。」**儘管這是個未經測試的推論**（無論它看起來有多明顯），**但官方的全國健康飲食，現在就是低脂飲食**。新一代的飲食醫生——其中最有影響力的是狄恩·歐寧胥——所開立的飲食處方甚至是脂肪只佔10%的飲食。

血清膽固醇濃度和心臟病死亡率之間缺乏關聯

推薦低脂飲食的另一個驚人層面是，可能從降低膽固醇中獲益的男性實在少得可憐（雖然有很明確的指示要女性也遵守低脂指南，但女性不曾出現在任何臨床試驗中。證據指出，女性的高膽固醇與較高心臟病發生率並無關係，但男性可能有關係，而且50歲以下的女性有例外的可能，雖然在這個族群中心臟病極為罕見）。

佛萊明罕心臟研究計畫的發現

凱斯等人主張必須預防心臟病，因為它的第一個症狀往往是致命的心肌梗塞。然而，經過24年的觀察，佛萊明罕心臟研究並未發現膽固醇和心臟病突發死亡之間的關係：**對於膽固醇濃度為180毫克／分升的人來說，第一次心臟病發作就遭遇致命危機的可能性，不比膽固醇濃度為250毫克／分升的人少**。

「血清膽固醇濃度和突然死亡的發生率之間缺乏關聯，這表示除了動脈粥樣硬化之外，造成冠狀動脈心臟病的突然死亡也許還有其他重大因子。」佛萊明罕心臟研究計畫的創始人湯瑪斯·道柏解釋。

多重風險因子干預試驗的發現

即使在心臟病未呈災難性顯現的地方，降低膽固醇也給不了多少好處。這件事在1986年得到清楚的解釋，當時史丹勒在《美國醫學學會期刊》中發表他的多重風險因子干預試驗資料再分析。如史丹勒所報告，多重風險因子干預試驗的研究人員持續追蹤36萬2000名中年男性的健康狀況，他們經過多重風險因子干預試驗的初步篩選而成為潛力人選，包括可能面臨死亡的人。史丹勒報告說，「膽固醇／心臟病」關係適用於任何濃度的膽固醇，所以任何人都能從降低膽固醇中獲益。

然而，使用多重風險因子干預試驗的資料時，是有可能看出獲益的可能大小。因為每1000名高膽固醇（就說在240到250毫克／分升之間好了）的中年男性，在任何一個6年的期間裡預期有8名會死於心臟病，而每1000名膽固醇在210到220之間的男性預期約有6名死於心臟病。

這些數字指出，將膽固醇濃度從（舉例而言）250降低到220，能在任何一個6年期裡將心臟病發作的風險從0.8%（每1000名中有8名）降到0.6%（每1000名中有6名）。若我們要嚴密觀察降低膽固醇飲食30年，譬如從40歲到70歲，那時高膽固醇已經不再與心臟病的增加有關——**我們死於心臟病發作的風險會減少1%**。然而，我們會不會因為降低膽固醇而活得更長又是另一個問題，人們的死因什麼都有。雖然史丹

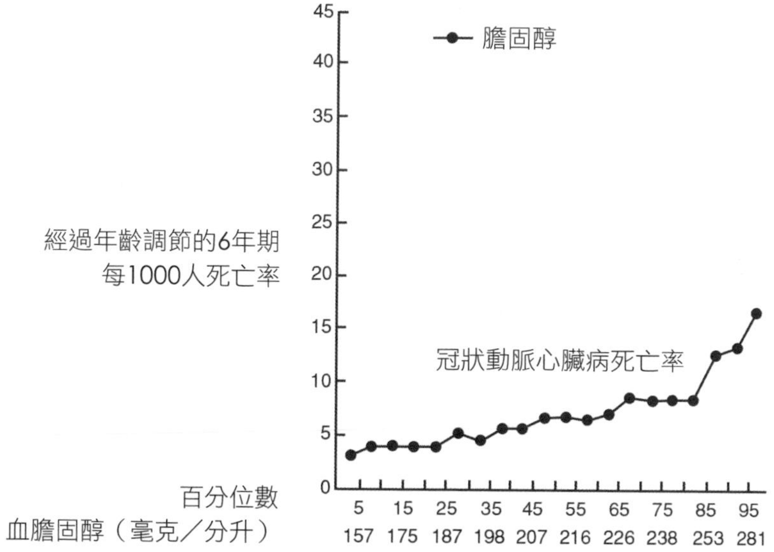

來自多重風險因子干預試驗的資料，顯示心臟病死亡率和血液中膽固醇濃度之間的關係。

勒在他《美國醫學學會期刊》的文章裡忽略去提到總死亡率的資料，但多重風險因子干預試驗第二組研究人員卻在他們才在1個月前發表於《柳葉刀》的文章裡提到了。他們的資料揭露：每1000名膽固醇約在240到250之間的男性，有20到23個可能在6年內死於任何原因；膽固醇在220左右的人，可能死亡人數是19到21名。

換句話說，每1000名藉由飲食將膽固醇成功地從250降到220的中年男性，在任何一個6年期裡頂多只有4名（雖然可能1個也沒有）能期望避免死亡。這些人之中，無論有沒有控制飲食，預期會死亡的有19或20名。至於其餘的98%，不管他們的飲食選擇是什麼，都會活下來。此外，進一步降低膽固醇不會有所幫助；膽固醇在220以下的男性死亡率，與膽固醇在220到250之間的男性的死亡率，幾乎沒什麼不同。只有在膽固醇超過250的男性身上，才看得出降低膽固醇也許有機會更長壽。

降膽固醇的好處並不明顯

詮釋膽固醇、心臟病和死亡之間的統計關係，還有另一種方法。這層關係，如同佛萊明罕、多重風險因子干預試驗等研究所記錄的，只有說「膽固醇愈高，心臟病

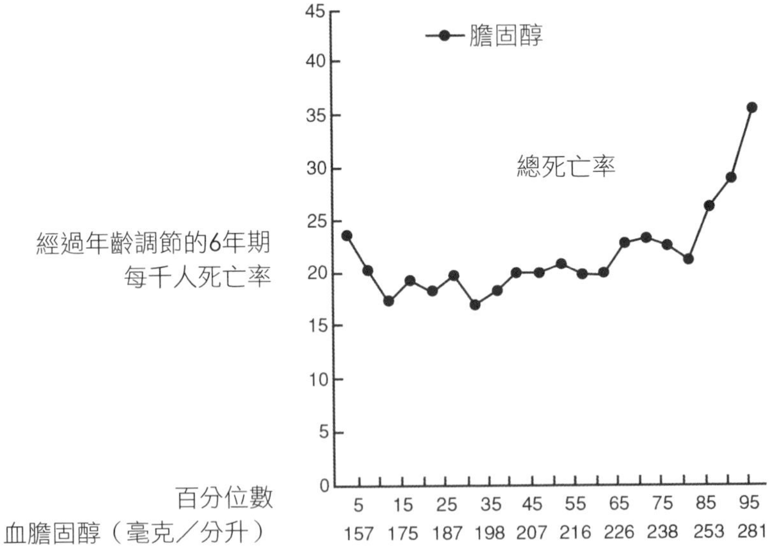

來自多重風險因子干預試驗的資料顯示總死亡率（即死於所有原因）和血液中膽固醇濃度之間的關係。

風險也愈大」，卻沒有告訴我們，降低膽固醇的好處是否由整個族群共享，或只屬於少數人。但假如降低膽固醇的好處是只要有做到的人都能公平享有的，又如何？或許我們可以因為降低膽固醇而活得更久，但能延長多久？

從1987年到1994年之間，哈佛醫學院、加州大學舊金山分校和蒙特婁的麥基爾大學的獨立研究群都提出過這樣的問題：如果我們來自脂肪的熱量不超過30%，而且來自飽和脂肪的不超過10%——如各種政府機構所推薦，那我們能期望再活多久？所有3個研究都假設，膽固醇濃度會相應地下降，而且**這種低脂飲食不會有副作用——但這仍然只是推測，而非事實**。

▶由威廉．泰勒（William Taylor）所領導的哈佛研究推斷，心臟病的高風險者（例如抽菸加上高血壓）若能避開飽和脂肪，或許可以多活1年；然而，不抽菸的健康者也許只能多活3個月。研究人員說：「儘管有人毫無疑問地會選擇終生奉行這種改變飲食的養生法以達到延年益壽之效，但我們懷疑對某些人可能無效。」

▶由華倫．布朗諾（Warren Browner）所領導的加州大學舊金山分校的研究，是由美國衛生署署長辦公室籌備及創立的。這項研究的結論是，減少美國人的脂肪攝取量，每年能延緩4萬2000人的死亡，但平均壽命期望值只能增加3到4個月。更準確的說，一個可能死於65歲的人，若能在成年後完全避免脂肪，那他可以期望多活一個月（布朗諾的分析也假設，限制膳食脂肪會減少癌症死亡數，這在當時是純理論性的，在現在而言顯得更不切實際）。

▶麥基爾大學的研究發表於1994年，它的結論是，減少飲食中的飽和脂肪到總熱量的8%，就能延長壽命期望值平均4天到2個月。

布朗諾把研究成果提交給美國衛生署署長辦公室，而且當時他只發表在《美國醫學學會期刊》。美國衛生署副助理國務卿麥克．麥金尼斯寫信給《美國醫學學會期刊》，試圖阻止布朗諾的文章發表，或至少說服編輯弄一篇隨附的評論解釋這份分析不該被視為是少吃脂肪的相關益處。編輯《美國衛生署署長的營養與健康報告》並召募布朗諾來做這項分析的瑪莉昂．內斯特（Marion Nestle）解釋說：「他們原本希望的結果不是這樣。」

對抗資助自己的機構來保護自己的研究成果，令布朗諾的處境十分尷尬。那時他寫信給麥金尼斯：「對於美國人該怎麼做，您的辦公室必須提出始終如一的主張……對您來說不幸的是，您所贊助的計畫為現行政策招來一些問題。然而，我也很擔心推薦給2億4000萬美國人的健康建議所造成的衝擊是否有被充分了解。這份原稿的目的在評估根據支持那項建議的假設所做的建議（將膳食脂肪的攝取量改變為佔總熱量的30％）而造成的影響，即使遷怒於傳訊者（或使用障眼法）也不能改變那些評估結果。」《美國醫學學會期刊》終究刊登了布朗諾的文章——〈如果美國人少吃脂肪會怎樣？〉，而且沒有附帶評論。

一廂情願的科學——羅斯學說

降低膽固醇並沒有為個人帶來多大益處，這些專業報告的作者們並非不知情。《飲食與健康》闡述其基本理由：在公共衛生方面，預防醫學的目的在：以治療整個族群而非治療個人的方式來達到最大益處，即對族群中85％到90％有正常或低膽固醇的人施行這個方案——即使對這些人所產生的實際益處「可能很小或微不足道」。

這個策略要歸功於英國流行病學家裘弗瑞．羅斯，他是在膳食脂肪爭議中長期征戰的老手。他在1981年時說道：「大規模的方法本來就是用來解決大規模疾病問題的唯一終極答案。」「但是，就算它能給整個群體再多的好處，它所能給予每個參與的個人的卻微乎其微。當英國在40年前引進大規模白喉疫苗接種時，大約600名兒童必須接種疫苗，只為了可能挽救一條性命（為了一次有效的接種，要『浪費』599次的接種）……這就是我們必須接受的大規模預防醫學成功率。運用在眾人身上的方法，實際上只有少數人受惠。」

當這個問題落在膳食脂肪和心臟病上時，根據羅斯的計算，每50名男性裡只有1名可望能因為在整個成年時期裡避免飽和脂肪而免於心臟病發：「50名裡有49名每天吃的都不一樣，就這樣連續40年，然後也許什麼好處也沒得到。」所以，困境是：「人們沒有任何極大的動機去接納我們的忠告，因為對他們個人來說幾乎得不到什麼好處，尤其是以短期和中期而言。」

創造社會的「脂肪壓力」

羅斯解釋，繞過這個問題的最佳方法就是創造社會壓力去造成改變。他提議，想想控制飲食的年輕女性，「不是為了醫學目的，而是因為：纖瘦會被社會所接受，而肥胖不會。」所以公共衛生相關單位所面臨的任務，是要創造類似的社會壓力來誘發「健康的行為」，而且為了達到效果，其益處（或「不健康」行為的風險）必須很引人注目。1984年，羅斯告訴英國廣播公司：「現代英式飲食正在害死成千上萬的人們，讓他們死於心臟病發作。」

羅斯在1985年刊登於《國際流行病學期刊》裡一篇很有影響力的文章〈生病的個人與生病的族群〉中表示，支撐這個公共衛生學說的假設是，整個族群長期過度攝取脂肪，而且所有人的膽固醇濃度都高得有違自然，而這就是為什麼試圖揭發在像是佛萊明罕那樣的族群內攝取脂肪與膽固醇之間的關係免不了會失敗的原因。

羅斯指出，想像一下，如果每個人每天抽1包菸，任何想要找出抽菸和肺癌關係的研究「會引導我們做出結論說，肺癌是一種普遍的疾病……因為假如每一個人都暴露在致病的要素中，那麼案例的分布就完全由個人的敏感性來決定。」跳脫這種錯誤觀念（就像對膳食脂肪、膽固醇和心臟病的觀念）的唯一方法，是去研究「族群間的差異，或族群內隨著時間改變而產生的差異」。這種「生病族群」的邏輯也說明了，為什麼膽固醇降低10%或20%對單一個體幾乎沒什麼影響（就像從1天抽20根菸改為16或18根，對降低個人的肺癌風險幾乎沒影響一樣），但在整個族群的心臟病負擔上會有重大影響，所以應該廣為推薦。

你一定要知道的4大「羅斯邏輯」風險

在生病族群與預防性公共衛生上的爭議很激烈，但與那些爭議相伴而來的是4項極重要的警告。

風險1 不支持假說的證據一律被無視

首先，羅斯的邏輯對各種假說一視同仁，那必然會引起一番解釋，說明為什麼研究都無法證實凱斯的脂肪假說，而且**當類似的研究無法產生支持假說的證據時，會被視為不相關**。若想精確地避免這種主觀的偏見，需要透過隨機對照試驗來決定哪個假說才最有可能是正確的。

風險2 「生物正常性」的前後翻盤

如羅斯的觀察，所有的公共衛生干預法就跟所有的益處一樣，也都有潛在的風險——無意的或意想不到的的副作用；對個人來說很小或微不足道的風險，也能加起來然後變成對整個族群而言無法接受的傷害。結果，唯一可以接受的預防方法，是移除掉羅斯所謂的「非自然因素」和恢復「『生物正常性』——也就是……我們在遺傳上據推測能適應的情況」，他解釋道：「像那類的正規化測定法，可以假定是安全的，因此我們應該在假定有利的合理基礎上，準備去提倡那些測定法。」

羅斯的主張有效地鞏固了所有公共衛生的建議——要我們吃低脂或低飽和脂肪飲食——儘管好處微不足道。他的主張要我們假設什麼是安全的、什麼可能造成傷害，以及什麼會構成「生物正常性」和「非自然因素」。至於支持那些假設的證據，則取決於觀察者的成見和信念系統。

在將「生物正常性」定義為「我們在遺傳上據推測能適應的情況」時，羅斯想說的是，最健康的飲食（想必）是我們經過進化後會吃的飲食。那就是我們在農業發明之前所吃的飲食——當我們的祖先都是獵人和採集者的舊石器時代的200萬年期間（佔進化史的99%）。麻省理工學院的營養學家內文・史克倫索（Nevin Scrimshaw）和疾病控制中心的威廉・戴茲（William Dietz）在1995年指出：「一直沒有發展出進一步重大的遺傳適應。」這種舊石器時代飲食上的任何改變，都可能被視為「非自然因素」，所以不能用來當做公共衛生上的推薦。

然而，舊石器時代屬於遠古時期，那表示，我們對典型的舊石器時代飲食的觀念大有解讀和成見的空間。1960年代，正值凱斯奮力讓他的脂肪假說被接受，而同時期史丹勒的「舊石器時代狩獵採集飲食」概念的主旨是「堅果、水果、蔬菜和小狩獵」。他說，直到2萬5000年以前發展出用於大規模的狩獵技巧時，我們才開始攝取「大量的肉類」，因此也跟著攝取大量的脂肪。如果事情是這樣的話，那麼我們可以像史丹勒一樣放心地推薦大家吃低脂飲食，尤其是低飽和脂肪的飲食。

羅斯所主張的這種解讀法，在1985年經有關當局承認，也就是美國國家衛生研究院共識會議的次年，當時，《新英格蘭醫學期刊》刊登了由兩位研究人員所發表的狩獵採集飲食之定量分析——以人類學為業餘興趣的醫生博伊德・伊頓和最近才取得醫學文憑的人類學家梅爾文・康納。

兩人分析了仍存在於20世紀的狩獵採集族群的飲食，然後總結說，我們在遺傳上的確適應於攝取20%到25%的脂肪，而在過去，脂肪中的大部分都是不飽和脂肪。伊頓和康納的文章從那時起被援引去支持低脂飲食（例如在《飲食與健康》裡），就像羅斯所主張的一樣。

但是伊頓和康納「犯了一個錯誤」，後來伊頓自己承認。那個錯誤一直到2000年才修正過來，伊頓——現在與約翰·史佩斯（John Speth）和羅倫·柯爾登（Loren Cordain）共事——發表了狩獵採集飲食分析的修訂版，將伊頓和康納從前沒有想到的部分納入考量，即觀察到獵人和採集者攝取整個動物屍體，而不只是肌肉部分，他們會先吃掉含脂量最高的部分（包括內臟、舌頭和骨髓）和最肥的動物。

一反先前的結論，伊頓、史佩斯和柯爾登現在指出，舊石器時代飲食是高蛋白質（佔總熱量的19%到35%）、「對正常西方標準而言的」低碳水化合物（佔總能量的22%到40%），以及極大量或較高脂肪（佔總能量的28%到58%）的飲食。伊頓和他的新夥伴肯定地主張，那些在典型美式飲食中碳水化合物佔總熱量60%以上的時髦食物（早餐穀片、乳製品、飲料、植物油和沙拉醬，還有糖和糖果）「在典型的狩獵採集飲食裡實際上沒任何能量貢獻」。這項最新的分析使得羅斯和公共衛生相關單位**在1985年所認定的生物正常性（一種相當低脂的飲食），在現在看起來卻該被視為不正常**（不過，另一位學者梅爾文·康納則表示，他們雖然低估了舊石器時代飲食中的肉類含量，卻不認為實際上有像研究報告所宣稱的極端）。

風險3 證據結果很難扭轉成形的普遍觀念

關於羅斯邏輯第三項重要的警告是，一旦他的邏輯被用來保護某個特定的假說，那麼要挑戰該假說的科學原理就變得根本不可能。政策和大眾的信念往往在科學爭議的初期就確立了，那正是一個主題最具報導價值的時候。但那也是證據過早被認定、且最迫切需要澄清的時候；隨著證據的累積，最後的結果也許不再支持假說，但到那時要轉變觀念可能已經極度困難（人工甘味劑糖精仍被普遍認為不健康，儘管在20多年前就已確定它對人體沒有任何致癌效果）。羅斯的邏輯證實了，為什麼科學和公共政策往往不相容的原因。

> 一旦證據被過早認定，之後要再轉變觀念便會極度困難。就像人工甘味劑「糖精」仍被普遍認為是不健康的——儘管在20多年前就已確定它對人體沒有任何致癌效果。

風險4 使科學很難再求正確和進步

這個全體族群預防醫學的做法，透露出**公共衛生並未歷經科學懷疑或矛盾證據的考驗**，這兩者都是科學過程的必要條件。說服大眾欣然接受公共衛生的建議，需要人們無條件地相信官方所承諾的益處——在膳食脂肪的爭議上製造一個共識表象就是基於這樣的動機，以及（如阿諾．默圖爾斯基告訴《華盛頓郵報》的P097）為了發行美國國家科學院的《飲食與健康》報告。

但如果所根據的科學原理是錯的（可由缺乏真正的共識看出其可能性），那公共衛生相關單位把所有矛盾證據合理化的傾向，會令走向科學正確之路更加艱辛。一旦這些相關單位堅持有共識存在，他們便**不再有動機追求進一步的研究**。要資助進一步研究，就表示仍有不確定性存在；大眾的最佳利益，只能靠著取得真相所必需的懷疑和留意負面證據而產生。艾德華．「佩特」．艾倫斯在1979年表示：「若大眾飲食要由民意調查來決定，卻削弱科學證據的重要性，恐怕未來的世代就不知道任何以預防（冠狀動脈心臟病）為目的的飲食法的真實價值和其中可能的錯誤。」

「羅斯邏輯」的最佳案例——脂肪導致乳癌假說

生病族群和預防性公共衛生的邏輯所能造成的極大困境，最明顯的例子之一是膳食脂肪會導致乳癌的主張。這件事情的可能性是1976年在喬治．麥高文的「飲食與疾病殺手」聽證會上提出的，成為當時被《美國飲食目標》引用去闡述美國人應該吃低脂飲食（30%的脂肪熱量）而非吃降低膽固醇飲食（後者總脂肪總含量不變）的理由之一。

到了1982年，膳食脂肪會導致癌症的主張被認為極可能為真，所以美國國家科學院的《飲食、營養與癌症》報告，不僅建議降低脂肪的攝取到30%，而且還提到，證據十分強而有力，「甚至可以用來證明降低更大的比率都沒問題。」1984年，美國癌症學會發行它第一本抗癌的低脂飲食規範，結果《美國衛生署署長的營養與健康報告》和《飲食與健康》都欣然接受它的假說。

這個論點的來源，就是與促成凱斯脂肪／心臟病假說相同的那些國際比較——尤其是在日本的低乳癌發生率和低脂肪攝取，與在美國的高乳癌發生率和高脂肪攝取的比較。此外，當日本女性移民到美國之後，她們的乳癌發生率迅速上升，而且到了第二代的時候，乳癌發生率已經變得跟美國其他種族族群一樣了。在日本，從1950到1970年代，隨著脂肪攝取的增加，乳癌發生率跟著提高。這些關係透過最初在1940年代所做的觀察而具體化，那項觀察把脂肪加到實驗大鼠的飲食中而促進了腫瘤生長，這種現象稱做脂肪誘發的腫瘤生成。

另一方面，也有大量證據反對那個假說。國際癌症研究機構的創辦主任約翰·海金森（John Higginson）在1979年指出，國際比較的結果有多肯定，就有多矛盾。**在哥本哈根城區，乳癌發生率是丹麥鄉村的4倍，但脂肪攝取量少了50%；在佛萊明罕、檀香山、喬治亞州埃文斯郡、波多黎各和瑞典馬爾摩的大族群研究，都報告低膽固醇濃度與較高癌症發生率有關。**但由於低膽固醇據說是低脂飲食的產物，因此與這種證據「難以產生一致性」——佛萊明罕計畫的研究學者在1981年時針對高脂飲食會引發癌症的假說這麼表示。

無視「護士健康研究」的反證

美國國家科學院的刊物《飲食、營養與癌症》報告，在1982年激發了美國國家癌症研究中心和美國國家科學院創立基金，提供給測試這個假說的研究。其中最關鍵性的測試應屬由哈佛流行病學家瓦特·威利特所領導的「護士健康研究」。

該研究從1982年起開始追蹤全國將近8萬9000名護士的飲食、生活習慣和疾病。這樣一個前瞻性的研究並不能取代隨機的臨床對照試驗，但它卻是觀察性流行病學所能做的最佳研究。

1987年1月，威利特和同事在《新英格蘭醫學期刊》發表了他第一份在脂肪和乳癌方面的報告。在研究的前4年裡，8萬9000名護士中出現了600多個乳癌案例。假如說有任何結論的話，那就是**承認脂肪吃得愈少的人，愈可能得到乳癌。**

在一項報導該研究結果的《紐約時報》文章裡，美國國家癌症研究所癌症預防部主任彼得·格林沃德說，護士健康研究是「一項優秀的研究，但不是唯一的研究」，而且國家癌症研究所會繼續推薦美國人少吃脂肪以預防癌症。

8個月後，美國國家癌症研究所的研究人員發表了一個與護士健康研究類似研究的一些報告，但那個研究規模較小，也主張吃較多脂肪和較多飽和脂肪與較少的癌症發生率有相互關係。此研究幾乎沒被注意，《科學》期刊後來評論道：「也許是因為沒有人想聽到一個原本大家認為要走向康莊大道的研究卻突然轉入死胡同的消息，或也許因為它不隨波逐流於『脂肪是有害』的『醫學政治正確』觀念。」

威利特在1992年發表對護士觀察8年的結果，有1500名護士發展出乳癌，而且跡象再次顯示，**吃較少脂肪的人似乎較容易罹患乳癌。**1999年，哈佛的幾位研究學者發表了累積14年的研究成果。在當時，罹患乳癌的護士已將近3000名，而資料仍然指出，吃含脂食物（即使是含大量飽和脂肪的）也許能保護健康、抵抗癌症，因為每以

5%的飽和脂肪熱量取代碳水化合物，乳癌的風險就降低9%，這項主張勢必與攝取過量脂肪會導致癌症的假說相抵觸。

不管矛盾的證據怎麼累積，彼得．格林沃德及美國國家癌症研究所的官員們都不肯讓他們的假說消失，這就是羅斯學說的效應。

繼威利特的護士健康研究成果第一次發表之後，格林沃德和他在美國國家癌症研究所的同事在《美國醫學學會期刊》中以一篇標題為「膳食脂肪與乳癌假說是真的」的文章做為回應。美國國家癌症研究所的官員爭辯，任何製造駁斥這個假說的證據的研究，都可能有瑕疵。他們認為，任何正面證據的存在——即使是來自一般公認的發展未完全的研究（換句話說，**十分有把握卻有瑕疵的研究**），都足以支持這麼一個重要假說的有效性。

> 「護士健康研究」的結果指出，承認脂肪吃得愈少的人，愈可能得到乳癌。但國家癌症研究所仍繼續推薦美國人少吃脂肪以預防癌症。

格林沃德及其同僚認為「無可辯駁」的唯一證據，是餵食「高脂、高熱量飲食的實驗大鼠，比餵食低脂、限制熱量飲食的大鼠有高很多的乳腺腫瘤發生率。」在這件事情上他們是對的，但是他們並未排除也許是熱量或其他因素造成體重增加（他們用形容詞「高熱量的」來暗示）而不能歸咎於膳食脂肪的可能性。

《飲食、營養與癌症》的作者們甚至在1982年重新探討了脂肪誘發腫瘤生長的動物證據，結果絕對不是無可辯駁。

在實驗大鼠的飲食中添加脂肪肯定會誘發腫瘤或增強腫瘤的生長，但到目前為止，**致癌作用上最有效的脂肪是多元不飽和脂肪——飽和脂肪幾乎沒有影響，除非與多元不飽和脂肪「一起添加」。**

脂肪的錯？體重的錯？

這引發了這些觀察資料在西式飲食上的適用性問題，西式飲食在傳統上是低多元不飽和脂肪的飲食，至少在1960年代美國心臟學會提倡把多元不飽和脂肪當做降低膽固醇的工具之前是這樣的。在大鼠食物中添加脂肪，也會造成那些齧齒動物的體重增加，這是使研究人員相信膳食脂肪會造成人類肥胖的首要理由之一，但是在這些實驗中很難決定，到底是脂肪或體重增加而增強了腫瘤的生長。

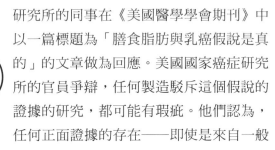

在《飲食、營養與癌症》一問世且研究人員可以申請相關的研究補助金之後，

膳食脂肪導致乳癌的實驗證據便消失無蹤。到了1984年，《飲食、營養與癌症》的作者之一大衛．克里奇夫斯基在《癌症研究》期刊中發表一篇文章，報告說有一些精確設計用來區分脂肪與熱量對癌症影響的實驗——至少是在大鼠身上。如克里奇夫斯基所報告，**低脂、高熱量飲食會比高脂、低熱量飲食導致更多的腫瘤，而腫瘤的產生在吃不飽的大鼠身上完全看不見**，無論牠們的飲食含脂量有多高。克里奇夫斯基後來又報告，假如只給予大鼠每日所需熱量的75%，而且牠們可以像平常一樣1天吃5餐，腫瘤的成長仍然很少。

1986年，威斯康辛大學的麥克．帕里札在《美國國家癌症研究所期刊》中發表了類似的研究結果。帕里札後來說：「你只要稍微限制熱量，就等於完全消除了這種所謂由脂肪增強的癌症。」這項觀察結果不斷被其他研究確認。

美國國家癌症研究所的德米特里．艾班尼斯（Demetrius Albanes）後來形容那些資料「無法抗拒地引人注目」，然後他補充道：「那些資料絕大部分一直被忽略，而且被嚴重低估。」

到了1997年，世界癌症研究基金會和美國癌症研究所聯合發表一份七百頁的報告《食物、營養與防癌》，受召集而來的專家們找不到「令人信服」甚或「可信的」理由去相信，富含脂肪的飲食會提升癌症風險。儘管如此，十年後，美國國家癌症研究所的營養流行病學部門主管亞瑟．夏茲金（Arthur Schatzkin），形容那些來自於專門設計去測試假說的試驗所累積的結果「幾乎沒價值」。

然而，吃脂肪引發乳癌的普遍信念堅定不移，部分原因是它一度看起來無可否認，健康忠告的來源者就是不肯放棄這個觀念。

當美國癌症學會在2002年發行防癌營養指南時，由於30年前創立脂肪—癌症假說的同樣一批流行病學機構的關係，文件內容仍然建議我們「限制攝取紅肉，尤其是含高脂的」。到了2006年，當時美國癌症學會已再次發行防癌指南，他們承認「少有證據指出，攝取的總脂肪量會增加癌症風險」，但我們仍然得到少吃脂肪（尤其是肉類）的建議，因為「含高脂的飲食容易產生高熱量，可能導致肥胖，這又與癌症風險的增加有關」（尤其是飽和脂肪，美國癌症學會補充：「也許有增加癌症風險的效應。」這個主張的根據似乎只有「如果飽和脂肪會導致心臟病，那麼它也許也會導致癌症」的信念）。

美國癌症學會承認少有證據指出「攝取的總脂肪量會增加癌症風險」，但我們仍然得到少吃脂肪的建議。

研究的時差——「婦女健康倡導計畫」

這項假說的信念如此堅定不移，也是因為牽涉到研究中本來就會產生的時差的關係。

1999年，美國國家衛生研究院發起了耗資7億美元的「婦女健康倡導計畫」去測試脂肪—癌症假說（以及測試荷爾蒙替代療法能預防心臟病和癌症的假說）。該計畫徵召到4萬9000名55到79歲的女性，研究人員隨機指派2萬9000名吃她們的平常飲食，另外2萬名吃低脂飲食。目標是誘導這些女性所攝取的脂肪只佔個人總熱量的20%，為了達到這個目的，受試者被告知吃較多蔬菜、新鮮水果和全穀類——假使膳食纖維也有益的話。

如果這樣的飲食能成功預防乳癌或任何慢性疾病，「婦女健康倡導計畫」的研究人員不會知道是因為少吃脂肪或多吃水果、蔬菜和穀類的關係。我們可以想像得到，一個含有水果、蔬菜、穀類和較多脂肪的飲食，或含有水果、蔬菜、穀類但較少脂肪的飲食，都更有益於健康。這些控制飲食的女性也攝取較少的熱量——在8年的研究期間每天平均比控制組少120大卡（然而，她們沒有因此減掉任何體重）。所以，同樣的道理，如果這種飲食看來能預防癌症，研究人員不會知道是因為它含有較少脂肪（或較多蔬果）或較少熱量。

為了誘導控制飲食的女性在10內年的大多時間裡能貫徹下去，「婦女健康倡導計畫」的研究人員提供她們一個密集的營養和行為教育計畫；被指派吃自己平常飲食的女性就沒得到這樣的照顧，這表示她們被認為極不可能以其他對乳癌有影響的方式去改變她們的生活——運動或維持體重；遠離甜食、精製麵粉、速食店和煙霧繚繞的酒吧。這種差別待遇叫做干預效應，藥物試驗若要精確地避免這樣的效應，就必須以安慰劑和雙盲方法來執行。

然而，即使預計所有的這些效應會偏向觀察到實際上不應存在的有利效應，「婦女健康倡導計畫」的結果仍然是否定的。2006年冬天，該計畫的研究人員報告說，那些吃我們今日認為真正健康飲食（少油、多膳食纖維、大量水果、蔬菜和全穀類、較少熱量）的女性，其**乳癌發生率並不比吃典型美式飲食的女性少**（心臟病、結腸癌或中風的發生率也沒更少）。

這些結果更加肯定了自1982年以來所做過關於飲食與乳癌的每一項研究，然而，這一點並未普遍被理解為對脂肪—癌症假說的明確駁斥，羅斯的預防醫療邏輯仍然不可動搖（現在仍是如此）。在一則關於那些發現的新聞中，美國國家心肺與血液研究中心的主任伊莉莎白・南貝爾（Elizabeth Nabel）表示：「這項研究的結果並未改變在疾病預防方面早已確立的見解。」《美國醫學學會期刊》關於「婦女健康倡導計畫」文章的幾篇附帶評論指出，這項特別的研究也許未能證實低脂、高纖飲食對乳癌（心臟病、中風、結腸癌和體重）的益處，但那不能當做懷疑假說的理由（世界衛生組織的新聞稿標題是「世界衛生組織注意到婦女健康倡導的飲食修正試驗，但重申，你飲食中的脂肪含量確實很重要」）。

由此可知，「婦女健康倡導計畫」並未列舉出其試驗基於偏見而用了什麼方法去發現一種正面關係（這是1990年代初期關於是否該贊助該試驗成立的爭議問題之一），反而與一些志同道合者列舉出當初可能使該計畫找不出正面效應的所有原因。

科學給我們的考驗

所有這類科學爭議的核心問題，是**無法對議題現象精確測定的無能**（像是膳食脂肪對心臟病或癌症的影響），不是因為那種現象微不足道或不存在，就是因為可用的流行病學工具對任務缺乏充分解決的能力。即使是臨床試驗，除非對細節十分嚴密、再加上雙盲和安慰劑控制，否則無法達成任務。而且，如果脂肪的攝取對心臟或乳癌沒有影響（不管什麼影響都好），可用的臨床和流行病學工具對於證實這樣的事實永遠都無能為力，因為**在科學上不可能證明一個現象的不存在**。所以，要明確證實飽和脂肪對心臟病的影響，實在是超越了科學的範圍。研究人員和公共衛生相關單位，將會繼續依據他們對總體資料的個人假設或同事間的共識來做出結論。

這種爭議的考驗之一，是去判斷那些對已確立的知識抱持懷疑態度的人，是否無法接受現實、想法封閉、自私，或是他們懷疑的論點是否有堅實的基礎。也就是說，用來支持已確立的知識的證據，是否為健全科學思想的產物、而且相當清楚明白懷疑它的人便是錯的？或者它是否為法蘭西斯・培根所說的「一廂情願的科學」？培根認為，良好的科學要扎根於現實才能成長、茁壯，然後證據也才能發展得更有說服力，而一廂情願的科學依然「在其道中一籌莫展」，或「在始作俑者的操作下最為輝煌，但從此之後每況愈下。」

一廂情願的科學最後淪落到**只是由於其倡導者不願認清錯誤而繼續維持，並非有令人信服的證據證明它是對的。**「這與不誠實無涉，」1953年諾貝爾化學獎得主歐文・朗繆爾（Irving Langmuir）曾經說，「而是人類被主觀的影響、一廂情願的想法或門檻交互效應引入歧途時，我們缺乏能為自己做些什麼的了解，以至於被錯誤的結果愚弄。」良好的科學會隨著時間而發展興盛，但「病態的科學」不會。這種學說也許一開始要歸功於前曼哈頓計畫的物理學家暨白宮科學顧問沃夫岡．潘諾夫斯基（Wolfgang Panofsky）的實驗物理學的不成文規則。「如果你向一個效應砸錢但是它沒有變大，」潘諾夫斯基說，「那就表示它不是真的。」

再看脂肪、膽固醇、心臟病

膳食—脂肪／乳癌假說，當然屬於上述情況。膳食脂肪、膽固醇和心臟病之間的關係更為複雜，因為其假說構成了三個獨立的論點：

①降低膽固醇能預防心臟病。
②少吃脂肪或飽和脂肪不僅能降低膽固醇，還能預防心臟病。
③它能延年益壽。

自1984年以來，證明降低膽固醇藥物——尤其是施德丁（Statins）是有益的（論點①）證據大行其道，尤其是關於人們高風險心臟病的方面。這些藥物能迅速降低血清膽固醇濃度，而且似乎也能預防心臟病發作，雖然它們能做到這一點是由於降低膽固醇濃度或其他方法仍是個疑問（華盛頓大學生物統計學家理查．克隆馬〔Richard Kronmal〕指出：「大部分藥物都有多重作用。」他說施德丁能藉著降低膽固醇來減少心臟病的風險，就像「說阿斯匹靈能藉著舒緩頭痛來減少心臟病一樣」）。

至於它們能否為沒有心臟病發作立即危機的任何人延年益壽，我們也有合理的疑問，但是新的試驗似乎已一致證明了它們的益處。然而，這所有的一切也許跟健康飲食的問題毫不相關，因為沒有令人信服的理由讓我們相信藥物和飲食對我們的健康有相同的效用，即使兩者剛好都能降低膽固醇。

支持論點②和論點③的證據（少吃脂肪或飽和脂肪會使人更健康、長壽）依然頑固地保持它的含糊性。1984年共識會議和接踵而來的專家報告所要傳達的訊息是，低脂飲食的益處是絕對沒有爭論餘地的，因此沒必要在這些問題上追求進一步的研究。於是這促成了一個普遍存在的信念：相信凱斯假說的有效性以及飽和脂肪的不健康特質。但事實上自1980年代以來，那項證據已經變得愈來愈經不起考驗。

7國研究悖論冒泡

凱斯自己的經驗就是一例。

1950年代初期，凱斯把他的心臟病膳食脂肪假說當做改變美式飲食故事和流行性心臟病表象之間的一致廣大基礎。**然而到了1970年代，他公開承認流行性心臟病也許的確是海市蜃樓。**他承認做那樣的主張（美國心臟病死亡率的趨勢反映了飲食中任何項目的攝取變化）是「沒有根據」的。

1950年代末期，凱斯以他所發現在日本、夏威夷和洛杉磯的日本人在脂肪攝取、膽固醇濃度和心臟病死亡率上的差異來支持他的脂肪假說。這層關係在他的7國研究中多少有得到證實，在該研究中，比起除了克里特島、科孚島和現在叫做塞爾維亞的維萊卡科斯納（Velika Krsna）的其他任何族群，日本村民在10年後飲食中的脂肪仍然極少、膽固醇濃度很低，心臟病死亡率也較少。

然而到了1990年代，7國研究中由古賀義則（Yoshinori Koga）所領導的日本團隊報告說，在日本，脂肪的攝取已從35年前在田主丸町農村測定到佔總熱量的6%，增加到22%。他們報告：「已逐漸增加對肉類、魚、貝類和牛奶的攝取。」該社區的平均膽固醇濃度從150毫克／分升增加到近190毫克／分升，只比美國的平均數值（2004年為202毫克／分升）低了6%。儘管伴隨這個改變而來的是中風發生率的「大幅減少」，但心臟病發生率並未改變。事實上，任何特定年齡的日本男性，死於心臟病的機率自1970年以來便穩定地減少。

古賀及其同事的結論是：「資料指出，過去30年來田主丸町的飲食改變，對冠狀動脈心臟病的預防有所幫助。」

在1950代晚期，凱斯排除誤診可能造成最初所觀察到日本人極低心臟病死亡率的可能性。然而到了1984年，凱斯推翻自己先前的說法，他表示，在他7國研究當中的日本心臟病學家「有可能被當地簽署死亡證明和提供細節的醫生所誤導。」3年之後，凱斯向《紐約時報》承認，他又重新評估了自己的假說，「**我開始認為膽固醇並不如我們以前所認為的重要**，我們要用合理的方法降低膽固醇，但是不用對這種事太過激動。」

和日本的情況一樣，最近在西班牙和義大利也發生了增加脂肪的攝取伴隨著心臟病減少的巧合，這個事件激發出一個觀察現象，即法國悖論（吃高脂飲食的國家有較少的心臟病發生率）已演化成法國－義大利－西班牙悖論（這個悖論也可以包含瑞士。

1979年瑞士公共衛生有關當局報告，瑞士的心血管疾病死亡率從1951年到1976年之間「驚人地下降」，這段期間瑞士正好增加了20%的動物脂肪攝取量）。

根據英國公共衛生研究所的流行病學家約翰·波爾斯（John Powles）表示，橫跨1990年中期，法國和義大利的中風與心臟病死亡率，都顯示出比大多數歐洲國家下降更多的跡象，而西班牙的死亡率下降幅度只以些微差距落後。從地中海遷徙到澳洲的一些移民研究指出，這些移民的低心臟病發生率到了澳洲甚至變得更低——儘管他們對肉類的攝取大量增加。

心血管疾病監測也無法證實凱斯假說

1970年代晚期，世界衛生組織發起了「心血管疾病監測」研究計畫，與凱斯7國研究的概念相似，但規模大更多。該研究追蹤21個國家裡38個族群的心臟病與風險因子——總人數約600萬人，而且不同於之前研究的是，包括了男性與女性。心血管疾病監測研究計畫的發言人休·湯斯托彼鐸（Hugh Tunstall-Pedoe）形容該計畫「無疑是有史以來最大型的國際合作心血管疾病研究」。他還說：「無論結果如何，沒有人可以得到更好的資料。」

到了1990年代末期，心血管疾病監測研究計畫已記載了15萬筆心臟病發作的記錄，和分析過18萬筆風險因子記錄。它的結論是：全世界的心臟病死亡率都在下降，但是下降幅度因膽固醇濃度、血壓、甚至抽菸習慣而異。

心血管疾病監測研究計畫的研究人員指出了他們的研究無法證實凱斯假說的原因，湯斯托彼鐸表示，在那些原因中有一種可能性，即有些族群的「典型風險因子的貢獻，被飲食、行為、環境等其他因子或發展因子的貢獻所掩蓋」。

他也討論到在**一開始使得凱斯假說普遍被相信的原因，也許是由於：只發表或只注意那些「證實現有心臟病和風險因子的信念」的證據**——「假設你在你的族群中做一項研究，然後你證明在風險因子和心臟病之間有十足的相互關係，於是你迫不及待地發表成果。如果你沒證明那種相互關係，除非你對自己有很大的信心，否則你會擔心：也許你沒有適當的測定某件事物，或也許你最好保持沉默，要是就這樣發表成果，會有讓迷思變得永不休止的風險。有些人想相信，如果我們發現任何非百分之百的相互關係，我們就變得有點像是公共衛生基礎的背叛者。反之，有些人會提出完全合理的質疑，然後我們找出結果，那就是科學要做的事。」

低脂飲食也許弊大於利

自從美國國家衛生研究院、美國衛生署署長和美國國家科學院首次宣示所有美國人都應該攝取低脂飲食的20年後，研究的結果仍然無法支持這個建議最關鍵性的層面：這樣的飲食能給予健康、長壽的生活。**相反的，研究結果一致指出，這些飲食也許弊大於利。**

1986年，即美國國家膽固醇教育計畫將降低膽固醇飲食推薦給每個膽固醇濃度超過200毫克／分升的美國人的那一年，明尼蘇達大學流行病學家大衛．賈克伯斯（David Jacobs）造訪日本，他在當地得知，**日本醫生建議病人提高他們的膽固醇，因為低膽固醇濃度與出血性中風有關。**在當時，死於中風的日本男性，機率幾乎與死於心臟病的美國男性一樣。賈克伯斯在「多重風險因子干預試驗」的資料中尋找中風與膽固醇的這種相反關係，而且找到了。這層關係超越了中風：**膽固醇很低的男性似乎容易早死**；在160毫克／分升以下時，膽固醇愈低，壽命愈短。

自從美國國家衛生研究院等國家單位首次宣示所有美國人都應該攝取低脂飲食的20年後，研究的結果仍無法支持這個建議。

1987年4月，當佛萊明罕計畫的研究人員發表在膽固醇與所有死亡率之間的關係分析時，給了人們更值得擔心的理由。經過30年的觀察，發現在高膽固醇和50歲以下男性的早死之間有重大關係。但對於年逾50歲的男性與女性而言，生命期望值顯得與膽固醇沒有關係。所以這件事情指出，**如果低膽固醇確實能預防心臟病，那麼它必定會提高其他原因的死亡風險。**

在膽固醇爭議史上也許是最驚人的單一結果，將事情弄得更複雜，儘管相關單位一致無異議通過：在觀察的頭14年裡膽固醇下降的那些佛萊明罕居民，比膽固醇維持或增加的居民可能更早死，他們死於心血管疾病的機率也更高。佛萊明罕計畫的研究人員駁斥膽固醇降低與飲食有關（遵循美國心臟學會的推薦與吃低脂飲食的結果）的可能性，而是把它說成是一種「出乎自然的下降」，並堅決主張它一定是最後會導致死亡的其他疾病所造成的，**但他們提不出證據來支持這項主張。**

低膽固醇及較高死亡率之間的關係，再次激發美國國家心肺與血液研究中心的官員們召開專題研討會來探討這個問題。1990年，來自全世界十九個研究計畫的研究人員，聚集在馬里蘭州的貝塞斯達市（Bethesda）報告他們的研究結果。他們的資料完全一致：當研究人員追蹤所有的死者時（不是只有心臟病死者）可以清楚地看出，膽固醇濃度高於240毫克／分升的男性容易早死，因為他們的心臟病風險增加了；而膽固醇濃度低於160毫克／分升的男性容易由於癌症、呼吸和消化方面的疾病、創傷風險的增加而早死。

膽固醇族群分布曲線的兩端

凱斯假說的擁護者表示，那些結果沒有意義。低膽固醇濃度所造成的過多死亡數，必定是業已存在的情況；**他們推斷，是慢性疾病導致低膽固醇（而不是倒過來），然後個案死於疾病，結果卻在死亡的議題上造成混淆**，最後成了佛萊明罕計畫的研究學者所做的假設。在膽固醇族群分布曲線的一端，低膽固醇是結果，而疾病是原因；在分布曲線的另一端，高膽固醇是原因，而疾病是結果。

當然，這是純粹基於假設、而非基於證據的劃分，而且仍然與透過飲食來降低膽固醇的全球推薦一致。1999年，在我面訪美國國家衛生研究院官員巴賽爾．瑞福金德的期間，他在提供這種解讀時指出，1990年的會議報告是支持它的決定性文件，但是那份報告（瑞福金德是共同作者）其實明確地主張：**這種解讀並未得到目前證據的支持。**

在另一種解讀中，膽固醇分布曲線的兩端得到相等的看待。無論高或低，我們

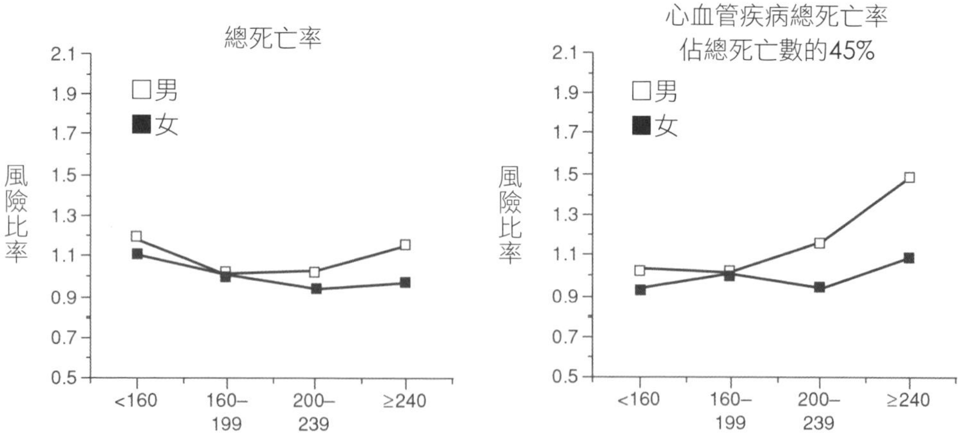

血膽固醇（水平軸）與所有死亡率（總死亡率）或只有心臟病死亡率之間的關係——來自1990年美國國家衛生研究院會議報告。

的膽固醇濃度不是直接提高死亡率，就是某種潛在失調症的症狀，而這種失調症本身會提高我們的疾病與死亡風險。在兩種情況中，飲食都會導致疾病（雖然不見得是那麼地直接），但是透過它對膽固醇的影響還是透過其他機制，仍是個未定的問題。在這個版本的解讀中，降低膽固醇飲食對膽固醇濃度所產生的作用、以及之後對動脈所產生的作用，也許只是飲食對健康影響的其中之一。所以，**利用飲食來降低膽固醇也許對某些人而言有助於預防心臟病，但也許也會提高對其他疾病的敏感度（例如中風和癌症），甚至造成那些疾病。**

這就是對凱斯假說抱持懷疑態度的研究人員所一直擔心的事情，美國國家心肺與血液研究中心在1990年的專題研討會報告中指出：「應該追求也許有助於解釋關於低（總膽固醇）與疾病關係的生物機制問題。」然而，建議吃低脂飲食和降低膽固醇的公共衛生推薦仍然沒有被違反和侵犯。

假說的「自我實現」現象

1964年，物理學家理查·費恩曼在康乃爾大學講授一系列後來很出名的課程時提到，科學家依自己的信念而產生成見或偏見是很自然的事。然而，是否心存偏見到最後都會變得無關緊要，「因為如果你的偏見是錯的，實驗不斷累積的結果終究會惹惱你，直到它們再也不能被忽視。」他說，只有在「你絕對能事先確定」答案必定為何時，才能不理會實驗結果。

在凱斯假說的案例中，**令人困擾的證據從一開始就一直被忽略。**因為全部的證據只包含肯定假說的資料，所以凱斯的假說看起來一直像是個整齊劃一的龐大個體。即使出現令人困惑的觀察結果，也不能迫使研究人員重新分析他們的基礎假設，因為每一個這樣的觀察結果，都會被視為與總體證據不符而被立即摒棄。這是一種自我實現的現象，不過，用這樣的方式不太可能獲得關於心臟病或預防途徑的可靠知識。**這不代表假說是錯的，但它的真實性永遠也不可能成立。**

女性呢？

至於女性，她們的膽固醇愈高，就活得愈久。「在女性中，高血膽固醇與所有原因的死亡率、甚至心血管疾病的死亡率都沒有關係，」加州大學舊金山分校的流行病學家史堤夫·胡列（Steve Hulley）及其共同研究者在1992年《循環》期刊〈關於血膽固醇的健康政策：改變方向的時候到了〉中寫道，「我們開始理解，在男性身上的心血管疾病研究結果——到目前為止代表絕大多數的研究成果——也許不適用於女性。」

考科藍合作組織——利用統計以力求公正

有一個方法能判斷「膳食脂肪或飽和脂肪會引發心臟病，以及降低膽固醇飲食能預防心臟病」假說的有效性，叫做統合分析，被視為在這類醫學和公共衛生爭議上最後訴諸的流行病學方法：如果現存的研究產生了含糊的結果，那麼就利用統計的力量去評估所有研究裡的全部資料，以計算出利弊的真實規模。

但是，統合分析本身的公正性就具有爭議。舉例來說，研究人員可以選擇他們的統合分析要包含哪些研究——不管是有意或無意的，然後根據這些研究，便能得到他們想要的結果。

因為這個原故，來自11個國家的77位科學家在1993年共同創立了「考科藍合作組織」（Cochrane Collaboration）。這些創立者由牛津大學的伊恩．查爾默斯（Iain Chalmers）領導，他們相信，統合分析會很輕易地受到研究人員偏見的影響，所以需要一個標準化的方法來將偏見的影響縮減到最小，而且他們也需要為公正的審查者提供一個發展的空間。

以往研究人員以自己包含或排除研究的標準來影響統合分析，考科藍合作組織方法很有效地使之變為不可能。考科藍合作組織的審查作業，必須包含所有適合他們事前所規劃出來的一套標準的研究，也必須排除所有不適合的研究。

2001年，考科藍合作組織發表對「減少或修正膳食脂肪來預防心血管疾病」重新探討的結果。作者群徹底搜查文獻來尋找所有可能的相關研究，並確認27個具有充分控制和精確度的研究是有意義的（由於並非「隨機」試驗，故結果不足採信而消失在最終分析裡的，是著名的赫爾辛基精神病院研究P072，它已由三個世代的研究人員所引用〔包括《美國衛生署署長的營養與健康報告》和美國國家科學院的《飲食與健康》報告〕，做為證明「降低膽固醇飲食不僅能夠減少心臟病發生率，而且也能減少死亡率」最有信服力的證據）。這些試驗涵蓋了10萬多名受試者，平均每個追蹤3年。審查的結果指出，**低脂或降低膽固醇飲食對壽命都沒有影響，連「在心血管事件上的重大影響」也沒有**。持續2年以上的一些試驗，所產生的只是關於益處的「推測」。

2006年，考科藍合作組織發表了對多重風險因子干預在預防冠狀動脈心臟病方面（包括降血壓和膽固醇）重新探討的結果。他們鑑定過39項試驗，其中10項（包含對9000多名病患的多年觀察）具有充分的資料，並以充分的精確度去執行而得到有意義的結果。

作者群的結論是：「共同的結果指出，多重風險因子干預對死亡率沒有影響。」他們補充說，雖然可能漏掉了治療上的一個「小小的」益處——也許是「冠狀動脈心臟病死亡率減少10%」。

如果我們相信羅斯的預防醫學學說，那麼這個關於「小小」益處的推測仍能構成足夠的動機去向整個族群提倡降低膽固醇飲食；我們可以假設，如果推測吃這樣的飲食2年後能誘發一項益處，那麼經過10年或20年之後應該會好更多——儘管我們仍需要一些試驗來測試這個假設。

我們也可以把考科藍的這個結論拿來跟1950年代中期的凱斯假說原始預測做比較。當凱斯第一次提出見解說攝取脂肪會引發心臟病時，他所根據的戰時歐洲經驗是那麼零散，所以食物短缺的少數幾年期間，正好與心臟病發生率急遽減少的期間相符合。凱斯將心臟病減少的原因歸因於市面上肉類、蛋和乳製品的減少，但也有研究學者指出，**戰爭改變了飲食與生活方式的許多層面**。傳染病、糖尿病、肺結核和癌症死亡率，在戰爭期間都下降了，但對凱斯而言那是脂肪造成的——尤其是飽和脂肪，那相當關鍵。他在1975年時寫道：「從第二次世界大戰中學到的一件大事，就是證明在短短幾年間冠狀動脈心臟病發生率的下降程度，竟然能夠掉到之前的四分之一。」

如果根據二戰期間歐洲共同經驗的含糊可能性（如證據確實指出的），冠狀動脈心臟病發生率大幅下降真的可能，那麼就是發生了某一件影響更深遠的事，而不只是反映在降低膽固醇飲食臨床試驗中所看到的死亡率下降的「推測事件」——在戰爭期間改變的飲食或生活方式的其他因素，必定在促進族群健康方面扮演了十分重大的角色。

Part 2

營養翹翹板失控傾斜碳水化合物

全世界的飲食愈來愈趨向碳水化合物了，那是因為現在的人口是前所未有的多（也許有人會補充說「再也不會有這麼多」），所以必須有更多的食物。

你從 0.4 公頃田的玉米所到的熱量，是你拿同樣數量玉米去餵豬、然後從那些豬肉中所得到熱量的 8 倍！

由於人口的壓力，世界上某些地區已逐漸食用較多蔬菜和較少動物食材。這表示碳水化合物（尤其是來自糖和穀片）在數量上正穩定地增加。我們雖不需憂心忡忡地看待這一點，但指出這個趨勢並非走向健康的最佳道路也沒錯。並不是說澱粉和糖有害，但在達到良好健康的必要條件上，我們對它們的需求並不高。如果飲食中碳水化合物的比例較高，那麼某種更重要的東西的量就變少。營養是一個六向蹺蹺板，你曾試過去平衡它嗎？

克利弗德・福納斯與史帕可・摩爾・福納斯

《人類、麵包與命運：人類與食物的故事》，1937

註：Part 2、Part 3 的重點句不只有證據的推論，也有一些說明，但無反面的推論，僅以**重點句**標示。

Chapter 5

文明病爆發

現代飲食究竟出了什麼問題？

即使是在有系統的鼓勵之下，英國人也花了200到250年的時間才接受馬鈴薯，但愛爾蘭人只花了50年的時間。玉蜀黍和樹薯在部分非洲地區被接受的時間又快多了……茶、白麵包、米和非酒精飲料闖進許多非洲飲食的時間甚至更迅速，因此它們普及得非常快，而且在營養上造成了相當嚴重的後果。

聯合國糧食及農業組織非洲區域營養主管，F·T·塞

- ▶**湯瑪斯·奧林森（Thomas Allinson，首批提出精製碳水化合物和疾病之間有關係的人之一）**：大量白麵包引起腸道阻塞和便祕……又造成痔瘡、靜脈曲張、頭痛、憂鬱、遲鈍及其他不適……P130
- ▶**羅伯特·麥卡里森（Robert McCarrison）**：慢性文明病或許可歸因於大量使用維生素不足的白麵粉、不加節制的使用毫無維生素的糖P130。

1913年4月16日，亞伯特·史懷哲抵達了西非內陸低地的一個小村莊蘭巴雷內（Lambaréné），要在歐格威河畔（Ogowe River）建立一間教會醫院。他的夫人海倫娜女士是一位十分訓練有素的護士，在她的陪同之下，史懷哲從次日早晨便開始治療病患。

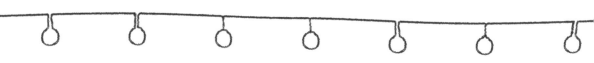

史懷哲估計，他在前9個月看了將近2000名病患，之後40年裡平均1天30到40名，較忙碌時外加1週3次手術。居民身體不適的主要原因（至少在開始的時候）是地方性疾病和傳染病：瘧疾、昏睡症、痲瘋病、象皮腫、熱帶痢疾和疥瘡。

史懷哲抵達的41年、以及他由於教會任務獲得諾貝爾和平獎的1.5年之後，他遇到非洲原住民的第一件盲腸炎案例。盲腸炎並不是原住民似乎具抵抗力的唯一西方疾病，他寫道：「我抵達加彭時，我很驚訝沒遇到任何癌症案例……當然，我不能很肯定的說一點癌症都沒有，但就像其他偏遠地區的醫生一樣，我只能說，如果有任何案例存在，也一定非常罕見。」然而，隨後的幾十年裡，他親眼目睹癌症患者穩定增加。「我的觀察令我傾向將這個現象歸因於，原住民的生活方式愈來愈像白人。」然而，史懷哲的經驗在當時並非不尋常。

1902年，出身曼徹斯特大學的醫生山繆．胡頓（Samuel Hutton）開始在納因鎮（Nain）的摩拉維亞兄弟會治療病患，它位於黃金海岸北段的拉不拉多，一個距離西非的叢林氣候和原住民的樸實生活說有多遠就有多遠的地方。

胡頓將愛斯基摩病人分為兩大類：有些人遠離歐洲殖民區離群索居，吃傳統的愛斯基摩飲食，「愛斯基摩人是肉食者，飲食中的蔬菜部分很貧乏。」另外有些愛斯基摩人住在納因鎮或與其他歐洲殖民者毗鄰而居，對主要內容是「茶、麵包、硬餅乾、糖漿，以及鹹魚或豬肉」的「殖民者飲食」產生興趣而吃那種飲食。

在前者中，歐洲疾病很不尋常或極為罕見，胡頓根據自己在拉不拉多11年的經驗侃侃而談，「最令人震驚的是癌症，我從未看過或聽過任何一個愛斯基摩人的惡性腫瘤案例。」他也觀察到沒有氣喘，而且，就像史懷哲的經驗一樣，沒有盲腸炎，唯一的例外是一個一直「吃『殖民者飲食』」的愛斯基摩年輕人。他觀察到，採取殖民者飲食的愛斯基摩人較容易罹患壞血病、「不夠健壯」、「容易感到疲倦，而且他們的孩子瘦小又虛弱」。

營養變遷

史懷哲和胡頓在他們傳教的歲月裡所目睹的現象叫做「營養變遷」，指一個族群飲食、生活和健康狀態的西洋化。世界衛生組織最近是這麼描述現行版本的營養變遷的：「世界食物經濟的改變已經影響到飲食模式的轉換，舉例來說，增加對高脂（尤其是飽和脂肪）、低碳水化合物的高密度能量飲食的攝取。這種趨勢再加上與久坐習慣有關的能量消耗減少……由於在飲食和生活模式上的這些改變，與飲食有關的疾病（包括肥胖、糖尿病、心血管疾病、高血壓、中風和各種形式的癌症）已成為發展中國家和新已開發國家裡造成殘疾和早死日益增加的重大原因。」

這充其量就是一個凱斯等人為了提倡低脂飲食而弄出來的「改變美式飲食」P045故事的升級版：我們比過去某個理想時期吃更少碳水化合物和比任何時候都多的脂肪，然後我們付出的代價是慢性疾病。

凱斯的參考點是1909年左右的美式飲食（如美國農業部的估量所描繪），或是1950年代的日本或地中海飲食。當有人向凱斯提到其他的營養變遷（包括由史懷哲和胡頓所見證的）可能具有參考價值時，他辯駁說，對於那些孤立族群的飲食和健康知道的還不夠多，所以無法做出可靠的結論。他堅決主張，在許多的這些族群裡——尤其是因紐特人（Inuit）——極少數人可能活得久到足以發展出慢性疾病，我們從中學不到什麼東西。

這個主張也暗示它的真相無可爭論，繼湯瑪斯・霍布斯（Thomas Hobbes）對原始生活的簡潔解讀之後，它可以被稱做「卑劣、粗野和差勁的」警告。但較早幾代的醫生有優勢可以根據人類學家所說的現代化曲線，而觀察到更早以前的營養和健康狀況。他們的工作簡單多了：注意到在某個族群中沒有某種疾病，或某種疾病出現在原本未受感染的某個族群當中（裘弗瑞・羅斯這麼說道：從健康的族群轉變為生病的族群），比起在所有受感染的族群中比較疾病的發生率，這種觀察結果較不容易被診斷和文化上的人為影響所混淆。

這些基於史實的觀察結果中的大部分，都來自於像史懷哲和胡頓等這樣的殖民和傳教醫生，他們剛好在族群開始大量接觸西方食物時或之前給予幫助。新的飲食內容無可避免的包含了可以輸送到全世界但在途中不會腐壞或被吃下肚的碳水化合物食物：糖、糖漿、白麵粉和白米。然後文明病或西方疾病就跟著出現：肥胖、糖尿病、心血管疾病、高血壓和中風、癌症、齲齒、盲腸炎、消化性潰瘍、憩室炎、膽結石、痔瘡、靜脈曲張和便祕。當任何一種文明病出現時，其他所有的都將接踵而至。

文明病的出現

這種情況使得研究人員提出一種見解：所有這些疾病都有一個共通的原因——**攝取易消化的精製碳水化合物**。這個假說在1970年代初期遭到否決，因為它無法和凱斯「脂肪才是問題」的假說協調一致——凱斯假說其實暗指碳水化合物是部分解決方法。但這個碳水化合物假說被否決是因為受到強力證據的駁斥，還是因為那些理由其實非常不科學？

最早的觀點來源

文明病的原始觀念得要追溯到19世紀中葉，起源於一個名叫史丹尼斯拉·坦喬（Stanislas Tanchou）的法國醫生，他在開始個人執業及研究癌症的統計分布前曾隨侍過拿破崙。坦喬在他對死亡登記的分析上做出結論說，癌症在城市比在鄉村更為常見，而且整個歐洲的癌症發生率都在增加當中，「癌症，就像精神錯亂一樣，似乎隨著文明的進步而增加。」他和在北非工作的一些醫生的通訊內容，被他拿來支持這個假說。那些醫生報告說，在他們的地區裡，疾病一度很罕見或不存在，但癌症案例的數量「一年比一年多，而且這種增加的趨勢與文明的進步有關」。

非洲的觀察

到了20世紀初，類似的報告已成為在非洲各地的醫生的工作項目之一。他們通常會報告「原住民與歐洲人雜居」的市鎮出現一些癌症案例，而且那些原住民模仿歐洲人的飲食習慣及其他家務行為，但在生活方式和飲食習慣仍維持傳統的地區就沒有這樣的現象。這些報告通常發表於《英國醫學期刊》、《柳葉刀》或《東非醫學期刊》之類的當地期刊，一般會包含作者治療土著的年資、接受醫院治療的原住民人口規模、當地歐洲人口的規模與兩種人口中確診的癌症數量。

舉例來說，南非奧蘭治自由邦的地區醫生F·P·弗西（F. P. Fouché）在1923年向《英國醫學期刊》報告說，他在一家治療過1萬4000名原住民的醫院服務了6年。「我從未在任何一個原住民身上看過胃潰瘍或十二指腸潰瘍、結腸炎、盲腸炎或癌症案例，雖然這些疾病常見於白人或歐洲人族群中。」

印地安人的狀況

1908年，史密森博物學院美洲人種學辦公室發表了關於美洲原住民健康狀態的第一份重大報告，該報告的作者是從醫生轉職為人類學家的艾列希・赫德理卡（Aleš Hrdlička），他在華盛頓的國家博物館（現為史密森自然史國家博物館）體質人類學部門擔任館長，有30年的經歷。

在一份長達四百六十頁、標題為「美國西南部與北墨西哥的印地安人生理學與醫學觀察」的報告裡，赫德理卡描述他從六次的考察作業中得到的觀察結果，「如果有任何惡性病變存在的話（惡性病變的存在很難質疑），必定極為罕見。」他還沒「在任何一個印地安人身上看過惡性腫瘤的明顯跡象」。赫德理卡也提到，在他所檢查過的2000多名美洲原住民裡，他只見過3個「器質性心臟病」的案例，而且「連1個晚期動脈硬化症的明顯例子都沒有」。靜脈曲張很少見，痔瘡也不常出現，「沒有觀察到盲腸炎、腹膜炎、胃潰瘍或任何肝臟方面的重大疾病。」

赫德理卡考慮到一個50年後凱斯會提出的可能性，那就是：這些美洲原住民未染上慢性疾病，是因為他們的壽命相當短。不過，他否決了這個可能性，**因為證據顯示他們活得跟當地白人一樣久，甚至更久。**

1910年，赫德理卡對癌症的田野觀察被哥倫比亞大學病理學家艾薩克・萊文（Isaac Levin）證實，他向遍布在美國中西部和西部幾州保留區的印地安事務處工作的醫生做調查。萊文報告的標題是「北美印地安人的癌症及癌症的人種分布」，它討論到107位對他的調查有所回應的醫生的觀察結果，其中附有醫生的姓名、地點、執業規模、執業期間和確診癌症數量。

舉例來說，奇斯・巴夏南（Chas. M. Buchannan）在2000名印地安人中服務了15年，他們的平均壽命是55到60歲，只見過一個癌症案例；亨利・古里奇（Henry E. Goodrich）在3500名印地安人中服務了13年，連1個案例都沒見過。萊文的調查涵蓋10萬1500名以上的美洲原住民，他們接受專門機構醫生的治療，期間從幾個月到20年的都有，產生的惡性腫瘤案例，登錄在案的總計有29件。

最全面的2項孤立族群癌症調查

處理孤立族群癌症問題最全面的兩項嘗試，一項出現在《癌症自然史，含其原因與預防方法的特別附錄》中，出版於1908年，作者是英國皇家外科學院的研究員W・羅傑・威廉斯（W. Roger Williams），另一項是《全球癌症死亡率》，由美國統計學家弗瑞德里克・霍夫曼（Fredrick Hoffman）在1915年發表。

在《癌症自然史》當中，威廉斯遊歷過一個又一個大陸，跋涉過一個又一個區域。舉例而言，1900年在裴濟的12萬名原住民、美拉尼西亞人、波里尼西亞人和「印地安苦力」中，只有兩筆死於惡性腫瘤的記錄。在婆羅洲，有一位佩格爾醫生（Dr. Pagel）寫到，他已執業10年，但從來沒見過一個癌症案例。此外，威廉斯也在文件中記載了坦喬曾報告過在發展中國家的癌症死亡率提高的現象。在美國，19世紀後半的癌症死亡率也急速上升：在紐約，從1964年的每1000人死亡數中的32個到1900年的67個；在費城，從1861年的31個到1904年的70個。

霍夫曼把他生涯中的黃金時期奉獻給理解這些觀察到的現象。他在保德信保險公司擔任主任統計師時開始他的癌症研究，之後在「美國癌症控制統計學會委員會」（美國癌症學會的前身，霍夫曼是其創立者）時，由於是研究的一部分，所以繼續這項工作。繼《全球癌症死亡率》之後，他也在1937年多達七百多頁、更新證據後的著作《癌症與飲食》中指出，癌症死亡率「在全球正以多少令人擔憂的速度」增加中，只有新的醫療診斷技術和人口的高齡化能夠解釋其部分原因。

針對如史懷哲和胡頓等醫生在全世界所做的觀察——那些他與威廉斯鉅細靡遺地記錄在案的觀察——霍夫曼無法做出一個滿意的解釋。1914年，霍夫曼自己調查了為印地安事務處工作的醫生。「在所有印地安部落的大約6萬3000人中，1914年間的醫療觀察裡只發生過2件癌症死亡案件。」他報告，「沒有已知的原因可以解釋，為什麼癌症不會偶爾發生在那些種族或民族中的任何一個裡，即使那個族群是層次最低的野蠻人。」「我承認精確地判斷非文明族群中的死亡原因有實際上的困難，但這不失為一個可靠的推測：大量的醫療傳教士及其他訓練有素的醫療觀察者，與世界各地的原始族群共同生活多年，如果癌症發生在那些族群中的程度幾乎像所有文明國家一樣普遍，那麼這些人對於惡性疾病在所謂的『未開化』族群中的發生率，早就提供了大量的事實根據。」

穿越整個1930年代，這項證據持續累積，幾乎沒有出現反駁的論點。到了1950年，因紐特人間的惡性腫瘤仍被認為十分不常見，以至於（就像該世紀早期的非洲一樣）當這種疾病真的出現時，當地醫生會發表個案報告。一篇由3位來自安大略省皇后大學的醫生在1952年所寫的文章，一開頭的評論就是：「癌症不發生在愛斯基摩人身上是很普遍的描述，就我們所知，到目前為止沒有相關的案例報告。」

1975年，一個加拿大醫生團隊發表四分之一世紀以來在北極圈中、西部的因紐特人間癌症發生率的分析。他們報告，雖然肺癌和子宮頸癌自1949年以來便「急速增加」，但是乳癌的發生率仍然「低得驚人」。在1966年以前，他們找不到任何一個因紐特病患的案例；他們只能在1967年到1974年之間找到2個案例。

這些醫生在當地的白人、為歐洲家庭和企業工作的原住民身上確實常診斷到腫瘤和其他文明病，比方說，1923年8月，歐蘭斯坦（A. J. Orenstein）在《英國醫學期刊》中根據自己在南非蘭特礦區擔任公共衛生督察長的經驗報告：「1922年下半年和1923年的前2個月，在對原住民礦工屍體接連100場由我親自執行的檢驗中，觀察到2個癌症案例——一個是年約40歲的尚迦納族原住民男性的胰腺癌和頸腺癌；另一個是幾乎佔據整個肺臟的癌症案例，同樣是尚迦納族原住民男性，年約25歲。」

來自這些醫生的報告成了指出疾病的進展可能有多迅速的提示，也成為反對「在偏遠地區診斷不到癌症是因為缺乏複雜的診斷技術」的主張的證據。1923年，於中非南部尼亞薩蘭工作的喬治・普蘭堤斯（George Prentice）在《英國醫學期刊》中描述一名無法開刀的乳癌患者：「它長驅直入，先摧毀整個乳房，然後是胸腔壁上的軟組織，接著吞噬肋骨。當我在這名女性黑人的村子裡見到她時，我可以看到她的心臟在跳動，那時她已在死亡邊緣。」

在孤立族群中沒有惡性腫瘤的事實，激發出為什麼癌症會發生在其他地方的問題。一個早期的假說主張，吃肉是問題的關鍵，原始族群因大多攝取蔬食飲食，所以受到保護而免於癌症，但這不能解釋為什麼惡性腫瘤在印度地區的印度人之間很普遍（他們討厭葷食），而在因紐特人、馬塞人及其他明顯偏好吃肉的族群中很罕見或根本沒有（這個假說「在〔美洲〕印地安人身上幾乎不成立」，1910年時艾薩克・萊文寫道，「他們攝取大量〔富含氮，也就是肉類〕的食物，往往超出限度。」）。

到了1920年代晚期，吃肉假說終於輸給這個概念——普遍性的營養過剩，加上現在加工食品、缺乏維持健康所需的重要成分，才是該歸咎的原因。如霍夫曼所提到，就是那種「需要保存或冷藏、化學防腐劑和色素，要不然就是加工到很誇張程度」的食品。霍夫曼說，這些現代加工食品「經年累月對身體的功能和代謝作用造成影響深遠的改變，才是惡性腫瘤生成的原因或先決條件，至少部分解釋了在幾乎所有文明和高度都市化國家所觀察到的癌症死亡率增加的現象」。

可怕的麵粉和糖

白麵粉和糖是被挑出來特別有害的成分，因為**這兩者在19世紀後半的西方飲食**

中快速增加，正好與癌症死亡率增加的報告相符（也可能與逐漸增加的糖尿病發生率和盲腸炎有關）。此外，關於白麵粉和糖營養價值和吸引力的爭議，自19世紀初期便激烈地進行著。

麵粉在製作過程中會分離掉穀粒含纖維的外層（不易消化的碳水化合物），也會將幾乎所有的維生素和蛋白質從澱粉中分離出來，而澱粉的組成是長鏈葡萄糖分子。白糖的製作是從甘蔗植株或甜菜根的周圍細胞和外皮取出含有蔗糖的汁液。在以上兩種情況，愈精製，產物就愈白，而且維生素、礦物質、蛋白質和膳食纖維的含量就愈低——精製白米也一樣。

這看起來也許是很明顯的壞處，但白麵粉自有其擁護者。就如史丹利・戴維森爵士和雷金納德・帕斯摩爾在教科書《人類營養與食療法》中所提到的，傳統上人們認為它「外表較吸引人」。麵包師傅因為它的烘烤品質較好，而且它的含脂量比全麥麵粉少、較不易變質、更容易保存而偏好它；製粉業者因為精製米、麥後剩下的穀皮（還有精製糖所剩下的糖漿）可當做飼料和工業用途出售獲益而偏好它；營養師主張白麵粉比全麥麵粉具有更好的「消化性」，因為後者所含的纖維阻礙了任何附屬的蛋白質或碳水化合物的完整消化。白麵粉的低蛋白質、維生素和礦物質也使它「比全麥麵粉更不容易受到蟲子的侵擾和鼠輩的破壞」。

直到19世紀中葉，隨著用來碾穀物的碾磨機的發明，白麵粉才成為合理平價的大眾消費商品，在那之前，只有特權階級才吃白麵粉，窮人吃的是全麥麵粉。19世紀中葉以前，當甜菜根的栽培還沒普及到整個文明世界時，糖也是奢侈品。在1874年時，隨著英國免除進口糖的關稅，糖的攝取量迅速攀升，促成餅乾、蛋糕、巧克力、糕點糖果、飲料等工業的出現。到了第一次世界大戰開始時，英國人吃糖的程度已達每人每年40公斤以上（**單單1個世紀就增加了500%**），美國人則在36公斤以上。直到19世紀中葉亞洲國家以機器碾米機取代手工樁米時，窮人才吃得到光滑的白米，並取代了原本的糙米。

探險家會在旅程中攜帶大量的白麵粉、米和糖，也會拿這些東西跟一路上遇到的土著做交易或送給他們（鮑德溫・史班瑟〔Baldwin Spencer〕和吉倫〔F. J. Gillen〕在《橫越澳大利亞》中描述1890年晚期在中非從事的探險工作，他們帶了3600公斤的麵粉——40袋、每袋重90公斤和315公斤的糖）。在《小獵犬號航海記》中，達爾文（Darwin）敘述探險隊的隊員如何利用「提供一些糖和米」的方式來說服澳洲原住民舉辦舞會。早在1982年，就有人描述阿拉斯加巴羅城（Barrow）的愛斯基摩人已經「喜歡上許多種類的文明食物，尤其是各種麵包、麵粉、糖和糖漿」。一直到進入20世紀之後，這些食物仍是與孤立族群交易或貿易上的主要項目（根據1948年美國及澳洲的一個聯合探險隊，某個澳洲原住民部落的典型飲食「包含了白麵粉、米、茶、糖、水牛肉及牛肉」。）。

直到最近幾十年以前，關於過量精製麵粉和糖的營養爭論一直在於：易消化性的益處和討喜的白色，是否比去除蛋白質、維生素和礦物質的任何可能缺點更重要？在19世紀晚期的英國，麵包與糧食改革聯盟的主席湯瑪斯．奧林森醫師寫道：「生命的真實支柱是全麥麵包。」奧林森是首批提出精製碳水化合物和疾病之間有關係的人之一，「這個國家最大的詛咒之一，是由大量白麵包引起的腸道阻塞和便祕。便祕又造成痔瘡、靜脈曲張、頭痛、憂鬱、遲鈍及其他不適……結果製藥公司幾乎成為國家不可或缺的一部分。」

這一連串從白麵包到便祕再到慢性疾病的因果關係，被1920年代晚期一位想法創新、行事具個人風格的蘇格蘭外科醫生阿布斯諾．連恩爵士（Arbuthnot Lane）在《預防文明特有的疾病》中肯定了其確實性。這個學說在後來的幾十年裡密切地影響了一群英國的醫學研究學者。

精製澱粉如何造成疾病？

說明糖、白麵粉和白米如何造成疾病，較被接受的版本來自20世紀初期營養學研究的大時代。1912年，出生於波蘭的生化學家卡西米爾．芬克（Casimir Funk）創造了新名詞「維生素」，並推測維生素B_1、B_2、C和D是人類健康所必需的。在之後的四分之一個世紀裡，研究學者們相繼發現新的健康所需維生素，並鑑定出一堆因缺乏特定維生素而引起的疾病（例如腳氣病、糙皮病、佝僂病和壞血病）。腳氣病是由於缺乏維生素B_1造成的，這種營養素在精製白米和白麵粉的過程中流失。

這導出一個推測：即使是像癌症那樣的疾病，也可能是由缺乏維生素而引起的一種缺乏症——如新聞記者伊利斯．巴克爾（J. Ellis Barker）在他的書《疾病是怎麼造成的，就能怎麼預防》（1924）中所宣稱。

蘇格蘭營養學家羅伯特．麥卡里森也許是這個學說的首要擁護者——慢性文明病或許可歸因於「大量使用維生素不足的白麵粉，以及不加節制的使用毫無維生素的糖」。他在印度成立了一間後來成為國家營養研究中心的實驗室，並在喜馬拉雅山山區工作了9年。1921年麥卡里森在匹茲堡大學的一場演講中說：「身處遠離精緻文明的孤立族群中，在我與那些人相處的期間，我從未見過任何一個消化不良、胃潰瘍或十二指腸潰瘍、盲腸炎、黏液性結腸炎或癌症案例，儘管我1年的手術清單平均有400多件。」他把他們的良好健康歸因於幾個因素——包括吃「簡單的天然食物」的飲食，「我不認為……他們國家1年進口糖的量會像這個城市裡一個普通規模的飯店在1天裡所使用的一樣多。」

麥卡里森的研究，包括一個關於那些不同族群和印度次大陸上各種宗教團體在飲食和體格方面的比較研究，「北印度民族的體格，遠比南部、東部和西部的種族優越得太多了。」他再次把這種差異歸因於北印度飲食中所含有、而其他地方沒有的維生素和營養素。他們吃含有牛奶、黃油、蔬菜、水果和肉類的均衡飲食，他們用全麥麵粉來做麵食，那「保留了大自然賦予麥子的所有營養素……當白麵粉被當成飲食上的一般用品時，其使用者的體格程度就變得和南印度及東印度食米者一樣。他們面臨同樣的問題，他們開始用營養價值相當低的主食做為飲食內容。」

他也在實驗室裡以這些不同族群的飲食來餵食大鼠，並且報告說，長得最好的大鼠飲食中含有「豐富的各種正常營養元素和複合物」，長得最糟的大鼠飲食中含有「過量豐富的碳水化合物，並缺乏適當的蛋白質、礦物鹽和維生素。」

到了第二次世界大戰時，研究必需維生素潮流的興起，使美國下令製粉業者必須用維生素B、鐵質和菸鹼酸來強化白麵粉的營養。10年後，英國政府也實施類似的做法。「保護性食物」的概念，包括健康飲食中必需含有蛋白質、維生素和礦物質（新鮮肉類、魚、蛋、奶、水果和蔬菜）現在已成為正統知識。

在1個世紀的激辯裡，似乎沒有人想到，**除了將蛋白質、膳食纖維、維生素和礦物質去除，這些精製食物（麵粉、糖和白米）的特性本身就可能衝擊人類的健康。**

Chapter 6

人類營養最慘烈的變遷

與精製澱粉同時興起的糖尿病

糖的攝取量無疑在增加當中。我們普遍都知道糖尿病案例愈來愈多，而且已經達到一個很可觀的程度，在攝取糖最多的種族和社會階級裡，糖尿病的發生率也最大。「糖在糖尿病原因裡所扮演的可能角色」這個問題常被討論，但仍懸而未決。醫學界的一般態度在說詞上仍是含糊或否定的……但醫療措施的實行卻是全然毫不遲疑的。

弗雷德瑞克・艾倫，《糖尿與糖尿病之研究》，1913

糖與糖果不會導致糖尿病，但會造成胰腺的負擔，所以應該節制使用……碳水化合物最好是以澱粉形式攝取：水果、蔬菜和穀片。這樣的吸收比較緩慢，儘量減少了功能性損傷。

加菲・敦肯，《糖尿病與肥胖》，1935

- ▶**弗雷德瑞克・艾倫（Frederick Allen）**：對於消化力正常或微低的人來說，過度攝取糖製品，會削弱身體消耗血糖的能耐P134。
- ▶**伊略特・喬斯林（Elliott Joslin）**是將胰島素運用在治療糖尿病的先驅P136。
- ▶**哈羅德・希姆斯沃斯（Harold Himsworth）**：降低糖尿病死亡率最有效的方式是鼓勵攝取富含碳水化合物的飲食P139。正是希姆斯沃斯的研究和喬斯林對他的信賴，促成半世紀以來的糖尿病學家毫不懷疑地相信，糖尿病並非由攝取糖和碳水化合物造成的。
- ▶**阿朗・寇恩（Aharon Cohen）及其同僚**：糖攝取的顯著差異也許是能夠解釋糖尿病增加的一項原因P140。

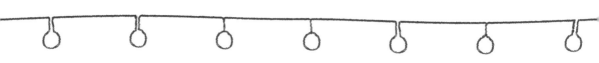

▶喬治・坎貝爾（George Campbell）&湯瑪斯・拉堤摩爾・彼得・克利夫（Thomas Latimore Peter Cleave）：西方社會常見的慢性病（包括心臟病、肥胖、糖尿病……）是單一主要失調症的各種表現形式，可稱為「精製碳水化合物疾病」，也就是糖代謝病P143。

▶羅伯特托・馬夕羅尼（Roerto Masironi）：膳食脂肪雖然會影響心臟病的發生，但非唯一的罪犯，而糖和脂肪有同樣的的代謝途徑，碳水化合物代謝異常也許造成了脂肪代謝異常P150。

在所有的文明病裡，與糖、精製碳水化合物的攝取或許有關的，糖尿病肯定是頭號嫌犯。

這個疾病有一個明顯的特徵：身體無法利用循環中的碳水化合物（叫做血糖，或者更專業的——葡萄糖或血清葡萄糖）做為能量。這種葡萄糖累積在血液中，大大地超過腎臟能處理的量，多餘的就跑到尿液裡，造成糖尿現象。症狀之一是持續感到飢餓，尤其會渴望糖和其他容易消化的碳水化合物；另一種症狀是頻尿，而且尿液不只聞起來像糖，連嚐起來也像糖。基於這個理由，這種疾病稱糖尿病。

糖尿病的蔓延

遠在2000年前，印度醫生就主張它是一種由於放縱吃糖所引起的富人病，但就和麵粉、白米一樣，糖直到最近才傳入新幾內亞。

美國糖尿病學家弗雷德瑞克・艾倫在其1913年的教科書《糖尿與糖尿病之研究》中提到：「這個古老的信念有其可取之處，它發源於有機化學出現之前，創始人絕對無法知道麵粉和米大部分是碳水化合物，也不知道碳水化合物在消化後會轉換成出現在尿液裡的糖。」

到了19世紀末，研究學者已經證實胰腺與糖尿病有關。1920年代人類發現胰島素，並發現它是利用碳水化合物做為能量所不可或缺的東西。

沒有胰島素，糖尿病患者仍然能夠藉著限制飲食中的澱粉和糖來緩和疾病的症狀。不過，糖尿病學者或許會直截了當地駁斥糖和精製碳水化合物多少與此疾病有關的觀念。

在尚未發現胰島素的時代，治療糖尿病的領導權威可以分為三大類：

①**堅決確信糖和其他碳水化合物並非致病原因的人**：代表人物有著名的德國權威人士卡爾．馮諾頓（Carl von Noorden）。

②**認為證據十分含糊**：包括德國內科醫師貝恩哈德．諾林（Bernhard Naunyn）、不會歸咎於糖本身但勉強承認的人，如弗雷德瑞克．艾倫所說，「大量的甜食和啤酒中的麥芽糖」有利於疾病的襲擊。

③**十分堅信者**：拉斐爾．列拜恩（Raphaël Lépine）是其中之一，他們提到，素食者、喝啤酒的特拉普會修道士常罹患糖尿病，就像製糖廠的工人一樣。

那些相信糖與疾病之間有關係的糖尿病學家主張，消化糖和精製澱粉所產生的葡萄糖能夠輕而易舉地進入血液，身體因而可能要花些能耐才能消耗掉那些血糖。如果某人消化吸收碳水化合物的能力已達極限或受損，那麼把糖加到其飲食裡，也許會從看似健康的狀態變成病號，弗雷德瑞克．艾倫解釋道：「在糖尿病和非糖尿病兩種狀態間沒有任何極端差異時，能夠合理推測原因可能是糖製品……對於消化力正常或稍微降低的人來說，十分過度地放縱也許會削弱他的這種力量。」

這種說法似乎解釋了以下這個事實：當輕微的糖尿病患者禁止或限制吃糖及其他高碳水化合物食物時，糖尿往往就消失了；它也解釋了，為什麼有些人能終其一生吃糖、麵粉和白米卻不會罹患糖尿病，而有些較無法吸收葡萄糖的人攝取太多精製碳水化合物時就得了糖尿病。

任何延緩這些碳水化合物的消化（像是吃非精製形式的碳水化合物）、進而減少胰腺（分泌胰島素以提高血糖的器官）過勞的東西，或任何不需胰島素而能增加葡萄糖吸收（激烈的身體活動）的東西，都可能有助於預防糖尿病。弗雷德瑞克．艾倫寫道：「一個沒錢的勞工階級可能吃大量的澱粉，然後平穩地分配葡萄糖的產生，因為比起大量的糖，澱粉的消化和吸收過程較緩慢，也因為運動使肌肉產生更大的燃燒效能。」如果一個人富裕、久坐、喜歡甜食，雖然沒有易染病體質，仍可能成為糖尿病患者。

糖尿病似乎是一種十足的文明病，不見於吃傳統飲食的孤立族群中，但在吃歐式飲食的富有民族的優勢階級裡卻相當常見：斯里蘭卡（錫蘭）、泰國、突尼西亞和葡屬馬德拉島等等（1938年，C．P．唐尼森〔C. P. Donnison〕在《文明與疾病》中證實了這項觀察，他使用英國殖民局的年度醫療報告，上面列了所有英國殖民區的住院病患診斷。唐尼森寫道，許多殖民醫生報告說，他們在當地土著族群中從未見過糖尿病，「有些人說在他們多年的經驗中見過1、2件案例。」但在那些受到較多文明影響的族群中則「發生率較高。」）。

對英國研究人員而言，在印度，不同教派、階級和種族的糖尿病不同比率，特別指出了糖和澱粉在這個疾病上的關係。1907年，英國醫療協會在其年度研討會中舉辦一個關於熱帶地區糖尿病的專題座談會。軍醫處處長暨印度醫學委員會總裁哈維洛克・查爾斯（Havelock Charles）把糖尿病描述成是印度「好吃懶做的富人」的「報應」。查爾斯的同行、加爾各答大學的萊・可拉斯・相德・博斯（Rai Koilas Chunder Bose）說：「隨著文明、高等教育的進步，以及在英國統治之下的人民財富增加，糖尿病案例數已大幅提升。」

在印度工作的英國與印度醫生都承認，吃素的印度人比非素食者的基督徒和回教徒遭受更多病痛。哈維洛克・查爾斯說，針對存在陷阱的歐式生活方式模仿最多的孟加拉人，其日常糧食「主要是米、麵粉、豆類（碗豆、一般豆實和扁豆等）和糖」，他們的病痛最多；據報告，10%的「孟加拉紳士」有糖尿病（相較之下，在印度工作的7萬600名英國官員和軍人裡只診斷出8件糖尿病案例——發生率0.1%）。

糖和白麵粉是糖尿病病因的明顯嫌犯，因為在19世紀的後面幾十年裡，美國和歐洲對這些食材**攝取量迅速增加，與糖尿病發生率和死亡率的迅速增加剛好吻合**。從1985年代開始採用檢驗尿液中的糖來鑑定糖尿病之後，糖尿病在醫院和人壽保險的體檢中成為比以往更常見的項目，而且隨著人壽保險的普及，有愈來愈多醫生從外表看似健康的人身上診斷出輕微糖尿病，因此提高了發生率。

糖尿病和冠狀動脈心臟病一樣，診斷上的定義逐年改變，與之相關的統計分析也是，所以沒有結論可被視為具決定性。儘管如此，患者的數量實在令人驚嘆。

1892年，威廉・奧勒於《醫學原理與實踐》中描述，在約翰霍普金斯醫院接受治療的3萬5000名病患中，只診斷出10個糖尿病患者；在波士頓的麻塞諸塞州總醫院，從1824年到1898年將近5萬名的住院病人裡，只診斷出172個糖尿病患者，其中20歲以下的只有18個，10歲以下的3個，表示兒童糖尿病極為罕見。然而，在1900年到1920年之間，根據哥倫比亞大學公共健康研究所所長哈文・艾默森（Haven Emerson）的說法，**儘管疾病的療法改善了，但糖尿病的死亡率在美國各城市已增加了400%**，它從美國南北戰爭後增加了15倍。艾默森報告說，在英國和法國的糖尿病死亡率成比例增加，並推測原因是糖攝取量的增加、動得愈來愈少的生活習慣。此外，糖尿病比率在第一次世界大戰期間，在面臨食物短缺或糧食配給的族群中驟然下降。艾默森於1924年寫道：「顯然，在糖攝取上所發生的起伏，往往在數個月內便可從糖尿病的死亡率當中看到類似的起伏。」

當代糖尿病學大師怎麼說？

糖和精製碳水化合物與糖尿病有關的假說，也許熬過了1930年代，但伊略特．喬斯林拒絕相信這種說法。

反對糖和糖尿病的關係

當時在美國，喬斯林的名字就是糖尿病的同義詞；在美國糖尿病學者的地位方面，喬斯林也許一度排在弗雷德瑞克．艾倫P134之下，但艾倫的名聲是建立在他以飢餓法治療糖尿病，這種療法只有少許效益，而且自1921年發現胰島素後就變得沒必要了，而喬斯林是將胰島素用在治療上的先驅，故贏得了持久的名聲，且自1920年代以降，喬斯林的《糖尿病療法及患者手冊》就是糖尿病學的聖經。

當艾默森提出證據並指出提高糖的攝取是糖尿病發生率提高的最佳解釋時，喬斯林駁斥說，糖攝取量的增加，在美國被蘋果的攝取量減少而抵銷，而且就糖尿病而言，蘋果中碳水化合物的效果就跟食用糖一模一樣（事實並非如此，但1920年代時沒有證據讓喬斯林相信其他說法）。

艾默森以美國農業部的報告資料還擊（在相關的幾十年間蘋果攝取量實際上是增加的），但喬斯林堅持不讓步，他覺得，說糖或任何其他精製澱粉可能具有其他碳水化合物所沒有的獨特性質是難以置信的，因為它們經消化後都被分解成葡萄糖——或在食用糖的情況中，是葡萄糖和果糖（胰腺釋放出胰島素的細胞〔β細胞〕在糖尿病案例中是失常的，它只對葡萄糖有反應）。

喬斯林在他生涯的早期（同30年後的安瑟．凱斯）發現日式飲食是證明富含碳水化合物的飲食有益健康的強力證據，「飲食中含高比例碳水化合物，並不代表容易罹患糖尿病。」他在1923年時這麼寫，因為日本人吃這樣的飲食，但糖尿病的發生率極低。他承認，美國糖尿病死亡率的提升與糖攝取的增加剛好吻合，而且糖尿病死亡率與糖攝取「必定有某種關聯」，但日本經驗反駁了這種因果關係。他認為，肥胖發生率的提高是使糖尿病普及率增加的一個因素；美國人生活中機械使用的增加而使身體活動減少是另一個因素；第三個因素（如日本經驗指出的）是飲食中富含脂肪而少碳水化合物。

大師的信念根據

然而，**喬斯林的信念主要只根據一位研究人員的研究**：倫敦大學學院醫院的哈羅德．希姆斯沃斯——也許是第一個將青少年糖尿病（又稱胰島素依賴型或第一型糖尿病，因為胰腺無法製造足夠的胰島素而引起）與非胰島素依賴型（又稱第二型糖尿病，主要發生在成人身上，與體重過重有關，對胰島素不敏感）做出區分的研究學者。對喬斯林而言，希姆斯沃斯「刻苦累積」的資料構成了強力的證據，足以證明缺乏碳水化合物和過量脂肪會招致糖尿病。

正是希姆斯沃斯的研究和喬斯林對它的信賴，促成半世紀以來的糖尿病學家毫不懷疑地相信，糖尿病並非由攝取糖和碳水化合物造成的。這兩位科學家有效率地彼此抬轎：

在二次世界大戰後版本的喬斯林教科書裡引用希姆斯沃斯1935年的一篇文章來支持這個主張：脂肪攝取的增加解釋了糖尿病發生率的提高（喬斯林也引用希姆斯沃斯1936年一篇發表於《柳葉刀》的文章，但這篇文章其實暗示了碳水化合物是糖尿病原因的傾向）。

另一方面，希姆斯沃斯也在自己的文章中引用喬斯林一篇1934年的文章和康乃迪克大學C．A．米爾斯（C. A. Mills）一篇1930年的文章。喬斯林那篇1934年的文章，幾乎完全依賴米爾斯的文章而寫。米爾斯的文章主張「沒有證據支持」糖與糖尿病有關的假說，他這個主張幾乎完全根據在挪威、澳洲及其他地方的觀察：糖的攝取從1922年開始增加一直到1920年代末，但糖尿病死亡率卻不是。然而，其他研究人員（包括喬斯林）指出，1921年胰島素的發現自然暫時平息了由其他原因而增加的糖尿病死亡趨勢（另一方面，如米爾斯所說：「在攝取糖量最多的13個國家裡，我們發現其中11個也在糖尿病死亡率前13名國家之列。」）。

米爾斯觀察到，挪威、澳洲等地自1920年代，糖的攝取量開始增加，糖尿病的死亡率卻無隨之上升，因此駁斥糖與糖尿病有關——實際上，胰島素的發現（1921年），暫時平息了糖尿病的死亡趨勢。

不支持「脂肪－糖尿病假說」

在一開始時，希姆斯沃斯詢問過病患被診斷出糖尿病前的飲食習慣，並被告知他們比健康的一般人攝取「更少比例的碳水化合物和更多比例的脂肪」後，便堅信糖尿病是由多脂飲食所引起。和喬斯林一樣，在比較過各族群中的飲食和疾病之後，希姆斯沃斯認為所有碳水化合物（包括糖）都可以被歸類在同一種營養類別下，所以他最堅強的論據也是日本與美國的比較。不過，喬斯林用它來證明糖和高碳水化合物飲食無罪，而希姆斯沃斯是用它來暗示與脂肪和低碳水化合物飲食有關。

希姆斯沃斯發現，在英格蘭和威爾斯，糖尿病死亡率的趨勢和脂肪攝取提高的情勢之間有很「惹人注目」的相互關係（艾默森用同樣的字眼來形容美國的糖尿病死亡率和糖攝取兩種趨勢間的關連），「近50年來，西方國家糖尿病死亡率的逐漸升高，與趨向高脂低碳水化合物飲食的逐漸轉變不謀而合，在飲食方式趨向高脂和碳水化合物不足的國家，糖尿病死亡率較高，而相反趨勢普及的地方，糖尿病死亡率就比較低。第一次世界大戰時糖尿病死亡率下降，與脂肪攝取下降和碳水化合物攝取提高有關……糖尿病死亡率隨著經濟地位而提高，且同時間，飲食習慣也隨之改變為攝取較多脂肪和較少碳水化合物。」**然而，所有的這些觀察現象，也可以解釋為在糖和白麵粉攝取上的變化所造成的。**

為了捍衛自己的假說，希姆斯沃斯必須讓衝突證據顯得不恰當——比方說，吃傳統飲食的孤立族群經驗。他寫道：「似乎是全體一致的，在居住於出生地的社會低層有色種族裡，糖尿病發生率較低。不過，證據指出，當這些種族遷移到西方化的國家後，糖尿病死亡率迅速上升。」希姆斯沃斯的解讀是，這些族群的原始飲食內容是脂肪不足且富含碳水化合物，當這些人遷徙到都市環境時，飲食的含脂量就變高。他承認馬塞人吃的飲食「是任何有記錄的飲食中含脂比例最高的」，而且似乎並未遭受糖尿病之苦，但卻認為這項證據「過於不足，無法表達出任何見解」。

被扭曲解釋的報告

最後，希姆斯沃斯得應付據報告因紐特人無糖尿病案例的問題。他承認自己的假說暗示因紐特人應該有極高的糖尿病發生率，但實際上沒有（1965年，一個有1萬6000人口的阿拉斯加愛斯基摩人族群，據報告有3個確定的糖尿病案例）。他不說因紐特人死得太早而來不及得到糖尿病（四分之一個世紀後，安瑟・凱斯用早死的理由去解釋他們沒有心臟病和癌症），而是說他們吃的其實並非高脂飲食——**儘管所有報告所指稱的情況都相反。**

希姆斯沃斯引用兩篇期刊文章。他寫道，其中一篇暗示巴芬島（Baffin Island）的因紐特人吃脂肪熱量只有48%的飲食，不如一般英國人吃得多；另一篇報告說拉不拉多半島和紐芬蘭島上「漁民」的飲食裡，含21%的脂肪熱量和70%的碳水化合物熱量——含脂量只比東南亞國家稍高（希姆斯沃斯暗示「這兩位作者相信愛斯基摩人的飲食富含碳水化合物而非富含脂肪」，實在是太對不起他們倆了！事實上，前面那篇文章提到愛斯基摩人「在自然狀態下幾乎只吃魚」，而魚「在冰水中……有三分之一到二分之一〔份，而非熱量〕可被當做脂肪來攝取。」後面那篇文章討論到的漁民則並非如希姆斯沃斯所假設的是愛斯基摩人，而是「英格蘭和蘇格蘭後裔」，這些人每日熱量一半來自從當地貿易站買到的白麵粉，另外四分之一來自於硬麵包、滾壓燕麥、糖漿和糖）。

希姆斯沃斯的結論是：「在容易罹患糖尿病的人之中，降低糖尿病死亡率最有效的方式是鼓勵攝取富含碳水化合物的飲食，並且防止他們用其他種類的食物來滿足胃口。」一旦喬斯林接受了希姆斯沃斯的脂肪假說，這個假說就成了美國糖尿病學家和主流醫療團體之間的普遍觀念。

喬斯林在1946年和1959年版的教科書裡提出一個見解，以不到一頁半的篇幅指出糖和精製碳水化合物在糖尿病中所扮演的角色。喬斯林過世10年後由他的同僚所編寫的1971年版本，重新命名為「喬斯林的糖尿病學」，那個主題完全消失了。

說也奇怪，**希姆斯沃斯自己承認，他很難維護自己的假說。**1949年在一場對英國皇家醫學院的演講中，希姆斯沃斯描述他脂肪假說的矛盾處：「雖然攝取脂肪（對代謝葡萄糖的能力）沒有害處，而且脂肪飲食實際上能降低動物對糖尿病起因的敏感性，但人類糖尿病發生率卻與脂肪攝取息息相關。」希姆斯沃期甚至推測，膳食脂肪也許並非肇事者，也或許在飲食中還有「其他更重要且難以預料的變數」隨著脂肪出現。他指出，因為糖尿病與肥胖之間有密切關係，也因為「在個人飲食中，雖然在全國食物的統計上不見得如此，但脂肪和熱量容易一起改變」，所以總熱量是有影響的。此時，他並未提到在全國食物統計和個人飲食中容易和脂肪一起改變的糖。

打槍大師的眾多報告

儘管喬斯林絕對反對糖和糖尿病的關聯，但美國以外的研究學者仍繼續發表相關報告，指出糖對糖尿病有特殊意義。

50倍的驚人差距

1961年，以色列哈達薩大學（Hadassah University）的糖尿病學家阿朗·寇恩報告說，這是他所見過從葉門移民到以色列的猶太人中最好的糖尿病模式說明。1954年，寇恩與喬斯林對話，後者主張糖尿病主要是由遺傳特性所引起，而之前已花了好幾年研究美洲原住民各個部落間糖尿病發生率迴異的情況、並且為第二次世界大戰後大量湧入以色列的難民治療糖尿病的寇恩，相信的則是另一回事。

喬斯林卯足勁挑戰寇恩，邀他以系統性檢驗以色列移民族群的方式來測試其信念，他接受了。

接下來的5年裡，寇恩和他的共同研究者檢驗了1萬5000名住在耶路薩冷到貝爾謝巴一帶的以色列人。他把焦點放在葉門的猶太人身上，因為他要研究2個明顯不同的對照族群：一批足足1萬5000名的人，透過傳說中長達1年的魔毯行動（Operation Magic Carpet）在1949年抵達；另一批自1930年初期便居住在以色列。

寇恩很「驚愕」地發現，他對5000名在1949年遷入的葉門人執行體檢，其中只有3個糖尿病案例。較早抵達者的糖尿病發生率將近50倍，可以比得上在以色列、紐約和其他地方的其他族群。其他一些研究也證實，在以色列已待了四分之一世紀以上的葉門人之中，冠狀動脈心臟病、高血壓和高膽固醇「有很廣大的普及性」。

寇恩及其同僚訪談更多的近期移民，詢問他們在以色列和葉門的飲食習慣。他們的結論是，糖攝取的顯著差異也許能解釋糖尿病的增加，或許也能解釋冠狀動脈心臟病、高血壓和高膽固醇增加的原因，「在葉門的糖攝取量根本微不足道，幾乎沒使用糖；在以色列的糖攝取量多得驚人——儘管總碳水化合物僅微幅增加。」

勞動也救不了愛吃糖的毛利人

在紐西蘭，後來成為全國最著名流行病學家的一位年輕心臟病學家伊安·普萊爾（Ian Prior），研究一群住在北島偏遠村莊的500名毛利人，最近的城鎮距離逾55公里。儘管過著耗費體力的生活（以現代歐洲或美國的標準而言），如普萊爾於1964年所報告的，毛利人的糖尿病、心臟病、肥胖和痛風發生率高得引人注目：60%的中年婦女體重過重，肥胖者超過三分之一，有心臟病的佔16%，糖尿病佔11%；有糖尿病的男性佔6%。普萊爾也報告，毛利人的主食是麵包、麵粉、餅乾、早餐穀片、糖（每人每年超過31.5公斤）和馬鈴薯，此外還有「啤酒、冰淇淋、無酒精飲料和甜點」。茶是常見的飲料，「大多數人摻入大量的糖飲用。」

只攝取600大卡熱量的低脂飲食仍得糖尿病

在南非，起初在那塔爾（Natal）擔任全科醫生的喬治·坎貝爾，後來在杜邦的金愛德華八世醫院經營糖尿病門診，他把焦點放在居住於那塔爾地區的一群印度移民和當地的祖魯人（Zulu）上。

根據坎貝爾的描述，1950年代初期他的雙親染上2大類疾病。當地白人遭受的病痛有糖尿病、冠狀動脈血栓、高血壓、盲腸炎、膽囊疾病和其他文明病；但過著鄉村生活的祖魯人沒有這些疾病。1956年，坎貝爾花1年時間在費城的賓州大學附設醫院做研究，並對費城的黑人族群和鄉村祖魯人之間的「各種疾病差異驚訝到令人啞口無言」。從費城的黑人身上，他看到和他父母一樣的杜邦白人身上的相同病痛。

回到南非後，坎貝爾到金愛德華八世醫院工作，這個醫院的服務對象只限「非白人」族群，1年約有6萬名住院病患，門診病患60萬名。坎貝爾說，「各種疾病的差異」再次令他感到震驚。在這個例子中，是都市化祖魯人（呈現出他在費城黑人身上看過的一些相同疾病），以及他們那些仍住在鄉村的同胞（他稱之「鄉巴佬」）之間的差別。當坎貝爾意識到他的糖尿病患者五分之四都來自於貧困的印度社區時，那塔爾的印度族群就變成他的主要研究對象。

這些那塔爾印度人的祖先於19世紀後半來到南非，在當地糖廠當契約僱工。當坎貝爾在1950年代末期開始研究他們時，70%以上的人生活水準都在貧窮線以下，許多人仍為糖廠工作。坎貝爾和其他研究人員在這個那塔爾印度族群中執行了6項健康調查計畫。在有些村莊裡，中年男子間的糖尿病發生率高達33%，是金愛德華八世醫院住院病人加門診病人的將近60%。

在10年的運作期間，坎貝爾的診所治療了6200名印度糖尿病患者，而當地的印度人口僅有25萬人，「名副其實的糖尿病爆發正發生在這群人身上，這些人之間的糖尿病發生率，現在幾乎居全世界之冠。」坎貝爾拿這項資料與印度本身的數字相比較，印度全國的平均糖尿病發生率差不多是1%。印度的糖尿病發生率和那塔爾印度人的糖尿病發生率，**這兩者的不均等，排除了遺傳傾向對糖尿病有影響的解釋。**

那塔爾的印度人，主要在糖廠裡或糖廠附近工作，坎貝爾認為糖是造成他們糖尿病的明顯嫌疑犯。他報告說，在印度每人攝取的糖大約是每年5.4公斤，而那些勞工階級的那塔爾印度人每年吃掉的糖將近36公斤。那塔爾印度人**飲食中的脂肪含量非常低**，所以似乎可以排除脂肪有罪的看法。根據坎貝爾的見解，**不該怪罪於過量的熱量攝取**，因為這些貧困的那塔爾印度人一天所攝取的熱量只有少少的600大卡（「在許多國家，這會被視為**難以維持溫飽**」），不過他們「非常肥胖，並經由驗血證實確實罹患了糖尿病」。

「糖尿病潛伏期」駁斥了喬斯林的論點

坎貝爾發現，在都市和鄉村祖魯人之間的糖尿病普及率和糖攝取量的不相等，也非常明顯。都市的祖魯人族群飽受糖尿病纏身之苦，這一點從醫院記錄可得到證實，但在「成千上萬」接受體檢的鄉村祖魯人裡，「沒有從任何一個人身上看到糖尿病案例。」

坎貝爾寫道，1953年對鄉村祖魯族群的研究和1957年對杜邦一個都市族群的研究，結論是，前者1年吃2.7公斤的糖，後者則是36公斤。兩個族群飲食中的**脂肪含量都非常低（不到總熱量的20%），於是再次排除了脂肪是有罪營養素的見解**。根據南非甘蔗栽培者協會的資料，到了1963年，都市的祖魯人所攝取的糖已將近每人每年40.5公斤，鄉村的祖魯人則是18公斤（10年間增加6倍），「過去幾年那塔爾的糖攝取量迅速增加，因為有效率的廣告攻勢，也因為在非白人間糖上癮的程度顯然已像白人一樣高……所有的甘蔗勞工每週都得到0.6公斤的配給。所以估計他們透過嚼甘蔗而把癮頭提高到每天0.45到0.9公斤！」

在這些甘蔗收割工人之中，坎貝爾提到：「糖尿病幾乎不存在。」這成了一個重要的關鍵，因為之後的糖尿病學家會引用這點做為強力的證據，證明糖尿病不是由吃糖引起的。然而坎貝爾相信，**允許迅速消化和代謝的精製糖才是造成傷害的元凶**，而且在嚼甘蔗的過程中緩慢吸收糖，他相信是相對健康的。

此外，甘蔗收割工人每天會用人力收割和搬運7噸的甘蔗，需要耗費極大體力，坎貝爾由此推斷（就如半個世紀前的弗雷德瑞克．艾倫一樣），**耗費體力的生活方式也許避開了糖攝取過量的危機**，也或許在糖造成傷害前就先藉著燃燒糖產生能量來維持所需的「巨大能量輸出」，「世界上有一些職業，就像收割、搬運和堆起甘蔗一樣需要付出那麼多的體力。」

坎貝爾也相信，**糖尿病需要經過一段時間才會顯現出來**，但甘蔗收割工人接受精製糖配給的時間頂多才10年。從他診所的祖魯人糖尿病患者的醫療記載中，坎貝爾發現有一段他稱之為「持續接觸城市生活的極長期間」，那是鄉村祖魯人永久遷徙到杜邦而發展出糖尿病之前。他寫道：「在80名這樣的糖尿病患者身上，『潛伏期』的高峰介於18到22年。」因此坎貝爾推測，糖尿病只有在攝取糖過量到任何程度的大約20年後才會出現在一個族群裡，就像抽菸所導致的肺癌，平均在抽菸20年之後才會出現。他也主張，若國際統計資料真的能代表任何跡象的話，那麼那塔爾的印度人（或者大部分的西方化國家）所經歷的那種流行性糖尿病，每人每年就需要攝取比31.5公斤還多的糖。

坎貝爾似乎是第一個認真提出糖尿病潛伏期的糖尿病學家。喬斯林的教科書提到，若吃糖會導致糖尿病，那麼在一夜之間吃糖「劇烈過量」應該會非常迅速地造成傷害，但據他所知，沒有人曾在喝下用於糖尿病試驗（葡萄糖耐受性試驗）的那種糖溶液後發展出糖尿病（儘管如此，他在1946年版本的教科書中提到：「F·G·百翰博士〔F. G. Brigham〕告訴我，患有多發性硬化的M太太在開始吃糖果以增加體重後發展出糖尿病。」）。同樣的邏輯，你可以想像，一個晚上抽1包菸，幾週後在第一次抽菸的極少數倒霉鬼身上造成肺癌的可能性有多大？沒聽過這種事，不代表菸草就不是潛在的致癌物。

糖代謝病

1960年代初期，坎貝爾開始與一位從英國皇家海軍退休的醫生、上尉外科醫官湯瑪斯·拉堤摩爾·彼得·克利夫通訊。1966年，他們共同出版《糖尿病、冠狀動脈血栓和糖代謝病》，主張所有西方社會常見的慢性病（包括心臟病、肥胖、糖尿病、消化性潰瘍和盲腸炎）是單一主要失調症的各種表現形式，可稱為「精製碳水化合物疾病」。因為糖的主要成分是碳水化合物，而白麵粉和米中的澱粉在人體中轉換成血糖，所以他們採用「糖代謝病」這個名詞。

戰俘飲食的前後對照

該書出版後，坎貝爾回歸對糖尿病的單一研究。克利夫試圖說服醫療機構，說有強力的證據指出慢性疾病與精製碳水化合物之間有關聯，但沒什麼效果。不過，一位生物統計學家堅決主張應該認真考慮這個見解，他是國醫學研究理事會的統計研究部門主任理查・多爾爵士（Sir Richard Doll），寫過《糖尿病、冠狀動脈血栓和糖代謝病》導讀，在1950年代初期發表抽菸與肺癌之關係的重大研究成果。多爾在談到克利夫的研究時表示：「他的見解應該得到比現實中更多的關注。」

接受克利夫研究的主要障礙是：他是個門外漢，缺乏能被認可的背景。他把全部生涯都奉獻給英國皇家海軍，將最後10年光陰用來主持海軍醫學研究所的醫療研究後，於1962年退休。克利夫早期生涯的大部分時間都投入在新加坡和馬爾他等地的英國海軍醫院，這使他得到慢性疾病的發生率在各國間有多大差異的第一手經驗。

克利夫的營養學教育受到他哥哥上尉外科醫官H・L・克利夫（H. L. Cleave）的薰陶，後者在戰爭期間被日本俘虜，先後在香港及東京被監禁。在香港監獄時，消化性潰瘍流行成災，這些戰俘營裡的飲食主要是白米；在得到維生素B補充劑的配給前，腳氣病也是一大問題。2年後，這些戰犯有許多（包括克利夫的哥哥）被移送到東京外圍的戰俘營，到那裡，消化性潰瘍便消失了。在東京戰俘營裡他們吃的是稍微舂過的糙米，再加上未舂過的大麥和小米。

戰爭結束數十年之後，克利夫成為十分沉迷於工作的通訊作家，與全球數百位醫生通信，詢問疾病比率和特定疾病的出現與外表跡象的相關資訊，並在1962年出版了關於消化性潰瘍的書（包含一頁又一頁醫生們的見證報告），指出在沒有潰瘍的族群裡，人們很難購買到糖、白麵粉和白米。

克利夫的直覺是將營養和慢性病問題簡化成最基本的形式：若傳統飲食西方化的主要變化是額外的糖、麵粉和白米，且不久後出現了慢性疾病，那麼最可能的解釋就是，那些加工過的精製碳水化合物是疾病的原因，而且，**精製碳水化合物被添加到任何飲食裡，無論飲食裡充滿再多必需蛋白質、維生素、礦物質和脂肪酸，也許都會導致慢性文明病。**這可以解釋，為什麼幾乎只以動物性食物為生的文化（因紐特人、馬塞人、桑布魯遊牧民族、澳洲原住民或北美大平原上的原住民）和以農耕為主的文化（喜馬拉雅山山區的罕薩族或肯亞的吉庫尤族）在西方化後會出現相同的疾病。

齲齒——放棄傳統飲食後的第一個警訊

克利夫後來指出，所有的慢性文明病都有同一個主要原因，他因為這個主張而受到貶抑，但他仍堅決表示，持反面想法的人太天真了。雖然也許聽起來很奇怪，但他認為**齲齒是一種相等於警告標誌的慢性病**。假如齲齒主要是由吃糖和白麵粉所造成，而且齲齒是不再吃傳統飲食的族群中第一個出現的訊息，然後肥胖、糖尿病、心臟病接踵而至，那麼這個假設（除非得到反面證明）應該是：其他的疾病也是這些碳水化合物造成的。

糖尿病、肥胖、冠狀動脈心臟病、膽結石和膽囊疾病，與齲齒、牙周病是密切相關的。早在1929年就有一些醫生報告說，他們的冠狀動脈心臟病病患，其中四分之一也有糖尿病。**如喬斯林所說，糖尿病患者特別容易罹患動脈粥樣硬化症**，這個問題在胰島素的發現之後愈加分明。1940年代末期的研究揭露，男性糖尿病患者死於心臟病的機率是非糖尿病患者的2倍，女性糖尿病患者則是3倍。此外，糖尿病患者的膽結石發生率奇高，而且肥胖者的膽囊疾病發生率也是高得異乎尋常。喬斯林的教科書也指出「牙齒及其支持結構的破壞，在糖尿病發生前夕是進展神速的」，等於承認了齲齒和疾病之間的關係。

渴望簡化問題使克利夫導出一個理論：任何一組關係密切的疾病，必定擁有一個共同基本原因。達爾文的演化論促使克利夫相信，地方性的慢性病必定是因為環境迅速改變而人們來不及適應所造成的，他稱此為「適應法則」，物種需要「一段適當的時間來適應發生於環境中的任何非天然（新的）事物……所以該事物的任何危險性，應該以它已存在多久來被評估」，而**碳水化合物的精製化，是自農業發展以來在人類營養上最劇烈的變化**，克利夫說：「雖然烹飪在人類史上也許已持續了20萬年，我們仍沒有適應濃縮碳水化合物……對於一般人來說，這樣的加工處理已存在1個世紀又多一點，但從演化的角度來看，這點時間根本算不了什麼。」

精製澱粉從3個面向造成傷害

克利夫相信，在將碳水化合物濃縮的精製過程裡，會從3個方面造成傷害。

▶克利夫所謂的濃縮碳水化合物欺騙了控制胃口的裝置而導致過度攝取。他比對「吃一點點糖，就說大約1茶匙好了」和等量糖的原始形式（如1顆蘋果）：一個人可以很快吃下1茶匙糖，無論是摻在茶裡或透過其他管道……這個論據可延伸到比對（在英國）每人每天平均攝取151公克的糖和20顆一般大小的蘋果……誰會每天吃下那麼多的天然食物？或者若真有人做得到，那他還吃得下其他東西嗎？

▶這種情況會藉由去除原始食物中的蛋白質而變得更糟。克利夫（錯誤地）相信，消化性潰瘍是由於缺乏緩衝胃酸所需的蛋白質所引起。

▶**精製過程提高了碳水化合物的吸收率，所以血糖像洪流般襲向胰腺，這能夠解釋糖尿病的原因。**克利夫和喬治・坎貝爾寫道：「假設壓榨胰腺和壓榨其他任何器官的是同一種東西，它造成壓榨的原因其實與器官的總工作量沒有太大關係，而在於處理的速度。舉例來說，我們吃下馬鈴薯後，澱粉會轉化成糖，然後糖被吸收到血液裡，比起吃下一堆濃縮糖之後所產生的劇烈過程，這個過程較緩慢也較溫和。」

精製碳水化合物和疾病之間的關聯，多年來一直隱晦不明。克利夫和坎貝爾解釋說，以天然狀態存在的碳水化合物食物和非天然的精製碳水化合物之間有所區別，而一般人「對其中的區別未能充分辨別清楚」，而把糖和白麵粉看成是與生鮮水果、蔬菜和全麥麵粉相等的東西。當研究學者檢視飲食與疾病之間的發展趨勢時，如希姆斯沃斯和喬斯林對糖尿病所做的、也如凱斯及後輩的研究學者們對心臟病和癌症所做的，**他們只會測定脂肪、蛋白質和碳水化合物的總攝取量，但沒有考量到精製碳水化合物的任何潛在效應。**他們偶爾會把攝取糖納入分析中，但很少去區分全麥麵粉與白麵粉、糙米與白米。在大部分的情況下，穀類、根莖類、蔬菜、水果、白糖、麵粉、米和啤酒，都被歸納在碳水化合物的類別裡。

克利夫和坎貝爾解釋：「雖然所有碳水化合物的攝取也許不會隨著某種疾病發生率的起伏而移動，但攝取精製碳水化合物，其移動就很明確肯定。」

克利夫首先在1956年提出這個假說，而這個假說與喬斯林的信念相互競爭：後者相信20世紀糖尿病發生率的增加與糖的攝取無關；克利夫則認為，如果喬斯林和希姆斯沃斯有把糖攝取從所有碳水化合物中劃分出來，「那他們原本認為糖尿病死亡率和攝取碳水化合物之間的相反關係，就會變成非常密切的關係。」（這個密切關係在第二次世界大戰結束時暫時偏離，當時糖配給情況較寬鬆。然而，如克利夫所提到的，將盤尼西林引入臨床使用、去治療往往害死成人糖尿病患者的感染，剛好與這件事發生在同一時間。隨著標準胰島素注射器在1944年的研發，糖尿病的管理和控制也急速改善，而且2年後又研發出長效型胰島素。）

克利夫曾鑑定出現代營養和慢性病流行病學裡的一個基本瑕疵。大潮流無可避免地帶領人們進入一個代表著在飲食上一致根本改變的營養變遷：

肉類攝取趨向增加，所以飽和脂肪也跟著增加；穀類的攝取減少，所以碳水化

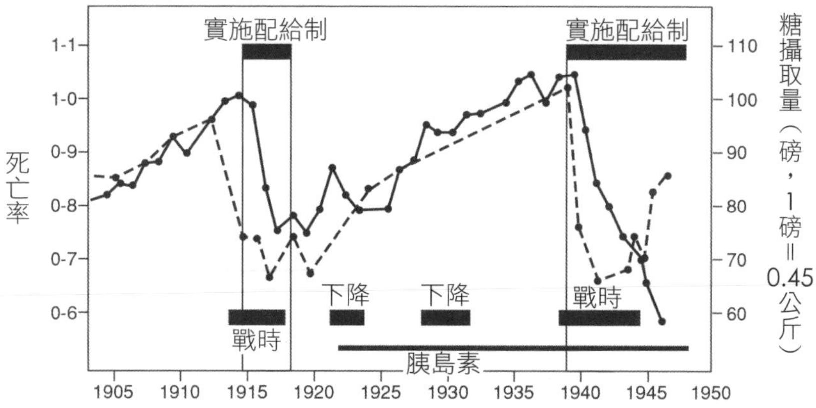

彼得・克利夫的圖表顯示出在英格蘭和威爾斯的糖尿病患者死亡率（1938年的比率等於1）和每人糖攝取量之間的關係。虛線是糖攝取量，實線是糖尿病患者死亡率。

合物的攝取在整體上也隨之減少。但是，碳水化合物精製程度卻提高了——白米取代糙米、白麵粉取代全麥麵粉；摻糖飲料和糖果，刺激了糖攝取量的急速上升。結果，每當研究人員測試「慢性病是攝取高脂、甚至高動物脂肪、或攝取低碳水化合物所造成」的假說時，**碳水化合物的精製化便會混淆結果**：

- ▶「改變美式飲食」P045的故事致使凱斯等人堅決主張脂肪會導致心臟病，並建議大眾吃低脂、高碳水化合物的飲食，因為隨著過去1個世紀以來冠狀動脈心臟病的診斷結果增加，碳水化合物的攝取明顯減少，而每個美國人可取得的總脂肪量從每人每年45公斤增加到58.5公斤（之前提過P049，這段期間美國人吃的動物脂肪減少了，總脂肪攝取量的提高完全是由於蔬菜油的攝取量增加）——但**美式飲食中最大的單一變化，其實是自19世紀中葉以來的糖攝取量大量增加**，從1830年代的每人每年6.7公斤到1920年代的45公斤，再到19世紀末的6705公斤（包括高果糖玉米糖漿）。實際上，美國人用精製碳水化合物取代了一大部分他們在19世紀所吃的全穀類。
- ▶在英國，儘管在白麵粉和全麥麵粉的價值、以及糖的潛在害處上興起了世紀辯論，但直到1990年代流行病學家開始在他們的膳食分析中劃分精製和非精製碳水化合物，事情才開始白熱化。甚至在1989年美國國家科學院出版其七百頁的《飲食與健康》報告時，作者們根本懶得區分精製與非精製碳水化合物，更別說偶爾提到研究糖攝取的糖研究。

▶凱斯聯繫起1950年代末期日本的低脂、高碳水化合物飲食和極低心臟病發生率之間的關係時，並沒有注意到糖攝取量的問題。日本人的脂肪攝取量極低，心臟病發生率也極低，所以他的結論是愈低脂愈好，但**日本人的糖攝取量也很低**（1963年時，每人1年不到18公斤；1980年仍在22.5公斤以下），相當於1個世紀前的美國或英國的每人每年攝取量。

▶凱斯7國研究中克里特島和科孚島居民的極佳健康（推測是地中海飲食的健康效益），也可從缺乏糖和白麵粉的事實得到解釋。雖然地中海飲食在今日當相盛行，但是，我們對它到底是什麼樣的飲食的了解（尤其是在凱斯研究中所記錄的死亡率相當低的克里特島和科孚島），卻只基於兩項飲食調查研究：凱斯自己的研究，它分析了克里特人1960年的飲食，以及洛克菲勒基金會（Rockefeller Foundation）在1947年的研究：根據7國研究，約在1960年的克里特飲食，包括1年總共只約7.26公斤的糖、蜂蜜、糕點和冰淇淋；根據洛克菲勒的研究，克里特飲食包括1年只有4.54公斤的糖、甜點，以及全麥麵粉製造的大量麵包。所以，報告中的地中海飲食益處可以歸因於魚、橄欖油和蔬菜，但也可能是由於極少量的糖和不使用白麵粉的關係。

也許不能只考量到糖

一方面對蔬菜與澱粉間任何與健康有關的潛在差異漠不關心，另一方面對精製澱粉和糖不聞不問，都令癌症研究備感困惑。膳食脂肪造成乳癌、結腸癌和攝護腺癌的推測始於1970年代，用的是導致1950年代心臟病假說的同樣一批國際比較。癌症流行病學家只以各國飲食中的碳水化合物、蛋白質和脂肪含量與各種癌症死亡率做比較，而這些研究學者的結論也是：脂肪攝取量的差異可以解釋癌症死亡率的差異，尤其是在日本和美國之間的比較。**他們忽略糖的攝取量和精製與非精製碳水化合物之間的差異，故未善盡科學上的責任。**

這些初步研究在當時激勵了耗資數億美元的一些研究，但都未能證實脂肪或動物脂肪會導致癌症的最初假說（即使在過去幾年裡，類似的幾項研究也將中國癌症發生率的提升歸因於脂肪攝取的增加，再次忽略飲食中的糖或碳水化合物的精製化）。

1975年，理查．多爾和布魯斯．阿姆斯壯（Bruce Armstrong）共同發表1份對飲食和癌症的重大分析，其中提到：在不同國家中糖攝取量愈高，結腸癌、直腸癌、乳癌、卵巢癌、子宮癌、攝護腺癌、腎臟癌、神經系統癌和睪丸癌的發生率和死亡率就愈高（甚至有一個看似合理的生物機制，能夠解釋精製碳水化合物和糖是如何造成癌症或使之惡化）。不過，流行病學家仍堅持脂肪與癌症假說，根本不願測定他們所研究的族群的精製碳水化合物。結果，世界癌症研究基金會和美國癌症研究所在1997年聯合發表了《食物、營養與防癌》。內容提到：

「飲食中澱粉的精製程度，尤其是當攝取的澱粉量較高時，也許就是癌症風險中的一項重要因子，飲食中精製澱粉和糖的含量也許也是。不過大體而言，流行病研究並未在精製或加工澱粉的程度上做區分，所以在精製化對癌症風險的影響上，並沒有可靠的流行病學資料。」

克利夫的糖代謝疾病假說，乍看之下也許很吸引人，但沒有隨機控制的試驗，真的非常不可能做出有效的測試。

如果克利夫是對的，那麼不管有沒有用慢性病來做族群或個體比較的流行病學家，就不只必須考量糖的攝取，也必須考量麵粉，以及麵粉是白的或全穀的、米是白米或糙米、甚至啤酒的攝取也要與（譬如說）紅酒或烈酒來做比較。他們也許必須區分食用糖和非酒精飲料及果汁中的糖。就像脂肪現在被分成飽和、單元不飽和與多元不飽和一樣（理想上還要再細分成各種次類別，包括硬脂酸和油酸），碳水化合物也必須區分出多種次類別。克利夫表示，在任何一個街坊裡聚集20個最胖的人，並且「其中沒有人嗜吃甜食，他們也不愛吃糖」是很容易的事，因為他們都愛喝啤酒，而「啤酒裡充滿了麥芽糖和一大堆令人發胖的東西」。

也許就是這些複雜性，間接導致了克利夫假說的簡化版本（一個得到更多注意的版本）：把冠狀動脈心臟病、糖尿病及其他慢性病等，通通都只歸咎於糖——約翰・於德金（John Yudkin）就是如此。

糖與三酸甘油脂

不同於克利夫，於德金是一位在營養研究界裡名聲響亮的人物。1953年，他在倫敦的伊莉莎白皇后學院創立營養學系，是歐洲第一個成立的營養系。1950年代末期，於德金開始為減重提倡一種碳水化合物極低的飲食法，並寫了大受歡迎的飲食書《減肥這檔事》。他相信，澱粉和糖除了熱量（糖是最妨害健康的）之外，並沒有什麼重要的營養價值，顯然是最該從減重飲食中刪掉的東西。

在凱斯發表第一系列的研究報告，宣稱攝取脂肪和冠狀動脈心臟病之間有「值得注意的關係」後，於德金自1957年開始加入心臟病的辯論。於德金所屬的陣營責備凱斯的分析太狹隘並過度解讀非常有限和不可靠的資料，他表示許多因素都與心臟病的死亡有關（不只膳食脂肪），其中一項正好是糖的攝取。不過，於德金只關注已開發國家的飲食和疾病趨勢，以及心臟病和肥胖問題，他不注重慢性病的整個走向，並且肯定糖本身就是根本的問題（於德金拒絕使用「精製碳水化合物」一詞，因為若用精製碳水化合物，會給人「白麵粉和糖有同樣的致病效果」的印象，他認為這會造成極大的誤解）。

在1960年代間，於德金發表指出糖與心臟病關係的一系列實驗的結果。他餵大鼠、小鼠、雞、兔子和豬吃糖和澱粉，然後報告糖在不同動物身上所提高的膽固醇、三酸甘油脂和胰島素濃度狀況。

三酸甘油脂是脂肪分子的一種形式，一群學者和洛克菲勒大學的艾德華・「佩特」・艾倫斯、耶魯大學的瑪格莉特・艾布林克（Margaret Albrink）首先提出：三酸甘油脂濃度是比膽固醇更好的心臟病預測因子（如喬斯林所提過的，糖尿病患者太常死於動脈粥樣硬化症，他們也必然有高濃度的三酸甘油脂）。於德金讓大學生吃高糖飲食，並報告說這種飲食會提高他們的膽固醇，尤其是三酸甘油脂；他們的胰島素濃度升高，而且血液變得較黏稠，他相信這可以解釋似乎造成心臟病發作的血栓是怎麼產生的。

到了1970年代，醫療研究團體開始認真看待於德金的假說，但是現有的凱斯假說成了接受於德金假說的主要障礙。**如果其中之一是對的，那麼另一個必然極可能是錯的**，歐洲研究團體傾向對這個問題抱持中立的態度。「雖然有強烈的證據顯示膳食脂肪（尤其是飽和脂肪）在（冠狀動脈心臟病的）病因裡有重大的影響，但沒有證據指出脂肪是唯一的罪犯或主犯。」後來成為歐洲醫學協會總裁的義大利心臟學家羅伯特托・馬夕羅尼寫到，「至於糖與心血管疾病的關係，請一定要牢記，這些營養素與脂肪都有共通的代謝途徑。碳水化合物的代謝的紊亂，也許造成脂肪代謝異常，然後也許成了動脈粥樣硬化症和冠狀動脈疾病發展上的誘因。」

然而在美國，凱斯的假說才是主流。凱斯在1970年首次廣為發送給研究學者們的一封信件裡，親自回應於德金的假說，之後便發表在《動脈粥樣硬化》期刊。他批評於德金提出糖對心臟病影響的主張「流於偏執」且證據「有夠薄弱」，於德金在他眼裡不過是一個笑柄。

然而，讓凱斯的批評變得很諷刺的是，他用來批評於德金假說的每一個主張，過去幾乎都曾被用來批評他自己的假說。那些批判性的主張大部分對兩者都一樣有道理，它們並未針對假說的實際有效性去批評，而是指責流行病學證據中的瑕疵（使用國際死因統計和食物消耗資料或飲食回溯調查，來做出因果定論）。凱斯反對於德金的風浪，在他借助7國研究當做支持他假說的證據之後，終於完全平息。事實上，7國研究是極少數「測定族群中的糖攝取量後，發現糖確實像飽和脂肪一樣能預言心臟病發生率」的研究之一。

到了1970年代初期，**儘管證據含糊，凱斯的膳食脂肪假說已經被納入教科書**，在醫學院裡被當做最可能的真相來教學。隨著於德金在1971年退休，其假說也完全退休了。他的大學用一位南非營養學家史都華．托斯威爾（Stewart Truswell）來接替他，而托斯威爾是最早公開堅決主張凱斯的心臟病脂肪理論絕對正確，且是時候該採取行動、依照假說去全面修正大眾飲食的人之一。他相信在預防心臟病方面，說服大眾多吃洋蔥（據報告洋蔥有改變「容易血栓」的能力）比少吃糖更重要。

於德金將他退休第一年的時間花在他的糖理論寫作上，並於1972年在英國出版《致命的純粹與白淨》（美國版本是《危險的甜蜜》），但它並無法打動醫療研究團體更進一步接受於德金或其理論——1970年代晚期，謝爾登．瑞塞爾（Sheldon Reiser）說，研究飲食中的糖的潛在有害影響（他才在美國農業部碳水化合物營養研究室做過那樣的研究）並公開談論它會危及信譽，「於德金的名聲糟糕透了，人家是這麼笑話他的：如果有人說蔗糖的壞話，人們會說那個人『就像於德金一樣』。」

Chapter 7

加入戰局的膳食纖維

模糊焦點的營養新星

話說，有固定不變的想法是很危險的。有固定想法的人，總是會想辦法說服自己相信，最後他才是對的。

阿勒特・塞爾伯格，

1950年菲爾茲數學獎得主

▶**丹尼斯・伯基特**（Denis Burkitt）：膳養纖維是健康飲食不可或缺的成分P154。

▶**休・托威爾**（Hugh Trowell）同意富含脂肪的飲食（尤其是飽和脂肪）會提高血液中的膽固醇濃度，並因此提高心臟病風險，但這也與少攝取澱粉性高纖食物有關，所以脂肪和缺少膳食纖維都該負起責任P159。

▶**羅伯特・羅德爾**（Robert Rodale）：全食物中的天然纖維，也許是保持低膽固醇和預防心臟病發生的有效工具P160。

▶**《美國國家衛生研究院婦女健康倡導計畫》**：日常飲食中的膳食纖維（吃更多全穀、水果和蔬菜）對結腸癌並沒有健康效益，也不能夠預防心臟病、乳癌或誘使體重減輕P161。

糖與精製碳水化合物導致慢性病的假說成為一個嚴肅思考的主題，在1973年4月下旬達到高峰，當時喬治・麥高文的「營養和人類需求專責委員會」舉辦它第一次的飲食與（該委員會所謂的）殺手級疾病聽證會。

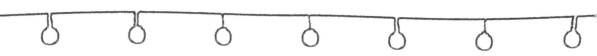

殺手級聽證會上的爭執

該聽證會在人們對麥高文的《美國飲食目標》的滿意度上影響不大，部分是因為安排聽證會的工作人員之中，沒有一個在3年半後（《美國飲食目標》起草的時間）仍為這個委員會工作。同樣重要的是，無論是麥高文本人，或是他在國會裡的同僚，當時都無法甘心於從召集而來的專家們口中聽到、他們現在得試著相信的關於現代飲食中的營養禍害。

該委員會起初計畫在1972年舉辦一系列關於膳食脂肪、膽固醇和心臟病的聽證會，但由於麥高文要競選總統而改變計畫。在麥高文落敗之後，委員會又回到膳食與慢性疾病的議題上，但當時看起來最迫切的議題是飲食中的糖、糖尿病和心臟病（部分原因是約翰．於德金出版《危險的甜蜜》）。

那一系列的聽證會是一件出人意外的國際事務。來自耶路薩冷的阿朗．寇恩與葉門的猶太人一起表述他們在糖尿病和心臟病方面的發現P140；喬治．坎貝爾聲明他在南非所做的祖魯人和那塔爾印度人的糖尿病研究P141；美國國家衛生研究院的流行病學家彼得．班尼特（Peter Nennet）陳述他對亞歷桑那州皮馬印地安人（Pima Indian）的研究，那個族群有當時最高的糖尿病發生率：35歲以上的皮馬人超過一半以上都患有糖尿病，「我唯一的問題是，我們是否可以將矛頭指向糖，或普遍上重要的因子並非熱量，而最後的答案實際上是碳水化合物過量。」美國農業部人類營養研究中心主任瓦特．莫茲（Walter Mertz）亦出席表述，就和他的同僚卡羅．貝丹尼（Carol Berdanier）一樣，解釋說精製糖似乎對健康造成特別嚴重的破壞（至少對實驗室大鼠是如此），它提高血糖和三酸甘油脂，然後讓人罹患糖尿病，「結果患者英年早逝。」

委員會發現著重在糖與糖尿病上的證詞非常具信服力，他們偶爾會徵求意見，問在1973年平均吃糖54公斤的美國人該怎麼減少攝取量，才能達到坎貝爾所說、不會觸發流行性糖尿病和肥胖的31.5公斤以下的安全攝取量。

然而，在討論到心臟病時起了爭議。寇恩的證詞是，心臟病與膳食脂肪之間沒有「直接關係」，他曾經只用糖餵食實驗室大鼠，就能誘發相同的血管併發症。

彼得．克利夫相信問題可以延伸到所有精製碳水化合物，「我一點兒也不支持膽固醇觀點。」他提到，人類吃飽和脂肪已經有好幾十萬年的時間，「把現代疾病跟古老的食物扯上關係，是我這輩子聽過最荒唐的事情之一，如果有人告訴我吃脂肪是造成冠狀動脈心臟病的原因，我會詫異地看著他們。然而，當主角變成可怕的甜食……論點就十分不一樣了。」

於德金只怪罪於糖，他固執的認為飽和脂肪或膽固醇都不造會成影響。他解釋，飲食中的碳水化合物——尤其是糖，可能如何透過它們對胰島素分泌和一種叫做三酸甘油脂的血脂的影響，來誘發糖尿病和心臟病。要在這些主張中取得共識，是麥高文現在所面臨的難題。

麥高文問於德金：「你是說，你不認為攝取高脂會造成高膽固醇？或者你甚至說，有高膽固醇數值的人並不在高危險群之中嗎？」

於德金回應：「嗯……我會排除或許在遺傳上膽固醇極高的極少數人，如果我們在談論的是一般族群的話，我的確相信你所說的這兩件事。我相信減少飲食中的脂肪並不是對抗高膽固醇的最佳方法……我相信高膽固醇本身不管怎樣，都與心臟病沒有關係。」

麥高文說：「這跟我的醫生告訴我的正好相反。」

在1970年代初期，所有心臟病或任何可能的慢性病潛在原因，都必須具備與「膳食脂肪是造成冠狀動脈心臟病主要原因」這個信念共存的可能性，而精製或易消化碳水化合物會導致慢性病的概念與這個信念並不那麼協調。

膳食纖維假說的誕生

引導彼得．克利夫提出這種另類理論的證據（各族群間疾病發生率的不相等，動脈粥樣硬化症、高血壓、肥胖和糖尿病的密切關係，以及不受西方文化影響族群中的零慢性病發生率）必須有其他的解釋——如果它們要與凱斯的假說一致的話。

蔬菜、澱粉和穀類中的難消化碳水化合物——即膳食纖維，在現在的辯論中取代了精製碳水化合物和糖。膳食纖維假說因一位如救世主般付出的研究學者而得到世人的注意，前傳教醫生丹尼斯．伯基特認為這種難消化的粗原料是健康飲食裡不可或缺的成分。這個概念符合凱斯的假說，而與克利夫或於德金的假說不一致，它也與吃大量蔬菜、豆子和穀物飲食的當代反文化傾向起了共鳴。

伯基特的膳食纖維假說，一開始是完全根據克利夫的糖代謝病假說，只是把原因倒過來。克利夫宣稱，慢性疾病的形成是因為在飲食中添加了我們後來自然而然習慣吃的糖和精製碳水化合物，但不同的是，伯基特把問題歸咎於在這些進化的理想飲食中去除了膳食纖維，於是導致便祕，然後又透過各種機制而導致各種的慢性文明病。缺乏膳食纖維是由於在精煉碳水化合物的過程中去除了纖維，或是攝取缺乏了我們原本應該要吃的大量纖維粗食的精製碳水化合物。

慢性病的膳食纖維假說和精製碳水化合物假說彼此互補，不過膳食纖維假說很快就流行起來，並出現於學術期刊中。兩者中唯一能解釋實際證據的精製碳水化合物假說，仍未成為主流概念。

證明精製碳水化合物致病的假說

從1947年起，丹尼斯．伯基特在烏干達展開傳教醫生生涯。1960年代初期，他因為研究致命兒童癌症（伯基特淋巴瘤，第一個被發現與病毒有關的人類癌症）而獲得如《華盛頓郵報》所稱「全球最知名的醫學偵探之一」的名聲。那項發現使伯基特注意到一些有待學習的事，便追蹤疾病的地理性分布而展開研究。他花了5年時間從數百間非洲醫院裡蒐集淋巴瘤的資訊，展開長達逾1萬6000公里、途經60間醫院的傳奇艱苦跋涉，從坎帕拉到約翰尼斯堡再回來，這是他研究中的一部分。

1966年，伯基特回到英國，擔任英國醫學研究理事會的癌症流行病學專家。在那裡，理查．多爾告訴他關於克利夫和他的糖代謝疾病假說。伯基特與克利夫會晤，讀了《糖尿病、冠狀動脈血栓和糖代謝病》並從中獲得啟發。伯基特認為克利夫想表達的是，「工業化後西方國家的許多常見疾病在整個第三世界裡很罕見，甚至在英格蘭或紐約也很罕見，直到第一次世界大戰後，變得在美國黑人與白人中一樣常見，所以必定不是因為膚色或基因，而是因為我們的生活方式。這對我來說是極有道理的事，因為我從我在非洲的經驗裡知道，他這麼說是十分正確的。」

在一趟前往美國的旅途中，伯基特造訪幾間醫院並觀察到（就像喬治．坎貝爾在10年前做的一樣P141）：這些醫院裡的非裔美國人常患有肥胖症、糖尿病或動脈粥樣硬化症等幾乎不存在於伯基特曾治療過的烏干達黑人身上的疾病。伯基特於是認為自己有很完美的立場，以更大的模規去測試克利夫的假說。他已建立起包含150間非洲醫院的網絡，其中大部分都是偏鄉地區的教會醫院，那些醫院會按月寄他們的癌症案例報告給他，「我會問每一間醫院：『你們有看到膽結石、盲腸炎、憩室病、冠狀動脈心臟病……』」伯基特也把他的問卷寄到全世界的教會醫院，有800間醫院做了忠實的回覆。

結果印證了克利夫假說的基礎。伯基特回憶說，克利夫所擁有的是軼事證據，而現在他擁有「1000倍的軼事證據」，而且完全一致。此外，他具有被他人認真看待所需的名聲，但克利夫沒有。

在1970年代初期，伯基特發表了一系列文章去解釋克利夫的假說。「這些『西方』疾病肯定有地理上的關聯，而且在許多例子中的個案病患身上容易有相互間的關係，」1971年，伯基特在《美國國家癌症研究所期刊》中寫道，「我在非洲和其他地方的流行病學研究都證實了克利夫的基本假說：碳水化合物食物中的改變也許只是許多致病因素的其中之一，但在有些例子裡卻看似是主要因素。」

焦點逐漸轉移到膳食纖維

不過，伯基特正要開始逆轉克利夫的假說。

伯基特的假定是：任何對盲腸炎或憩室炎等疾病有利的飲食因素，也可能是造成相關惡性疾病的原因，尤其是結腸與直腸癌。伯基特的研究引導他認識在1880年代時主張白麵粉會造成便祕、痔瘡及現代社會的其他疾病的湯瑪斯．奧林森；伯基特的研究也引導他注意到一篇由布里斯托大學外科醫生亞瑟．倫德爾．修特（Qrthur Rendle Short）在1920年所寫、記敘了盲腸炎發生率迅速增加的文章，而倫德爾．修特也把這個現象歸咎於白麵粉和現代飲食中缺乏膳食纖維。伯基特相信，他可以畫一條直接因果線，從精製碳水化合物缺乏膳食纖維導致便祕開始，然後導致痔瘡、盲腸炎、憩室炎、息肉，最後是惡性結腸癌和直腸癌。

伯基特的非洲筆友報告說，盲腸炎在都市族群中迅速增加（在伯基特的穆拉哥醫院〔Mulago Hospital〕，盲腸切除手術從1952年到1969年增加了20倍），但對於在歐美很普遍的息肉、憩室病和結腸直腸癌，「在非洲很罕見，而且在鄉村社區裡幾乎沒聽說過。」伯基特的結論是：盲腸炎，就像它很典型地出現在西方化國家的兒童身上一樣，在接受西方飲食的幾年之後，也出現在非洲的成人和小孩身上。

現在伯基特把焦點放在便祕，並且形成一套理論：去除穀類中的膳食纖維會延長糞便通過腸子的時間，不僅使糞便中的任何致癌物可能有更多時間對周圍的細胞造成損害，而且過度攝取精製碳水化合物會增加糞便裡的菌叢，導致在「正常的腸內容物」之外，細菌也會代謝致癌物質。伯基特未能解釋為什麼這可能造成盲腸炎，但是他很有信心的表示，是所有這些因素的某種組合產生了影響。

便便研究

1969年的夏天，伯基特開始研究受試者的糞便特性。「結束家族的腸道運輸檢查。」他在7月4日的日記中這麼寫著。次月，他拜訪在南非醫學研究中心管理人類生物學部門的艾列克．沃克（Alec Walker）。

沃克一直在研究南非的都市班圖人（Bantus）中慢性疾病自1940年代末期開始的增加趨勢，而且他是極少數和伯基特一樣對人類排泄物和便祕有興趣的研究人員。沃克深入研究過在當地監獄裡黑人罪犯中便祕相當少見的現象，也研究過在班圖人中整體而言沒有盲腸炎的情況，都要歸因於他們的傳統高纖飲食（沃克公開駁斥過糖或精製碳水化合物會導致心臟病的假說，但他也報告說，班圖人在搬到都市後開始攝取「較多白麵包、糖、非酒精飲料和歐洲烈酒」才發展出慢性疾病）。沃克也在《英國醫學期刊》發表一篇文章，指出班圖人中的結腸癌極低死亡率與他們的腸道能動性（一種在西方社會「大多已喪失」的特性）有關。

沃克的研究使伯基特有信心奉獻一己之力去研究糞便的特性和腸道性能，希望能以科學方法串連起缺乏膳食纖維、便祕和慢性疾病之間的關係。正是這項研究導致了膳食纖維假說，並把這個假說置入我們的營養意識裡。1972年，伯基特和沃克在《柳葉刀》發表一篇文章，支持他們自己的假說並討論他們在1200名人類受試者身上對腸道運輸時間與糞便特性的測定。

報告上說，在未受工業化影響的鄉村地區「飲食中含有自然數量的膳食纖維，所形成的糞便能夠迅速通過腸道，大塊而柔軟。相較之下，經濟高度發展國家的精製低纖食物所形成的小塊糞便，通過腸道的速度非常緩慢。」他們因而推測，在已開發世界的便祕相關地方性疾病，似乎在與腸道有關的病變（如盲腸炎、憩室炎、結腸與直腸的良性與惡性腫瘤等，都顯示出文明病的典型分布）中扮演著誘因角色，「所有的這些疾病在流行病學上都有密切關係，這些疾病在發展中國家和日本偏鄉地區仍很罕見，那些地方的飲食習慣幾乎沒變化，但在居住於夏威夷和加州的日本人之間是增加的，在居住於日本但吃西方飲食的人之間也是。然而，在這些疾病的任何之一都不常見的國家或地區以外，很少有可以倖免於盲腸炎的，這種疾病好發於年輕人，比其他疾病還要再早一個時期出現。」

科學背後的關係

2年之內，伯基特把他的假說從盲腸炎、憩室炎和結腸癌擴張到所有慢性文明病上——克利夫的**糖代謝疾病之精製碳水化合物假說**被改造成伯基特的**西方疾病之膳食纖維假說**。疾病原因從碳水化合物的存在轉變到缺乏膳食纖維，也許是受到科學以外的因素所影響，尤其是伯基特與哈羅德．希姆斯沃斯P139之間的密切關係。

在伯基特受聘於英國醫學研究理事會時，希姆斯沃斯就已擔任祕書一職，而且他對伯基特在現代醫學的貢獻上一直公開表現得太過熱情。正是希姆斯沃斯的研究使糖尿病學家們確信，糖和其他碳水化合物並不是造成糖尿病的原因。的確，克利夫和坎貝爾在糖尿病的文章中所呈現的糖代謝疾病理論，反駁了希姆斯沃斯和喬斯林的學術成就。有可能，伯基特發現克利夫的整體論點很具信服力，但是根據希姆斯沃斯的研究和信念，又發現其細節無法讓人接受。

伯基特常說著一個故事：希姆斯沃斯如何說服他自己相信，注意在尋找疾病原因時所缺乏的那些因素有多重要，希姆斯沃斯告訴他：「丹尼斯，你記不記得夏洛克．福爾摩斯告訴過華生：『在我看來，這個案子的整個線索就藏在這條狗的行為上。』然後華生問：『可是，這條狗什麼也沒做。』福爾摩斯說：『那就是重點。』醫學常常這樣……比起出現過的事情，線索更可能隱藏在沒有出現過的事情上。」

在這個案例中，沒出現的是膳食纖維。強調膳食纖維的正面效益比強調糖和麵粉的負面效益更便利（因為後者看起來沒法當原因），伯基特的動機似乎也受到這一點的影響。伯基特的同僚艾列克．沃克說：「（糖）是日常飲食中不可或缺的一部分，很顯然必須保留在飲食裡。」說「別忘記飲食中要含有膳食纖維」（伯基特1979年飲食書的書名）比說「別吃糖、麵粉和白米，而且少喝啤酒」來得好。

假說轉變的幕後大推手

克利夫的精製碳水化合物假說最後轉變成伯基特的膳食纖維假說，主要是透過伯基特的同事休．托威爾的努力，他從1929年開始，花了30年的時間在肯亞和烏干達擔任傳教醫生。托威爾後來解釋說，曾經有一段時間，在肯亞高地為殖民區和教會醫院服務的一大群英國醫生經歷了前所未有的體驗，目睹原住民族群的「300萬名男女和兒童……原本工業化之前的生活一下子迅速的西方化。」他1959年退休回到英格蘭後出版了《非洲的非傳染性疾病》，是將整個醫學文獻用於影響非洲原住民族群疾病的首次嚴密嘗試（國際癌症研究機構的主任約翰．海金森曾形容《非洲的非傳染性疾病》是「很可惜被忽視」的「傑出重新討探性文章」）。未出現的西方疾病（幾乎與克利夫的清單完全符合）反而相當引人注目。

托威爾在東非的經驗，讓他對於文明病的現象特別具有察覺力。他1929年抵達肯亞時，注意到肯亞人通通瘦得像古埃及人，但他與原住民部落一起吃飯時發現他們最後總會留下一些食物餵家畜，所以推測他們的削瘦並非因為食物短缺或熱量不足。根據托威爾的描述，第二次世界大戰期間有一支英國營養學家團隊被派到東非，任務是誘導英國軍隊裡的非洲人增加體重——因為那些非洲人不想做到或無法做到。

然而到了1950年代，肥胖的非洲人已是常見的景象。托威爾在1956年報告第一個東非原住民的冠狀動脈心臟病臨床診斷案例：那是一位班圖人高等法院法官（身高158公分，體重93.5公斤），住在英格蘭，吃西式飲食已經20年了。1970年托威爾回到東非，他形容自己看到「不可思議的景象：每個鎮上到處都是肥胖的非洲人，每座城市裡都有一間大型糖尿病診所。這種疾病在不同的地方大約同時出現，然後現在又一起成長」。

伯基特和托威爾自1940年代末期就結識為朋友，當時伯基特剛抵達烏干達。1970年，他們開始共同研究伯基特的膳食纖維假說，並撰寫一本關於文明病（他們現在稱之為「西方疾病」）的教科書。

為了解釋肥胖是如何因現代精製碳水化合物飲食中缺乏膳食纖維而誘發，托威爾判斷，誘因是西方飲食中能量對不可消化纖維的比值愈來愈大。一份典型的西方飲食約有93%的營養素可做為能量用途；而含有大量蔬菜、水果和全麥麵包的典型原始飲食，相較之下只有88%或89%，托威爾認為，數值較低的數字才是「自然而然演化出來的數字」，而人們在幾十年期間不知情地吃下比自然演化而來的適當熱量多4%的比例，因此增加體重（後來的研究人員在應用該觀點時補充，含纖維的食物體積較大，容易產生飽足感，也需花較多時間去咀嚼和消化，照理說會增加熱量的消耗——至少在每單位時間裡）。

至於心臟病，托威爾採用凱斯的邏輯：如果相關的流行病學推薦低脂、高碳水化合物飲食來抵抗心臟病，那麼碳水化合物顯然就會抵抗心臟病，並附帶提醒：碳水化合物必須含有「它們全部的膳食纖維」，「被削去一部分的」膳食纖維只能提供「不完整的保護」；至於完全被削去的（如糖和白麵粉），根本無法提供保護。

托威爾解釋，要是克利夫接受凱斯的研究是有效的，並且「不要完全不考慮飽和動物脂肪對心臟病的影響」，那他的假說應該會得到更多的注意（伯基特後來也說了類似的話）。托威爾並未犯相同的錯誤，他同意富含脂肪的飲食（尤其是飽和脂肪）會提高血液中的膽固醇濃度，並因此提高心臟病風險，但當時他提到，流行病學的證據也指出，這個疾病與少攝取澱粉性高纖食物有關，所以脂肪和缺乏膳食纖維都該負起責任（如克利夫和於德金曾指出的，同樣的這些證據也能夠用來指涉糖和精製碳水化合物）。

引爆膳食纖維狂熱

不同於對克利夫假說反應的冷淡（即便克利夫向麥高文的專責委員會做過聲明，也沒得到多少關注），對於膳食纖維假說，媒體幾乎是立刻一擁而上。

托威爾於1972年在《美國臨床營養期刊》發表了幾篇關於膳食纖維和心臟病的文章後，一位專欄作家羅伯特·羅德爾針對那項研究寫了一系列文章，把膳食纖維吹捧成解決心臟病和肥胖問題的答案。羅德爾是羅德爾新聞社（Rodale Press）和羅德爾協會（Rodale Institute）的總裁，這兩間機構都致力於推動有機食物和無化學、無殺蟲劑的「再生」農業。羅德爾把伯基特和托威爾的膳食纖維假說，視為有機食物和農業生活智慧的許可證，「全食物中的天然纖維，也許是保持低膽固醇和預防心臟病發生的有效工具。」

伯基特和艾列克·沃克在1974年8月號的《美國醫學學會期刊》中以一篇重新探討的文章，討論從膳食纖維到便祕和「消化道功能的改變」到整個西方疾病的一連串因果關係，來回應托威爾的文章。《華盛頓郵報》在《美國醫學學會期刊》發行的那一天，便寫專欄讚揚那篇文章，稱膳食纖維為「我們這個時代的滋補劑」。同年12月，《讀者文摘》刊登一篇關於伯基特和膳食纖維假說的文章；1年後，該雜誌宣稱

精製碳水化合物的重大修正？

伯基特和托威爾把他們的膳食纖維假說叫做克利夫概念的「重大修正」，但他們從未真正說明，為什麼克利夫會把精製碳水化合物界定成一開始的問題。我們如何解釋，含大量脂肪和蛋白質但很少或沒有蔬食因此也少有或沒有膳食纖維的傳統飲食文化（如馬塞人和桑布魯人、北美大平原的美洲原住民、因紐特人）中，並沒有這些慢性病的存在？為什麼唯有吃西方飲食的這些族群裡才出現慢性病，即使他們在這個營養變遷之前也沒吃大量的膳食纖維？但就像凱斯一樣，托威爾推測這些族群的經驗也許跟世界上其他地方無關，「特別的種族，像是愛斯基摩人，在幾千年前就適應了特別的飲食方式，而在其他尚未適應這些飲食方式的族群裡，也許會誘發疾病。」

托威爾在肯亞和烏干達花了30年時間治療馬塞人和其他遊牧民族，伯基特花了20年時間，然而，所討論的程度僅此而已。

自從那篇文章刊登以來，富含膳食纖維產品的銷售量已超過原本的2倍，以家樂氏和通用食品為首的早餐穀片企業，立刻將麥麩和纖維當做自家產品中有益於心臟的天然元素並開始大力促銷。1975年，伯基德和托威爾共同出版了一本書，《精製碳水化合物食物與疾病》。

然後，伯基特又花了10年時間講授飲食中膳食纖維不足的危險。他譴責現代飲食中「澱粉激烈地減少」，也同樣譴責飲食的高含脂量（「我們所吃的脂肪是（西方）飲食不太普及的社區的3倍。」「我們一定要減少飲食中的脂肪！」）和缺乏膳食纖維，他認為後者是「過去100年來（在英國）最大的營養災害」。

另一個「一廂情願的科學」

然而，不是每個人都接受這種論點。對於公共衛生有關當局和保健記者來說，膳食脂肪和／或膽固醇仍是慢性疾病的頭號嫌犯，而且膳食脂肪已經透過國際比較被認為與結腸癌和乳癌有關。伯基特回憶與一些研究學者在美國的難忘爭論，對方將結腸癌歸咎於膳食脂肪，但他堅決主張是缺乏膳食纖維造成的。最後，他的對手承認：「脂肪剛好是原因……並不能因此排除纖維或許有益於健康的可能性。」

伯基特、沃克和托威爾的早期研究報告在美國激起「對膳食纖維的狂熱」後，哈佛營養學家金恩．梅耶爾也不完全相信膳食纖維的重要性。不過，梅耶爾當時也看出了妥協的智慧，他提到，理想的飲食是盡量同時減少心臟病和癌症的風險，它會是低脂的，或至少是低飽和脂肪的，所以它也是少肉和少乳製品的，而且它會是高纖的，「一個優質的飲食要多蔬果和合理量的未精磨穀片，這會提供你所有需要的有益纖維。」**然而，它能導致長壽和健康的推測，多半是根據信念和直覺，而非根據科學。**在過去的四分之一世紀裡，伯基特的膳食纖維理論已經變成了「一廂情願的科學」的另一個例子，因為有持續累積的證據可以駁斥缺乏膳食纖維的飲食會引發結腸癌、息肉或憩室炎的觀點，更別說其他文明病。

從1994年到2000年，有兩項觀察性研究（包含4萬7000名男性健康專業人員的研究，和包含8萬9000名女性的護士健康研究P107，兩者都是由哈佛公共衛生學院所執行）和六個隨機對照試驗的結論都是，**攝取膳食纖維——指的顯然是對蔬菜水果的攝取——與結腸癌的風險無關。**包含4萬9000名女性的那項研究成果《美國國家衛生研究院婦女健康倡導計畫》P110則出版於2006年，證實增加飲食中的膳食纖維（吃更多全穀、水果和蔬菜）對結腸癌沒有健康效益，也不能夠預防心臟病、乳癌或誘使體重減輕。

「伯基特的假說幾乎被全世界所接受，速度相當快，但它已漸漸得到反駁，」曾在1970年代中期很熱忱的為該假說背書的理查．多爾說，「膳食纖維仍然與便祕有關，但就已開發世界常見疾病的主要因素而言，不，它不是答案。」我們在其他假說中也看過類似的狀況。膳食纖維是任何健康飲食固有的一部分——使這個信念繼續存在的因素與科學沒什麼關係，尤其是以裘弗瑞．羅斯的預防醫學學說P102來看：如果一項醫學假說有機會成真並且拯救蒼生，它就應該得到應有的對待，並因為被需要而為大眾提供一些關於如何預防或減少癌症風險的積極建議。

這在《新英格蘭醫學期刊》的一篇評論中立即顯得很明白，它附有2000年4月對兩大試驗一篇又一篇的報告：一個是對鳳凰城（亞歷桑那州）結腸癌預防之醫師網絡的1400名對象所做的試驗；另一個是由美國國家癌症研究所主持、耗資3000萬美元的試驗。兩者都證實膳食纖維對結腸癌沒有影響，不過，執筆該篇評論的科羅拉多大學預防醫學系教授堤姆．拜爾斯（Tim Byers）聲稱，那兩個都是短期試驗，而且只著重癌症的初期階段，不該被解讀成「高纖穀片補充品或低脂高纖飲食在結腸直腸癌發展的晚期階段裡不足以保護健康的證據」。拜爾斯錯了，因為結果的證據必然是高纖飲食無法在結腸直腸癌晚期保護健康，所以這不是能令我們心悅誠服地接受結論為真的充分證據。

伯基特的假說繼續存在，而且會一直存在下去，就像脂肪—乳癌假說也會一直存在，當中部分原因是：導出這些假說的原始資料仍無法得到解釋。拜爾斯寫道：「全世界的觀察性研究持續發現結腸直腸癌的風險在多吃蔬果的族群中較低，而在採取不同的飲食方式後，風險也跟著改變，但我們仍然無法了解為什麼。」我們永遠可以這麼推測，假如試驗能用不同的方式去執行（期間有長有短，受試者有年輕人有老人，而且也許，膳食纖維的種類或多或少不太一樣），結果會更具前瞻性。美國癌症學會和美國國家癌症研究所持續推薦多蔬果的高纖飲食也許能降低結腸癌風險，他們所根據的是一些支持這個假說的證據，因此謹慎的飲食仍會包含這些成分。

媒體的站邊擁護

媒體也會讓膳食纖維假說繼續存在，之前，伯基特的假說在沒有任何有意義的長期臨床試驗做出有益結果的情況下轉變成營養教條時，他們已扮演過一次重要角色。《華盛頓郵報》1988年的一篇文章這麼說：「多年來科學家們都知道，富含蔬果、膳食纖維和低脂的飲食能大幅降低（或消除）發展出結腸癌的機會。」這篇文章就發表在哈佛大學對4萬7000名男性健康專業人員做了分析研究並指出此假說**並非事實**的4年後。

雖然《紐約時報》為護士健康研究和鳳凰城及美國國家癌症研究所膳食纖維試驗的負面結果撰文（前者由雪莉·蓋·史托柏格〔Sheryl Gay Stolberg〕執筆，後者由吉娜·科拉塔〔Gina Kolata〕執筆），但都不是由已追蹤這個主題幾十年且一直為該報撰寫飲食與健康文章的2名記者報導：負責《紐約時報》個人健康專欄的珍·布洛帝，以及從1970年代開始為膳食纖維背書的《華盛頓郵報》記者瑪莉安·布洛斯（Marian Burros，1981年加入《紐約時報》）。

《華盛頓郵報》表示：「科學家們都知道，富含蔬果、膳食纖維和低脂的飲食，能夠大幅降低結腸癌的機會。」——即便哈佛大學4年前便做了分析研究，指出這並非事實。

布洛帝和布洛斯回應關於伯基特假說的負面新聞時，選擇以退為進地辯解——假說在其他方面仍可能為真。在鳳凰城及美國國家癌症研究所的研究成果發表後，珍·布洛帝寫道：「若預防結腸癌是吃膳食纖維的唯一理由，我會說，你可以安心放棄麥麩馬芬糕、全穀穀片、豆類和富含纖維的水果與蔬菜，然後回歸吃白麵包的清新飲食。不過，膳食纖維……有一大堆的健康益處。」

在史托格於1999年對護士健康研究做過報導後，《紐約時報》刊登由布洛帝撰寫的〈為了心臟和健康，讓膳食纖維的浪潮繼續翻騰〉指出膳食纖維肯定有益於改善便祕，此外，來自於護士健康研究的早期研究結果顯示，吃「低纖澱粉飲食且喝許多非酒精飲料的女性，發展出糖尿病的比率是較少吃這些食物的女性的2.5倍。」

在科拉塔關於鳳凰城及美國國家癌症研究所試驗負面結果的文章刊登5天後，《紐約時報》又刊載科拉塔的說明性文章〈健康忠告：原因、影響與困惑〉，討論在膳食纖維的益處上為什麼大眾會被誤導，並推測其中一個原因是語言的含糊使用：「科學家和大眾一樣，在討論推測性和引發假說的證據時會使用像是『預防』、『保護』和『降低風險』之類的字眼，不過，他們連討論科學上能證實的證據時也一樣。」她表示，伯基特的膳食纖維假說根據的一直是引發假說的資料（尤其是國際比較），然後被已能做到最好的科學研究駁斥，「即使是在高纖飲食研究結束後的一段期間裡，研究學者們仍自信滿滿地說人們可以採取其他方法『預防』結腸癌，例如運動和保持苗條。他們還說，有好些理由要吃膳食纖維，因為那能『降低心臟病風險』。然而，當被問到這些主張的證據時，研究學者們坦承那只是引發假說之類的低層次玩意兒。」

就在次日，《紐約時報》刊登一篇由布洛斯執筆的文章〈有充分的理由說『請把纖維遞過來』〉，內容指出：根據科拉塔所說的「引發假說的資料」，吃膳食纖維「大幅」降低了女性的心臟病發作風險，以及「膳食纖維也有助於預防糖尿病的發生」、「有助於控制肥胖」和「也許也有益於降低高血壓」。

不到一個月，布洛帝接著又寫了〈邪惡纖維飲食的無罪辯駁〉，當中提到雖然膳食纖維「近來被批評得體無完膚——就在3個令人失望的研究未能發現高纖飲食有助於預防結腸癌之後」，一項最新的研究發表於《新英格蘭醫學期刊》，它花了6週追蹤13名受試者，指出這種飲食能幫助他們控制糖尿病，所以應該攝取這種飲食。布洛帝寫道：「因為糖尿病大幅增加了一個人的心臟病及其他因脂肪堵塞動脈所引起的疾病的發生風險，這項研究的結果對於1400萬患有第二型糖尿病的美國人來說至為重要。」

在2004年，布洛帝大力倡導高纖飲食，只為了那些傳說中、未經證實、能誘發長期體重減輕和體重維持的能力。結果，膳食纖維現在已從它原始的假說中脫離出來，存在於一個總是在測試前階段的領域裡。**克利夫將問題歸咎於精製碳水化合物和糖的假說，是對原始資料的唯一最佳解釋，現在已被完全遺忘。**

Chapter 8

碳水化合物真的不必吃太多

從體內平衡系統檢視高醣飲食

形成假說是人類大腦最寶貴的功能之一，也是科學發展的必要條件。然而，有時候假說像雜草一樣的茂密叢生，不但沒有澄清疑慮，反而為我們帶來困惑。

那麼就必須有人去清理那個領域，才能使運作中的概念成長和發揮功能。概念應該與觀察和測定結果之間有盡量直接的相關性，並且盡可能不受到解釋性元素的扭曲。

馬克斯．克萊伯，《生命之火：動物能量導讀》，1961

- ▶**史考特．格蘭迪**（Scott Grundy）承認代謝症候群是今日心臟病的主因，但是他也認同凱斯的假說可能同樣是對的，只是與21世紀的健康問題不再有太大關係罷了P170。
- ▶**傑瑞米亞．史丹勒**：鹽與高血壓關係的證據是既不確定又矛盾的P174。
- ▶**麥可．賈伯森**：鹽是營養的禍害P174。
- ▶**卡爾．馮沃特**（Carl von Voit）：富含碳水化合物的飲食可能導致身體的水分滯留、然後提高血壓P176。
- ▶**法蘭西斯．貝納迪克**（Francis Benedict）：吃碳水化合物比重大的飲食，身體會強烈的想留住水分，而吃脂肪比重大的飲食，身體有流失水分的明顯趨勢P176。
- ▶**華特．布倫**（Walter Bloom）：吃碳水化合物會刺激腎臟留住鹽分，然後身體保留額外的水分來維持血液中鈉濃度的穩定。因此，並不是攝取較多鹽引起水分滯留，而是碳水化合物抑制了體內鈉的排除作用，導致身體需要保留水分P177。

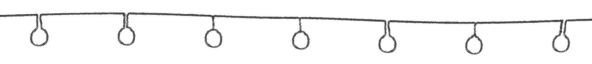

由查理斯・威爾克斯（Charles Wilkes）所率領的美國探險遠征隊，在1841年1月造訪過大洋洲托克勞的波利尼西亞環礁島之後，遠征隊的科學家們報告說沒發現島上有耕作的跡象，並坦承他們很驚訝，島上的居民只靠著主要以椰子和魚構成的飲食就能長得那麼壯。

托克勞移民的健康大轉彎

托克勞從1920年代中期開始歸紐西蘭管轄，但環礁島上的居民仍過著孤立的生活，只有來自北方逾480公里遠的薩摩亞貿易商船會偶爾經過。所以，托克勞幾乎沒受到西方文化多少影響。他們飲食中的主食仍然是椰子、魚和一種叫做麵包果的含澱粉瓜類（19世紀末期引進），並且一直維持到1970年代。托克勞飲食中70%以上的熱量來自於椰子；50%以上來自於脂肪——而且其中90%是飽和脂肪。

托克勞的人口在1960年代中期成長到將近2000人，紐西蘭政府因擔心人口過多而開始實施志願移民計畫，讓一半以上的托克勞人民遷移到本島上。從1968年到1982年，一支由伊安・普萊爾領導、包含人類學家、醫生和流行病學家的紐西蘭團隊，剛好趁這個機會去研究重新安頓後的移民、以及仍然留在島上但飲食漸漸西方化的島民的健康和飲食。這個托克勞島移民研究，是一項包含所有托克勞裔男性、女性和兒童的相當完整的健康與飲食調查研究，它也很可能是在營養和慢性病研究史中所執行過最廣泛的移民研究。

在托克勞島上，隨著付現經濟和貿易站在環礁島上的建立，這項研究期間最主要的變化從1970年代中期開始展開。一年到頭都能取得進口食物，導致椰子消耗量減少到約總熱量的一半，但這被增加7倍的糖（根據當地貿易商船的記錄，此增加趨勢從1961年到1980年間差不多是10倍：從每年3公斤增加到31公斤）與將近6倍的麵粉攝取量抵銷——從每人每年5.4公斤增加到31公斤。

島民們也開始吃罐頭肉類和冷凍食品，他們把東西儲存在聯合國提供的冰箱裡。到了1980年，平均每人每年消耗掉2.7公斤的羊肉、1.3公斤雞背肉和2.2公斤罐頭牛肉（相較之下，1981年平均每個島民捕獲的魚是121公斤）。在當時，貿易商船每年也為每人送來逾8公斤的脆餅、餅乾和「脆斯迪」（Twisties，一種起司口味的玉米點心），連香菸和酒精飲料的消耗量都急速增加。

跨越整個1960年代，島上唯一值得注意的健康問題是皮膚病、氣喘和水痘、麻疹、痲瘋病等傳染病（托克勞自1917年開始有現代化的醫療服務和一位受過訓練的醫生），之後的幾十年裡陸續出現了糖尿病、高血壓、心臟病、痛風和癌症，**剛好與膽固醇濃度下降發生的時間重疊，也與飽和脂肪攝取量的減少一致**。男性和女性平均增加了9到13公斤，類似的趨勢，雖然規模較小，也可見於托克勞的兒童身上。

與這些趨勢唯一產生明顯背離的，是1979年運送乘客與貨物的商船Cenpac Rounder號在海上觸礁，島民5個月得不到食物與燃料補給。《紐西蘭先驅報》報導：「沒有糖、麵粉、菸草和澱粉食物，環礁島上的醫院都報告說，在被迫孤立期間生意冷清。據說那段期間裡托克勞島的居民都非常健康，而且回復到攝取椰子和魚的生活。許多人體重減輕，並且覺得身體好很多——包括糖尿病患者。」

多勞動、少飽和脂肪也無法解釋的健康退化

至於遷居到紐西蘭的移民，遷徙為他們帶來了飲食上「立即且影響深遠的改變」：麵包和馬鈴薯取代了麵包果、肉類取代魚類，椰子差不多從飲食中消失無蹤。脂肪及飽和脂肪的攝取量下降，又是被碳水化合物取代，「其中的差異是蔗糖攝取的大量增加所造成的。」與此同時發生的，是幾乎立即增加的體重和血壓，以及膽固醇下降，一切都比在托克勞島上所目睹的增加更明顯。移民的高血壓是仍住在托克勞島的居民的2倍，而且「糖尿病、痛風、關節炎和高血壓的發生率異常的高」；從他們的心電圖可看出，「移民比非移民有更高的冠狀動脈心臟病風險」。

一大堆因素的結合，令移民的較高疾病發生率變得難以解釋。其中一件是，遷徙的托克勞人比留在環礁島上的托克勞人更少抽菸，所以菸草不可能解釋這種疾病模式。移民者比較年輕，慢性疾病出現的機會照理說應該比較少。還有，雖然托克勞移民的體重比環礁島上的居民「重很多」，而且「有些人變得有肥胖的困擾」，但移民的生活方式絕對是兩者中較嚴謹的：男人在森林裡或鐵路鑄造店裡工作，女人在電子組裝工廠或成衣廠工作，或者在晚上幫人打掃辦公室，並且走「一段路到店裡購物再回家」。最後，原始的托克勞飲食含有超高的脂肪及飽和脂肪，但是移民對於這兩種東西的攝取量都較少；如果凱斯的假說是對的，那麼心臟病的現象在移民中就應該較少出現，而不是更多。

事實上，**移民經驗已導致所有種類的慢性病發生率增加**。普萊爾和他的同事承認，他們的資料很難以任何簡單的方式來解釋這個現象。他們推測，「也許有一些其

他的相關變數導致他們所觀察到的發生率差異。」體重過重（不管成因為何）至少能解釋移民間高血壓、糖尿病、冠狀動脈心臟病和痛風發生率增加的部分原因；他們飲食中的鹽似乎比島上居民多，這個原因就像融入到新文化裡的壓力一樣，或許都可以解釋高血壓發生率的增加；紐西蘭本島攝取紅肉的習慣或許也促進了痛風發生率的增加；過敏原存在於紐西蘭而不存在於托克勞，也許能解釋氣喘的較高發生率。

代謝症候群的發展

和在托克勞研究中一樣，過去50年來想了解慢性文明病的主流態度一直假定，那些現象的相關性只是巧合，而且每一種疾病都有與西方飲食和生活方式相關的獨特原因，儘管膳食脂肪、飽和脂肪、血清膽固醇和體重過重無可避免地仍是頭號嫌犯。

對這些疾病同時發生的較不常見態度是，如同彼得·克利夫P143所做的，假定這些疾病有相關或共通的原因，而且它們是單一基礎失調症的不同呈現。克利夫把它稱做糖代謝疾病，因為他相信那是糖和其他精製碳水化合物造成的。從這種學說來看，如果糖尿病、冠狀動脈心臟病、肥胖、痛風和高血壓同時出現在一些族群中——就像在托克勞經驗裡一樣，而且往往都發現於同一些病患身上，那麼它們很可能是單一基礎病變的各種呈現。克利夫主張，假如沒其他因素，這項「普遍原因」的假說就是在證據上最簡單的可能說明，而且它應該一直被假定為真，直到受到其他強力證據的駁斥。這就是奧卡姆剃刀定律P025，而且它應該是所有科學研究者的指導原則。

從X症候群到代謝症候群

在1950年代初期，臨床研究學者開始釐清能支持克利夫的慢性疾病之糖代謝病假說，對於已經出現了1個世紀的文明病，也能夠解釋其生理機制特性——也就是這個碳水化合物假說的基礎。這項研究呈多條路線發展，促成了在心臟病和糖尿病研究上一些最重要的基礎發現。一直到1980年代晚期，它們才開始結合在一起，當時史丹佛的糖尿病學家傑拉德·瑞文（Gerald Reaven）提議用「X症候群」來描述肥胖、糖尿病和心臟病中常見的代謝異常現象，至少它們都是透過攝取糖、麵粉及其他易消化碳水化合物而惡化的。

X症候群包括**三酸甘油脂（一種血脂）升高、高密度脂蛋白膽固醇（所謂的好膽**

固醇）濃度低、高血壓，這三種現象被認為是成人開始發生糖尿病的前兆——一種胰島素長期維持高濃度（高胰島素血症）、叫做胰島素阻抗性（細胞對胰島素相當不敏感）、與葡萄糖耐受力有關的疾病（無法適當代謝葡萄糖）。

歷經多年後，這個清單裡也加入了一些其他異常狀況：明顯小而密的低密度膽固醇分子，以及可能增加血栓形成的高濃度纖維蛋白原；痛風的前兆（血液中尿酸濃度升高）也已列入X症候群裡，因為它會造成慢性發炎，並由血液裡的高濃度C反應蛋白做為預測因子。

過去10年裡，在各有關當局、研究中心和學會接受X症候群的確實性之前，它有許多種名稱，它常被叫做胰島素阻抗症候群。美國國家心肺與血液研究中心遲至2001年才認同X症候群的存在，並且把它稱為代謝症候群。它甚至曾經被企圖涵蓋所有基礎要素的研究學者們稱做胰島素阻抗／代謝性X症候群。

不管叫什麼名稱，這種代謝症候群就跟成人糖尿病一樣，是一種碳水化合物代謝失調症，而且肯定是飲食中的碳水化合物內容含有（如克利夫所預料的）尤其像糖和白麵粉等精製、易消化的碳水化合物所造成的後果。

成為「脂肪／膽固醇假說」的修改版

一直到1990年代末期，代謝症候群的科學發展才開始在糖尿病的領域之外有重大影響，此時它終於引起媒體的注意（《華盛頓郵報》首次提到代謝症候群或瑞文的研究，是1999年一篇流行性減重飲食的文章裡；第二次是在2001年一篇真正討論到代謝症候群是心臟病風險因子的文章裡。在當時，該報已刊登過好幾千篇與膽固醇和心臟病議題至少有點關係的文章）。代謝症候群與心臟病和其他慢性疾病的潛在關係，也才剛開始得到研究團體的正眼看待。

結果，一個自1950年代的研究中浮現而成為西方國家裡心臟病高風險的另類解釋的假說，在半個世紀後已被醫學研究人員和公共衛生相關單位接受為凱斯膳食脂肪／膽固醇假說的微幅修改——即使這個另類假說暗指凱斯假說是錯誤的。大致上科學不再有爭議，但是代謝症候群學說的潛在影響力已被「飽和脂肪仍是現代飲食中的主要禍害」的假定縮減到最小。

托克勞經驗就是一個範例。關於托克勞人的疾病模式，目前接受的解釋是，他們飲食中增加的糖和白麵粉導致代謝症候群，然後導致心臟和糖尿病，至少根據史考特．格蘭迪的說法是如此，他是德州大學西南醫學中心的營養學家和血脂代謝專家，也是美國國家膽固醇教育計畫在2003年發行的膽固醇指南的主要作者。然而，這並不表示格蘭迪相信克利夫的慢性病之糖代謝疾病假說或凱斯假說是正確的。相反的，他解釋道，這種情況在美國並不像在托克勞那麼簡單：

「你所面對的，是人們習慣的歷史性改變。回顧1940、1950和1960年代，人們吃大量的奶油、起司和蛋，他們的低密度脂蛋白（壞的膽固醇）相當高，而且由於這樣的高膽固醇濃度，使他們在早年就患有嚴重的心臟病。自從那時候起，發生了族群行為的改變，他們不再攝取這麼大量的飽和脂肪與膽固醇，而且低密度脂蛋白也由於飲食改變而大幅下降，但現在……我們變胖了，問題的大部分是由於攝取更多碳水化合物或總熱量較高，然後我們更多人都變得有代謝症候群。」

格蘭迪的解釋是改變美式飲食故事的現代版，在這件事情上被當成是解釋代謝症候群為什麼是今日心臟病主要原因的基本理由，而凱斯假說仍然可能是對的，只是與我們21世紀的健康問題不再有太大關係。格蘭迪的解釋讓凱斯和克利夫都是對的（指出他們的假說所針對的是不同但相關的營養變遷），所以我們不需要質疑公共衛生有關當局的可信度。

格蘭迪的解釋也許合理，但他所依靠的是具爭議的假定和選擇性的證據解讀。但也有可能，我們在50年前所面臨的就是跟今天一樣的問題，而且證明膳食脂肪無罪並暗示精製、易消化的碳水化合物和澱粉有罪的證據持續累積。其中所牽涉到的一切影響深遠。

體內平衡——維持生命的精密設計

對科學中任何引人注目的論點抱持極懷疑的態度是最適當的反應，對慢性病的碳水化合物假說也不例外。不過，在一種叫做「體內平衡」的概念（了解生物體本質的基礎重點）脈落下檢視碳水化合物假說，就能提出一些深刻的見解。生理學在20世紀中葉的大部分進展，可以說是這種「整體本質的概念」的轉移，如諾貝爾化學獎得主漢斯．克雷布斯（Hans Krebs）在1971年所說：「從知識的哲學和理論領域，轉變到生化與生理學的實驗操作。」雖然生理學家有意識到這個典型的轉變，但鑽研慢性病的臨床研究人員卻沒注意到，這表示體內平衡基礎概念的重大線索被輕忽了。

在19世紀中葉，傳奇的法國生理學家克勞德．貝爾納觀察到，**所有生物體的共同基本特徵就是身體各部分與整體相互依賴的關係。**他說，生命體是一個「和諧的整體」，所以所有的生理系統都必須共同合作以確保生存。這種生存的先決條件是我們要維持我們內部環境（如貝爾納的名言：milieu intérieur）的穩定，包括體溫維持在36.2℃和37.2℃之間，以及血糖濃度在70毫克／分升和170到180毫克／分升之間——無論外在影響如何。

貝爾納寫道：「所有維持生命的重要機制，無論它們彼此間多麼的不同，都只有一個目的，那就是在內部環境中維護生命狀態的持續性。」貝爾納說，這個「和諧的整體」的實現有賴於「以外部帶來的變化在瞬間得到抵銷與平衡的如此完美程度」，來不斷調整生命整體的所有構成要素。

在1926年，貝爾納的概念被哈佛生理學家華特・坎農（Walter Cannon）重新創造成「體內平衡」，他創造這個名詞來指稱他較口語化的說詞——「身體的智慧」。坎農寫道：「組成我們的那些不穩定玩意兒，不知從哪兒學會了維持穩定的竅門。」雖然體內平衡技術上的意思是「維持原狀」，但坎農和貝爾納都想像出一個更類似於系統工程師所謂的動態平衡的概念：生物系統會隨著時間而改變，而**改變是為了回應作用在他們身上的力量，但終究會想辦法回到同一個平衡點**，譬如37℃的體溫。

下視丘的精心安排

人體被理解為這些相互依賴的平衡系統的一個極其複雜的網絡——維持體溫、血壓、血液中的礦物質和電荷濃度（酸鹼值）、脈搏、呼吸等，一切都要十分穩定，我們才能安然度過瞬息萬變的外在世界。任何用來擾亂這個和諧整體的東西，都會引起立即的抵銷／補償反應，讓我們透過那個反應回到動態平衡上。

如貝爾納的觀察，所有的體內平衡系統必定相互依賴到令人嘖嘖稱奇的程度，以維持身體功能的適當運作。舉例而言，維持恆常的體溫是很重要的，因為生化反應對溫度相當敏感，在較熱的溫度下作用較快，較冷則較慢。但並非所有的生化反應都一樣敏感，所以它們的反應速率不會隨著溫度改變而有相同的改變。一個像我們一樣能夠在37℃完美運作的生物系統，當溫度改變並造成所有它所倚賴的無數生化反應都以不同速率進行時，就有可能迅速失控。

體溫是構成我們代謝作用的化學反應所釋放的熱度產物，並藉著以皮膚接觸外在空氣而降溫來取得平衡。天氣冷時，我們會透過代謝機制的補償以製造更多熱度，所以我們會比天氣熱時消耗更多熱量來溫暖身體。因此，周遭的溫度在造成其他影響之外，也會立刻影響到血糖調節與碳水化合物和脂肪的代謝作用。任何增加身體熱度的東西（像是運動或炎熱的夏天）都會被由細胞所產生的降低熱度作用而抵銷，因此細胞會減少能量的使用。這也可以藉由脫水、增加流汗、接近表皮血管的擴張作用來抵銷。然後，這些作用在造成其他影響之外，也會影響到血壓，所以又有另一套體內平衡機制必須發揮作用，以維持鹽濃度、電荷和水分的穩定。當細胞內和細胞周遭的水分因流汗或脫水的關係而減少，我們的身體就會以限制腎臟排泄水量並誘發口渴做為反應，所以我們會喝水以補充失去的水分。任何一項體內平衡變數的改變，都會造成所有體內平衡變數的補償性／抵銷性改變。

這種全身的體內平衡作用，是由大腦裡一個進化的古老區域所精心安排的——位於大腦底部的下視丘。它透過神經系統的調節（尤其是控制非自主功能的自主神經系統）和內分泌系統（荷爾蒙系統）來完成這項協調任務。

胰島素、能量分配和代謝異常

荷爾蒙控制生殖、調節生長和發育、維持內部環境，以及調節能量的製造、利用與儲存，所有這四項功能相互依賴，而最後一項對於其他三者的成功至為重要。基於這個理由，所有荷爾蒙對於燃料的利用多少有些直接或間接的影響，能量在短期上如何被身體使用、以及長期的儲存，在技術上這叫做能量分配。舉例來說，生長荷爾蒙會刺激脂肪細胞裡的脂肪代謝成能量，來做細胞修補和組織生長。

然而，**所有其他荷爾蒙的角色在能量的製造、利用和儲存上都次於胰島素**。在歷史上，醫生一直把胰島素視為只有一種主要功能似的：去除和儲存飯後血液中的糖。這是糖尿病裡最明顯受損的功能，但胰島素其實有各式各樣的角色，它主要的功能在調節脂肪、碳水化合物和蛋白質的代謝作用；它也調節肝醣（葡萄糖儲存在肌肉組織和肝臟裡的形式）的合成；它刺激脂肪在脂肪庫與肝臟裡的合成與儲存，它也抑制那些脂肪的釋出。胰島素還會刺激蛋白質的合成，以及與細胞運作、修補、生長有關的分子的合成，甚至是RNA與DNA分子的合成。

簡言之，胰島素是一種用於協調與調節一切與儲存和使用營養素有關、因此能維持體內平衡（即維持生命）的荷爾蒙。造成代謝症候群和慢性文明病的，正是這些體內平衡系統各方面（尤其是碳水化合物和脂肪的代謝，以及腎臟和肝臟功能）的一連串代謝異常的功能失調。如同代謝症候群所代表的意義，也如同約翰·於德金在

1986年所觀察到的P150，**心臟病和糖尿病這兩種疾病與一堆代謝異常及荷爾蒙異常的關係，遠超越了它們與膽固醇濃度升高**（假定由任何飲食中的飽和脂肪所造成的可能影響）**的關係。**

從「體內平衡」檢視疾病假說

這使得我們要從另一個角度去看彼得．克利夫的糖代謝疾病假說P143，或者我所謂的簡明說法：慢性病的碳水化合物假說。克利夫指出物種需要時間去完全適應環境中的改變，無論是氣候轉換、新掠奪者的出現或食物供給的改變，人類的體內環境（貝爾納的「內部環境」）也一樣。

這個內部環境200萬年來最劇烈的改變，是飲食中採用了高糖和高精製碳水化合物及其他易消化碳水化合物，用過這些飲食後，血糖濃度急遽升高，進而造成胰島素升高，接著變成慢性升高（高胰島素血症），然後組織對胰島素產生阻抗性。此外，由於有半數的食用糖分子（蔗糖）是果糖分子，在自然界中是以低濃度狀態存在於水果和某些根類蔬菜中，所以人體也遇到必需適應瞬間大量果糖的情況。

從這個道理來看，所有代謝症候群的異常狀況和伴隨而來的慢性文明病，都可以視為**由血糖、胰島素和果糖在各個調節系統中誘發遍布全身的改變所引起的體內平衡調節異常的間接後果**，如同遺傳學家詹姆斯．尼爾（James Neel）在1988年時寫到關於成人糖尿病：「西方文明的飲食模式改變，已危及到複雜的體內平衡機制。」

有可能，肥胖、糖尿病、心臟病、高血壓及其他相關文明病都有各自獨立的原因，但它們又是彼此間的風險因子，因為一旦罹患這些疾病的其中之一，就更容易罹患另一種。也有可能，精製碳水化合物和（尤其是）糖，對血糖和胰島素造成了影響深遠的干擾，使它們擾亂了整個身體的體內平衡調節機制和生長機制。

如克勞德．貝爾納所解釋的，任何關於調節機制和疾病的推測，都必須從一個和諧整體的脈絡上去了解，「如果我們將一個生物不同的部分各自孤立、以這種方式來分解它，那只是為了方便實驗分析，絕不是因為以為它們是各自獨立的……當我們希望將一件東西的價值和真實重要性歸因於它的特質時，就必須以這樣的整體性來討論它，並且導出與其整體影響有關的最後結論。」而漢斯．克雷布斯在1個世紀後為這個課題釋義時說，如果忽略生物的整體性，「即使我們有精密地實驗技術，仍可能被引導到大錯特錯的想法和不正確的推論上。」

高血壓謬誤

這類不正確推論的最簡單例子，也許是攝取過多鹽會導致高血壓的常見假設。

高血壓在技術上被定義為：收縮壓高於140及舒張壓高於90。自1920年代醫生剛開始為病人定期測量血壓時就知道，高血壓是心臟病和中風的主要風險因子，也是肥胖和糖尿病的風險因子。它們可以前後互換：如果我們是糖尿病患者或肥胖者，就更可能有高血壓；如果我們有高血壓，就更可能罹患糖尿病或肥胖症。

對那些罹患糖尿病的人而言，據說高血壓有高達85％的機會會大幅提升心臟病風險。一些研究也證實，胰島素濃度在高血壓患者身上會異常升高，所以無論有沒有肥胖或糖尿病，高血壓現在常被歸類於「胰島素阻抗狀態」（這暗示要把高血壓包含在構成代謝症候群的一大堆異常狀況裡）。高血壓在肥胖者中相當常見，肥胖在高血壓患者中也相當常見，以至於教科書往往推測是體重過重導致高血壓。所以，血壓愈高，膽固醇和三酸甘油脂濃度就愈高，體重愈重，糖尿病和心臟病風險就愈大。

食鹽－高血壓假說

儘管這些疾病之間有密切的關係，過去30年來，公共衛生相關單位一直堅決主張，鹽是造成高血壓和隨著老化而增加血壓的飲食原因。教科書建議，除了減重和運動，減少用鹽是糖尿病患者降低或預防高血壓的最佳方法。

食鹽—高血壓假說已存在近1個世紀，它的根據是醫學研究人員所謂的「生物合理性」：有道理又看來明顯。當我們攝取食鹽（氯化鈉）時，身體會保留更多水分以維持血液中的鈉濃度，此時腎臟的反應是將過多的鹽排到尿液裡，所以會同時釋出過多的鹽和水。不過，在大部分人身上，大量攝取鹽分會因為水分滯留所造成的水腫而導致血壓微幅上升，因而我們可以很容易想像得到，長時間持續攝取多鹽飲食會使血壓升高的狀況變成慢性的。

那就是鹽的假說。但事實上，要產生任何合理明白的證據是極為困難的。

1967年，傑瑞米亞·史丹勒形容，支持鹽與高血壓關係的證據是「既不確定又矛盾的」。16年後，在做過一項由美國國家衛生研究院資助、為了證實吃鹽會提高學齡兒童血壓的試驗後，他在形容自己的失敗時仍說那些證據**「既不確定又矛盾的」**。然而，傳達給大眾的訊息卻是：鹽是一種營養禍害，公共利益科學中心的主任麥可·賈伯森在1978年時便說鹽是「致命的白色粉末」。

對這項證據的系統性重新探討，無論是由相信鹽會造成高血壓的人或不相信的人發表的，所做出結論必定是：大量減少鹽的攝取（例如把平均鹽攝取量刪掉一半，但現實中很難做到）也許會降低高血壓患者的血壓4到5毫米汞柱（mm Hg），一般人則是2毫米汞柱。然而，如果我們有高血壓，即使只是第一期較不嚴重的情況，我們收縮壓已超過健康程度至少20毫米汞柱；如果是第二期高血壓，我們的血壓超過健康程度達40毫米汞柱。所以，將鹽攝取量減半並將血壓降低4到5毫米汞柱其實不會有太大差別。

我們相信飲食中的鹽危險，又是再次依據裘弗瑞．羅斯的預防醫學學說P102。公共衛生有關單位一直以來不斷建議少吃鹽，因為他們相信，任何對個人的益處，無論在臨床上多不重要，都會對公共衛生產生重大的衝擊。然而，這個觀點迴避了一個必需回答的科學問題：「如果攝取過量的鹽不會造成高血壓，就像這些臨床試驗所指出的，什麼才會？」而且，接納一個可疑的公共衛生宣言會壓抑嚴密的科學研究。

單單鹽有罪？

讓我們回想一下，高血壓是文明病，這是1920年代末期的觀察結果。正當在歐洲和美國的醫生使用設備（血壓計）輕鬆可靠地為病人測量血壓時，全世界的傳教醫生和殖民區醫生也在為原住民族群量血壓。

1938年，英國醫生塞利爾．丹尼森（Cyril Donnison）在《文明與疾病》中提到，在10年內，高血壓已成為西方社會和其他較富裕社會階級的特有疾病中記載得最詳細的範例之一。吃傳統飲食的孤立族群，他們的平均血壓可想而知當然較低，但與未達中年的歐洲人和美國人的平均血壓並無差異。高血壓從未見於這些族群中，而且血壓會隨著年齡的增長而下降，與在已開發國家中發生的事實相反。

1929年丹尼森報告說，他為1000名遊牧的肯亞人測量血壓，結果發現與40歲以下的歐洲人很相似，但之後就不是這樣！「在非洲是趨於下降的，」丹尼森寫道，「而在白人族群中仍延續其升高的趨勢，直到80歲。」肯亞遊牧民族在他們60幾歲時的平均收縮血壓，比同年齡的歐洲人低40點。未來40年，這些觀察將會在全世界的孤立族群中獲得證實。

然而，接觸西方生活和飲食後，這些原始族群的血壓開始隨著年齡升高，就像歐洲人和美國人一樣，而平均血壓和高血壓發生率也提高了。

在肯亞和烏干達，英國醫生認為在1930年代末期，高血壓不存在於他們的非洲病患中，但到了1950年代，超過10％的非洲原住民為了任何被診斷為臨床高血壓的理由而到醫院掛病號。1960年代中期，數字提高到30％；1970年代，高血壓被認為在原始的非洲族群中很常見，就像在歐洲和美國一樣。在某些都市族群裡，高血壓發生率據報告高達60％。

直到鹽假說在1960年代開始受到認真看待之前，研究學者並不太注意伴隨西方飲食和生活方式而產生的血壓升高的營養解釋。相反的，他們爭論血壓的升高，是否是由於他們所認為的文明生活的壓力和緊張所造成——如丹尼森所相信的。一旦鹽假說提出了飲食原因的可能性，研究學者便開始將孤立族群中高血壓的有無，很單純的看待成對鹽假說的測試。因為高血壓只出現於接觸到西方飲食（通常包括高鹽的加工食品）的那些族群，所以研究學者認為他們的研究證實了鹽假說。

當然，少吃鹽或不吃鹽的同樣那些族群，也少吃糖或不吃糖和白麵粉，所以證據支持了兩種假說——儘管研究學者只對其中之一有興趣。精製碳水化合物能夠解釋在這些族群中許多其他健康上的慢性變化，但這個概念很少被討論到。在傑拉德．薛普（Gerald Shaper）在肯亞和烏干達的遊牧民族研究以及伊安．普萊爾的南太平洋島民研究這2件案例中，研究學者首先暗示精製碳水化合物是高血壓出現於他們族群中的可能原因，因為糖和麵粉是受西方影響的飲食中最顯著的附加成分。不過，在他們意識到美國的研究學者相信鹽是問題後，又接納鹽有罪的觀點。

1970年代初期，哈佛高血壓專家洛特．佩吉（Lot Page）及其同僚開始在索羅門群島研究「心血管疾病之前因」。他們也認為他們的研究只是一個對鹽假說的測試，所以鹽是索羅門島民飲食中唯一受到評估的條件。在這個後來被認為是該領域的開創性研究裡，他們的結論是，造成島民高血壓的嫌疑原因，十分自然地「重重落在鹽的攝取上」。

碳水化合物與身體水分的流失

富含碳水化合物的飲食可能導致身體的水分滯留、然後提高血壓的實驗證據，就像攝取鹽一樣，可以追溯到1個世紀以前，它在1860年的首次發現要歸功於德國化學家卡爾．馮沃特。

1919年，華盛頓卡內基研究中心營養研究室主任法蘭西斯．貝納迪克說：「吃碳水化合物比重大的飲食，身體會強烈的想留住水分，而吃脂肪比重大的飲食，身體有流失水分的明顯趨勢。」貝納迪克指出，發生於任何限制熱量或碳水化合物飲食

（尤其是限制碳水化合物的）前幾週的體重減輕，是因為大量的水分，而非脂肪，這一點在任何討論減重計畫的表面益處時必須列入考量。在1950年代末期，新一代的研究學者又發現了這個現象，當時它被用來合理解釋限制碳水化合物的飲食很受歡迎，並非由於減少脂肪，而完全是由於在這種飲食的前幾週減少水分。

威斯康辛大學內分泌學家艾德華·葛登（Edward Gordon）稱之為「濃縮碳水化合物食物的鈉和水分滯留的神奇效應」，然後在1960年代中期被華特·布倫以生理學的角度解釋，他在亞特蘭大皮德蒙醫院擔任研究主任，當時正在進行以斷食法治療肥胖的研究。

如同布倫在《內科檔案》期刊和《美國臨床營養期刊》所報告的，靠著吃限制碳水化合物的飲食來排除水分，是由於人在吃碳水化合物時會發生鈉滯留翻轉的現象。**吃碳水化合物會刺激腎臟留住鹽分，而非排除鹽，然後身體保留額外的水分來維持血液中鈉濃度的穩定。**因此，並不是攝取較多鹽引起水分滯留（理論上，吃較多鹽時會發生這種情況），而是碳水化合物抑制了體內鈉的排除作用，導致身體需要保留水分。所以實際上，從飲食中刪除碳水化合物就能產生效果，就像抗高血壓藥物是良好的利尿劑一樣，使腎臟排除鈉和附帶的水分。

這樣的水分流失作用導致血壓大幅下降，程度大到招致對這類飲食的批評，例如《美國醫學學會期刊》的營養專欄作家菲利普·懷特（Philip White）公開表達擔憂：「由……體液、鈉及其他礦物質……流失……所導致的低血壓。」也因此，以極低碳水化合物飲食來治療肥胖的相關討論，會提出在飲食中保留一些碳水化合物，以維持「體液平衡」和「避免因水平衡的改變而造成體重的劇烈轉變」。

到了1970年代初期，研究學者已證實：**碳水化合物所造成的水分滯留效應是由於胰島素的分泌，然後誘使腎臟再吸收鈉（而非排除它）**；此外，高血壓患者體內的胰島素濃度平均而言的確會比一般人高。到了1990年，糖尿病教科書（如《喬斯林的糖尿病學》）也考慮到慢性提高胰島素濃度是第二型糖尿病患者「開始罹患高血壓的主要病理缺陷」的可能性，但這類思考很少延伸到與非糖尿病患者的潛在關係上。

水分滯留效應、高血壓效應、心臟病

為什麼這個現象鮮少進入到高血壓和心臟病的討論當中，有好幾種可能的解釋。關心高血壓危險性的研究人員，也許在他們的研究中只考慮到肥胖文獻甚至不重要的糖尿病文獻，而忽略了肥胖和糖尿病患者容易有高血壓或反之亦然的明顯觀察現象。另一個可能性是，在1960年代，高血壓和高膽固醇是早發性冠狀動脈心臟病3大風險因子的其中之二（另一個是抽菸），所以很難想像，吃碳水化合物可能在膽固醇這個風險因子上是有益的，但對另一項風險因子血壓卻是有害的。

雖然這種由碳水化合物誘發的胰島素水分滯留效應和高血壓效應，偶爾出現在營養與糖尿病教科書的討論中，例如1951年發行的《健康與疾病的現代營養》——它到1970年代已經刷了第五版。此外，它們只出現在關於水和電解質平衡（鈉是一種電解質）的技術性文章中，而預防高血壓的討論僅著重在鹽假說上。當這些議題在1960年代後的肥胖會議中被討論到時，所涉及的範圍變得非常狹小，通常是因為證據反駁了限制碳水化合物的飲食在代謝方面的任何益處（「在低碳水化合物飲食上常做的宣稱是，限制了碳水化合物的攝取就能吃1天3000大卡或更多，而病患仍會減輕體重，」喬治・布瑞（George Bray）在1977年的第二次國際肥胖會議中解釋，「沒有令人信服的研究可以支持這種宣稱。相反的……現在已經證實，在攝取低碳水化合物飲食後會造成排除水分，而吸收碳水化合物會導致鹽和水的滯留。」）

因為體重較輕與胰島素濃度較低有關，所以體重過重的高血壓患者得到的建議是減重以降低血壓，並且以低熱量飲食（通常是低脂高碳水化合物的）做為減重的方法。在極少數情況下，「過度攝取碳水化合物」會被看做是與原發性高血壓有關的營養因素，至少對肥胖的患者是如此，然後建議以限制碳水化合物和鹽的攝取做為治療方法。那些研究學者後來也假設，鹽假說必定為真。

自1970年晚期，研究人員已證實胰島素是透過某些荷爾蒙機制提高血壓——特別的是，透過刺激神經系統和由腎上腺素激起的相同「應急反應」。路易斯・藍斯柏格（Lewis Landsberg）是第一個提出相關報告的人，當時他是哈佛醫學院的內分泌學家，後來成為西北大學醫學院院長。藍斯柏格證實，藉著刺激神經系統的活動，胰島素能增加心搏率和收縮血管，因此提高血壓。藍斯柏格提到，胰島素濃度愈高，對神經系統的刺激就愈大。如藍斯柏格的研究所指出的，**如果胰島素維持在高濃度，那麼交感神經系統就會持續作用以提高血壓。**

心臟病研究團體已注意到藍斯柏格的研究，但認為它只跟肥胖有關。因為肥胖與較高胰島素濃度有關，也因為現在的人相信肥胖會導致較高的胰島素濃度（但肥胖本身據說是因為攝取過多的各種熱量所造成的），所以與攝取碳水化合物或「吃太多碳水化合物」有關的可能性都被忽略。即使藍斯柏格把注意力幾乎只放在肥胖—胰島素一高血壓的關聯上，而忽略了胰島素濃度升高是由於攝取過多碳水化合物，或是由於攝取精製和易消化碳水化合物，所產生的影響或許也差不多。

進一步討論

後面幾章會提到的一個問題是，為什麼醫療研究學者和公共衛生相關單位會接受胰島素對慢性病的影響是真的、有潛在的重大影響，而且無可避免地在解讀證據時，對精製與易消化碳水化合物在慢性提高胰島素濃度方面的獨特能力隻字不提。這就是過去50年來困擾著營養研究的兩難困境，而且它對代謝症候群的科學發展關係重大。在文明病上的觀察結果，幾乎不能當做指出糖和精製碳水化合物與這些疾病有關的唯一證據，但實驗研究也無可避免地這麼做了。對證據直截了當地解讀（從碳水化合物到胰島素慢性提高、再到疾病），是一路低估或忽略了凱斯的膳食脂肪假說已被證實正確（**事實上並非如此**）的壓倒性信念。

接下來幾章裡會討論到代謝症候群的科學史，一方面從背景來看，當時在凱斯假說成為主流的世界裡是如何解讀研究的，以及研究團體若能不帶偏見或先入為主的觀念來看待這門科學時，可以怎麼解讀它。後面我會用5章的篇幅來說明，當研究學者和公共衛生相關單位首先試圖說服他們自己、然後再說服我們其他人說「膳食脂肪是所有營養禍害的根源」時，這個被擱在一旁的科學。

為了將事件簡化，這幾章將兵分五路去說明代謝症候群科學和碳水化合物假說（儘管這麼做是過度簡化了）。

- ▶第九章所涵蓋的研究直接挑戰了凱斯假說的基本前提：膽固醇本身是心臟病的重要構成要素，卻沒指出**三酸甘油脂和攜帶膽固醇通過血液的脂蛋白才是關鍵，這兩者都能透過飲食中的碳水化合物（而非飽和脂肪）有效地受到調節**。這一章還會說明，這項研究如何被同化成它所駁斥的脂肪與膽固醇假說。
- ▶第十章追蹤胰島素阻抗和高胰島素血症（慢性提高胰島素濃度）的科學發展，以及那是如何從試圖了解肥胖、心臟病和糖尿病之間密切關係的過程中浮現出來的，然後又引導研究人員去了解代謝症候群和這個問題必定會遭遇的一大堆代謝與荷爾蒙異常。
- ▶第十一章討論與糖尿病和所有糖尿病併發症有關的代謝症候群徵兆。

- ▶第十二章討論食用糖和（尤其是）高果糖玉米糖漿，以及指出它們在精製碳水化合物食物中對健康的獨特負面影響的研究。
- ▶第十三章討論代謝症候群以及超高血糖、高胰島素血症、胰島素阻抗是如何產生一些生理方面的間接影響，而且這些影響甚至能夠合理解釋阿茲海默症和癌症的出現。

在這五章裡所提到的科學，會比探究我們應該吃什麼和不應該吃什麼的一般討論所提到的科學有更具技術性的描述。儘管營養學家半個世紀以來把科學過度簡化的程度已嚴重到產生謬誤觀念和錯誤推論，而沒有就它的複雜性去做應有的討論，不過我相信，要提出像他們這樣的論點是不可能的。

Chapter 9

三酸甘油脂與複雜的膽固醇

被簡化的膽固醇理論

過度簡化一直是每一個世代的科學家的缺點特徵。

弗雷德瑞克．艾倫，埃默爾．麥克倫，《營養史》，1957

- ▶**約翰．葛夫曼**：攝取飽和脂肪的確能提高血液中低密度脂蛋白的量，但提高極低密度脂蛋白的卻是碳水化合物 P184。
- ▶**愛德華．「佩特」．艾倫斯**：也許脂肪和膽固醇會導致心臟病，但也或許是碳水化合物和三酸甘油脂造成的 P186。
- ▶**彼得．郭**（Peter Kuo）：大部分動脈粥樣硬化症病人對碳水化合物的敏感度，提高了他們的三酸甘油脂和膽固醇濃度 P187。
- ▶**大衛．巴爾**（David Barr）&**霍華．艾德**（Howard Eder）：當高密度脂蛋白降低時，三酸甘油脂就有升高的趨勢 P190。
- ▶**史考特．格蘭迪**&**佛瑞德．麥特森**（Fred Mattson）：單元不飽和脂肪的飲食能同時降低低密度脂蛋白膽固醇和提高高密度脂蛋白膽固醇，又不用攝取較多碳水化合物或飽和脂肪 P195。
- ▶**彼得．科維特洛維許**（Peter Kwiterovich）&**艾倫．史尼德曼**（Allan Sniderman）：心臟病患者的apo B蛋白質大量提高，是由於那些小而稠密的低密度脂蛋白的數量大量提升 P199。
- ▶**隆納．克勞斯**（Ronald Krauss）：低密度脂蛋白的出現可分成模式A、模式B：模式A是大而蓬鬆的低密度脂蛋白有壓倒性優勢，心臟病風險較低；模式B是小而稠密的低密度脂蛋白佔支配地位，且伴隨著高三酸甘油脂和較低的高密度脂蛋白 P200。

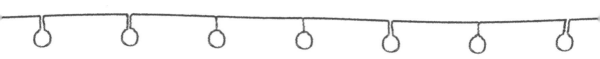

簡化一項在公共消費上的醫學議題，其危險性就是：我們也許會相信，我們所簡化的事物能適當代表生物學上的真相，卻可能忘了這樣的科學並未得到適當的描述、或含糊不清，即使公共衛生政策看似穩如泰山。

就飲食和心臟病關係的例子而言，安瑟・凱斯的「膽固醇是動脈粥樣硬化症起因」的假說，被認為是最簡單的可能假說，因為膽固醇發現於動脈粥樣硬化斑塊裡，也因為膽固醇相當容易測量。但是，由於測量技術變得愈來愈精密複雜，每一個出現的複雜線索都暗示碳水化合物才是心臟病的飲食起因，而不是脂肪。

膽固醇不是心臟病的最佳預測因子

1950年，加州大學醫療物理學家約翰・葛夫曼在《科學》期刊寫了一篇後來被推崇為（儘管遲了些）開啟膽固醇研究之現代紀元的文章。葛夫曼指出，膽固醇是好幾種類脂肪物質中唯一在血液裡循環的，統稱為脂質或血脂，其中包括自由脂肪酸和三酸甘油脂（三酸甘油脂分子由三個脂肪酸組成，並且由一個甘油分子連結在一起）——在血液中循環的脂肪分子形式，儘管不容易測量它們在循環中的濃度，它們可能也是心臟病發展過程中的一些影響角色。

膽固醇和三酸甘油脂在循環中以脂蛋白粒子的形式穿梭，脂蛋白也可能造成影響。膽固醇和三酸甘油脂的量，因脂蛋白種類的不同而異，所以醫生測量總膽固醇濃度時，無法得知膽固醇在各種脂蛋白上的比例。並且，**心臟病問題也許不是膽固醇引起的，而是這些脂蛋白的其中之一發生缺陷，或是這些脂蛋白本身的濃度異常。**

後來，研究學者們終於以密度來界定這些脂蛋白的不同等級。那些在心臟病中扮演重要角色的，有三種在1950年初期就特別醒目了。今日我們熟悉的有兩種，低密度脂蛋白（壞膽固醇）和高密度脂蛋白（好膽固醇），但這是一種過度簡化；第三種則是極低密度脂蛋白，這種東西在心臟病裡扮演極重要的角色。

血液裡大部分的三酸甘油脂是由極低密度脂蛋白攜帶，大部分的膽固醇發現於低密度脂蛋白中。低密度脂蛋白和高密度脂蛋白是兩種不同的脂蛋白，也是現在我們做體檢時醫生會檢測的項目，但**這是科學上過度簡化的結果，這些粒子本身在生理學上並不重要**。

在1950年，能夠用來測量脂蛋白的唯一工具是超高速離心器，而在美國唯一用於這個用途的超高速離心器是由加州大學柏克萊分校的葛夫曼所使用。葛夫曼是一名醫師，也是一位訓練有素的物理化學家，在第二次世界大戰期間參與過曼哈頓計畫，並研發出一種將鈽分離出來的方法，後來被用於製造氫彈。戰後，葛夫曼開始使用柏克萊的離心器去研究膽固醇和脂肪如何在血液裡輸送、可能如何受到飲食的影響，以及也許會造成動脈粥樣硬化症和心臟病。

這就是葛夫曼於1950年首次在《科學》期刊中報告的研究，他描述超高速離心器如何將脂蛋白依濃度「拆解」成不同等級，並提到有一種特殊的脂蛋白（後來被界定為低密度脂蛋白——更精確的說，是葛夫曼在《科學》期刊的文章界定了中密度脂蛋白，這種脂蛋白與心臟病有關。後來他證實，低密度脂蛋白比中密度脂蛋白更重要，但為了簡化，我全用低密度脂蛋白帶過）在動脈粥樣硬化症的受試者身上比在健康的受試者身上還多，無論男性、女性、老人、年輕人，而且在糖尿病患者身上尤其顯著，這些都可能對心臟病造成影響。

更要關注的是極低密度脂蛋白

葛夫曼報告說，這些低密度脂蛋白所做不到的，是一致地反映出血液中的膽固醇量——即使它們攜帶著這些膽固醇。他提到，有時受試者體內的總膽固醇濃度低但低密度脂蛋白的濃度卻異常的高；有時總膽固醇高但低密度脂蛋白裡所含的膽固醇較低，「在某個特定的膽固醇濃度下，一個人的低密度膽固醇也許是25%，而另一人根本沒有這種膽固醇。」

在《科學》期刊刊登了葛夫曼的文章並為他積極施壓疏通後，美國國家心臟諮詢委員會同意出資測試他的假說：脂蛋白是心臟病的重要因子，而膽固醇本身並不是。試驗由4個研究小組共同執行，分別由柏克萊的葛夫曼、克利夫蘭診所的厄文·佩吉、哈佛的弗瑞德·史塔爾與杜德利·懷特，以及匹茲堡大學的馬克斯·勞費爾（Max Lauffer）領導，總共使用了5000名確定沒有心臟病的男性。當心臟病終於出現時，他們要證實是總膽固醇還是葛夫曼的脂蛋白才是較精確的預測因子。

在三個東方實驗室花3年時間學習如何使用超高速離心器時，葛夫曼也在進行自己的研究，更深入了解這些脂蛋白為何能夠預測心臟病，當時他堅決主張分析技術應該與時俱進。然而，其他研究人員在複製葛夫曼的原始分析時遭遇極大困難，所以他們拒絕接受任何進一步的調整。

1956年，四個小組共同在美國心臟學會的期刊《循環》中發表一篇報告，隨附葛夫曼和他柏克萊同事的少數派評論，以及其他每位作者的多數派評論。

從多數派的觀點來看，根據葛夫曼1952年的研究，以膽固醇做為心臟病風險的預測因子的確備受質疑，但測定脂蛋白對預測力也沒增加多少幫助，「脂蛋白的測量太複雜，所以不能期望在醫院的檢驗室裡能夠可靠地完成。」

葛夫曼的少數派意見是，根據他在1955年研究的主張，低密度脂蛋白與極低密度脂蛋白是心臟病的理想預測因子，但最好的風險預測因子是動脈粥樣硬化指數，也就是把這兩種脂蛋白的測定結果各別考量也加總起來。動脈粥樣硬化指數愈高，動脈粥樣硬化症和心臟病的風險就愈高。

葛夫曼後來會得到平反，但多數派「主張研究脂蛋白在心臟病臨床處置上無任何價值」的意見在當時非常盛行。葛夫曼和他的柏克萊共同研究者在整個1963年間繼續獨自研究，當時葛夫曼到勞倫斯利弗莫爾國家實驗室建立一個生物醫學研究部門，並將他剩餘的生涯奉獻在研究放射線的健康效益上。

葛夫曼研究的飲食線索完全被淹沒在眾說紛云的爭辯中，他解釋說：「對某些人來說，膳食脂肪的量是一項重要因子，固然沒錯，但後來有其他更重要的因子需要考量。人體的代謝作用非常容易受到調節，因此除了這些成分中任何之一的實際膳食攝取量，其他因素也可能決定該成分會有多少量在血液裡循環。的確，已有一些重要觀察結果指出，那些飲食中一點都不油的某些物質（如碳水化合物），對於血液中負載脂肪的脂蛋白物質濃度的增加，也許仍然具有影響力。」

碳水化合物會提高極低密度脂蛋白

雖然葛夫曼的研究已證實攝取飽和脂肪的確能提高血液中低密度脂蛋白的量，但提高極低密度脂蛋白（含有一些膽固醇和血液中大部分的三酸甘油脂）的卻是碳水化合物，而且**唯有限制碳水化合物才能降低極低密度脂蛋白**。

葛夫曼表示這個事實對於以膳食預防心臟病來說至為重要。假如一位醫生讓他的高膽固醇病人吃低脂飲食，那可能降低病人的低密度脂蛋白，卻會提高他的極低密度脂蛋白；如果低密度脂蛋白異常提高，這種低脂飲食也許有幫助，但在這種飲食中，「碳水化合物因子」可能將極低密度脂蛋白提高得太多，而使飲食對健康弊大於利。的確，在葛夫曼的經驗裡，當低密度脂蛋白降低時，極低密度脂蛋白就容易大幅升高；而且如果極低密度脂蛋白一開始就異常提高，那麼以低脂、高碳水化合物飲食為處方自然會增加病人的心臟病風險。

這就是為什麼葛夫曼會把測定總膽固醇形容成是心臟病飲食效應的**「錯誤且高度危險的指南」**。總膽固醇的測定無法指出任何關於極低密度脂蛋白和低密度脂蛋白的狀態，不加區別地指示任何看似高膽固醇者吃低脂飲食，或以「『我們都吃太多脂肪』或『我們都吃太多動物性脂肪』等話」來轟炸大眾，會增加大部分民眾的心臟病風險。葛夫曼在1958年寫道：「忽略（碳水化合物）這個因子可能導致相當嚴重的後果，因為，首先，未能矯正某些對碳水化合物作用非常敏感者的飲食；其次，讓某些對碳水化合物作用敏感者攝取過多碳水化合物以取代他們原本吃的動物性脂肪。」

碳水化合物誘發的脂血症

1955年，洛克菲勒大學的艾德華．「佩特」．艾倫斯也做出相同的結論，雖然艾倫斯所專長的研究是三酸甘油脂，而非負載三酸甘油脂的極低密度脂蛋白粒子。艾倫斯被許多研究學者認為是脂質代謝領域最棒的科學家，他觀察三酸甘油脂在一些吃低脂飲食病人的體內如何竄升、又在吃高脂飲食的病人體內如何下降。因此艾倫斯發現一種他稱為碳水化合物誘發的脂血症（血液中的脂肪過度濃縮）的現象。

艾倫斯授課時會展示同一個病人的兩支血清試管照片：一支是吃高碳水化合物飲食的，另一支是吃高脂飲食的。一支試管呈乳白色，表示有脂血症，另一支則非常清澈。對於這個令人驚訝旳事件，艾倫斯如此說明：「乳糜血清是在攝取高碳水化合物期間取得的，清澈的血清則在高脂飲食期間。」（喬斯林30年前就報告過在糖尿病患者身上有相同的現象，發現血液中的「脂肪比例隨著疾病的嚴重程度〔並非隨著脂肪的吸收量〕而升高……尤其與碳水化合物的量有關，那些碳水化合物經過氧化……」）

經過10年的期間，艾倫斯只見過2個病人在吃高脂餐後，血清因三酸甘油脂而變得混濁。他有13名病人因攝取碳水化合物而導致脂血症，其中6人的三酸甘油脂高到被原本的醫生轉介給艾倫斯，因為他們**誤以為這些病患有遺傳性的高膽固醇**。如葛夫曼所提過的，運送三酸甘油脂的極低密度脂蛋白粒子也負載膽固醇，對循環中的總膽固醇有貢獻因素，所以高三酸甘油脂濃度會使總膽固醇隨著它而提高。

熱量高低會影響脂血症

艾倫斯相信，由脂肪誘發的脂血症是一種很罕見的遺傳性失調症，但由碳水化合物誘發的脂血症也許是「發生於所有吃高碳水化合物飲食者的正常生物過程的誇張形式」。在這兩種情況下，當受試者繼續吃低熱量飲食，血液中的脂肪就消失了。對艾倫斯來說，這說明了為什麼由碳水化合物誘發的高三酸甘油脂不見於以米飯為主食的亞洲族群裡，只要他們繼續吃以他們體力活動來說相對低熱量的飲食（在貧窮族群中無可避免），所產生的效果會抵銷碳水化合物帶來的三酸甘油脂提高效應。

關鍵性的問題是，長時間處在三酸甘油脂異常升高的狀態是否會增加動脈粥樣硬化症的風險。如果由碳水化合物誘發的脂血症如艾倫斯相信的那麼普遍，「尤其是世界上嗜吃高熱量和多肥胖者的地區」，那麼知道這件事情就很重要，而且，**要高三酸甘油脂的病人少吃脂肪，只會使情況更糟**。

碳水化合物、三酸甘油脂→脂肪、膽固醇→心臟病

在1957年的時候，艾倫斯也警告世人關於過度簡化「飲食—心臟」科學的危險性：也許脂肪和膽固醇會導致心臟病，但也或許是碳水化合物和三酸甘油脂造成的。艾倫斯寫道：「我們知道在這一點上沒有可靠的證據，而且直到進一步探索問題之前，我們會不斷質疑指示大眾吃低脂飲食的智慧。」

艾倫斯所尋找的智慧，首先來自於瑪格莉特．艾布林克，當時她是一位與耶魯大學醫學系代謝科主任約翰．彼得斯（John Peters）一起工作的年輕醫生。又一次，是科技驅策研究的前進。

彼得斯因為對體液化學成分的測定而在醫學界赫赫有名。他有一種叫做分析式離心機的裝置——不像葛夫曼的超高速離心器那麼精密複雜，可將血液中的三酸甘油脂濃度量化。彼得斯的實驗室也為紐哈芬醫院（現在叫做耶魯紐哈芬醫院）分析血液樣本，因此建議艾布林克使用分析式離心機去測定那些血液樣本中的三酸甘油脂，並檢驗高三酸甘油脂與高心臟病風險有關的假說——彼得斯是一個「唱反調的人」，他不相信膽固醇假說；與彼得斯長期共事的艾弗林．曼恩（Evelyn Man）也不相信。

艾布林克也與耶魯大學預防醫學系教授韋斯特．梅格斯（Wister Meigs）一起工作。梅格斯同時接受附近的美國鋼鐵公司聘任，擔任公司醫生，他一直記錄著工廠員工的膽固醇濃度及其家族的心臟病、糖尿病及其他病痛史。到了1960年，艾布林克、曼恩和梅格斯（彼得斯逝世於1955年）著手比較紐哈芬醫院病人與美國鋼鐵公司健康員工的三酸甘油脂和膽固醇濃度，並得出結論——**在冠狀動脈心臟病患者中，高三酸甘油**

脂比高膽固醇更常見：健康的年輕人有高三酸甘油脂的只有5%，而健康的中年男性是38%，冠狀動脈心臟病患者是82%。

1961年5月，就在美國心臟學會公開接受凱斯假說的幾個月之後，艾倫斯和艾布林克在美國醫師協會於紐澤西州亞特蘭大城舉辦的一場會議中提及他們的研究。**兩人報告說，高三酸甘油脂與心臟病風險的增加有關，以及低脂、高碳水化合物的飲食會提高三酸甘油脂。**

《紐約時報》在報紙中不顯眼處以一篇報導涵蓋了艾倫斯的言論：「洛克菲勒研究所報告挑戰脂肪是主要因素的信念……膳食碳水化合物（而非脂肪）才是（為了抵抗動脈粥樣硬化症和心臟病）需要小心防範的東西……對許多與會的科學家和醫師而言，發生得像意外一樣突然。」艾布林克的言論並未上報，但她對她在會議上的報告做了類似描述，「就好像天塌下來般，大家變得好憤慨，他們說他們才不信。」這在其後10年仍然如此。艾布林克繼續研究碳水化合物、三酸甘油脂和心臟病之間的關聯，也會在會議中提出她的成果，卻無可避免的受到凱斯假說擁護者的攻擊。

證實高三酸甘油脂更具指標性

1970年代初期，艾布林克對證據的解讀已被各別證實，先是賓州大學的彼得·郭，然後是斯德哥爾摩卡羅琳學院的賴斯·卡爾森（Lars Carlson），以及後來的諾貝爾得主喬瑟夫·戈茨坦（Joseph Goldstein）和他在華盛頓大學的同事們。這三者都報告，**高三酸甘油脂比高膽固醇在心臟病患者中常見得太多了。**

1967年，郭在《美國醫學學會期刊》中報告，他研究過286名動脈粥樣硬化症患者，其中246名由其他醫生轉介而來，那些醫生認為他們的病患有遺傳性高膽固醇。結果被證實的只有不到10%，其餘90%是碳水化合物誘發的脂血症，對於大部分的這些病人來說，他們對碳水化合物的敏感度提高了他們的三酸甘油脂和膽固醇濃度。

郭報告說，當他讓那些病患吃1天只有500到600大卡澱粉熱量的無糖飲食之後，他們的三酸甘油脂和膽固醇濃度都降低了。2個月後，《美國醫學學會期刊》發表一篇評論回應郭的文章，指出「幾乎讓一堆搭上『膽固醇潮流』的研究學者感到難堪……**熱烈地接納膽固醇而排除其他生化方面的變化，造成了狹隘的研究觀。**幸好，過去幾年裡有人以界定三酸甘油脂和碳水化合物代謝等因子在動脈粥樣硬化形成中的基礎角色，來促成其他有效研究方法的產生。」

對假說進行大規模檢驗

然而，當時科學的重要性已次於較切合實際的議題。儘管《美國醫學學會期刊》抱持新紀元將近的樂觀主義，但到底是膽固醇還是三酸甘油脂導致動脈粥樣硬化症和心臟病、要歸咎於飽和脂肪或碳水化合物，已不再是問題，而是**這兩個假說已成研究主流**。

凱斯假說仍居於優勢地位，「膽固醇潮流」那一代的研究學者已聚積了關於膽固醇濃度和心臟病的無數資料——**無論有多含糊**。研究三酸甘油脂的只有艾布林克、郭和其他一群研究學者；研究在循環中負責運送三酸甘油脂的極低密度脂蛋白粒子的，只有葛夫曼。此外，測定三酸甘油脂仍然比測定膽固醇困難得多，所以只有極少數的實驗室才有那樣的設備。

實際上，美國國家衛生研究院是美國在這項研究上唯一的資金來源，它已把資源分別交付給3個巨型研究——佛萊明罕心臟研究、凱斯的7國研究和國家飲食心臟研究的領航計畫。這些研究只測定膽固醇，所以只能檢驗凱斯的假說，任何其他的假說根本不予考慮。到了1961年，凱斯和他在7國研究中的共同研究者，已對1萬名以上的男性測定過膽固醇，到了1963年，他們已完成另外1800名男性的體檢。要是技術上允許在檢驗項目裡包含三酸甘油脂，或重新檢驗三酸甘油脂，代價會是驚人的天文數字。如我們所見，結果被認為是凱斯脂肪與膽固醇假說的徹底勝利。

最終造成碳水化合物／三酸甘油脂／心臟病假說大規模檢驗的研究，在1967年初從美國國家衛生研究院展露頭角。這是唐納德·弗瑞迪克森、羅伯特·李維（後來分別成為美國國家心臟研究院和美國心肺與血液研究中心的主任）與當時服務於洛克菲勒大學的羅伯特·李斯（Robert Lees）之間的共同研究。這項成果以每次5頁的篇幅、分成5個部分的系列發表於《新英格蘭醫學期刊》。

4大類脂蛋白

首先，弗瑞迪克森、李維和李斯提出脂蛋白的一種簡化分類法（他們承認，也許過於簡化），將血液中的脂蛋白分為4類：

▶低密度脂蛋白，一般會攜帶大部分的膽固醇。

▶極低密度脂蛋白，攜帶大部分的三酸甘油脂。

▶高密度脂蛋白。

▶乳糜微粒，把膳食脂肪從腸道運輸到脂肪組織。

然後他們提出一種用於脂蛋白代謝失調症的分類系統，每一種失調症都以羅馬數字表示，包括異常高量的低密度脂蛋白膽固醇（他們認為或許可用低脂飲食來改善），以及由極低密度脂蛋白所攜帶的異常高量三酸甘油脂（可用低碳水化合物飲食來改善）。

這個系列中提到的五種脂蛋白失調症的其中四種，特徵是極低密度脂蛋白中的三酸甘油脂濃度異常升高。基於這個理由，弗瑞迪克森、李維和李斯也警告要留意對所有病人提倡低脂飲食的危險性，因為這些飲食會增加碳水化合物的攝取，所以會更進一步提高三酸甘油脂和極低密度脂蛋白。到目前為止，5種脂蛋白失調症裡最常見的是第四型，特徵是極低密度脂蛋白三酸甘油脂的升高（他們寫道：「有時被認為是『由碳水化合物誘發的高脂血症』的同義詞。」），而且必須用低碳水化合物飲食來治療。後來李斯寫道：「有這種症候群的病人，在冠狀動脈心臟病人口中佔了相當大的一部分。」（堤奧多爾．古柏〔Theodore Cooper〕在1976年是衛生部的助理國務卿，在向「營養和人類需求專責委員會」做「飲食與殺手級疾病」的相關聲明時，說他在個人飲食上比較擔心碳水化合物而非脂肪，「如果我有健康問題，那就是容易增加體重，我屬於第四型。身為第四型的人，如果我攝取大量的碳水化合物或酒精，我的脂質濃度便很容易提高。」）

高密度脂蛋白和心臟病的逆向關係

因為弗瑞迪克森、李維和李斯也描述過用來測定這些不同的脂蛋白中所攜帶的三酸甘油脂和膽固醇的創新、平價技術，所以美國國家衛生研究院提供了必要的資金給五項研究（在佛萊明罕、波多黎各、檀香山、紐約州的奧爾巴尼和舊金山）去測定這些族群中的低密度脂蛋白膽固醇和極低密度脂蛋白三酸甘油脂，並確定它們做為心臟病風險因子的重要性。這項研究會花上將近10年的時間來完成，也是由美國國家衛生研究院出資、首次在各大族群中測定膽固醇以外的項目的研究計畫。

這項新研究也會留下第一次在各大族群中測定高密度脂蛋白的記錄，而且這會進一步混淆飲食與心臟病的關係。高密度脂蛋白粒子或高密度脂蛋白中的膽固醇能抵抗心臟病的假說，在1951年首次由紐約醫院—康乃爾醫學中心的大衛·巴爾和霍華·艾德提出。它經由整個1950年代的一堆小型研究、以及葛夫曼在脂蛋白與心臟病方面所發表的最後一篇研究報告而獲得證實。葛夫曼觀察到：**當高密度脂蛋白降低時，三酸甘油脂就有升高的趨勢，反之亦然，那表示這兩者間有一種相關的機制存在。**

然而，心臟病研究學者都不太注意高密度脂蛋白，美國國家衛生研究院的生物統計學家塔維亞·葛登後來解釋說，因為膽固醇與心臟病之間的負面關係的觀點（高密度脂蛋白暗示心臟病低風險）「就是與獎勵金的目的背道而馳」。葛登寫道：「一般容易相信，血液中有太多膽固醇會使系統『超過負荷』並因此增加心臟病的風險，但總膽固醇的其中一部分『太高』怎麼可能降低疾病風險？承認那個事實等於挑戰了思考問題的整個方式。」現在在這些族群中，也會測定高密度脂蛋白了（根據葛登的描述，這並不是因為美國國家衛生研究院對於測試高密度脂蛋白與心臟病之間的關係有任何興趣，只是因為弗瑞迪克森、李維和李斯的新測定技術需要知道高密度脂蛋白中的膽固醇量，才能計算出低密度脂蛋白中的膽固醇量）。

五項研究的結果發表於1977年，並分成兩本刊物，但葛登為兩者都做了分析。其中一本報告對900名心臟病案例的比較，過程中使用了來自5個族群的健康控制組。另一本提出僅來自於佛萊明罕的前瞻性證據——測定2800名受試者的三酸甘油脂、脂蛋白和膽固醇濃度，然後等待4年再看看這些濃度能預測心臟病出現的準確程度。

這些發現是一致的，兩項分析都證實了葛夫曼的主張——**總膽固醇不會透露心臟病的風險**，而且在不同脂蛋白中的三酸甘油脂和膽固醇的測定，所能揭露的更多。葛登及其共同研究者在佛萊明罕研究報告中寫道，在50歲以上的男性和女性身上，「總膽固醇本身根本不是冠狀動脈心臟病的風險因子。」他們報告說，**低密度脂蛋白膽固醇是一項「微不足道」的風險因子。**研究人員以三酸甘油脂預測五項研究案例中男性與女性的心臟病，但在佛萊明罕分析中只做了女性的部分。

高密度脂蛋白所能夠揭露的真相，很「引人注目」。兩種分析都證實，高密度脂蛋白愈高，三酸甘油脂和心臟病風險就愈低。高密度脂蛋白和心臟病之間的逆向關係，在每個從40歲到80、90歲的族群裡都成立，包括男性與女性，也包括每一個從麻塞諸塞州佛萊明罕到檀香山的種族。葛登和他的同事寫道：「在所有脂蛋白和脂質的測定之中，高密度脂蛋白對風險有最大的影響。」50歲以上是心臟病不再罕見的年紀，對於這些年紀的人來說，高密度脂蛋白是唯一可靠的風險預測因子。

較高的高密度脂蛋白膽固醇與心臟病低風險有關，這個發現並不代表提高高密度脂蛋白能降低風險，如葛登及其同事所提到的，但是它當然指出有這樣的可能性。只有少數研究曾檢視過飲食和生活方式與高密度脂蛋白的關係，而且那些結果指出，不意外地，**任何提高三酸甘油脂的東西都會降低高密度脂蛋白，反之亦然。**葛登和他的共同研究者寫道：「有些片段資訊提供一些提高高密度脂蛋白膽固醇的花招，指出身體活動、減重和降低碳水化合物的攝取也許有用。」

焦點再度轉移

現在，這是事情變得有點兒古怪的地方。揭露高密度脂蛋白真相的立即效應之一是（很矛盾的）要把注意力從三酸甘油脂上轉移開，否則就會與碳水化合物假說有顯著的關係。

受壞時機淹沒的真相

葛登和他的同事曾示範過，當高密度脂蛋白和三酸甘油脂一起納入心臟病風險的方程式裡時，或當肥胖和糖尿病前期的葡萄糖不耐症與三酸甘油脂一起被包含在方程式裡時，三酸甘油脂的表面影響就大幅減少。

這個結果並不意外，想想看，較低高密度脂蛋白、高三酸甘油脂、肥胖和葡萄糖不耐症之間似乎都有關係，但那不是重點，因為對醫師而言，要緊的問題是，高三酸甘油脂是否會導致心臟病。如果是，那麼應該建議病人降低他們的三酸甘油脂，但只要他們已被告知要降低膽固醇，三酸甘油脂可能就隨之降低。這些風險因子方程式（又叫做多變量方程式）指出，當這些其他的因子也納入考量時，三酸甘油脂並不顯得特別重要，其後10年裡他們就是這樣理解的。

一直到1980年代晚期，較低高密度脂蛋白、高三酸甘油脂、肥胖和糖尿病之間的關係才被認為影響重大（在傑拉德．瑞文的X症候群假說P168文脈中），但是到那個時候，心臟病研究學者已受託付去推薦一種全國性的低脂、高碳水化合物飲食。

基於未經臨床試驗證實，心臟病研究學者也避免兩項分析中最明顯的意含——**提高高密度脂蛋白，比降低低密度脂蛋白或總膽固醇在預防心臟病上能提供更多的保證。**這裡出現的當前障礙，再一次，又是機關對凱斯假說的投資。美國國家衛生研究院已經把心臟病研究預算撥給兩項進行中的研究——多重風險因子干預試驗和脂質臨床研究試驗，總共耗資超過2億5000萬美元。這些研究只把力氣用於主張降低總膽固醇能夠預防心臟病，沒人有錢或有興趣去測試另類假說。

葛登後來回憶說，當他向監督多重風險因子干預試驗的研究團隊提出高密度脂蛋白的證據時，「他們所做出的沉默反應很……耐人尋味。其中一個人直言不諱，指出他懷疑這種東西一文不值。他們不知道要怎麼去應付它。」

的確，揭露高密度脂蛋白真相的時機真的是差到不能再差了。那些研究結果第一次公諸於世是1977年1月17日，在美國心臟學會於紐約舉行的專題研討會上。剛好是喬治．麥高文宣布發行《美國飲食目標》的3天之後，他們完全只根據凱斯假說（冠狀動脈心臟病是飽和脂肪在總膽固醇上的影響所造成的）就向所有美國人提倡低脂、高碳水化合物飲食。

若報導該活動的《紐約時報》是正確的，那美國心臟學會和受召集而來的研究學者們就是特地來保證新證據不會對凱斯假說或新飲食目標投下問號。不但不去質疑膽固醇—心臟病假說，《紐約時報》甚至報導「那些發現再次強調，多脂飲食在威脅大多數美國人性命的血管硬化中的重要性」，**但事實正好相反**。根據《紐約時報》，飽和脂肪現在不僅指出低密度脂蛋白膽固醇的增加（這是它能做到的），它也指出極低密度脂蛋白三酸甘油脂的提高和高密度脂蛋白的降低（它做不到這點），而且肯定沒有與麥高文的《美國飲食目標》推薦大家吃的碳水化合物做比較。

從降低總膽固醇到降低低密度脂蛋白膽固醇

在一個明事理的世界裡（那表示一個研究機構不會隨便將希望託付給凱斯假說，也不會完全仰賴來自已接納該假說的機構的資金），結果也許會立即激勵各種小型臨床試驗來測試提高高密度脂蛋白能預防心臟病的假說，就像那些從1950年代開始測試凱斯假說的小型試驗一樣。如果它們證實了假說的真實性，那麼會需要更長久、更大型的試驗來證明，短期效益是否能夠轉變成更長期、更健康的生活。

然而，美國國家衛生研究院的官員們決定高密度脂蛋白研究必須等待。一旦脂質研究臨床試驗的結果在1984年發表，它們就被呈現給世界，當做「以少吃脂肪和多吃碳水化合物來降低膽固醇是心臟病的飲食答案」的證據。在他們武斷的意見裡，就是沒有空間容納「以多吃脂肪和少吃碳水化合物來提高高密度脂蛋白（並降低三酸甘油脂）也許才是正確方法」的假說。

測試高密度脂蛋白假說的臨床試驗一直到1991年才出現，當時的退伍軍人管理醫院出資贊助一項20個核心的藥物試驗，結果發表於1999年，支持提高高密度脂蛋白能夠預防心臟病的假說。研究中所使用的藥物吉非羅齊（gemfibrozil）也會降低三酸甘油脂和極低密度脂蛋白，實驗結果指出，以限制碳水化合物的飲食達到同樣目的可能也有類似功效。自2006年之後，一直沒有機構資助飲食試驗。

經過整個1980年和1990年代，雖然我們堅信低脂飲食對心臟的健康益處，但官方在營養和健康方面的報告無可避免地會討論到提高高密度脂蛋白（好膽固醇）的表面益處，而且正確地觀察到，沒有人做研究去證實這可以預防心臟病和延長壽命。到了2000年，在降低膽固醇方面的試驗已花費超過10億美元，其中只有微不足道的部分是用於測試提高高密度脂蛋白的益處。所以，任何關於提高高密度脂蛋白與降低總膽固醇重要性的討論，都會在研究成果極度失衡的狀態下被濾除，**導致降低膽固醇總是看起來更重要。**

1977年兩項在高密度脂蛋白方面的成果發表所揭露的真相，促成我們今天生活中關於低密度脂蛋白、三酸甘油脂和高密度脂蛋白的普遍觀念。美國國家心肺與血液研究中心和美國心臟學會以著重於2件務實的課題來回應新研究：首先，充分保持科學的單純性，使科學能夠轉變成同樣單純的醫療指南；其次，用這些新觀察結果來使凱斯假說符合測試凱斯假說那價值2億5000萬美元的各項研究，如果同葛登的佛萊明罕分析所指出的，過了50歲後總膽固醇不是心臟病的風險因子，這似乎就會駁斥了凱斯的假說。因此，當前的目標是要確定，那些曾經看似相當肯定的假說並非被貿然拋棄——保證駁斥假說的基礎不會有一天突然變成錯誤的。

由於兩項新分析都斷定低密度脂蛋白膽固醇與心臟病風險的稍微提升有關，也由於循環中總膽固醇的最多70%可能發現於低密度脂蛋白，因此，美國心臟學會及凱斯假說擁護者把科學討論的焦點，從降低總膽固醇的益處轉移到降低低密度脂蛋白膽固醇的益處。佛萊明罕研究學者在1979年提到：「無論根本的失調症是什麼，過去所知道關於高血清總膽固醇的不良影響，現在知道大部分可歸因於與低密度脂蛋白濃度的提升有關……」

把低密度脂蛋白當做「壞膽固醇」是過度簡化了科學，但這能挽救20年來的研究價值，並且給予醫生充分理由去測量病人的膽固醇。這個努力的結果之一是，改進了用來描述低密度脂蛋白預測力的形容詞。1977年，葛登和他的共同研究者將低密度脂蛋白膽固醇描述成在心臟病方面**「微不足道的風險因子」**。2年內，同一批作者使用相同資料，將低密度脂蛋白形容成「**50歲以下受試者的強力預測因子**」，並且顯示出「對50歲以上、幾乎一直到80幾歲的冠狀動脈心臟病患者……有重大貢獻」後，這個觀念持續不衰（2003年，美國國家膽固醇教育計畫描述道：「許多早期研究只測定血清總膽固醇，儘管大部分的總膽固醇是包含在低密度脂蛋白中。因此，發現於流行病學研究的總膽固醇與〔冠狀動脈心臟病〕之間的紮實關係強烈指出：較高的低密度脂蛋白才是強力的風險因子。」）。

不可靠但大受歡迎的血脂化驗

另一個觀念強調的轉變，是將高密度脂蛋白和三酸甘油脂、低密度脂蛋白和總膽固醇的一些組合，一起併入心臟病風險之「血脂化驗」的計算，這個步驟是由葛登和他的共同研究者在他們最先寫的幾篇文章中創始的。這些血脂化驗讓低密度脂蛋白或總膽固醇在心臟病風險的計算中可以繼續使用——即使它們為單獨使用高密度脂蛋白的預測力增添不了多少效果。

諷刺的是，這些血脂化驗也為醫生提供理由去繼續測量病人的總膽固醇（即使現在已證實，它是一項不可靠又危險的風險預測因子），因為如葛夫曼在四分之一個世紀前提到的，低密度脂蛋白膽固醇本身剛好特別難以測定（根據弗瑞迪克森、李維和李斯所描述，低密度脂蛋白膽固醇不能直接測量，而是從三酸甘油脂、高密度脂蛋白膽固醇和總膽固醇的測定推算而來的）。它不是那種醫生可以輕易為病人安排的檢驗，而且無論是和高密度脂蛋白算在一起的總膽固醇或低密度脂蛋白膽固醇（不管是哪一種，高密度脂蛋白都是主要風險預測因子），它在這些血脂化驗裡看來不重要，因此，如葛登及其同僚所提到，「從務實的角度來看，」在計算風險的時候，「總膽固醇能夠取代低密度脂蛋白膽固醇。」

總膽固醇可以在診所中輕易測量，所以醫師會繼續測量下去。證據曾經在科學中做了完全的轉向，然後務實主義的考量又把它再轉回來。

被消失的影響力

在高密度脂蛋白上所做的揭露，對於全國性低脂、高碳水化合物飲食的制定，一樣沒什麼影響力。不管三酸甘油脂是不是一項獨立的風險因子，一旦高密度脂蛋白的保護特性被證實，那麼葛夫曼在1950年的主張也重新被證實了：至少有兩種與飲食有關的可能方法能預防心臟病，而且任何能夠以一種風險因子改善情況的治療，都必須避免用另一者使情況惡化。

在1960年代，葛夫曼、艾倫斯、艾布林克和弗瑞迪克森、李維與李斯，都曾討論過在飲食中以碳水化合物取代脂肪的危險，因為這會提高三酸甘油脂。而現在，成為話題的是降低高密度膽固醇的危險性，佛萊明罕研究學者在1979年提到：「在尋找避免或矯正動脈粥樣硬化症的最佳療法中，理想的脂質反應會是：當高密度脂蛋白提高時，低密度脂蛋白下降。只對這些脂蛋白粒子系統裡其中一種產生有利影響、但對其他的產生負面影響的治療處理，其效果也許較不被看好……」

以多元不飽和脂肪取代飽和脂肪的降低膽固醇飲食，會伴隨這樣的平衡反應，但是合理的擔心是，多元不飽和脂肪是致癌物質，因此美國心臟學會只是籠統的建議減少脂肪——這表示以碳水化合物取代脂肪熱量。問題是，**高密度脂蛋白中的「好膽固醇」也會隨著多吃碳水化合物而減少**，但到了1980年代，預防心臟病的討論一般都**故意忽略**提及碳水化合物對高密度脂蛋白的影響，以避免這種窘境（那些真的提到碳水化合物對高密度脂蛋白膽固醇的影響的人，卻駁斥它與心臟病的相關性，其根據是，如美國心臟學會所解釋的：「一些流行病學研究已證實攝取碳水化合物和冠狀動脈心臟病風險之間的逆向關係。」）。相反的，人們被告知要透過運動和減重來提高高密度脂蛋白，然後，就如美國心臟學會所做的一樣，指示他們吃低脂、高碳水化合物的飲食來做為減重的方法。

「看似」理想的單元不飽和脂肪

1985年，史考特．格蘭迪和他的同事佛瑞德．麥特森提供一個看似理想的折衷方案，能同時降低低密度脂蛋白膽固醇和提高高密度脂蛋白膽固醇，而又不用攝取較多碳水化合物或飽和脂肪的飲食法：那就是單元不飽和脂肪（像是存在於橄欖油裡的油酸），它有助於在飲食議題中繼續著重於脂肪，而非碳水化合物。

1950年代凱斯曾假定，單元不飽和脂肪是中性的，因為那些脂肪對於總膽固醇沒有影響。然而，如格蘭迪所報告的，這個看似中立的地位，是由於這些脂肪能夠同時提高高密度脂蛋白膽固醇和降低低密度脂蛋白膽固醇。**飽和脂肪會提高高密度脂蛋白和低密度脂蛋白膽固醇，碳水化合物會降低低密度脂蛋白膽固醇，但也降低了高密度脂蛋白。**格蘭迪和麥特森在單元不飽和脂肪（尤其是油酸）雙管效應上的發現，再度點燃大眾以地中海飲食做為有益於心臟的理想飲食的興趣——儘管有益於心臟的效果似乎只見於某些地中海飲食法而非全部，像這類的飲食，連格蘭迪都坦承，從未被測試過。

1990年代，當這些飲食終於在兩項臨床試驗中被測試的時候（里昂飲食心臟研究〔Lyon Diet Heart Study〕和一項叫做「GISSI預防」的義大利研究），兩者都支持這種飲食能預防心臟病發作的論點，但都沒提供做到這一點是由於提高高密度脂蛋白或降低低密度脂蛋白（這是它現在據稱有效的原因）的證據。

單元不飽和脂肪能降低低密度脂蛋白膽固醇和提升高密度脂蛋白的觀察結果，也有一種諷刺的扭曲：**紅肉、蛋和培根中的主要脂肪並不是飽和脂肪，而是與橄欖油裡一樣的單元不飽和脂肪。**在公共衛生相關單位建議「吃任何紅肉時頂多只能吃瘦的，要除去任何多餘脂肪」的30年後，這些訊息簡直令人難以相信。

仔細想一想，1客帶著0.6公分厚脂肪的上等腰內肉牛排，在炙烤後會縮小成脂肪和蛋白質的部分幾乎一樣多。51%的脂肪是單元不飽和的，其中90%是油酸；總脂肪的45%是飽和脂肪，但**其中三分之一是硬脂酸，它會增加高密度脂蛋白膽固醇，對低密度脂蛋白則沒有影響**（根據格蘭迪的研究，硬脂酸在體內被代謝成油酸）；剩下4%的脂肪是多元不飽和脂肪，這會降低低密度脂蛋白，但是對高密度脂蛋白幾乎沒有影響。

簡言之，相較於攝取麵包、馬鈴薯或糕點等碳水化合物時的低密度脂蛋白和高密度脂蛋白膽固醇濃度，也許一片腰內肉牛排70%的脂肪更能促進這兩種脂蛋白膽固醇的相對濃度，其餘的30%會提高低密度脂蛋白膽固醇，但也會提高高密度脂蛋白膽固醇，然後對總膽固醇與高密度脂蛋白的比率造成（如果有的話）微不足道的影響。以上這些都指出，**吃腰內肉牛排（換成豬油或培根也一樣）取代麵包或馬鈴薯，真的會降低心臟病風險**，雖然幾乎沒有營養權威會公然地這麼說。

發現低密度脂蛋白的次類別

我們對心臟病的營養原因的了解，始於凱斯最初的過度簡化——心臟病是由所有膳食脂肪對總血清膽固醇的影響所造成。總膽固醇分成高密度脂蛋白和低密度脂蛋白膽固醇，甚至三酸甘油脂。所有的脂肪分成動物性脂肪和植物性脂肪，又分成飽和、單元不飽和和多元不飽和脂肪，然後多元不飽和脂肪再分成omega-3和omega-6多元不飽和脂肪。到了1980年代中期，這些複雜的新級別，仍然未能遏止美國心臟學會和美國國家衛生研究院把碳水化合物宣傳成心臟病的有效解藥，並且所有的脂肪或只有飽和脂肪是心臟病的飲食禍首。

現在的情況看起來是，低密度脂蛋白膽固醇充其量是一種過度簡化的武斷概念。**低密度脂蛋白與低密度脂蛋白膽固醇並不是同義詞，這使得科學令人費解。**正如葛夫曼在1950年所報告的，**膽固醇本身被各種脂蛋白切分，而那些脂蛋白各有各的動脈粥樣化特性，並且對飲食各有不同的反應。**

隆納·克勞斯這位脂質代謝專家使用葛夫曼的超高速離心器，開始在1980年報告說，低密度脂蛋白輪流由不同的次類別所組成，每一種都含有不同量的膽固醇，而且每一種都擁有不同的動脈粥樣化特性，對飲食中的碳水化合物和脂肪的反應也不一樣。雖然克勞斯長久以來一直被視為營養和心臟病方面心思最細膩的研究學者之一（美國心臟學會一直這樣看待他），但值得一提的是，他的飲食研究幾乎受到全球性的忽視，正是因為該研究的最終含意指出何者構成健康飲食而何者沒有。

塔維亞·葛登和他的共同研究者在1977年觀察到，低密度脂蛋白只是一種「微不足道的風險因子」。換句話說，**在心臟病患者和非心臟病患者的平均低密度脂蛋白膽固醇之間，幾乎觀察不到差異。**只有比較各國間的低密度脂蛋白膽固醇和心臟病比率，才能看到明顯的差異。在葛登及其同僚所發表的佛萊明罕、舊金山、奧爾巴尼、檀香山和波多黎各分析中，心臟病患者的平均低密度脂蛋白膽固醇，只比依然健康者的平均值高幾個百分點。克勞斯說：「如果你查閱文獻，而且只要看一般的冠狀動脈心臟病患者，相較於沒有冠狀動脈心臟病的人，他們的低密度脂蛋白膽固醇濃度往往高不到哪裡去。」

重新認識低密度脂蛋白

在1940年代末期，葛夫曼和他的共同研究者開始有了疑問，**為何同樣濃度的低密度脂蛋白膽固醇在有些人身上會造成心臟病，但有些不會。**30年後，克勞斯和他的共同研究者也開始問相同的問題。

在他的研究界裡，克勞斯本身就是一個特色人物。他推動一項12年期研究，這項研究的結果指出，對大多數的人而言，高碳水化合物飲食是心臟病的營養原因。此外，他也擔任過美國心臟病學會的營養委員會主席，並且是1996年和2000年美國心臟學會營養指南的主要作者。在過程中，他讓美國心臟學會對「有益於心臟的飲食，其脂肪含量應佔總熱量30％」這個堅守30年的立場漸漸放鬆，或是如克勞斯自己所說，他設法讓「30％脂肪的建議以小字體印刷」。

克勞斯在1960年代末期受訓成為醫生，然後在美國國家衛生研究院與弗瑞迪克森和李維一起工作，他在那裡發現一種叫做肝脂酶的蛋白質，它可以調節肝臟代謝脂蛋白。後來他到柏克萊從事內科醫學的工作，就是在那裡，在1976年，他開始使用葛夫曼的超高速離心器，並與艾力克斯．尼可拉斯（Alex Nichols）和法蘭克．林德格蘭（Frank Lindgren）共事，兩者都自1950年代末期開始與葛夫曼合作。

當克勞斯開始他在柏克萊的研究時，他具有一種他所謂「許多人仍然抱持的『低密度脂蛋白就是一種東西、一種單一實體』的傳統概念」，但是後來可不是這樣。克勞斯使用往前追溯至1960年代初期的超高速離心器資料，他重新發現，**低密度脂蛋白實際上可分為幾種不同的次類別**，而且濃度和大小的等級都更細微。克勞斯說：「十分明顯，不容小覷。」（佛羅里達大學的瓦多．費雪〔Waldo Fisher〕和洛杉磯加州大學的弗恩．舒馬克爾〔Verne Schumaker〕在10年前曾各自發現過這特性，但沒做進一步的探索。）最後，克勞斯鑑定出七種低密度脂蛋白的次類別。他也提到，低密度脂蛋白中最小和最稠密的，有兩種重大的特性：它與高密度脂蛋白之間有最強的逆向相互關係，而且它**是在心臟病患者身上會提高的那種次類別**。

最小和最稠密的低密度脂蛋白

在1960年代初期，克勞斯在關於他所謂的「引人注目的低密度脂蛋白異質性」方面發表了三篇研究報告。他說，所有的這些報告都受到冷漠的對待，再加上偶爾的敵意。就算接受克勞斯的研究，也由於葛夫曼的超高速離心器是分離這些低密度脂蛋白次類別所必需而受到限制，因為這表示，這種測量不是醫生可以輕易安排的技術。克勞斯在他後來的作品中介紹一種較簡單、不昂貴的測量技術，但那項研究仍然被視為難以理解的科學奉獻。

為了了解小而稠密的低密度脂蛋白與心臟病之間的微妙關係，描述一下低密度脂蛋白的結構會有所幫助。你可以把它想像成1個氣球，它有一顆做為氣球基礎並將它聚攏在一起的蛋白質（簡稱apo B），它有一層由膽固醇和另一種脂肪（磷脂）構成的外膜，然後填充氣球內部使它膨脹飽滿的是三酸甘油脂和更多的膽固醇。**低密度脂蛋白氣球本身的大小可以很多樣化，端視它內部三酸甘油脂和膽固醇的含量多寡。**

所以，如克勞斯所報告的，有些人的低密度脂蛋白粒子大部分大而蓬鬆，內部有許多膽固醇和三酸甘油脂，而有些人的低密度脂蛋白粒子大部分小而稠密，內部的膽固醇和三酸甘油脂較少。

在1970年代，研究學者研發出另一種方法去量化這些循環中的脂蛋白的濃度，那就是只計算為低密度脂蛋白提供結構基礎的apo B蛋白質的數量。因為每一個低密度脂蛋白粒子只有一顆蛋白質，也因為極低密度脂蛋白也由同樣的apo B蛋白質所組成，所以這種技術在一個血液樣本裡所測量到的是低密度脂蛋白和極低密度脂蛋白粒子的數量，而不是它們所含有的膽固醇或三酸甘油脂。人們後來發現，**apo B蛋白質的數量——即低密度脂蛋白和極低密度脂蛋白粒子數量的總和，也會在心臟病患者身上異常提高。**

1980年，在這方面第一次提出報告的是約翰霍普金斯的脂質謝專家彼得．科維特洛維許和麥基爾大學的心臟病學家艾倫．史尼德曼。科維特洛維許和史尼德曼當時與克勞斯合作研究他最後3篇在低密度脂蛋白異質性方面的報告，1983年，他們報告說，**心臟病患者的apo B蛋白質大量提高，是由於那些小而稠密的低密度脂蛋白的數量大量提升。**

這解釋了克勞斯最初想了解的事情：為什麼兩個人會有一模一樣的低密度脂蛋白膽固醇濃度，但其中一個發展出動脈粥樣硬化症和冠狀動脈心臟病，而另一個沒有（為什麼低密度脂蛋白膽固醇對心臟病而言只是微不足道的風險因子）。

如果我們的低密度脂蛋白膽固醇較低，但是它幾乎只被包覆在小而稠密的低密度脂蛋白粒子（較小的氣球）裡，那表示有高心臟高風險；如果我們的低密度脂蛋白膽固醇較高，但是它被包覆在少數大而蓬鬆的低密度脂蛋白粒子（較大的氣球）裡，那麼我們的心臟病風險就非常低。**小而稠密的低密度脂蛋白，因為它小而稠密，似乎較容易、也較可能造成動脈粥樣硬化症。**小而稠密的低密度脂蛋白可以更輕易地擠進動脈壁受損的區域，形成初期的動脈粥樣硬化斑塊。

史尼德曼把小而稠密的低密度脂蛋白形容成「一撮撮的沙」，弄得到處都是，而且黏得更緊。假如這些粒子裡的膽固醇非常不足，也許會造成蛋白質結構的改變，然後使粒子更容易附著在動脈壁上。此外，小而稠密的低密度脂蛋白似乎比大而蓬鬆的低密度脂蛋白停留在血液中的時間更久，它有更多的時間和機會去造成損害。最後，在它能夠對動脈粥樣硬化症發揮影響力之前可能必須先被氧化（生物作用中的生鏽），現有的證據已指出，小而稠密的低密度脂蛋白比大而蓬鬆的種類更容易氧化。

低密度脂蛋白次類別如何影響心臟病？

在整個1980年代裡，克勞斯繼續琢磨低密度脂蛋白次類別是怎麼影響心臟病的。他發現，族群中低密度脂蛋白的出現可分成2種截然不同的模式或管道，他稱之為模式A與模式B。在模式A中，大而蓬鬆的低密度脂蛋白有壓倒性的優勢，表示心臟病風險較低；模式B是一種危險狀況，小而稠密的低密度脂蛋白佔有支配地位。模式B必定伴隨著高三酸甘油脂和較低的高密度脂蛋白，而模式A就不會。

1988年，克勞斯和他的共同研究者在《美國醫學學會期刊》中報告說，比起模式A，心臟病患有3倍的機會更容易得到模式B。**克勞斯把模式B稱為動脈粥樣硬化脂蛋白譜，而且，糖尿病患者有一模一樣的模式。**

飲食對於這個動脈粥樣硬化脂蛋白譜的影響，現在已成為重要的議題。在1960年代和大部分的1970年代，飲食目標是要降低總膽固醇。高密度脂蛋白的真相在1977年被揭露之後，最佳飲食變成了降低低密度脂蛋白膽固醇、而且也許在過程中提高高密度脂蛋白的飲食。

但是如果克勞斯和他的共同研究者是對的，那麼可以理解地，降低總膽固醇或低密度脂蛋白膽固醇的飲食可能表面上是如此，但實際上增加了血液中小而稠密的低密度脂蛋白的比例，而將健康的模式A轉變成導致動脈粥樣硬化的模式B。如果我們只把焦點放在低密度脂蛋白膽固醇上，這樣的飲食也許看起來可以預防心臟病，但如果低密度脂蛋白次類別的大小、稠密度和數量確實是重要的變數，那麼這樣的飲食事實上反而會增加心臟病風險。

飲食比基因更具影響力

雖然模式A和模式B看起來是受到遺傳的強烈影響，但飲食和其他生活方式因子才扮演關鍵性角色。在1980年代末期，克勞斯開始用一連串的臨床試驗去探索飲食與危險的小而稠密低密度脂蛋白之間的關係。他7項研究的結果都很一致：**飲食中的脂肪愈少、碳水化合物愈多，低密度脂蛋白就愈小和愈稠密，就愈可能出現易造成動脈粥樣硬化症的模式B**——碳水化合物愈多、脂肪愈少，心臟病的風險就愈大。

吃克勞斯所謂的「一般美式飲食」，35%的熱量來自於脂肪，3名男性中有一個會出現造成動脈粥樣硬化症的模式B脂蛋白譜；吃一份含脂量46%的飲食，這個比例就會下降：只有五分之一的人會出現動脈粥樣硬化脂蛋白譜。吃1份脂肪含量只有10%的飲食——即飲食醫師納坦・普里堤金（Nathan Pritikin）和狄恩・歐寧胥所提倡的——每3名男性中有2名會出現小而稠密的低密度脂蛋白，結果心臟病風險反而是美式飲食的3倍。

同樣的模式也適用於女性和兒童，但小而稠密的低密度脂蛋白的比例較低。克勞斯及其共同研究者甚至測試了脂肪種類對這些脂蛋白的影響，然後他們報告說，飲食中的飽和脂肪愈多，低密度脂蛋白就愈大、愈蓬鬆——是有益的影響（飽和脂肪並非藉著增加低密度脂蛋白粒子的數量或增加小而稠密的低密度脂蛋白粒子的數量，而是藉由增加低密度脂蛋白中的膽固醇量，來提高部分的低密度脂蛋白膽固醇濃度，然後製造大而蓬鬆的低密度脂蛋白）。

證據充分但仍不受重視

雖然以小而稠密的低密度脂蛋白做為心臟病風險因子的概念，已被接受為正統智慧，就像克勞斯的動脈粥樣硬化脂蛋白譜一樣（現在已更名為「動脈粥樣硬化血脂異常」），但他的飲食研究在以飲食預防心臟病的討論上並沒有可察覺的影響，那些訊息太過挑釁，所以許多研究學者乾脆直接忽略它們。即使有研究學者堅信小而稠密的低密度脂蛋白確實容易形成動脈粥樣硬化症的低密度脂蛋白，但他們往往拒絕針對那些飲食訊息做評論。「嗯……我不想被牽扯進去。」華盛頓大學的流行病學家梅莉莎・奧斯汀（Melissa Austin）這麼表示，她研究三酸甘油脂和心臟病，並且與克勞斯共同研究小而稠密的低密度脂蛋白。

斯德哥爾摩卡羅琳學院的心臟病學家葛蘭・瓦爾迪奧斯（Goran Walldius）的回應也一樣。瓦爾迪奧斯是一項確認心臟病風險因子的瑞典巨型研究的首席研究學者。在17萬5000名的實驗對象裡，包含了1985年每一個在斯德哥爾摩地區接受過健康檢查的病患；血液樣本就是在那時候採集的，瓦爾迪奧斯及其同僚從那時起開始追蹤受試者，看看在膽固醇、三酸甘油脂或脂蛋白的測量中，何者與心臟病的關係最密切。

無疑地，如同瓦爾迪奧斯在2001年的報告，**最佳的風險預測因子是apo B蛋白質的濃度，它反映出小而稠密的低密度脂蛋白粒子佔了絕大多數**。他報告說，死於心臟病的半數病患有正常的低密度脂蛋白膽固醇濃度，但是apo B蛋白質的數量較高。瓦爾迪奧斯說，apo B是比低密度脂蛋白膽固醇更好的心臟病預測因子，因為低密度脂蛋白膽固醇「不會透露關於低密度脂蛋白品質的任何事」。不過，在一次訪談中，當被要求對克勞斯的研究和可能增加低密度脂蛋白粒子大小的飲食干預議題做評論時，瓦爾迪奧斯說：「我要跳過這個話題。」

碳水化合物決定脂蛋白最終的動脈粥樣硬化程度，這個概念可以十分輕易地解釋目前對脂肪與膽固醇運輸的了解。這個模式剛好也說明了在心臟病、三酸甘油脂和膽固醇之間所觀察到的關係，然後構成了碳水化合物假說的基礎生理學機制的另一個層次。那些細節是十分明確的，但是，這代表了從凱斯等人所想像的機制劇烈地轉換到另一個機制，這是研究次專門化的醫學研究者極力反對進步的另一個理由。

對大部分的流行病學家、心臟病學家、腸道學家、營養學家和飲食學家而言，他們在脂蛋白代謝方面的知識來自於在醫學院或研究所的訓練。缺乏閱歷最新的生化教科書或專用於這種研究的特殊期刊，使他們沒什麼管道去更新知識，所以對這些代謝作用的當前了解，離他們愈來愈遠。脂蛋白代謝作用的細節，大約在2007年，對於與預防心臟病有關的大部分臨床醫生和研究學者來說仍是一個謎團。

另一個重要關鍵

在這個討論中需要記住的一個關鍵事實是，**低密度脂蛋白和低密度脂蛋白膽固醇並不是同一件事。**低密度脂蛋白攜帶膽固醇，但每一個低密度脂蛋白粒子中的膽固醇量各有差異，增加低密度脂蛋白膽固醇與增加低密度脂蛋白粒子的數量並不同。

增加低密度脂蛋白中的膽固醇量有2種方法，第一種是增加膽固醇的分泌量，另一種是減少膽固醇被製造（似乎就是我們吃了飽和脂肪後所發生的事）後的處理比率。喬瑟夫．戈茨坦和麥可．布朗（Michael Brown）在1970年代一起研究出淨化與處理機制的細節，而這項研究使他們獲得諾貝爾獎的殊榮。至於分泌，關鍵點在於，大部分的低密度脂蛋白一開始都是極低密度脂白（這是觀察結果所透露出的訊息之一：低密度脂蛋白和極低密度脂蛋白是由相同的apo B蛋白質所組成，在1970年代，這在邏輯上和理性上都毫無疑問的被證實）。

從極低密度脂蛋白到低密度脂蛋白

這就是為什麼極低密度脂蛋白現在通常被稱為低密度脂蛋白的前驅物質，而低密度脂蛋白是極低密度脂蛋白的代謝剩餘物。如果肝臟合成較多的膽固醇，我們最後會有較多的總膽固醇，所以當然也有較多的低密度脂蛋白膽固醇，但不見得是較多的低密度脂蛋白粒子；如果肝臟合成和分泌較多的極低密度脂蛋白，我們最後會有較多的低密度脂蛋白膽固醇，同時也會有較多的低密度脂蛋白粒子，而且它們會更小、更稠密。

想像一下肝臟裡實際發生的狀況，這個過程就很容易理解。在吃了富含碳水化合物的一餐後，血液裡充滿了葡萄糖，然後肝臟取走一些葡萄糖並轉換成脂肪（即三酸甘油脂），暫時儲存起來。這些三酸甘油脂不過就是一滴滴的油，在肝臟裡，這一滴滴的油被燃燒成apo B蛋白質和形成氣球外膜的膽固醇。三酸甘油脂是被脂蛋白運送到全身各處組織的貨物，膽固醇和apo B的結合就是運輸工具。最後形成的脂蛋白密度非常低，也就是極低密度脂蛋白粒子，因為三酸甘油脂比膽固醇或apo B都輕（同理，船艙裡的空氣體積愈多，船的密度就愈小，它在水中浮得也愈高），基於這個理由，起初產生的油滴愈大，被包覆在脂蛋白裡的三酸甘油脂就愈多，它的密度便愈低。

然後肝臟把這個富含三酸甘油脂的極低密度脂蛋白釋放到血液裡，而極低密度脂蛋白便展開它將三酸甘油脂運送到全身的旅程。在這整個過程（去脂連鎖反應）中，脂蛋白變得愈來愈小、愈來愈稠密，直到它到達生命終點，成為低密度脂蛋白。

其中一項結果是，**能夠增加極低密度脂蛋白的合成的任何因子，最後也會增加低密度脂蛋白粒子的數量**。只要脂蛋白裡有足夠的三酸甘油脂可運送到組織，這個逐漸變成更小和更稠密的低密度脂蛋白的演變過程，就會一直持續下去。從極低密度脂蛋白到低密度脂蛋白的這個過程，說明了為什麼有較高低密度脂蛋白膽固醇的大部分男性，也會有較高的極低密度脂蛋白三酸甘油脂。

> 只要脂蛋白裡有足夠的三酸甘油脂可運送到組織，這個逐漸變成低密度脂蛋白的演變過程，就會一直持續下去。

讓「油滴」較小的方法

塔夫茨大學金恩．梅耶爾美國農業部對老化之人類營養研究中心的脂質代謝實驗室主任恩斯特．薛弗（Ernst Schaefer）說：「製造過多的極低密度脂蛋白和apo B，正是我們社會中造成較高低密度脂蛋白的最常見原因。」到目前為止這一切都沒有爭議，相關細節描述於最近版本的生化教科書中。

如何調節這個作用，這方面並沒有得到明確的證實。在克勞斯的模型裡，根據他自己的研究和蘇格蘭脂質代謝研究學者克里斯·佩卡爾德（Chris Packard）等人的研究，三酸甘油脂在肝臟裡的累積比率，控制了裝載到脂蛋白中的油滴大小，然後造成後續兩種脂蛋白路徑（模式A與模式B）。如果很難獲得三酸甘油脂（可能是飲食中的熱量或碳水化合物較低），那麼與apo B和膽固醇包覆在一起的（三酸甘油脂）油滴就會比較小，接下來，肝臟所分泌的脂蛋白會是一種叫做中密度脂蛋白的次類別（較低密度脂蛋白不稠密，但比極低密度脂蛋白稠密），它們最終的生命形式是相當大而蓬鬆的低密度脂蛋白。結果，這會造成的心臟病風險很低，因為在開始時肝臟沒多少三酸甘油脂要處理。

若肝臟需要處理大量的三酸甘油脂，就會產出大油滴，使進入循環中的脂蛋白含有大量三酸甘油脂且密度很低。這些脂蛋白會逐漸釋出它們的三酸甘油脂，在一段特別長的生命週期之後，它們最終變成易造成動脈粥樣硬化的小而稠密的低密度脂蛋白。只要大量攝取碳水化合物，就會發生這種三酸甘油脂大量出現的情況。克勞斯說：「現在我確信，**在極大部分人口中誘發這種動脈粥樣硬化（譜）的是碳水化合物……我們看到了限制碳水化合物的驚人效益。**」

這個模型也說明了（如艾德華·「佩特」·艾倫斯在1961年所指出），為什麼高碳水化合物飲食在長期營養不良的族群中似乎是無害的。這正是那些東南亞族群中被凱斯等人所稱頌的低總膽固醇濃度與無心臟病的情況，但那些族群以富含碳水化合物的飲食維生是基於經濟需要，而非選擇。他們的飲食絕大部分是非精製碳水化合物，因為那是他們自己栽培的、也是他們所能負擔的，而且如艾倫斯曾提過的，在這樣的族群中的大部分人很難獲得維持生存的足夠熱量——不只是第二次世界大戰後幾年間的日本，連希臘及其他的地中海地區也是如此。

如果這些族群的膽固醇確實較低而且幾乎沒有心臟病，那麼有關係的就是**熱量十分不足且幾乎完全不含精製碳水化合物的飲食**，而不是少攝取飽和脂肪。在熱量充足的已開發國家（例如美國），把我們的代謝作用推向製造易造成動脈粥樣硬化的脂蛋白的，會是碳水化合物，而與飲食中的飽和脂肪無多大關係。

Chapter 10

胰島素過多不只影響糖尿病

受矚目的促脂肪囤積因子

壓抑討厭的證據，在我們這行已經是老把戲了。藉口也許是基於對一個美麗假說的鍾愛，但是往往更是因為潛意識中想要簡化一個令人困惑的議題。

才沒多少年以前，有人清楚地聽到一間著名醫院的資深醫師低聲埋怨：「由於胰島素和一堆什麼東西的，現今的醫學真的是把人搞得愈來愈糊塗了。」

這樣的感慨是25年前幾乎每一位合格醫師都可能表示贊同的……但忽視困難並非解決問題的好方法。

雷蒙・格林，致《柳葉刀》信，1953年

▶**金恩・維格**（Jean Vague）：腹部肥胖與動脈粥樣硬化、痛風、腎結石和成人糖尿病有關P206。

▶**瑪格莉特・艾布林克**：有動脈粥樣硬化併發症的糖尿病患者從1930年代初期的10%增加到1950年代末期的56%，剛好和推薦病人吃低脂的碳水化合物飲食的時間相符合P207。

▶**羅莎琳・雅洛**（Rosalyn Yalow）&**索羅門・伯森**（Solomon Berson）：在成人時期發展出糖尿病的患者，他們循環當中的胰島素濃度會比健康的一般人高出了許多P208。

▶**傑拉德・瑞文**&**約翰・費夸爾**（John Forquhan）：因為碳水化合物而分泌愈多的胰島素，胰島素阻抗性就愈明顯，三酸甘油脂也愈高P209。

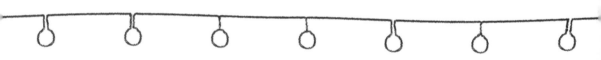

科學受到質疑的驅策、也受到同樣多的解決問題的工具的協助而進步。在1950年代，凱斯決定了膳食脂肪和膽固醇是心臟病原因，他那麼做是因為他想了解各國之間疾病比率的差異，而且他相信，流行性冠狀動脈心臟病在美國有成長的趨勢。其研究最後演變成代謝症候群科學（肥胖、糖尿病和心臟病等常見的生理異常）的那些研究學者們，腦子裡都有不同的疑問：

為什麼肥胖者特別容易變成糖尿病患者，或反之亦然？為什麼動脈粥樣硬化症在糖尿病患者和肥胖者身上那麼常見？這些巧合的關係，或肥胖、心臟病和糖尿病，都有共同的原因嗎？

腹部肥胖

在第二次世界大戰之後的10年裡，法國馬賽大學的醫學教授金恩·維格把這些關係延伸到他所謂的「腹部肥胖」上：多餘的脂肪主要堆積在腰圍（原型範例是啤酒肚）。

維格報告說，腹部肥胖與動脈粥樣硬化、痛風、腎結石和成人糖尿病有關。他推測是某種荷爾蒙的過度活躍造成攝食過多，然後導致胰島素分泌增加，進而把多餘的熱量儲存到脂肪組織裡。這種胰島素分泌過多的現象，也許在10年後會引發他所謂的「胰腺衰竭」，然後造成糖尿病。維格指出，類似的荷爾蒙過度活躍可能引發動脈粥樣硬化症——無論是直接地或透過誘發脂蛋白分子的分泌（如約翰·葛夫曼所提出的P182），然後這些分子會附著到動脈壁上，開始堆積脂肪和膽固醇——動脈粥樣硬化斑塊的特徵。

葛夫曼也找到能夠解釋肥胖與心臟病之關係的一般機制：因為體重增加與高血壓和富含三酸甘油脂的極低密度脂蛋白的增加有關，光是這一點就足以說明為什麼肥胖會增加心臟病的風險。但是葛夫曼並未思索，體重增加是否會提高血壓和三酸甘油脂，或同樣的機制是否會增加我們的體重、血壓和三酸甘油脂。

胰島素阻抗性

將葛夫曼的觀察延伸到糖尿病，並為科學安排了一個發展空間，最後演化成我們目前所了解的代謝症候群的人是瑪格莉特·艾布林克。

推薦糖尿病患碳水化合物飲食的後果

1931年，艾布林克在耶魯大學的指導授約翰・彼得斯和艾弗林・曼恩開始著手測試「糖尿病是患者限制碳水化合物飲食中的脂肪和膽固醇所造成」的推測。曼恩和彼得斯測量在耶魯接受治療的79名糖尿病患者的膽固醇，然後在1935年報告說，當時指示**糖尿病患者吃的高脂飲食並未增加他們的膽固醇**：79人中只有9個的膽固醇異常的高，那些人「病況非常嚴重，而且極為衰弱」。其後25年，曼恩與彼得斯繼續蒐集糖尿病患者的血液樣本。艾布林克在1962年報告說，這些樣本裡的平均三酸甘油脂過了幾年後已增加40%，伴隨而來的是有動脈粥樣硬化併發症的糖尿病患者在比例上的急劇增加：從1930年代初期的10%到1950年代末期的56%。

與這個事件的發生剛好吻合的是：由於多脂飲食引發糖尿病的嫌疑與日俱增（喬斯林在1959年做過類似的觀察），故指示糖尿病患者所吃飲食中的碳水化合物倍增，並且將脂肪熱量從60%減少到40%。艾布林克也證實葛夫曼對「增加體重會伴隨高三酸甘油脂濃度」的觀察：**中年人增加4.5公斤的體重，三酸甘油脂便增加50%**；幾乎不變的是，體脂肪愈多，循環中的三酸甘油脂也愈多。

對於艾布林克而言，這些關係暗示了**心臟病研究不應該受到凱斯模型的引導，而應該透過對肥胖症、糖尿病和心臟病中常見的「異常代謝模式」的了解**。艾布林克說，高三酸甘油脂會造成這些異常狀況。她假定這些模式在敏感的個人中是由高熱量、或高碳水化合物、或就是「純化的碳水化合物」所引起或使之惡化的，但她沒有提供任何生物機制來說明這一點。不過，我們得到與胰島素疾病有關的兩種可能解釋：**胰島素阻抗性和胰島素在循環中慢性升高**——我們問題中的重要著眼點。

在整個20世紀的前半部，除了對糖尿病的影響之外，我們對於胰島素的了解一無所知，這是因為沒有方法可以準確測定它在血液中的濃度。胰島素是一種非常小的蛋白質，技術上稱之為胜肽，以相較於膽固醇和脂蛋白而言的極微小濃縮形式在血液中循環。所以，人類血液中的胰島素測定要仰賴各種複雜難懂的檢驗，而這些檢驗結果取決於胰島素刺激實驗室大鼠（甚或試管中的脂肪或肌肉組織）吸收葡萄糖的能力。不過，這個情況隨著1960年羅莎琳・雅洛和索羅門・伯森發現了測量人類血液中胰島素濃度及其他胜肽荷爾蒙的可靠方法而有所改變。1977年，當雅洛因這項發現而榮獲諾貝爾獎時（伯森逝世於1972年），諾貝爾基金會形容雅洛和伯森的測定技術帶來了「生物與醫學研究上的革命」。

這在糖尿病的研究上造成了立即性的衝擊。

雅洛和伯森證實，**在成人時期發展出糖尿病的人，其循環中的胰島素濃度比健康者高出許多**，這是一項意外的發現，因為長久以來人們一直假定，缺乏胰島素才是所有糖尿病的根源。如同雅洛和伯森等人都曾報告過的，肥胖者也有慢性的高胰島素濃度。

看似缺乏胰島素，實際上……

到了1965年，雅洛和伯森指出這些成人型糖尿病患者「看起來像」缺乏胰島素（顯出糖尿病症狀、高血糖和尿中含糖，同時在循環中卻有過多的胰島素）的原因：他們的組織並未適當地回應他們所分泌的胰島素，**他們有胰島素阻抗性**，雅洛和伯森的定義是「（細胞、組織、系統或身體）需要比正常量還多的胰島素以誘發定量正常反應的一種狀態」。

由於成人型的糖尿病患者對胰島素有阻抗性，所以他們得分泌更多荷爾蒙來維持血糖的正常濃度，但隨著他們有胰島素阻抗性的時間愈長，這個目標就愈難達成（幼發型糖尿病的特徵是缺乏胰島素，又稱為第一型或胰島素依賴型糖尿病。糖尿病較不嚴重的類型是具胰島素阻抗性，而非缺乏胰島素，稱為一般成人型糖尿病、第二型或非胰島素依賴型糖尿病）。

雅洛和伯森提到，這種胰島素阻抗性有一個很重要的層面：有些組織也許對胰島素有阻抗性，但其他組織卻能夠正常反應，這種狀況決定了胰島素阻抗性所造成的損害會如何顯現於不同人身上。他們寫道：「我們希望，盡可能去區分全身所有組織和只有個別組織的阻抗性。」

從1960年代中期以降，我們對胰島素阻抗性在心臟病和糖尿病中角色的了解，是受到史丹佛大學糖尿病學家傑拉德．瑞文的研究的驅策。瑞文為心臟病發作的倖存者測量三酸甘油脂和葡萄糖耐受性，他從那時起展開他的研究。

葡萄糖耐受性檢驗

當醫生想要知道病患是否是糖尿病患者或即將成為糖尿病患者時，常給予葡萄糖耐受性檢驗：

病患喝下葡萄糖和水的混合溶液，等待2個小時之後醫生再測量他／她的血糖。如果血糖值比一般所認定的高，那表示病患已無法適當代謝葡萄糖（葡萄糖不耐症），不是缺乏處理葡萄糖的足夠胰島素，就是對已分泌的胰島素有阻抗性。

心臟病與胰島素阻抗

1963年瑞文報告說，心臟病發作的倖存者必定都有高三酸甘油脂和葡萄糖不耐症，這表示那兩種情況都有一個共同原因，瑞文認為胰島素阻抗是明顯的嫌犯。

約翰・費夸爾（John Farquhar）曾與艾德華・「佩特」・艾倫斯在洛克菲勒大學共同研究，瑞文與費夸爾一起工作後，研發出兩部假說。

- ▶第一部說明了大部分（其實差不多是所有的）有高三酸甘油脂的人，也都有艾倫斯所謂的「由碳水化合物誘發的脂血症」。換句話說，他們的三酸甘油脂濃度隨著富含碳水化合物的飲食而增加，而當以脂肪取代碳水化合物時又減少。瑞文解釋，關鍵性的因素在於：攝取愈多碳水化合物，就需要愈多胰島素將葡萄糖從碳水化合物運送到細胞，以做為燃料使用。然而，**這些胰島素也會刺激肝臟去合成和分泌三酸甘油脂，以儲存在脂肪組織裡**。如果已經是胰島素阻抗者又吃了富含碳水化合物的飲食，這個人就必須分泌更多胰島素來處理葡萄糖，結果會刺激肝臟合成和分泌更多的三酸甘油脂，所以血液裡會出現更高的三酸甘油脂。
- ▶這帶出第二部假說，若在有胰島素阻抗性的情況下吃碳水化合物飲食，會使三酸甘油脂異常升高，那麼就很難避免這樣的暗示：吃富含碳水化合物飲食會增加心臟病風險。根據瑞文的假說，胰島素阻抗性和碳水化合物會使第二型糖尿病惡化，這說明了為什麼這些糖尿病患者無可避免地會有高三酸甘油脂。瑞文和費夸爾在1967年報告說，三酸甘油脂、胰島素阻抗性和胰島素濃度即使在健康的人體內也一致地起伏，因為碳水化合物而分泌愈多的胰島素，胰島素阻抗性就愈明顯，三酸甘油脂也愈高。

瑞文和費夸爾後來又花了20年的時間研究出各種假說，其中許多進步是隨著新測量技術的出現而產生——在這裡指的是：能夠讓研究人員直接測定胰島素阻抗性的檢驗。

1970年，瑞文和費夸爾發表了這第一批胰島素阻抗性檢驗的細節，後來還有6批。其中最好的（「黃金標準」）是1960年代末期在美國國家衛生研究院發展的，然後由一位名叫羅夫・迪弗倫佐（Ralph DeFronzo）的年輕內分泌學家以10年的時間雕琢精煉。直到1979年迪弗倫佐加入耶魯醫學院並開始測量人類病患的胰島素阻抗性後，他才發表那些細節。從那時起，瑞文、費夸爾、迪弗倫佐和比薩大學的艾勒特里奧．費朗尼尼（Eleuterio Ferrannini）還要再花10年時間去說服糖尿病學家相信，對胰島素產生阻抗性才是第二型糖尿病的根本缺陷。

著名的班廷演說

1987年，美國糖尿病學會頒發獎勵金給迪弗倫佐以表揚他的傑出科學成就。1年之後，瑞文獲頒美國糖尿病學會的科學成就班廷勛章（以弗瑞德瑞克．班廷〔Frederick Banting〕命名，他是胰島素的共同發現者，也是威廉．班廷P014的遠親）。

當時瑞文在美國糖尿病學會的年會上發表著名的班廷演說，並且趁機推廣他的研究訊息。他首次正式提出他所謂的X症候群（代謝症候群）假說P168，以及伴隨第二型糖尿病和肥胖症而來的一堆失調症（包括胰島素阻抗性、高胰島素血症、高三酸甘油脂、較低高密度脂蛋白膽固醇和高血壓），它們在心臟病的起源上扮演關鍵性角色——即使是非糖尿病患者。

瑞文說：「儘管這個概念也許乍看之下很唐突，但它與實驗資料是一致的。」如瑞文所說，對胰島素產生阻抗性會導致心臟病和糖尿病，但並非每個有胰島素阻抗性的人都會變成糖尿病患者，有些人繼續分泌足夠的胰島素來克服他們的胰島素阻抗症——儘管這種胰島素過高會造成體內的大破壞，包括三酸甘油脂升高，並且使胰島素阻抗性更進一步地惡化，形成惡性循環。

瑞文以一些觀察研究的結果來支持他的假說，那些研究已證實：高胰島素血症、胰島素阻抗性和第二型糖尿病，與高三酸甘油脂、心臟病、肥胖症、中風和高血壓有關。像佛萊明罕般大模規的三項非糖尿病患者健康族群前瞻研究（在巴黎、赫爾辛基和澳洲巴瑟爾頓）也報告說，胰島素濃度愈高，心臟病風險就愈大。

如同迪弗倫佐後來所說的，高胰島素血症與胰島素阻抗性都與「一堆代謝失調症」有關，這是很明顯的事實，但是需要臨床醫生來測定病患的胰島素阻抗性，往往是代謝症候群科學上的阻礙。測定胰島素阻抗性需要做許多項血糖檢驗，而且胰島素濃度必須維持穩定，也必須攝取精確量的葡萄糖，或將精確量的葡萄糖注射到血液裡，這不是醫生可以在體檢中完成的檢驗，至少是要例行地把血液樣本送到實驗室進行一系列的檢驗。

所以，當美國國家膽固醇教育計畫在2002年公開承認瑞文的X症候群的存在時

（重新命名為代謝症候群），儘管胰島素阻抗性和高胰島素血症是該症候群的根本缺陷，但它們都沒有被包含在診療標準中。

消失的真相——代謝症候群是過度攝取碳水化合物所引起

瑞文的1988年班廷演說被譽為說服糖尿病學家接受胰島素阻抗性和高胰島素血症的重要性的轉捩點，但那些關心心臟病起源的研究學者卻不太在意，因為他們認為與胰島素有關的只有糖尿病——這是科學研究專門化的自然結果。

在整個1980年代中期，瑞文的研究都著重於糖尿病和胰島素，他所發表的成果幾乎也只出現在與糖尿病、內分泌和代謝有關的期刊。直到1996年，瑞文才在美國心臟學會《循環》這本研究心臟病的主要期刊中發表一篇關於X症候群的文章。在這段期間，他的研究對公共衛生政策或大眾飲食意識毫無影響力，無論是1988年的《美國公共衛生署署長的營養與健康報告》，或是1989年的《飲食與健康》報告，除了瑞文「高碳水化合物飲食可能對第二型糖尿病患者並不好」的警告，沒有隻字片語提到胰島素阻抗性或高胰島素血症；兩篇報告都熱切地推薦以低脂、高碳水化合物飲食預防心臟病。

連糖尿病研究團體也發現，接受瑞文的科學知識，比接受其飲食訊息還容易。美國國家衛生研究院的羅伯特．席爾法曼（Robert Silverman）於1986年在一場關於預防與治療糖尿病的共識會議中指出，瑞文的觀察結果和資料「不言自證」，但它們讓營養學家處於窘境。「高蛋白濃度可能對腎臟不好，高脂對你的心臟不好。現在瑞文說不要吃高碳水化合物，我們就必須吃別的東西。」席爾法曼補充道，「有時候我們希望它滾遠一點，因為沒有人知道該怎麼應付它。」

這就是心理學家所謂的「認知失調」（對理論與自然間的平衡失去正常的察覺力），或是想同時秉持兩種矛盾的信念所導致的緊張，並導致科學家「為他們的理論設計許多的勾稽關係和特別的修飾，以消除任何看得出來的衝突」，如科學哲人湯瑪斯．昆恩（Thomas Kuhn）所說的——那就是發生在代謝症候群及其飲食訊息上的事情：代謝症候群本身已被接受為真，而且受到重視，但它是由過度攝取碳水化合物所引起或惡化的事實卻消失了。

> 代謝症候群本身已被接受為真，而且受到重視，但它是由過度攝取碳水化合物所引起或惡化的事實卻消失了。

高碳水化合物飲食再次被官方除罪化

研究心臟病的臨床研究學者有少數注意到瑞文在1980年代末期的研究，羅文·克勞斯（Ron Krauss）是其中之一。

1993年，克勞斯和瑞文共同報告說，小而稠密的低密度脂蛋白是瑞文的X症候群裡另一項常見的代謝異常。他們提到，小而稠密的低密度脂蛋白與胰島素阻抗性、高胰島素血症、高血糖、高血壓和較低高密度脂蛋白有關。他們也報告說，對胰島素阻抗性和小而稠密的低密度脂蛋白的兩項最佳預測因子，是三酸甘油脂和高密度脂蛋白膽固醇：**三酸甘油脂愈高且高密度脂蛋白愈低，就愈可能有胰島素阻抗性和出現小而稠密的低密度脂蛋白。**

這又提供了一個理由讓人們相信心臟病之碳水化合物假說，因為代謝症候群現在被認為也許是心臟病的主要風險因子（美國國家膽固醇教育計畫形容它是一個「在早發性（冠狀動脈心臟病）上等同抽菸的貢獻因子」），此外還有三酸甘油脂和高密度脂蛋白。

膽固醇受到碳水化合物的影響，遠比任何脂肪所造成的影響都多。

然而，當小而稠密的低密度脂蛋白和代謝症候群在2002年被列為心臟病的風險因子而正式成為正統智慧時，認知失調就明顯地浮現了。

首先是國家膽固醇教育計畫發行它在膽固醇檢驗和治療方案的修正版指南，隨後在2004年出現2篇會議報告：其中一篇是描述美國國家衛生研究院和美國心臟學會共同舉辦的代謝症候群科學聯合會議的結論；另一篇，美國糖尿病學會也加入了，描述聯合治療指南。

德州大學的史考特·格蘭迪是以上3篇報告的主要作者。當我在2004年5月與格蘭迪會晤時，他承認在美國代謝症候群是大部分心臟病的原因，而且這種症候群也許是由於攝取過多的精製碳水化合物所造成的，但他這3篇報告（代表美國國家衛生研究院、美國心臟學會和美國糖尿病學會的官方立場）仍然與「脂肪—膽固醇」教條牢牢相繫。他們承認代謝症候群是心臟病浮現中的風險因子，但認定低密度脂蛋白膽固醇是「冠狀動脈粥樣硬化的主要推動力」，所以，就如美國國家膽固醇教育計畫報告所指出的，心臟病在美國仍是「美國人習慣的飲食（尤其是含高飽和脂肪和高膽固醇的）所造成的血清低密度脂蛋白膽固醇大量提升」的官方原因。

官方說法一點兒都沒有提到碳水化合物可能是引起代謝症候群或較低高密度脂

蛋白、高三酸甘油脂與小而稠密的低密度脂蛋白（後三者的組合被描述成「常見於早發性冠狀動脈心臟病患者」）的原因、或使之惡化的原因（那些報告確實承認「碳水化合物含量非常高的飲食，可能使動脈粥樣硬化血脂異常〔小而稠密的低密度膽固醇、高三酸甘油脂和較低高密度脂蛋白〕更明顯」，但它仍然推薦高碳水化合物、低脂飲食為治療方法）。在現今成立版本的另類假說（代謝症候群會導致心臟病）中一直被認為是起源因子的碳水化合物，卻被官方解釋成無害，它們從營養和慢性病的關係中被移除，儘管數十年的研究和觀察結果都指出它們扮演著關鍵性的起因角色。

美國官方承認代謝症候群（心臟病的風險因子）也許是由於攝取過多精製碳水化合物所造成的，但報告中卻仍與「脂肪—膽固醇」教條牢牢相繫，而一直被認為是起源因子的碳水化合物卻被官方解釋成無害。

Chapter 11

糖尿病告訴我們些什麼？

碳水化合物對血管的影響

碳水化合物會導致動脈硬化症嗎？

如果攝取過多到產生肥胖症，那當然會，只是以這種方法，不會有人把這樣的負面作用歸咎於它……

在糖尿病中，持續的（高血糖）是動脈硬化症的原因嗎？

它很可能是原因，因為它是一種異常狀況，而且任何異常狀態都容易造成耗損。

伊利歐特．喬斯林，《動脈硬化症與糖尿病》，1927

- ▶**艾德華．菲尼爾**（Edward Feener）&**曹文凱**（Victor Dzau）：在糖尿病和胰島素阻抗性中，胰島素對心血管疾病的影響與系統性代謝異常和胰島素作用對血管的直接效應都有關係P217。
- ▶**史圖特**&**羅素．羅斯**（Russell Ross）：胰島素會刺激動脈內側的平滑肌細胞增生，是使動脈壁增厚的第一個步驟P218。
- ▶**羅伯特．史圖特**（Robert Stout）：高胰島素血症是動脈粥樣硬化症的主要原因P218。
- ▶**安東尼．瑟瑞米**（Anthony Cerami）&**法蘭克．邦恩**：最終糖化蛋白和糖化作用在糖尿病中扮演了重大角色P220。
- ▶**羅伯特．寇恩**（Robert Kohn）：糖尿病可被視為一種加速老化的形式P220。
- ▶**美國糖尿病學會**：目前的證據指出，葡萄糖不只是身體的短期主要能量來源，而且也是糖尿病併發症的長期燃料P221。

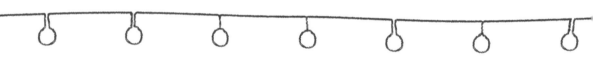

儘管將近1個世紀的醫療革新，今日糖尿病與冠狀動脈心臟病之間可能的締結關係並不亞於才剛發現胰島素的1921年。

認知失調

第二型糖尿病患者仍預料在5到10年間早夭，其中的差異大部分要歸因於動脈粥樣硬化症和《喬斯林的糖尿病學》所謂的冠狀動脈心臟病「超高發生率」。

糖尿病專家從長期觀察中察覺到病患間如瘟疫般流行的動脈粥樣硬化症，就好像這兩者跟影響我們其他人的動脈粥樣硬化症和心臟病毫不相干似的。和1971年版的《喬斯林的糖尿病學》一樣，教科書會提到確認和控制「牽涉於動脈粥樣硬化症病理學的許多因素和不明因素」的重要性，而且指出心臟病研究學者會做必要的揭露，就好像關於心臟病的知識只能從心臟研究進行到糖尿病學，從無其他管道似的。

這種思想的極端例子是「在糖尿病患者中，飽和脂肪是心臟病的營養原因」，就像它也應該是每個人的心臟病營養原因一樣。1988年的《美國公共衛生署署長的營養與健康報告》說「過去幾年在糖尿病患者身上，常看到心血管疾病併發症」，起因是「傳統上限制了糖尿病患者對碳水化合物的攝取」而增加了對脂肪的攝取——「通常是飽和脂肪」。

這就是使美國糖尿病學會從1970年開始推薦糖尿病患者多吃——而非少吃——碳水化合物的邏輯，儘管完全沒有或許能證實這麼做會利大於弊的臨床試驗，而且數十年的臨床經驗已證實限制碳水化合物是控制血糖的有效方法。若動脈粥樣硬化症在糖尿病患者身上會惡化，那是因為他們比非糖尿病患者吃更多飽和脂肪——糖尿病學家相信，他們可以安心地指示病患吃富含碳水化合物的飲食，因為低脂飲食就是高碳水化合物飲食。

然而，代謝症候群的研究所建議的是一個截然不同的方案。若代謝症候群中的心臟病風險升高，而且在糖尿病患者身上又更提高，那麼心臟病的相關知識也許應該從糖尿病患者而來，因為相對於我們其他人而言，他們所表現出來的情況最為嚴重。也許糖尿病患者有那麼嚴重的動脈粥樣硬化症，是因為他們身上的某種情況引發了該疾病；也許糖尿病患者的代謝異常，其實就是每個人動脈粥樣硬化症和冠狀動脈心臟病的實際原因，只是糖尿病患者的程度比較嚴重。

思考這件事的另一個方式是，把代謝症候群和第二型糖尿病看做在體質退化的曲線上。這個曲線上所標記的是碳水化合物和脂肪代謝每況愈下的紊亂：高胰島素、胰島素阻抗性、高血糖、高三酸甘油脂、小而稠密的低密度脂蛋白和較低的高密度膽固醇——動脈粥樣硬化症是這種體質退化的一種表現。代謝異常的情況在糖尿病中會惡化（糖尿病患者的體質退化曲線更往下延伸），而且動脈粥樣硬化的進展也更加劇，但我們都在同一條曲線上，造成動脈粥樣硬化症的機制對我們所有人都一樣，只是損害程度不同。

把凱斯的膽固醇假說視為這個邏輯的一個例子。我們後來相信高膽固醇是心臟病原因的一個理由是，嚴重的動脈粥樣硬化症是膽固醇代謝之遺傳性失調症的常見症狀。如果1000毫克／分升的膽固醇濃度（常見於這些人）會使動脈粥樣硬化症看似無可避免，依此邏輯，在我們其他人之中，高膽固醇看起來與較高心臟病風險有關，那麼膽固醇就是心臟病的原因，而且任何一點的膽固醇升高都會增加風險；膽固醇愈高，風險愈大。倘若吃了飽和脂肪就會提高膽固醇，然後導致心臟病；同樣的道理也適用於糖尿病。凱斯過度簡化了科學原理，而且在膽固醇和心臟病的真實關係上是錯誤的，但邏輯本身是健全的。

同樣的邏輯也適用於高血壓和心臟病。血壓愈高，心臟病風險便愈大。如果鹽應該會提高血壓——**即使只是提高幾個百分點**，那麼鹽就是心臟病的營養原因；這個道理也適用於糖尿病患者。所以，易造成動脈粥樣硬化症的美式飲食，如現在官方所定義的，也就是阻塞動脈和導致心臟病的飲食，正是含高飽和脂肪和高鹽的飲食。

現在讓我們把相同的推理應用到代謝症候群和糖尿病上。糖尿病患者遭遇更致命的動脈粥樣硬化症，並且比有代謝症候群的人和沒有這兩種問題的健康者更常死於心臟病，所以糖尿病的某些層面必定是動脈粥樣硬化症的原因——很可能，不是高血糖、高胰島素血症，就是胰島素阻抗性，這三者在糖尿病患者身上比在代謝症候群患者身上更容易惡化。

的確，代謝症候群的存在告訴我們，相同的異常狀況也存在於非糖尿病患者身上——儘管程度較輕微，而且雖然代謝症候群患者的心臟病風險較高，但程度比糖尿病患者輕微。還有，因為碳水化合物（尤其是精製碳水化合物）會提高血糖和胰島素，而且必定也誘發了胰島素阻抗性，問題是，吃這些碳水化合物不僅會提高糖尿病患者的心臟病風險，也會提高一般健康人的心臟病風險。因此，基於這個理由，易造成動脈粥樣硬化症的美式飲食是富含碳水化合物的飲食。認知失調就是由此產生。

然而，這個爭議的邏輯必須再進一步擴展，即使認知失調會隨之提高。糖尿病和代謝症候群幾乎與每一種慢性病發生率的增加都有關。再者，糖尿病與一堆叫做血管併發症的慢性血管相關問題有關：中風、與中風有關的血管性失智症、腎臟病、失明、嚴重的神經受損、往往導致截肢的腿部動脈粥樣硬化疾病。很顯然，做為糖尿病特徵的同樣那些代謝異常及荷爾蒙異常——尤其是高血糖、高胰島素血症和胰島素阻抗性，也可能導致這些併發症和相關的慢性疾病。

因此，一般健康人提高所有這些疾病風險的方法，預料是攝取精製和易消化的碳水化合物，然後首先透過對血糖和胰島素的影響，再間接地透過三酸甘油脂、脂蛋白和脂肪堆積而造成損害，當然也還有其他因素。

這是碳水化合物假說的基本原則：如果任何慢性疾病或病痛的風險會隨著代謝症候群和第二型糖尿病而增加，那麼「胰島素／或血糖在那些疾病的過程中扮演重要角色」的假設，就是一個合理的假說。而且如果胰島素和血糖確實扮演著病理上的角色，那麼「健康的人攝取精製和易消化的碳水化合物和糖，會導致同樣的疾病或使之惡化」，就是一個合理的假說。

胰島素分泌過多導致動脈粥樣硬化!?

在這個邏輯下隨即產生了一個特別令人困窘的可能性，那就是——胰島素本身會導致動脈粥樣硬化症或使之惡化。由於胰島素阻抗性和高胰島素血症是第二型糖尿病的特徵，那麼當然很有可能，除了胰島素對三酸甘油脂、脂蛋白或血壓的任何其他可能影響，慢性胰島素提高是動脈粥樣硬化症發生率在糖尿病患者身上高居不下的原因。如果是這樣，胰島素分泌過多（由攝取精製碳水化合物和糖所誘發）就可能與非糖尿病患者動脈粥樣硬化症之形成或惡化有關。

就像胰島素調節血糖的功能一樣，這是另一個被大多數人忽略數十年的概念，儘管它的影響廣泛深遠——假如是真的的話。胰島素易造成動脈粥樣硬化的恐怖影響曾被簡短提及，例如在《喬斯林的糖尿病學》第十四版中（2005）。哈佛糖尿病學家艾德華．菲尼爾和杜克大學醫療保健系統總裁曹文凱寫道：「在糖尿病和胰島素阻抗性中，胰島素（對心血管疾病）的影響與系統性代謝異常和胰島素作用對血管的直接效應都有關係。」第二次提到的是兩位哈佛心臟病學家，他們承認胰島素阻抗性、高胰島素血症和心臟病之間有關聯，並指出：若胰島素阻抗性不是問題癥結，那麼「另一個可能性」就是胰島素本身「對心血管有直接的影響」。他們未再多做說明。

胰島素可能造成動脈粥樣硬化的第一項證據，浮現於1個世紀前為證實膽固醇假說而做的兔子實驗。兔子被餵食會在全身動脈中形成斑塊的高膽固醇飲食，但（第一型）糖尿病兔子並未遭遇動脈粥樣硬化症的命運，無論牠們的飲食多富含膽固醇。然而，注射胰島素再加上膽固醇飲食，斑塊和損傷立刻出現得到處都是。這個現象首先報告於1949年的兔子實驗，幾年後，做雞隻實驗的傑瑞米亞・史丹勒及其導師路易斯・凱茲（Louis Katz）也提出報告，然後是狗的實驗。史丹勒及其同僚指出，胰島素本身也許「是糖尿病患者的動脈粥樣硬化症常發生、早發與嚴重的因素之一。」

在1960年代晚期，北愛爾蘭貝爾法斯特皇后大學的羅伯特・史圖特發表了一系列的研究報告指出，胰島素會促進膽固醇和脂肪被運輸到動脈壁的細胞裡，並刺激動脈內膜上膽固醇及脂肪的合成。史圖特推測，因為胰島素的主要角色之一是幫助脂肪儲存到脂肪組織裡，那麼它對血管內膜也有同樣的效應，就一點兒也不意外。

1969年，史圖特和英國糖尿病學家約翰・瓦蘭斯－歐文（John Vallance-Owen）早在瑞文提出X症候群假說之前先指出，「消化大量的精製碳水化合物」會先導致高胰島素血症和胰島素阻抗性，然後造成動脈粥樣硬化症和心臟病。他們提到，在某些人身上，吃了這些碳水化合物後胰島素分泌會是「不成比例的大量」。史圖特寫道：「碳水化合物在三個地方得到處理——脂肪組織、肝臟和動脈壁，肥胖是被製造出來的。三酸甘油脂和膽固醇在肝臟裡被合成，然後進入循環。動脈壁上的脂質也會受到刺激而合成，並且因（三酸甘油脂和膽固醇的）堆積而增強……在幾十年後會達到重大的比例。」

1975年，史圖特和華盛頓大學的病理學家羅素・羅斯報告說，胰島素也會刺激覆於動脈內側的平滑肌細胞增生，這是使動脈壁增厚（動脈粥樣硬化症和高血壓的特徵）的一個必需步驟。

這個「胰島素－動脈粥樣硬化症形成」假說，是糖尿病和動脈粥樣硬化症密切關係的最簡單可能解釋。這個假說也暗示，如史圖特所指出的，增加胰島素分泌的任何飲食因素（尤其是精製碳水化合物），都會增加心臟病風險。然而，它並不是受歡迎的解釋，即使瑞文選擇忽略它（另一方面，羅夫・迪弗倫佐相信已有足夠的研究證實史圖特的觀察，所以胰島素應該被視為「易造成動脈粥樣硬化的荷爾蒙」）。瑞文的假說假定，心臟病主要是由胰島素阻抗性透過它對三酸甘油脂的影響而造成的，他認為高胰島素血症是次要現象；而史圖特認為，高胰島素血症是動脈粥樣硬化症的主要原因。

大部分糖尿病學家都相信，糖尿病併發症是高血糖的毒性效應造成的（但此假說無法解釋為何糖尿病患者中的動脈粥樣硬化症仍不受到以胰島素療法控制血糖的正面效益的影響）。高血糖用來誘發細胞、動脈和組織損傷的方法相當深奧，所造成的結果（如碳水化合物假說所暗示的）程度遠超越糖尿病本身。只有少數實驗室在這一條研究路線上探索，因此它最終所牽涉的及其正確性仍有待查明。不過它應被視為另一個可能的機制，藉由這種機制，精製碳水化合物能夠引起各種的慢性文明病或使之惡化。

活性氧化物和最終糖化蛋白

有一點要特別提到，**血糖升高會增加在技術上叫做活性氧化物和最終糖化蛋白的產物，這兩者都具有潛在的毒性。**前者主要經由燃燒葡萄糖（血糖）以做為細胞的燃料而產生，過程中電子會附著到氧原子上，將惰性氧分子轉變成會與其他分子產生激烈化學反應的活性分子；這在生物上並不是一個好現象。活性氧化物的其中一種形式是我們常聽到的（各種）自由基，它們統稱為氧化劑，因為它們會氧化其他分子（就是使鐵生鏽的同一種化學反應，損害程度也相當），被氧化的對象會慢慢受損。生物學家稱這種退化作用為氧化壓力。抗氧化劑會中和活性氧化物，這就是為什麼抗氧化劑後來在營養的討論中變成時髦術語的關係。

最終糖化蛋白的損害潛力同樣令人擔憂。它們的形成會花上好幾年，但是（糖化）過程的開始很簡單，就是把糖（如葡萄糖）附著到蛋白質上，但缺乏酵素作用所產生的益處。過程中所缺乏的酵素作用是相當關鍵的，酵素在活性生物體中的角色是控制化學反應，以確保那些反應能夠「遵循緊密調節的代謝程序」，哈佛生化學家法蘭克・邦恩（Frank Bunn）說。當酵素把糖附著到蛋白質上時，它們的做法是針對蛋白質的特定地方，而且有特定理由。若沒有酵素來監控這個過程，糖便會隨意地附著在蛋白質上，這個階段的化學反應就變得雜亂無章。

糖化作用指的僅是在這個初步階段中糖分子附著在蛋白質上的動作，而且這個過程是可逆的：如果血糖濃度夠低，糖和蛋白質會彼此分離，不會造成損害；然而，如果血糖升高，形成最終糖化蛋白的作用就會繼續發展。蛋白質及其伴隨的糖化糖會經歷一連串反應和重組，直到最後形成迴旋狀的最終糖化蛋白。然後，這些最終糖化蛋白會透過一種叫做交叉結合的作用（黏在蛋白質上的糖會再連結到另一顆蛋白質，然後將兩顆蛋白質鎖在一起。現在原本彼此不相干的蛋白質，也會被毫不留情的栓在一起），很輕易地與其他最終糖化蛋白和更多的蛋白質黏結。

在1970年代中期，洛克菲勒大學的生化學家安東尼·瑟瑞米和法蘭克·邦恩分別辨識出最終糖化蛋白和糖化作用在糖尿病中扮演的重大角色。兩人起初都因為觀察到糖尿病患者有高濃度的異常血紅素（糖化血紅素），而產生研究動機。血糖值愈高，經歷糖化作用的血紅蛋白分子就愈多，循環中的糖化血紅素也愈多。然後瑟瑞米的實驗室研發出一種方法去測定糖化血紅素，並正確地推測它也許能精確反映出糖尿病患者的狀態。患者血液中的糖化血紅素，是非糖尿病患者的2到3倍，這個比率也適用於體內幾乎所有的糖化蛋白（**糖尿病患者是否成功地控制血糖，最佳的判斷方式就是做糖化血紅素的測定**，因為它能反映出1個月以上或更久的平均血糖值）。

自1980年後，最終糖化蛋白就被認為與糖尿病併發症和老化有直接的關係。最終糖化蛋白堆積在眼部的水晶體、角膜和視網膜，造成水晶體褐化、不透明等老年性白內障的特徵；最終糖化蛋白也會堆積在腎膜、神經末稍、動脈內膜與糖尿病併發症中所有典型受損的組織上。因為最終糖化蛋白的堆積看來是自然發生的過程（儘管它因高血糖而惡化和加劇），所以我們推斷出一些複雜的防衛機制來辨識、捕捉和處理最終糖化蛋白，但過去幾年裡最終糖化蛋白仍設法堆積在組織中——尤其是在糖尿病患者身上，他們的最終糖化蛋白堆積作用與併發症的嚴重程度有相關性。

有一種蛋白質似乎特別容易受到糖化作用和交叉結合的影響，即膠原蛋白——骨骼、軟體、肌腱和皮膚的基礎成分。膠原蛋白的最終糖化蛋白，會隨著老化而堆積在皮膚裡，而且，尤其在糖尿病患者身上特多。這就是為什麼年輕糖尿病患者的皮膚會看起來提早老化，也是為什麼糖尿病可被視為一種加速老化的形式，凱斯西儲大學的病理學家羅伯特·寇恩首先指出的這個概念，如今已慢慢被接受。

就是這種膠原蛋白的最終糖化蛋白的堆積作用和交叉結合，造成皮膚隨著老化而失去彈性，還有關節、動脈、心臟與肺臟也是。這個過程就好比獸皮變老韌的過程，由於隨著老化而無可避免地發生與最終糖化蛋白有關的交叉結合，所以老獸的肉和皮都比幼獸來得韌和硬。

如瑟瑞米所說明的，從心臟繞出來的主動脈，就是這種堆積和交叉結合的最終糖化蛋白之硬化效應的例子，「如果你從年輕的死者身上取出主動脈，你可以像吹氣球一樣地吹它，它會膨脹；把氣放掉，它又縮回去。如果你用的是一個老人的主動脈，那就像是幫一根水管充氣一樣，它不會膨脹，要是你加上更多壓力，它只會爆裂。這是糖尿病和一般老化的部分問題，你最後得到的是硬化的組織：硬化的心臟、肺臟、水晶體、關節……那都是糖與蛋白質起反應所造成的。」

最終糖化蛋白和糖化作用在心臟病裡，看起來至少也直接扮演了一個關鍵性的角色，**它們造成低密度脂蛋白粒子的氧化，使得低密度脂蛋白及其附帶的膽固醇卡在動脈壁中，這是動脈粥樣硬化作用的初期階段**。經氧化的低密度脂蛋白似乎也對從循環中被移除的正常機制具有抵抗力，這會導致血液中的低密度脂蛋白濃度升高。結果是，低密度脂蛋白特別容易受到活性氧化物和糖化作用所引起的氧化作用的影響（也有證據指出，若抑制高密度脂蛋白的功能和「使之變得較容易促進動脈粥樣硬化」，那麼高密度脂蛋白分子是可以被糖化的）。在這個情況下，脂蛋白的蛋白質部分和脂質部分（膽固醇和脂肪）都較容易受到影響。這些經氧化的低密度脂蛋白粒子在糖尿病患者和有動脈粥樣硬化症的非糖尿病患者中，看起來都「顯著提高」，而且特別容易發現於動脈粥樣硬化的機能損害裡。

糖化作用和最終糖化蛋白是糖尿病併發症和心臟病的關鍵因素，這件事已被使用抗最終糖化蛋白化合物（或叫做最終糖化蛋白阻斷劑）的一些實驗所證實。這些化合物可以逆轉動脈硬化——至少是在動物實驗裡，而且，一篇最近的報告指出，它們改善「與老化、糖尿病和高血壓有關的心血管（及腎臟相關的）負面改變」。這些化合物或類似的化合物在人類身上是否也有效，仍有待觀察。

生化學家討論氧化壓力、糖化作用和最終糖化蛋白的形成時，往往比喻成在我們循環中燃燒的火炬。火燃燒得愈久，火焰就愈熱，所造成的損害也愈多，血糖就是燃料。美國糖尿病學會最近提到：「目前的證據指出，葡萄糖不只是身體的短期主要能量來源，而且也是糖尿病併發症的長期燃料。」

此外，**我們沒有理由相信，由葡萄糖誘發的損害只限於糖尿病患者，或只限於代謝症候群患者**——他們的血糖也有慢性升高的傾向。糖化作用和氧化作用伴隨細胞代謝的每一個基本過程，它們在所有人的體內不斷的進行著。任何提高血糖的東西（尤其是攝取精製和易消化碳水化合物）都會增加氧化物和自由基的產生；它會提高氧化壓力和糖化作用的速率，以及最終糖化蛋白形成與堆積的速率。

這表示，任何提高血糖的東西（就碳水化合物假說的邏輯而言）都會導致更多的動脈粥樣硬化和心臟病、更多的血管病變，並加速身體退化的速度，對於即使從來不是糖尿病患者的我們也是一樣。

Chapter 12

糖之毒

糖類究竟是不是營養禍害？

德拉克羅瓦（Delacroix），一位創造力豐富而且極其迷人的作家，有一次在凡爾賽宮向我抱怨糖的價格，當時5法郎買不到450克的糖。「如果能再一次出現30分的價格，我就不再碰水，除非它是甜的！」他的願望被允諾了……

尚・安泰爾姆・布里亞－薩瓦蘭，《味覺生理學》，1825

- ▶**大衛・詹金斯**（David Jenkins）&**湯瑪斯・沃埃爾**（Thomas Wolever）提出利用升糖指數來控制血糖的概念P224。
- ▶**傑拉德・瑞文**：糖尿病患者應限制所有的碳水化合物P224。
- ▶**約翰・班托**（John Bantle）：沒有理由要糖尿病患者拒絕含有蔗糖的食物P224。
- ▶**彼得・梅耶斯**（Peter Mayes）&**伊利薩爾・夏弗瑞**（Eleazar Shafrir）、**謝爾登・瑞塞爾**：果糖會誘發三酸甘油脂生成P227。
- ▶**哈利・金恩**（Harry Keen）：糖對健康的影響無足輕重P229。

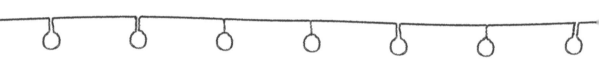

當生化學家談到「糖」，他們指的是一堆非常簡單的碳水化合物分子，除了其他特徵之外，它們都具有甜味和溶於水的能力。它們的化學名稱都以「-ose」結尾，如glucose（葡萄糖）、fructose（果糖）和lactose（乳糖）等等。當醫生談到血糖，通常講的是葡萄糖，雖然其他種類的糖也以相當低的濃度出現於血液中。還有一般使用的「糖」，指的是我們加在咖啡或茶裡那種甜甜的粉狀物，這是蔗糖，它含有比例相等的葡萄糖與果糖。

在以下的討論中，當我們講到糖的時候，指的是蔗糖。當我們用到「血糖」這個術語時，指的是葡萄糖。

果糖使糖變得無罪

營養學家在1960年代討論到贊成和反對糖與澱粉的理由時，他們所關心的是，**單一碳水化合物是否比澱粉的複合碳水化合物更有害**。在化學上，單一碳水化合物（如糖和高度精製麵粉裡的）是由一或兩個糖分子的結合，而澱粉的複合碳水化合物可能是好幾萬個糖分子相互連接所組成的。複合碳水化合物在消化過程中會分解成單糖，但要花上一段時間，而且如果碳水化合物還與膳食纖維（即難消化的碳水化合物）結合在一起，消化的時間就更長了。

升糖指數引起的爭議

自1980年代初期以來，單一碳水化合物和複合碳水化合物都在升糖指數的測定（測量碳水化合物多快被消化和吸收到循環裡——多快轉換成血糖）方面扮演了一個角色。

升糖指數的概念，對飲食中澱粉和糖的風險的官方和公眾認知有深遠的影響，但其中卻忽略了果糖（在蔗糖和高果糖玉米糖漿裡）除了在短期內提高血糖和誘發胰島素反應的能力，還有其他方面的影響。

在1970年代中期，傑拉德・瑞文展開升糖指數的研究，要測試「傳統上被奉為信條」的單一碳水化合物比複合碳水化合物更容易消化、以及因此單一碳水化合物在飯後容易使血糖和胰島素「上升得更高、更快」的觀念。瑞文的實驗證實了這個主張，但是他對血糖的興趣不如胰島素，所以將這項研究拋諸腦後。

幾年後，當時在牛津大學的大衛・詹金斯和他的學生湯瑪斯・沃埃爾才開始接續這項研究。在1年的時間裡，沃埃爾和詹金斯測試62種食物並記錄攝取2個小時後的血糖反應。沃埃爾說，不同的人有不同的反應，每天與每天之間的變化也「相差甚多」，但對特定食物的反應仍然相當一致。他們也單獨測試葡萄糖溶液，以提供一個基準點，他們把這個數值定為100。所以，**升糖指數變成由特定碳水化合物食物所誘發的血糖反應，和只喝下葡萄糖溶液所導致的反應的比較。**

升糖指數愈高，消化碳水化合物的速度愈快，所產生的血糖和胰島素也愈高。他們報告說，白麵包的升糖指數是69、白米72、玉米片80、蘋果39、冰淇淋36。食物中的脂肪和蛋白質會降低血糖反應，也因此降低了升糖指數。

詹金斯和沃埃爾的升糖指數研究所牽涉的一個重要層面是，它為克利夫在糖代謝疾病的推測上提供了支持。碳水化合物愈精製，血糖和胰島素反應就愈高。加速碳水化合物消化的任何東西（如白米、精製麵粉、馬鈴薯泥，尤其是喝下任何液態形式的單一碳水化合物——無論是汽水或果汁）都會增加血糖的反應，所以，在含纖維的蔬食傳統飲食、或肉類和牛奶的傳統飲食、甚至是含魚和椰子的傳統飲食裡添加精製碳水化合物，都可能會提高族群人口的血糖和胰島素濃度。可理解地，這就能夠解釋動脈粥樣硬化症和糖尿病都是文明病的這種表相——經由代謝症候群（葡糖不耐症、高胰島素血症、胰島素阻抗性、高三酸甘油脂、小而稠密的低密度脂蛋白和較低高密度脂蛋白）的生理異常所造成。

詹金斯和沃埃爾的研究首次發表於1981年，在糖尿病學者中對於以升糖指數做為控制血糖的價值激起了尖刻的論辯。瑞文主張這個觀念若不是一文不值，就是危險的。他爭論，飽和脂肪沒有升糖指數，所以把飽和脂肪加到糖裡和其他碳水化合物裡會降低它們的升糖指數，讓整個組合看似有益健康，但事實並非如此，「由於脂肪的關係，冰淇淋有很低的升糖指數，難道你想叫人們吃冰淇淋嗎？」瑞文也為臨床焦點放在血糖上而貶抑升糖指數，因為他認為胰島素和胰島素阻抗性才是該關切的主要範疇。瑞文堅決主張，糖尿病患者應付他們疾病的最佳方法是限制所有碳水化合物。

蔗糖竟成了理想的甘味劑

矛盾的是，升糖指數最重大的影響似乎不在糖尿病的臨床處置上，而在於對糖本身的公眾認知。關鍵點在於，蔗糖的升糖指數比麵粉和澱粉（例如白麵包和馬鈴薯）低，而果糖就是其中的原因。澱粉中的碳水化合物一經消化就被分解，先變成麥芽糖，然後是葡萄糖，接著從小腸直接進入血液裡，這會造成血糖的立即升高，所以會有較高的升糖指數。

另一方面，食用糖（例如蔗糖）是由葡萄糖和果糖所組成，精確的說，一個蔗糖分子是由一個葡萄糖分子結合一個果糖分子所組成的。這種結合一經消化就被分解，葡萄糖進入血液中提高血糖，就像它在澱粉中的情況一樣，但果糖只能經由肝臟代謝，所以果糖大部分的消耗路線，是從小腸直接到肝臟。結果，**果糖對血糖濃度幾乎沒有立即性的影響，所以反映在升糖指數上的只有葡萄糖那一半的部分。**

糖是半果糖，這是使它不同於澱粉，甚至是最白、最精製麵粉的基本區分。如果約翰·於德金是對的（糖是飲食中的主要營養禍害），那麼授予它這一項特性的，就是果糖。談到原始飲食受到文明影響而轉變，以及過去幾百年來西方飲食中的改變，可以說最重大的單一變化（甚至超越了碳水化合物的精製化）就是對果糖攝取的急速增加——來自於在缺乏碳水化合物的飲食中添加果糖，或以糖裡的果糖取代澱粉中的大部分葡萄糖。

由於果糖鮮少在升糖指數中洩露痕跡，因此，它似乎是糖尿病患者的理想甘味劑；蔗糖本身看起來對非糖尿病患者也沒什麼損害（除了會造成齲齒的可能影響），而且也許甚至比被提倡為在飲食中取代脂肪的健康替代品（如馬鈴薯之類的澱粉）更加無害。

1983年，明尼蘇達大學的糖尿病學家約翰·班托在《新英格蘭醫學雜誌》中報告說，果糖可以被視為最健康的碳水化合物：「我們看不出有麼理由要糖尿病患者拒絕含有蔗糖的食物。」這變成了政府的官方立場，美國糖尿病學會仍建議糖尿病患者不需限制「蔗糖或含有蔗糖的食物」，而且喜歡的話，甚至可以用它們取代「飲食計畫中的其他碳水化合物」。

1986年，美國食品藥物管理局免除了糖的任何營養罪責，理由是「沒有證明其危險性的決定性證據」。二百頁的報告當中含有幾百篇對糖在健康方面的探討性文章，其中許多報告都說，糖在心臟病和糖尿病高風險上有某種潛在程度的負面代謝影響，但美國食品藥物管理局把證據解讀為非決定性的，因此保健記者、製糖業和公共衛生有關當局都把食品藥物管理局的報告理解成「解除糖對我們的健康有任何不利影響」的宣告。

在1988年的《美國公共衛生署署長的營養與健康報告》和美國國家科學院1989年的《飲食與健康》報告裡，也出現過一模一樣的訊息。在此，不確定的研究和含糊的證據，都被認為不足以指控糖是飲食禍害——在證明有罪之前是無辜的。

這兩篇報告也重新探討了膳食脂肪與心臟病之間的關係，然而，那也是一堆不確定的研究和含糊的證據，但是，在證明膳食脂肪是無辜的之前要假定它是有罪的，糖在證明有罪之前，是無辜的，但在證明膳食脂肪是無辜的之前，要假定它是有罪的。

所以含糊證據的存在被視為足以譴責飲食中的脂肪（尤其是飽和脂肪）的充分理由，而含糊證據的存在同時也被視為足以宣告糖無罪的充分理由。

高果糖玉米糖漿之亂

糖在制度上的除罪化原本可以是無害的，要不是剛好遇上了那種從玉米（而非甘蔗或甜菜）精製而來的糖——高果糖玉米糖漿，尤其是一種技術上叫做高果糖玉米糖漿五五的甘味劑，它含55%的果糖和45%的葡萄糖，用於非酒精飲料時嚐起來與蔗糖無異。高果糖玉米糖漿五五在1978年上市，到了1985年，美國每年消耗的糖有半數來自於玉米甘味劑，而且其中三分之二是高果糖玉米糖漿。更重要的是，糖攝取的平均總量已經開始穩定的往上升。

糖的攝取量提高，是上1個世紀裡較令人費解的飲食趨勢之一。雖然美國人對澱粉的胃口顯然已經衰退，而且一直延續到20世紀，但平均每年消耗的含熱量甘味劑（這個類別包括食用糖、玉米甘味劑、蜂蜜和食用糖漿）從1920年代起仍然相當穩定，平均每人50到55公斤。然後從1960年代初期開始緩慢上升，剛好與強化果糖的玉米糖漿的首次引進同時。

隨著高果糖玉米糖漿五五的引進，糖的攝取量大幅增加。根據美國農業部的統計，從1975年到1979年之間，在美國，平均每人每年消耗55.8公斤的糖。到了2000年，這個數字已躍升到67.5公斤，所增加的每30克幾乎都來自玉米甘味劑，尤其是高果糖玉米糖漿。而且這種增加是繼1970年代中期每人對糖的攝取減少之後所發生的，因為當時糖被媒體描述成令人發胖和上癮的壞飲食成分。

增加對含熱量甘味劑的攝取，最簡單的解釋就是，**消費者就是不認為高果糖玉米糖漿和我們一直以來（到當時為止）只吃的那種糖是一樣的。**雖然高果糖玉米糖漿五五在消化上與蔗糖是一模一樣的，但企業在態度上和公眾在認知上，都把它視為一種健康的添加物，而蔗糖卻背負了數十年的爭議汙名。由於果糖是水果中佔多數的糖（舉例來說，一顆蘋果在重量上大約有6%的果糖、4%的蔗糖和1%的葡萄糖），所以它才會被稱為「果糖」，而且因為這樣的原故，使它看起來好像很健康。還有，當然，果糖被認為健康是因為它不會提高血糖，具有低升糖指數。

結果是，高果糖玉米糖漿可以當成主要的甘味劑來使用，而且往往是主要的熱量來源，**也被用於外表或由廣告塑造成看似健康或天然的產品，卻未揭露產品所含的不過就是糖、水和化學香料。**這種產品包括運動飲料、水果汁和茶（像是1980年代末期開始出現於美國的Snapple），以及低脂優格——因為譴責飲食中的脂肪而開始大受歡迎。

果糖——最油的碳水化合物

因為依據食物的升糖指數來定義食物的好壞，以致糖尿病學家和公共衛生有關當局十分誤判了果糖對人體健康的衝擊。關鍵點是，葡萄糖或果糖所造成的影響不在於血糖，而在於肝臟。葡萄糖直接進入血液裡，然後被組織和器官吸收以做為能量，只有30%到40%會經過肝臟；果糖直接通往肝臟，而且它幾乎也只經由肝臟代謝。以色列糖尿病學家伊利薩爾．夏弗瑞說，結果「肝臟成了負擔代謝果糖的指定目標」，然後，肝臟的反應是將它轉換成三酸甘油脂（脂肪），再把它運送到脂蛋白上儲存起來。**飲食中的果糖愈多，之後血液中的三酸甘油脂濃度也愈高**（基於這個理由，果糖被稱為「最油的碳水化合物」。這項觀察要歸功於1916年卡內基研究中心營養實驗室的哈若德．赫金斯〔Harold Higgins〕）。

這項在「果糖誘發的脂肪生成」上的研究，主要的執行者是倫敦國王醫學院的生化學家彼得．梅耶斯、耶路薩冷希伯來大學哈達薩醫學院的夏弗瑞，以及馬里蘭州美國農業部碳水化合物營養實驗室的謝爾登．瑞塞爾及其同僚。他們開始於1960年代末期，一直研究到1980年代初期。

與瑞塞爾一同在美國農業部工作的朱蒂斯．荷弗利希（Judith Hallfrisch）說：「在1980年代，人們甚至不相信高三酸甘油脂是心血管疾病的一項風險因子，所以他們不太在乎三酸甘油脂的提高，一切都是膽固醇造成的。」（儘管糖似乎也會提高膽固醇濃度——尤其是低密度脂蛋白，就像對任何會增加肝臟合成三酸甘油脂的營養素所預期的一樣。在1992年，約翰．班托報告說，糖尿病患者在吃高果糖飲食的一個月後，其低密度脂蛋白膽固醇提高了10%以上，堪與飽和脂肪的作用相比。）

如彼得．梅耶斯所說明的，身體會漸漸習慣長期攝取高果糖飲食，因此「果糖代謝模式」會隨著時間而改變。這就是為什麼，飲食中的果糖愈多且攝取的期間愈長，肝臟所分泌的三酸甘油脂就愈多。

此外，果糖顯然會阻礙肝臟中的葡萄糖代謝作用和將葡萄糖合成肝醣（肝臟把葡萄糖儲存起來的形式，以做為日後使用）的作用。結果，胰腺要分泌更多的胰島素去克服這種發生在肝臟的葡萄糖交通堵塞，然後，為達成平衡，這又誘使肌肉變得更具胰島素阻抗性來做為抵銷。

這種由果糖誘發的胰島素阻抗性已有動物實驗研究，它證實了瑞塞爾在美國農業部時在人體上的觀察，並發表於1981年：如果有足夠的時間，高果糖飲食便能誘發高胰島素濃度、高血糖和胰島素阻抗性——即使在短期上果糖對血糖或胰島素幾乎沒有影響。此外，研究學者自1960年代便知道，**相較等於量的葡萄糖，果糖更能夠提高血壓，這種現象叫做果糖誘發的高血壓。**

最糟的2種糖

因為蔗糖和高果糖玉米糖漿（高果糖玉米糖漿五五）實際上都是半葡萄糖加半果糖，所以它們提供的是最糟的兩種糖。果糖會刺激肝臟製造三酸甘油脂，而葡萄糖會刺激胰島素的分泌。然後葡萄糖誘發的胰島素反應會刺激肝臟分泌比只有果糖的刺激時更多的三酸甘油脂，而除了果糖的影響，胰島素也會提高血壓。梅耶斯說：「這是蔗糖實際上的有害影響，超越了只有果糖的效應。」

果糖在形成最終糖化蛋白P219上的影響也是令人擔憂的。關於最終糖化蛋白在人體內堆積的研究，大部分都著重在葡萄糖的影響，因為它是血液裡佔多數的糖。然而，葡萄糖是所有糖類中活性最低的，最不可能在沒有酵素的情況下將自己附著到附近的蛋白質上——而這是形成最終糖化蛋白的第一步。

但事實卻已證明，**果糖在血液中的活性比葡萄糖大得多，在誘發造成最終糖化蛋白這種細胞廢物的蛋白質交叉結合上，也許效率比葡萄糖好上10倍。**果糖所誘發的最終糖化蛋白和交叉結合蛋白質對於身體的處理機制，看起來也比葡萄糖所製造的更具抵抗力。它也會大量增加低密度脂蛋白粒子的氧化作用，而這似乎是動脈粥樣硬化症的一項必需步驟。

這項果糖對健康影響的研究，在1980年代中期開始整併，當時營養學家正好在宣傳果糖由於低升糖指數的關係而特別無害的概念。這樣的官方見解已被證實很難動搖。舉例來說，英國食品與醫藥政策委員會曾在1989年發行過《飲食中的糖與人類疾病》這份報告，作者是十來位全國頂尖的營養學家、生理學家和生化學家，由哈利．

金恩所領導，他是英國最著名的糖尿病學家之一。該報告所討論的證據包括了瑞塞爾、瑞文等人的研究，結論是，糖對健康的影響無足輕重。

然而，該報告使用的卻是一堆矛盾的假定。

首先，金恩及其同僚推斷，果糖誘發的胰島素阻抗性和高三酸甘油脂僅限於「有代謝失調症的一小群人，包括糖尿病患者和某些罕見的遺傳性失調症」。他們提到，1986年英國的年平均糖攝取量估計大約是每人45公斤，除了那一小部分的例外族群，「並沒有特別的代謝風險。」

他們解釋，另一方面，吃糖對那些「每天攝取超過200克的族群」來說確實有風險，那相當於1年72公斤，或只比2000年的年美國人平均（不是前10%到20%，而是平均）吃的量稍多（每天0.18公斤）。接著他們指出，那些有高三酸甘油脂的人（比例雖不具體，但可能是所有冠狀動脈疾病患者中的大部分）應該要限制添加糖的攝取量到每年9到18公斤，或相當於英國維多利亞時代初期的攝取量。

所有的這些後來都總結於一篇聲明中，回應於在它之前發表的美國食品藥物管理局專責小組的觀點、美國國家科學院的《飲食與健康》報告和《美國公共衛生署署長的營養與健康報告》。它指出，攝取飲食中的糖不可能與引發疾病有關：「評審小組決議，現今對糖的攝取，尤其是蔗糖，在心血管、高血壓、或糖尿病……等疾病的發展上並未扮演直接誘發的角色……」

4年後，《美國臨床營養期刊》用一整本刊物的篇幅來討論膳食果糖的有害效應。貫穿整本期刊的共同問題是，需要研究來證明攝取糖到什麼樣的程度，才會產生討論中導致疾病的效應——血壓和三酸甘油脂的提高、胰島素阻抗性增加，甚至是最終糖化蛋白的加速形成。瑞士生理學家路克・塔皮（Luc Tappy）和艾瑞克・耶奇爾（Eric Jéquier）寫道：「顯然需要進一步的研究來證明，在慢性攝取果糖或蔗糖期間可能發生的代謝變化。」

2002年，美國國家科學院醫藥研究所發行兩冊它自己對《膳食營養素建議攝取量：能量、碳水化合物、纖維、脂肪、脂肪酸、膽固醇、蛋白質和胺基酸》的報告，用了二十頁的篇幅討論蔗糖和高果糖玉米糖漿的可能負面效應，然後結論仍然是「沒有足夠的證據」去設限糖的攝取量。醫藥研究所也未察覺到任何追求果糖或蔗糖或高果糖玉米糖漿進一步研究、以發現充分證據的理由。在2007年初期，美國國家衛生研究院頂多資助了處理（甚至只是表面上的）膳食果糖（指的是飲食中的糖和高果糖玉米糖漿）健康效應的六項研究計畫。

幾年下來，在果糖代謝方面只有主要由一些生化學家所做的少數研究，而且他們除了也許基於個人健康的理由之外，根本沒什麼動機去留意營養文獻——這又是專業化的結果。此外，他們將自己的文章發表於生化類期刊，對營養和公共衛生團體也沒多大影響。基於這個理由，關於果糖潛在危險性的觀察，已設法與糖本身、蔗糖和高果糖玉米糖漿在現代飲食中的角色的討論分割。

在於德金因其反糖論著《致命的純粹與白淨》而遭受奚落，以及在美國食品藥物管理局決定「沒有證明果糖危險性的決定性證據」之後，鮮少有研究學者顯得願意思考這個可能性——

除了可能引發齲齒和導致肥胖，攝取糖也許還有其他有害影響。

Chapter 13

碳水化合物與慢性病

失智症、癌症與老化

這個基本概念是無可否認的：凡有益於心臟的，也會有益於大腦。

魯道夫・坦茨與安・帕爾森

《解碼黑暗：尋找阿茲海默症的遺傳性原因》，2000

- ▶**蘇珊・克里夫特**（Suzanne Craft）：胰島素濃度慢性提高會促使澱粉樣蛋白產生，然後負責清除澱粉樣蛋白的胰島素降解酶會為了清除胰島素而大量減少——澱粉樣蛋白斑被認為是導致阿茲海默症患者大腦神經元退化和死亡的因素P236。
- ▶**丹尼斯・瑟寇&魯道夫・坦茨**：微幅增加胰島素降解酶活性的化合物，能夠慢性降低人類大腦中澱粉樣蛋白的濃度P236。
- ▶**彼得・克利夫**：碳水化合物的精製也許與結腸癌有關P239。
- ▶**約翰・於德金**：女性乳癌死亡率最高的5個國家的糖攝取量最多，而死亡率最低的5個國家的糖攝取量最少P239。
- ▶**《飲食與健康》報告**：在流行病學上並沒有多少證據能夠支持碳水化合物與癌症的病源有關P239。
- ▶**愛德華・吉歐凡努奇**（Edward Giovannucci）：膳食脂肪、紅肉、人工化學物質、或甚至缺乏膳食纖維，其實都沒有辦法解釋疾病分布模式「顯著的相似性」P239。
- ▶**佩頓・魯斯**（Peyton Rous）：腫瘤在吃不飽的動物身上成長得超慢速P240。
- ▶**克里夫・麥凱**（Clive McCay）：以剛好不至於餓死的少量食物餵食大鼠，最後能延長牠們的壽命達50%P240。
- ▶**亞伯特・坦能包恩**（Albert Tannenbaum）：以極低熱量飲食餵食大鼠、使之吃不飽，造成各種腫瘤的急速抑制P240。

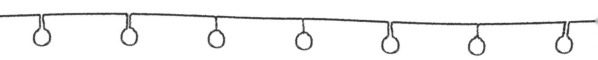

- ▶**霍華・泰敏（Howard Temin）**：被一種雞的病毒轉變成惡性腫瘤的細胞，在實驗室裡會停止增殖——除非在它們生長的血清裡加上胰島素P241。
- ▶**肯・奧斯波恩（Kent Osborne）及其同事**：有一種特別凶猛的乳癌細胞對胰島素強烈地敏感P241。
- ▶**雷納多・巴瑟嘉（Renato Baserga）**：關閉大鼠的類胰島素生長因子受器，會強力抑制腫瘤的生長P243。
- ▶**大衛・切爾希（David Cheresh）**：胰島素和類胰島素生長因子都會刺激良性腫瘤透過血液轉移到另一處P244。
- ▶**大衛・哈里森（David Harrison）**：長壽與食物的攝取有關，而不是與肥胖的程度有關P246。
- ▶**辛西亞・凱尼恩（Cynthia Kenyon）**：胰島素和類胰島素生長因子的演進會增加疾病風險和縮短生命。碳水化合物也會透過它們對人類胰島素和類胰島素生長因子的影響而引發慢性病P249。

在談到慢性病的原因時，如我們之前討論過的，碳水化合物假說所根據的是2個簡單的論點。第一，一旦已經有了第二型糖尿病或代謝症候群，我們罹患某種特定疾病的可能性就會增加，那麼高血糖和／或胰島素與疾病過程有關，就是合理的假定。第二，如果血糖和胰島素牽涉其中，那麼我們就必須接受精製和易消化碳水化合物也有關聯的可能性。

這也適用於阿茲海默症和癌症，因為糖尿病和代謝症候群與這兩種疾病發生率的增加有關。在這兩種情況裡，疾病發展中的關鍵階段已被證實與胰島素和血糖有明確的關係，相關的研究現在已開始對這些領域中的主流想法發揮影響力。

胰島素、血糖與阿茲海默症

阿茲海默症的特徵是失智和大腦損傷，雖然這件事的首次提及是在1個世紀以前，但直到最近這個疾病才得到研究團體的注意。1975年，當時美國國家衛生研究院正支持數百個關於動脈粥樣硬化症和膽固醇代謝的研究計畫，但是那些資金卻比十幾個阿茲海默症和當時叫做老人痴呆症的研究金資還少。一直到1970年代末期，這個數字已在漸漸成長。從1982年到1985年之間，由美國國家衛生研究院資助與阿茲海默症有關的研究計畫已變成5倍。

研究學者又花了10年時間才開始報告說，心臟病和阿茲海默症似乎有相同的風險因子：**高血壓、動脈粥樣硬化症和抽菸，都與阿茲海默症風險的增加有關**，就像一種叫做載脂蛋白E4的基因特殊變異的遺傳一樣，但它也會增加心血管疾病的風險（有這種載脂蛋白E4單套基因的人同時得到心臟病和阿茲海默症的可能性，是沒有這種基因的人的近3倍。載脂蛋白E4是載脂蛋白B〔由低密度脂蛋白和極低密度脂蛋白所組成的蛋白質〕的表親，它也發現於運送三酸甘油脂和膽固醇的脂蛋白裡。因為心臟病研究學者把心臟病原因的焦點放在膽固醇上，所以阿茲海默症研究學者也傾向認為載脂蛋白E4與膽固醇的運輸有關，因而指出「膽固醇和阿茲海默症之間有關聯」。但這採取的是1960年代對心臟病過度簡化的觀點，而且用它誤導了阿茲海默症的研究）。然後這導出了一項概念：

凡有益於心臟的，也會有益於大腦。但當然，那要看我們對「到底什麼才有益於心臟」有多了解。因為阿茲海默症的研究學者就像糖尿病學者那樣，假定凱斯的脂肪與膽固醇假說已得到強力證據的支持，所以他們往往推測膽固醇和飽和脂肪也影響了阿茲海默症。但是，如果冠狀動脈心臟病主要是生理異常的代謝症候群的產物，那麼，這所牽涉到的就會是胰島素、血糖和精製碳水化合物——由在過去10年裡開始匯集起來的不同路線的研究所支持的結論。

阿茲海默症與血管性失智症

有一堆研究指出阿茲海默症是另一種文明病，分布的模式與心臟病、糖尿病和肥胖很類似——幾乎快一模一樣了！舉例而言，日裔美國人發展出的一種失智症模式（阿茲海默症及與中風有關的血管性失智症的比率）就是典型的美式模式；當日本人移民到美國時，他們發展出阿茲海默症的可能性大量增加，但他們發展出血管性失智症的風險卻減少了。

根據2001年發表於《美國醫學學會期刊》的研究，非裔美國人的阿茲海默失智症發生率是鄉村非洲人的2倍，他們遭遇血管性失智症的可能性是3倍，這又再次指出飲食或生活方式因子在這兩種失智症中是具有影響力的。

在大族群中所做的研究（鹿特丹的6000名年長受試者；明尼蘇達州1500名；曼哈頓1300名；美國中西部800名天主教修女、教士和男信眾；檀香山的2500名日裔美國人）指出，第二型糖尿病患者感染阿茲海默症的風險約是非糖尿病患者的2倍。而根據鹿特丹的研究，以胰島素治療的糖尿病患者，風險增加了4倍。**高胰島素血症和代謝症候群，也與阿茲海默症風險的增加有關係。**所以，這些結果的解讀之一，如鹿特丹研究學者在1999年所提及的：「胰島素的直接或間接影響，可能造成罹患失智症的風險。」

這項研究中所牽涉到的一個因素是：即使透過解剖，失智症的根本原因極難診斷。因為這樣，很可能，研究認為糖尿病和阿茲海默症高發生率之間有關聯，是因為它混淆了已知的糖尿病併發症（血管性失智症）和阿茲海默症明顯增加的發生率。這兩種是失智症最常見的原因，但是實際上的診斷並無法做明確的區分。

阿茲海默症的失智症，在一般的認知裡是一種緩慢而隱伏的過程，可以經由解剖發現神經纖維糾結（一種神經元內部蛋白質纖維扭曲的現象）和堆積在神經元外的澱粉樣蛋白斑而確認。

血管性失智症是一種公認的糖尿病併發症，一般認為是由大腦血管的小型中風所引起的突然認知衰退。血管性失智症通常因中風後不久即出現的失智狀況、或經解剖揭露與中風相關的血管損傷而診斷出來。血管性失智症是糖尿病的併發症，這表示糖尿病患者被診斷出血管性失智症的機會遠超過非糖尿病患者。

然而在失智症的案例中，實際原因的判定很可能是武斷的。我們大部分人如果活得夠久，即使不呈現任何可察覺的失智症狀，也會在大腦裡產生及堆積血管損傷和阿茲海默症斑塊與神經纖維糾結（相同的道理，即使沒有呈現出心臟病的臨床徵兆，我們大部分人在動脈裡也有斑塊）。血管性失智症和阿茲海默症似乎常常同時出現，這叫做「混合型失智症」。當失智症出現時，對其根本原因的診斷是臨床判斷上的一個問題。

一個包含將近700名聖母會女信眾年長成員的開拓性研究，檢視了這個混合型失智症的灰色地帶，該研究由肯塔基大學流行病學家大衛．史諾登（David Snowdon）所領導。研究結果指出，大腦中的血管所受到的傷害愈少，我們就愈能夠容耐阿茲海默症的損傷而不會出現失智症的跡象。史諾登表示，**看起來大腦中血管受傷害的程度和位置才是決定因子。**

這也許代表著，神經元和血管的損傷是無可避免的老化過程。

阿茲海默症損傷和血管受損的緩慢堆積在達到某個門檻後會呈現出失智現象，而且糖尿病患者往往可能比非糖尿病患者更迅速地達到門檻，造成這個結果的條件是他們的血管損傷堆積得較快——即使糖尿病並未賦予他們容易發展出阿茲海默症斑塊和神經纖維糾結的傾向。所以，無論導致第二型糖尿病的飲食因子為何，它們也會增加失智症可能性。

澱粉樣蛋白斑增長的原因

指出胰島素和高血糖與阿茲海默症有關的另外兩方面的證據，與澱粉樣蛋白斑（現在被認為是導致阿茲海默症患者的大腦裡神經元退化和死亡的因素）的增長有直接關係。這些斑塊的主要成分是一種叫做β-澱粉樣蛋白（簡稱澱粉樣蛋白）的蛋白質，這種蛋白質是一種較大蛋白質（前驅蛋白）被分割為二之後的產物。

根據哈佛神經學者魯道夫·坦茨的解釋，澱粉樣蛋白之前驅蛋白自然存在於大腦神經元裡，把它分割成澱粉樣蛋白大小的動作，似乎是一種正常的細胞過程。然而，健康的大腦在分割作用發生後會有效地清除澱粉樣蛋白，但這不會發生於阿茲海默症患者的大腦。**問題是，為什麼不會？**

澱粉樣蛋白斑堆積的過程中，有一種現象是最終糖化蛋白的堆積，這種由蛋白質和糖雜亂結合而成的塊狀物，在糖尿病患者的器官和組織裡特別且過量的多。由於神經元在理想上是終其一生都存在的，所以它們看起來是最終糖化蛋白及其所造成的毒性損傷慢慢堆積的主要地方。

構成阿茲海默症斑塊和神經纖維糾結的蛋白質，其壽命特別長，因此也特別可疑。最終糖化蛋白確實可以發現於阿茲海默症斑塊和神經纖維糾結的內部，甚至是不成熟的斑塊裡，這表示它們在該作用的一開始就牽涉其中。

研究最終糖化蛋白的學者們曾經提出，**阿茲海默症始於糖化作用**——活性血糖與大腦蛋白質的雜亂結合。由於糖會隨機地黏到蛋白質的細絲上，會進一步造成蛋白質彼此間相互黏著，這種情況會損傷它們的功能，至少有的時候使它們不受一般處理機制的影響，而導致它們堆積在神經元的空隙裡。它們在那裡與附近的其他蛋白質交叉結合，最後變成最終糖化蛋白。糖化作用本身會製造愈來愈多的有毒活性氧化物（自由基），所有的一切過程會因而加劇，然後對神經元造成更大的損害。

理論上，這就是造成澱粉樣蛋白斑和導致神經元退化、細胞流失及阿茲海默失智症的原因。這個理論雖有爭議，但阿茲海默症斑塊和神經纖維糾結中出現最終糖化蛋白的事實是肯定的。

涉及阿茲海默症的胰島素，可被視為在老化的大腦中阿茲海默症緩慢且持續發展的最簡單可能解釋。（試管中的）胰島素會壟斷胰島素降解酶的注意力，後者在正常狀況下會一併降低和清除神經元周遭的澱粉樣蛋白和胰島素。依照這個情況，**大腦裡的胰島素愈多，清除澱粉樣蛋白的胰島素降解酶就愈少（因為清除胰島素而被消耗），結果便堆積了過多的澱粉樣蛋白並結成斑塊。**

在動物實驗中，胰島素降解酶愈少，大腦中的澱粉樣蛋白濃度就愈高。缺乏製造胰島素降解酶的基因的大鼠，會發展出阿茲海默症和第二型糖尿病（哈佛神經學家丹尼斯．瑟寇〔Dennis Selkoe〕等人一直努力追蹤易使人罹患與老化有關的〔而非遺傳性早發形式的〕阿茲海默症的基因。直到2007年2月，他們仍未找到這種基因，但他們已經鎖定它在某個染色體的主幹上，而那個染色體包含了與胰島素降解酶有關的基因。這使得胰島素降解酶成了顯然的嫌犯，並暗示不幸繼承到胰島素降解酶變種基因的任何人，都會增加罹患阿茲海默症的可能性）。

在人類身上所做的胰島素和阿茲海默症的相關研究，大多由華盛頓大學的神經精神病學家蘇珊．克里夫特完成。1996年，克里夫特和她的同事報告說，促進胰島素濃度——至少是在短期上，似乎能增強記憶力和心智能力，即使是在阿茲海默症患者身上。這讓胰島素和大腦記憶的生化調節之間產生了關聯，但它對於高胰島素血症的長期、慢性影響未做說明。

克里夫特在2003年又報告說，當胰島素注射到年長的志願者靜脈裡時，他們腦脊液中的澱粉樣蛋白濃度便成比例地增加，這表示，他們大腦中的澱粉樣蛋白濃度也增加了。病患的年紀愈大，澱粉樣蛋白就增加得愈多。克里夫特的看法是，假使胰島素濃度在慢性提高（高胰島素血症），那麼大腦神經元就會受到過度刺激而產生澱粉樣蛋白，然後胰島素降解酶會為了清除胰島素而消耗減少，所以最後只剩下最少的量能清除澱粉樣蛋白。「我們並沒有說這就是所有阿茲海默症的機制，」克里夫特說，但是，「它也許在絕大多數人身上是具有影響力的。」

這個使胰島素、澱粉樣蛋白和阿茲海默症之間產生關聯的證據，如哈佛神經學家丹尼斯．瑟寇和魯道夫．坦茨在一篇2004年的文章中所寫的，現在已演變成「帶有醫療暗示」的重點，「微幅增加胰島素降解酶活性的化合物，能夠慢性降低人類大腦中（澱粉樣蛋白的）濃度。」這表示，任何在長期上降低胰島素濃度的東西（會增加能清除澱粉樣蛋白的胰島素降解酶的數量）——包括少吃碳水化合物的飲食方法——都能達到同樣的效果。這並不是說吃過多的碳水化合物食物是造成阿茲海默症的一項原因，而是有些機制現在已被認定為令假說看來可信。

癌症與胰島素

談到癌症，我們首先要回到吃傳統飲食的孤立族群中的癌症實驗對象。這些觀察的現代典型開始於約翰·海金森，他是國際癌症研究機構的創辦主任，並且擔任該職20年。

癌症是可以預防的

在1950年代，海金森研究非洲原住民族群中的癌症發生率，並與美國和丹麥的發生率做比較，這兩個國家有相等的現存資料。海金森報告說，除了少數案例，非洲原住民的癌症極不尋常。這使得海金森斷定，**大多數人類癌症是環境因素所造成，且飲食和生活方式是主要嫌犯。**世界衛生組織在1964年決議說：「看起來大部分的人類癌症是可以預防的。」這個觀點後來演變成新的正統說法。

癌症流行病學家後來試圖證明，這可能佔癌症的多少比例。海金森說所有癌症的70%到80%是可以預防的，另外有些人說可多達90%。1981年，牛津流行病學家理查·多爾和理查·佩托在這個論題上發表了開創性的研究：一篇對《美國國家癌症研究所期刊》的120頁的分析，重新探討隨著時間而改變、隨著移民而改變的癌症發生率的現存證據，以及探討不同社區和國家間的癌症發生率差異（舉例來說，結腸癌在康乃迪克州鄉村的普及率是奈及利亞的10倍；乳癌在加拿大卑詩省的確診數量是以色列非猶太族群的8倍）。基於這項證據，多爾和佩托推斷，在美國至少有70%到80%的癌症，或許可以藉著飲食和生活方式的適度改變而避免。

飲食與化學物質的影響

多爾和佩托發表分析後的25年裡，那篇分析被將近2000篇期刊文章所引用，但卻喪失了大部分的基本關聯。他們分析中最重要的兩項結論是：①人造化學物質（在汙染、食品添加物和職業性接觸中）在人類癌症中只有很小的影響；②飲食的影響力最大——造成所有癌症的35%，儘管一般認為不確定性太大，因為數字可以低到10%或高達70%。

海金森在國際癌症研究機構的主任任期內，不斷地談到這兩點。在早期的報告裡，海金森及世界衛生組織把大部分的癌症原因歸因於「外在因素」和「環境因素」，他們指的是生活方式和飲食，但公眾和環境運動認為，這表示幾乎專指人造化學物質——在1960和1970年代稱為「致癌湯」。

「在所有的癌症責任中，似乎只有一小部分與工業化有直接關係。」海金森寫道。舉例來說，被釋出到環境裡的工業化學物質無法解釋，為什麼非工業城市日內瓦比「英國汙染重鎮」伯明罕的癌症還多，或者為什麼瑞典的攝護腺癌比日本高上10倍（海金森在1979年這麼告訴《科學》期刊，環境運動要為被他視為對流行病學觀察的存心誤解而負責：「如果他們有可能讓人們相信癌症是汙染造成的，這會令他們促進水、空氣或什麼都好的清潔。」他補充說，他全力支持環境清潔，但是，讓癌症做每一個環境禍害的代罪羔羊也許會阻礙了真正重要的有效行動）。

然而，「把致癌化學物質視為環境中造成癌症的主要原因」這個焦點，在與營養相關的實驗室癌症研究中仍繼續保持著。有學者假定，無論導致癌症的是什麼飲食成分，它們的作用方式必定都跟化學物質一樣：誘發突變和細胞中的基因損傷。當來自世界各地的癌症研究學者於1976年9月聚集在冷泉港實驗室討論人類癌症起源時，他們把焦點放在已被證明在動物身上會致癌的化學物質上，以及那些物質也許極少量或較大量地存在於人類飲食、飲用水或配藥中的可能性。

到了1970年代中期，當癌症流行病學家開始說服政客和大眾說，許多癌症是由佩托和多爾所謂的「一堆飲食因素」、而不是「吸收了微量的強力致癌物或致癌物前驅物質」所引起的時候，焦點幾乎都放在脂肪、膳食纖維和紅肉或煙燻或鹽漬肉上，以及維生素、蔬菜和水果的可能保護特性上。

素食者和基督復臨安息日會教友的低癌症發生率常被引用為證據，證明肉類是致癌物，而綠色蔬菜和水果具有保護性（儘管結腸癌的發生率在基督復臨安息日會教友之間不比摩門教徒低——多爾和他的同事布魯斯．阿姆斯壯把後者形容成「美國境內最會吃牛肉的人」）。其後20年間，研討會、教科書和營養與癌症方面的專家報告依然只把焦點放在這些因素上——儘管現在還受到分子生物進步的輔助。

到了1990年代末期，一些臨床試驗和大規模的前瞻性研究已證實，癌症的膳食脂肪和纖維假說幾乎肯定是錯的，而且類似的研究學者已經一再失敗，無法證實紅肉會造成任何影響（那些測試癌症的「膳食脂肪與纖維」假說的臨床試驗，在實驗中用水果、蔬菜和全穀來取代紅肉。在這些試驗無法證明脂肪會導致乳癌或膳食纖維能預防結腸癌的同時，也無法證明攝取紅肉的假說對這兩種中的任何之一具有影響力）。同時間，癌症研究學者也無法明確指出，哪些是導致大部分癌症的任何與飲食有關的致癌物或誘導突變物質。不過，癌症流行病學者並不是那麼積極地想去導引出那10%到70%由飲食誘發的癌症的另類解釋，只是指出營養過剩、身體缺乏活動和肥胖或許有影響。

被忽略的碳水化合物

在這幾十年的時間裡，精製碳水化合物和糖在癌症原因的討論中幾乎沒有或根本沒有受到注意。彼得．克利夫曾在《糖代謝病》中指出，碳水化合物的精製也許與結腸癌有關。約翰．於德金曾經提過，在1970年代末期，女性乳癌死亡率最高的5個國家（由高到低依序是：英國、荷蘭、愛爾蘭、丹麥和加拿大）的糖攝取量最多（由高到低依序是：英國、荷蘭、愛爾蘭、加拿大和丹麥），以及死亡率最低的5個國家（日本、南斯拉夫、葡萄牙、西班牙和義大利）的糖攝取量最少（順序為日本、南斯拉夫、葡萄牙、西班牙和義大利）。

但是在1989年，當美國國家科學院發行它自己的《飲食與健康》報告時，作者們只用了一頁的篇幅來評估碳水化合物可能導致癌症的論點。他們表示：「在流行病學上並沒有多少證據能夠支持碳水化合物與癌症的病源有關。」他們附上兩項警示，一項是「沒有可靠的結論能夠合理解釋……因為碳水化合物在流行病學研究中往往被報告成總能量的一種成分，而沒有另外做分析。」另一項是理查．多爾和布魯斯．阿姆斯壯發現：在國際比較中，糖的攝取與結腸癌、直腸癌、乳癌、攝護腺癌、腎臟癌、神經系統癌和睪丸癌「的發生率和死亡率有正相關性」，以及「其他研究學者也有類似的發現」。

以許多癌症而言，癌症發生率的模式很類似於心臟病、糖尿病和肥胖症的發生率，光憑這一點就表示這些疾病之間有某種關聯存在，而不只是巧合。這是克利夫、丹尼斯．伯基特及主張膳食脂肪會導致乳癌的癌症流行病學者的推論依據，但假若如哈佛流行病學家愛德華．吉歐凡努奇在2001年對結腸癌和第二型糖尿病所做的評論那樣，膳食脂肪、紅肉、人工化學物質、或甚至缺乏膳食纖維都無法解釋疾病分布模式「顯著的相似性」，那極有可能是其他的原因。

那些顯然是由飲食或生活方式所導致、而與抽菸無關的癌症，不是消化道癌症（包括結腸癌、直腸癌），就是激素依賴器官的癌症（乳癌、子宮癌、卵巢癌和攝護腺癌）——那些器官的功能受到荷蒙的調節。這些與飲食和生活方式有關的癌症，它們與荷爾蒙之間的關係，會因為與乳癌和子宮內膜癌有關的荷爾蒙依賴因子的數量而增強。所有的一切都顯示出，雌激素具有重大的影響力。所有的這些癌症，可能除了胰癌和攝護腺癌之外，其發生率似乎會隨著體重增加而升高。這些關係加在一起，意味著**飲食和癌症之間有代謝和荷爾蒙方面的關係**。

過重或營養過剩

證明體重過重或營養過剩與癌症有關係的最直接證據，來自於動物實驗。時間要回溯到第一次世界大戰前夕，後來獲得諾貝爾獎的佩頓．魯斯證明了腫瘤在吃不飽的動物身上成長得超慢速。這條研究路線一直到1935年才重獲注意，當時康乃爾大學的營養學家克里夫．麥凱報告說，以剛好不至於餓死的少量食物餵食大鼠，最後能延長牠們的壽命達50％。

7年後，一位芝加哥病理學家亞伯特．坦能包恩，就像麥凱一樣，在證明了以極低熱量飲食餵食大鼠、使之吃不飽而造成對「源自於各種組織的各種腫瘤」的急速抑制之後，他創立了鄉村研究企業。在一項實驗中，50隻吃得飽的大鼠裡，有26隻到了100週大時（實驗室大鼠的典型生命期限）發展出乳腺瘤，而只能吃極少熱量的50隻大鼠都沒有長腫瘤。坦能包恩的吃不飽動物不僅活得較長，而且也更活躍，而且「心臟、腎臟、肝臟及其他器官的病變」也較少（坦能包恩實際上比較的是長期吃不飽的大鼠，和吃得一模一樣、但以玉米澱粉做補充的控制組大鼠。他提到，癌症的抑制可能是由於對「碳水化合物的限制」，而非對總卡路里的限制）。

為了解釋這個抑制效應，坦能包恩想到在1920年代由一位德國生化學家、後來的諾貝爾獎得主奧圖．瓦柏格（Otto Warburg）所創始的主意。瓦柏格證實，腫瘤細胞會很迅速地發展出無氧生存的能力，並以發酵作用（而非呼吸作用）來製造能量。發酵作用被認為是較沒效能的，所以腫瘤要燃燒的血糖也許是正常細胞的30倍。在熱量受限的實驗室大鼠身上的初期腫瘤，被認為無法得到它們用來做細胞有絲分裂所需能量的大量血糖，所以無法持續擴散。

可疑的主要嫌犯——胰島素

胰島素一直不被認為是主要的嫌犯——直到最近。不過，證據其實早已存在了一段時間。碳水化合物代謝功能失常和癌症之間的關聯，最早可追溯到1885年，當時一位德國臨床醫生報告說，70名癌症病患中有62名有葡萄糖不耐症。多年以來，臨床研究學者所觀察到的一個共同現象是，**患有成人型（第二型）糖尿病或葡萄糖不耐症的女性，她們的乳癌發生率比一般女性高。**

1960年代，有研究學者報告說，胰島素對健康組織和惡性腫瘤組織都有刺激生長和增殖的作用。後來，因癌症研究而獲得諾貝爾獎的霍華·泰敏報告說，被一種雞的病毒轉變成惡性腫瘤的細胞，在實驗室裡會停止增殖——除非在它們生長的血清裡加上胰島素。這種胰島素生長因子效應，也在腎上腺癌和肝細胞癌的研究中獲得證實。一篇1976年的報告指出，胰島素「在某些腫瘤中會密集地刺激細胞增生」。1976年，肯·奧斯波恩和他在美國國家癌症研究所的同事報告說，有一種特別凶猛的乳癌細胞「對胰島素強烈地敏感」。

到了1970年代，研究學者也報告說，**相較於健康的組織，惡性乳房腫瘤有更多的胰島素受器，而細胞表面的胰島素受器愈多，它對環境中的胰島素就愈敏感**。有一篇報告提到，比健康細胞有更多數量的胰島素受器，也許給了「腫瘤細胞一個選擇性成長的優勢」。

選擇性成長的優勢

「選擇性成長的優勢」指的就是達爾文的演化作用，它被認為是腫瘤發展過程中的控制力。我們可以把人類細胞想成活在一個微小的生態系統當中，與周遭環境和諧地共存，而且如所有物種一樣，在成長和增殖的機會與導致老化和死亡的過程之間取得平衡。在這樣的環境下，最後構成腫瘤的數十億個細胞其實都是源自於累積了一堆基因突變的單一細胞，它們不受抑制生長的正常機制所控制而無限擴散。

健康細胞最後變成惡性腫瘤細胞的過程，是一種漸進的演化作用，受到基因中一堆DNA突變的驅使，而且每一種突變都賦予細胞在針對這種可能的惡性突變的控制和修復機制中增殖或衰竭的傾向。這種突變細胞的後代會繼承它壓過組織中其他細胞的適應優勢，因此在幾年內，像這樣的一個突變細胞會產生數百或數千萬個後代。而當這些後代之一，純粹出於偶然地又得到了另一項優勢突變時，它的後代就變成了優勢族群。

事實上，每一個帶有突變的新細胞構成了一個更容易在其細胞環境中蔓延的新品種。隨這種堆積作用的增加（一般說來，就是運氣不好），一個細胞到後來會剛好有一組能夠驅動它、允許它無限成長和無限擴散的突變基因。因為單憑一個基因損傷還不足以產生癌細胞，而累積好幾個正確的損傷（**事實上，是錯誤的損傷**）需要好幾年甚至數十年的時間，這就是為什麼當我們變得愈老，幾乎所有的癌症就會變得愈來愈常見。

癌症研究學者現在相信，這些導致癌症的突變，是細胞分裂和增殖過程中複製DNA時所發生的錯誤。我們每一個人，在一生當中都可能經歷好幾億兆次的細胞分裂，借用教科書《癌症生物學》的作者、麻省理工學院分子生物學家羅伯特．溫伯格（Robert Weinberg）的話：這構成了「大難臨頭的無數機會」。

這表示，導致癌症的突變是老化過程中無可避免的副作用，而這也是我們的細胞演化得對基因損傷極具抵抗力的原因。它們有複雜的機制去找出新複製的DNA中的缺陷，然後修補好；如果修復機制無法修補發生於複製期間的損傷，它們也有能夠刺激細胞自滅（稱做「程序性細胞死亡」）的其他機制。唉，但隨著時間的流逝，仍可能出現適當的突變而造成這些機制的失常。

類胰島素生長因子

在達爾文的這種環境中，胰島素提供燃料和生長信號給初期的癌細胞，不過，它較致命的影響也許來自於類胰島素生長因子的作用。生長荷爾蒙由腦垂體分泌，影響力遍及全身；類胰島素生長因子由肝臟和全身的組織與細胞分泌，只在濃度最高的局部區域產生作用。大部分的組織需要至少2種生長因子才能達到理想的生長速率，而類胰島素生長因子幾乎必定是其中之一，而且也許還是主要的調節者。

類胰島素生長因子在結構上與胰島素極為相似，甚至能夠模仿它的效應。類胰島素生長因子能夠刺激肌肉細胞接受血糖——就像胰島素一樣，只是效果沒那麼好。研究學者現在相信，類胰島素生長因子是由腦垂體分泌的生長荷爾蒙，以及用來建構新細胞和組織的實際食物量之間的必需媒介。

如果獲得的食物不充分，那麼即使生長荷爾蒙的濃度較高，類胰島素生長因子也會維持在低濃度，所以細胞和組織生長會進行得很緩慢。補充了所需的食物，類胰島素生長因子濃度便提高，生長速度也跟著提高。

葡萄糖一旦出現在血液裡，胰島素便會立即反應，而且它的反應時時刻刻都在變化，但類胰島素生長因子不像胰島素，它在循環中的濃度只是一天一天或一週一週地慢慢變化，所以**比較能夠反映環境中食物的長期取得狀況**。

自1970年代中期之後，研究學者已辨識出，在調節生長力量和類胰島素生長因子用來和細胞溝通的增殖信號中具影響力的許多分子。舉例來說，有好幾種不同的類胰島素生長因子，而且它們都與細胞表面的特定類胰島素生長因子受器鍵結。一個細胞表面的類胰島素生長因子受器愈多，類胰島素生長因子傳給細胞的信號就愈強。**如果胰島素濃度夠高，胰島素就會刺激類胰島素生長因子受器，並且將類胰島素生長因子信號和胰島素信號傳送給細胞**（不同的類胰島素生長因子有不同的效應。為了保持後續討論的合理簡單形式，我會把各種類胰島素生長因子和各種類胰島素生長因子受器分別當成只有一種種類，儘管這麼做是過度簡化了科學）。

類胰島素生長因子及其受器在癌症中似乎扮演了關鍵性的角色。在大鼠身上，運作中的類胰島素生長因子受器實際上為癌症成長所需，這是湯瑪斯傑佛森大學的雷納多．巴瑟嘉在1980年代末期的發現，他表示，在研究了近40年正常細胞與癌細胞的生長過程之後，這個發現「令他驚訝得瞠目結舌」。關閉大鼠的類胰島素生長因子受器，會造成巴瑟嘉所謂的「強力抑制，幾乎到達完全抑制（腫瘤的）生長的地步」；這對已從原來的地方轉移到別處的腫瘤來說特別致命。

在血液裡，幾乎所有的類胰島素生長因子都附著在負責運送它們到各種組織的小蛋白質上。當類胰島素生長因子附著在太大、太笨重的蛋白質上，便無法通過血管壁，所以無法到達可能用得著它們的組織和細胞裡。在任何一個時間點，在循環中只有一小部分類胰島素生長因子因未鍵結而無法刺激細胞生長。

這些已鍵結蛋白質，成為身體用來調節荷爾蒙信號和生長因子的另一種機制。胰島素似乎能降低與類胰島素生長因子鍵結的蛋白質的濃度，所以，**高胰島素濃度表示有較多的類胰島素生長因子可用來促進細胞生長——包括腫瘤細胞**。因此，任何提高胰島素濃度的東西，都會增加類胰島素生長因子被細胞使用的機會，並提升了類胰島素生長因子增殖信號的力量（胰島素已被證明也以這種方式去影響雌激素，在這個狀況下，胰島素濃度提高有可能導致乳癌）。

類胰島素生長因子在癌症中的角色看起來很重要——儘管仍具爭議性。就和胰島素一樣，類胰島素生長因子在實驗室中被發現能直接強化腫瘤細胞的生長和形成；類胰島素生長因子信號會刺激細胞分裂和增殖（當類胰島素生長因子和雌激素一致行動時，這個效應似乎在乳癌細胞上特別強大）。類胰島素生長因子有一項其他生長因子所沒有的優勢，那就是它可能對癌症有影響力，因為它可以透過血液（在被分泌之後）或以附近組織產物的形式接觸腫瘤。甚至有證據指出，腫瘤可以靠著它們自己所分泌的類胰島素生長因子來刺激自己的生長和擴散。

1980年代初期，癌症研究學者發現，**腫瘤細胞也會大量表現出類胰島素生長因**

子受器，就像它們能夠大量表現出胰島素受器一樣。腫瘤細胞表面的類胰島素生長因子受器數量，是健康細胞的2、3倍，這使得它們在當下的環境中更能夠回應於類胰島素生長因子。

德瑞克·萊羅斯（Derek LeRoith）表示，這是腫瘤細胞獲得重於一切的生存與生長優勢的另一個方法，他在美國國家糖尿病與消化道和腎臟病研究中心的實驗室做過許多這種研究。

額外的胰島素受器會使癌細胞接收到多於它們從環境原本應得到的胰島素量，而這會使細胞得到更多血糖並轉換成能量，以供給生長與增殖；額外的類胰島素生長因子受器會給予這些細胞特別強勢的指揮能力以促進增殖。類胰島素生長因子在癌症發展中的另一個重要角色，也許是**它抑制或推翻細胞自滅程序的能力**，而細胞自滅程序是防止受損細胞增殖的最終故障安全防護機制。

在過去10年裡，萊羅斯等人已證實，與從血液到細胞核的類胰島素生長因子溝通信號有關的各種分子（類胰島素生長因子本身、它們的受器和它們的鍵結蛋白），都和胰島素共同合作、控制結腸癌和乳癌的生長與轉移。萊羅斯曾以基因改良大鼠做過一系列實驗，這些大鼠的肝臟無法分泌類胰島素生長因子，結果是，這些大鼠在循環中的類胰島素生長因子只有正常大鼠的四分之一。當結腸腫瘤或乳腺腫瘤被移植到這些大鼠身上時，相較於移植到有正常類胰島素生長因子濃度的正常大鼠身上的相同腫瘤，前者腫瘤的生長和轉移速度大幅減緩。然而，當類胰島素生長因子被注射回這些基改大鼠的體內時，腫瘤的生長和轉移便加速了。加州荷雅市斯克里普斯研究所（Scripps Institute）的癌症研究學者大衛·切爾希，證明**胰島素和類胰島素生長因子都會刺激良性腫瘤透過血液轉移到另一處**。

加速「細胞變得有癌性」的過程

研究類胰島素生長因子的癌症研究學者，他們的假說並不是主張這些分子啟動了癌症（透過基因錯誤的累積而發生的過程），而是它們加速了細胞變得有癌性的過程，然後繼續維持細胞的生存與增殖。

2003年在倫敦的一項會議討論到最新的類胰島素生長因子研究，研究學者們推測，癌細胞的發展、甚至良性腫瘤，都是老化的自然副作用，不自然的是這些細胞和腫瘤變成致命惡性腫瘤的發展，而由現代飲食誘發的胰島素和類胰島素生長因子慢性升高，正是這種轉變的必要條件。發現高胰島素血症及類胰島素生長因子濃度升高和乳癌、攝護腺癌、結腸直腸癌、子宮內膜癌風險的增加有所關聯的流行病學研究，支持了這項假說。

這項假說如果沒有被駁斥，就會成為我們對惡性腫瘤發展的了解的重大轉變。那表示，惡性腫瘤的決定因子並不是細胞中基因損傷的累積，而是飲食改變了細胞和組織的周遭環境以刺激生存與生長，然後造成癌細胞的轉移現象。國際癌症研究機構荷爾蒙與癌症組主任魯道夫．卡克斯（Rudolf Kaaks）解釋道：「人們以前過於認定飲食可能是癌症的風險因子，原因只是它含有致癌物質，現在的觀念是，細胞分泌和生長因子環境發生了變化，促使細胞更容易進一步增殖和生長，並且跳過程序性細胞死亡機制。」

類胰島素生長因子和胰島素可以被視為提供給啟動癌性細胞和使之無限生長的燃料，關鍵的因素不在於飲食改變了細胞的性質（導致癌症的突變），而在於它改變了那些細胞的營養；**它將環境改變成適合癌細胞和癌前細胞大量生長的環境。**

麥基爾大學腫瘤學家麥可．保拉克（Michael Pollak）說，只要創造出「一個迎合、甚至稍微迎合生存（取代程序性細胞死亡）的環境」，對於已聚積某種基因損傷的細胞，胰島素和類胰島素生長因子就會增加它們的數量，而它們發生更多損傷的後代的數量也會跟著增加，然後一直持續下去，直到終於造成癌症。「若同時發生於多年來都帶有風險的大量細胞上，」保拉克提到，「即使是這方面一個小小的影響，也會加速癌病變。」

半飢餓狀態為何較健康長壽？

所有的這一切都讓我們回頭思考實驗室動物因半飢餓狀態所獲得的健康長壽效益。如果我們拿一隻年輕的大鼠，限制牠吃喜歡的飲食不到三分之二的熱量，而且終其一生維持下去，那麼這隻大鼠可能會比在吃飽的狀態下多活30%到50%的時間，而且任何與老化有關的疾病——尤其是癌症——的發生都會延後，並且發展緩慢。經證實，這個狀況對大鼠及其他齧齒類動物、還有酵母、原蟲、果蠅和蠕蟲（也許甚至猴子）都成立。

這些飲食是怎麼發揮作用的？有兩個可能性：動物活得比較久是因為牠們較不受體脂肪的拖累，或是因為牠們整體而言比較瘦，所以體重較輕。然而，這些都無法為證據做出適當的解釋。

想像現在我們有一種肥胖品種的老鼠，牠們的單一基因中有一個導致極度肥胖的突變，讓牠們最後看起來像是長了眼睛、鬍鬚和嘴巴的毛絨絨麵包塊。然而，把這些老鼠習慣吃的食物量限制為一半時，就能維持正常體重。一般而言牠們的壽命很短，這支持了「身體愈肥、壽命愈短」的觀念，但若終其一生吃低熱量飲食，比起有相似基因遺傳但沒有導致肥胖突變的瘦老鼠，牠們活得更久——即使牠們的體脂肪仍然是瘦老鼠的2倍以上。

的確，當這些實驗在1980年代由緬因州巴爾港傑克森實驗室的大衛·哈里森完成時，這些熱量受到限制的肥胖老鼠活得和熱量受到限制的瘦老鼠一樣久——即使前者的肥胖程度是後者的將近4倍。哈里森的結論是：「長壽與食物的攝取有關，而不是與肥胖的程度有關。」這幾乎是這些實驗完成後的必然結果。**熱量受到限制的動物活得較久，是由於半飢餓的代謝或荷爾蒙結果，而非因為它們比較瘦或比較輕。**

那麼，吃得少在生理上造成的影響，有什麼是瘦做不到的？隨著每一個新研究的產生，研究人員都以「為什麼半飢餓會造成抗老化和延緩疾病的效果？」和「這對人類老化和疾病的揭示是什麼？」來砥礪他們的假說。這在胰島素和類胰島素生長因子上、以及當荷爾蒙與生長因子受到現代飲食的擾亂時可能發生什麼事，已有一些值得注意的揭露。

有一個假說指出，限制熱量會降低有毒活性氧化物（自由基）的產生，這種東西被認為是細胞與組織老化的關鍵因素。吃較少食物，細胞就燃燒較少的燃料，所以產生較少的自由基。氧化壓力以較緩慢的速度進行，我們就活得較久，就像一輛車在不會刺激生鏽的乾燥氣候中可以維持得較長久一樣。當然，是熱量的限制抑制了自由基的產生。假如果蠅被餵以抗氧化劑或透過基因轉變而大量產生牠們自己的抗氧化劑，那麼牠們可以多得到50%的壽命，但是類似的實驗干預似乎對齧齒類動物沒有作用。遺傳證據指出，有其他更深奧的原因存在，儘管這種在氧化壓力上的減少可能有某方面的影響力。

所有這些活得長久的生物的共同特徵，似乎是胰島素阻抗性的降低，和血糖、胰島素及類胰島素生長因子的極低濃度。所以目前的見解是，**終生限制血糖、胰島素和類胰島素生長因子，就能活得較長久與健康。**這個在血糖上的限制也造成氧化壓力的降低和糖化作用、糖與蛋白質雜亂鍵結、最終糖化蛋白，以及接繼而來的所有毒性後遺症的減少。胰島素和類胰島素生長因子的減少，顯然也增加了生物體抵抗氧化壓力和避開其他病原體的能力。

現在支持這個假說的最強力證據，已自1990年代初期從酵母、蠕蟲和果蠅的基因研究中浮現，而且也已在老鼠實驗中獲得證實。在所有4個案例裡，給予這些生物體極長壽的突變，是控制胰島素和類胰島素生長因子信號的基因突變。

遺傳學家和發展生物學家把酵母、蠕蟲、果蠅和老鼠稱為模式生物，因為牠們容易在實驗室裡研究，而且我們從牠們身上知道的遺傳問題幾乎也都適用於人類。這被認為是構成現代遺傳基礎研究的根本原理：一旦演化遇到了有效的遺傳機制，就會一而再、再而三的使用下去。那些調節發展及任何一個活性生物的存在的基因，有可能以某種方式被使用於所有的那種生物上。

癌症研究學者J．麥可．畢希普（J. Michael Bishop）在1989年榮獲諾貝爾獎的致詞中說：「當歸納到本質上時，果蠅和人並沒有什麼不同。」

舉例來說，想想看控制線蟲（現代研究學者最喜歡的微小特殊蠕蟲）壽命的突變。這些突變，如辛西亞．凱尼恩及其加州大學舊金山分校的同事於1993年在《科學》期刊中所報告的，都在一個用來調節幼蟲變成耐久型幼蟲狀態（類似於哺乳動物的冬眠）的基因當中。

凱尼恩解釋說，只有在食物不夠維持生存時，蟲子才會進入這種耐久型狀態。她繼續指出：「這些蟲運作的方式，是蟲從卵中孵出來，然後如果附近的食物不夠多，牠會經歷各種幼蟲階段，最後停留在耐久型幼蟲狀態……牠不吃也不做任何事。然後，如果你給牠食物，牠會離開那個階段重新生長，擁有正常的壽命。」

凱尼恩在蟲子身上發現的基因突變，會使牠們比一般蟲子多活1倍的時間，而這是當時所報告過在一種微生物上最長的生命期限。凱尼恩當時證明了，這種壽命的增加不單是某種發展停止的結果（儘管突變不知用什麼方法使幼蟲陷入一種恆久的狀態中），而且實際上是突變觸動了成蟲身上的生命期限機制的結果。換句話說，這種突變被鎖到調節壽命的基因程序中，然後以在演化上佔優勢的方式達成目的。

1997年的時候，哈佛遺傳學家蓋瑞．魯夫昆（Gary Ruvkun）報告說，討論中的基因是對蟲子而言**相等於人類身上與胰島素相關的一段基因**。魯夫昆說，回想起來並不驚訝，因為蟲子裡有一個調節耐久過程的基因，這個過程的發生取決於環境中食物的存有或缺乏，**而胰島素和類胰島素生長因子是較複雜生物體中的基因，也特別針對食物的獲得做出回應。**結果是，特別長壽的果蠅突變體被發現在這個相同的類胰島素基因途徑中也有缺陷，而這種基因途徑是用來調節果蠅體內與耐久性和冬眠非常類似的情況。

胰島素和類胰島素生長因子如何影響壽命？

胰島素和類胰島素生長因子影響壽命和疾病的最終證據（至少到目前為止），來自於一種叫做基因剔除的基因轉殖動物實驗。這類實驗的研究假定是，一個基因的功能可以透過創造一個缺乏這整個基因的動物（基因被剔除）、或是只複製1組基因而不是如一般的2組來闡明。

2003年1月，馬汀．荷仁柏格（Martin Holzenberger）及其來自巴黎「法國國家衛生暨醫學研究院」的同事報告說，他們創造了只複製一組類胰島素生長因子受器基因的老鼠，這表示這種老鼠的細胞對循環中任何類胰島素生長因子的反應力都相當差。結果是，相較於同窩出生但有兩組基因的老鼠來說，這些老鼠多活得更久（多了25%的壽命）——儘管牠們的體重都一樣。

同一個月，隆納德．卡恩（C. Ronald Kahn）及其在喬斯林糖尿病中心的同事發表了他們在老鼠研究上的成果，他們以基因工程讓老鼠只在脂肪細胞上缺乏胰島素受器。這些老鼠的脂肪組織不會受到胰島素的影響，所以體重比正常老鼠輕了25%。即使被迫過度攝食，牠們仍然纖瘦，就是無法變胖。如卡恩後來所說明的，這並不令人驚訝，因為脂肪細胞需要胰島素來做脂肪合成。如果牠們沒有受器來偵測胰島素的存在，就不會堆積脂肪。基因轉殖老鼠比一般老鼠多享有將近20%的壽命。

這些實驗導出一個有用的假說，即出現於簡單生物體的胰島素和類胰島素生長因子，部分是為了在難以取得食物時促進種族的生存，這些荷爾蒙／生長因子會調節代謝作用、脂肪儲存和繁殖。類胰島素生長因子調節細胞的分裂和生長，而胰島素透過分配或分割我們所攝取的食物（轉換成熱量，然後立即被當做燃料使用，或儲存起來之後再用）來調節代謝作用。

當食物充足時，胰島素和類胰島素生長因子的反應活性增加，然後促進動物生長、成熟和繁殖；當食物稀少時，這些反應的活性降低，使得生物體略過當下繁殖而轉換成適合長期生存的模式，如辛西亞．凱尼恩所說明的：「當食物有限時，缺乏這種系統的動物不是死亡就是挨餓，或是生出死於飢餓的後代。相較之下，有了這種食物感知系統，當食物減少時，動物就開始儲存脂肪和／或肝醣（葡萄糖的分子儲存形式），極致發揮抗壓機制，並且延緩或暫時停止繁殖，直到食物恢復供給。這個系統也會活化延長壽命的路徑，增加生物體活下去的機會，並仍青春足以繁殖——如果有夠長的時間去證明的話。」

如果我們接受「從簡單生物體到人類都有遺傳機制」的演化主張，那麼我們至少必須好好思考這一點：如果像胰島素和類胰島素生長因子一樣重要的調節系統有能力在果蠅、蠕蟲和老鼠身上影響壽命和染病敏感性，那麼它在人類身上也可能做得到。這項研究支持了「胰島素和類胰島素生長因子的演進會增加疾病風險和縮短生命」的假說，因此，提高胰島素濃度和讓類胰島素生長因子更容易接觸細胞和組織的任何飲食或生活方式，都可能不利於健康。

然而，根據表面的判斷來接受這些相關性，我們必須有能力拋開飲食和疾病方面的普遍觀念——過多的飽和脂肪、全部的脂肪或所有的熱量都要負責。很少研究學者願意採取這種方法，但有一個人做到了，那就是辛西亞．凱尼恩。延長蠕蟲的壽命的突變，就是降低蠕蟲胰島素－類胰島素生長因子反應活性的突變，一旦這一點被釐清之後，凱尼恩便展開一連串的實驗，其所根據的基礎問題是：除了蠕蟲喜歡的細菌飲食，如果她餵蟲子吃葡萄糖，結果會怎樣？

凱尼恩添加了2%的葡萄糖到蠕蟲生活的細菌環境中，然後蟲子的壽命縮減了四分之一。凱尼恩仍在設法證明這種葡萄糖負面作用的性質，她的假設是：就像突變以降低蠕蟲胰島素－類胰島素生長因子反應活性的方式增加其壽命一樣，葡萄糖以增加相同反應活性的方式縮減其壽命。2004年10月，當凱尼恩在一項分子老化遺傳的研討會中提出這個結果時，她以一個簡單但激進的問題做為結論：「低熱量（即低升糖指數）飲食能夠延長人類的壽命嗎？」

凱尼恩算是這種實驗室研究中的奇葩，因為她已經將她的研究結果解讀為與自己的生命息息相關。如凱尼恩所說，自從她了解到葡萄糖會縮減蟲子生命的那一天起，她就決定要將自己對碳水化合物的攝取量限制到最小。她減掉了13.5公斤，並表示自己的血壓、三酸甘油脂和血糖濃度都下降了，而且她的高密度脂蛋白增加了。凱尼恩把她自己的經驗當成軼事趣聞，但是那必定影響了她的懷疑：碳水化合物也會透過它們對人類胰島素和類胰島素生長因子的影響而引發慢性病。

肥胖的元凶是熱量的質或量？

這種牽涉胰島素和類胰島素生長因子引發慢性病的研究，另一個更普遍的研究方法是避免任何可能的飲食線索，只要專注於藥物或基因治療就好。

這是丹尼斯．瑟寇和魯道夫．坦茨所使用的研究方法，他們為自己在2004年對胰島素和阿茲海默症的報告所做的結論是，指出那些結果「有護理治療的意含」。他們唯一討論到的治療意含是，創造能促進胰島素降低酵素活性（相當於降低胰島素濃度）的「化合物」的可能性，並藉此抑制阿茲海默症斑塊在大腦中的堆積。

隆納德．卡恩及其同僚在討論到他們以剔除老鼠脂肪細胞上的胰島素受器所創造的纖瘦、長壽的基因轉殖老鼠時，也用了同樣的研究方法。《科學》期刊裡這項研究的發表還伴隨了一篇來自喬斯林糖尿病中心的新聞稿——卡恩是其總裁，幾乎只專注於「6000萬名過重美國人的夢想」，意即「拋開減肥書，吃任何你想吃的東西而不變胖，以及（額外的好處）不會發生糖尿病，而且更長壽」的渴望。

那則新聞稿指出，這個夢想也許會透過從這些基因轉殖老鼠身上一點一滴地累積深刻的理解而達成，而且卡恩的話也被援引去討論關於療法的線索——儘管飲食並非其中之一。卡恩寫道：「也許有一天，如果我們能夠找到一種藥物去降低或阻礙人類脂肪細胞的胰島素反應，或許我們就能預防肥胖，就像預防第二型糖尿病和其他代謝疾病一樣……而且誰曉得，他們也許還能活得更久。」每當糖尿病學家討論到糖尿病患者的血糖需要「正常化」時，他們也保守的採取相同的方針，建議這主要由「密集的胰島素療法」來達成目的，而不是限制病患飲食中的碳水化合物含量。

今日常用的另一個方法是，接受胰島素和類胰島素生長因子的慢性升高是慢性病的可能原因，但假設高胰島素血症是由胰島素阻抗性引起的，而胰島素阻抗性是由高脂、高密度能量、高熱量飲食、少活動和體重過重的組合所誘發的。用這個邏輯指出在疾病中胰島素活動增加才是問題癥結的任何研究，都只是確定了太多食物和太少運動是我們生活中的禍根。

這個方法是臨床醫生和公共衛生相關單位所使用的方法，他們現在承認，高胰島素血症、胰島素阻抗性和與代謝症候群有關的生理異常，是心臟病的重要風險因子，但隨即將過重歸咎於症候群本身，或者，如果病患剛好是纖瘦的，就歸咎於少活動。國家膽固醇教育計畫的指南設法整合後面2種方法，它首先點出代謝症候群的原因是過重、少活動和「易造成動脈粥樣硬化的飲食」（被界定為含高飽和脂肪和熱量的飲食），然後建議「以藥物緩和相關風險因子」才是最有效的療法。

在這個方法中，高熱量、高脂飲食和久坐不動的生活方式，被視為所有慢性文明病的原因。這個從飲食和生活方式到疾病的一連串事件的原因，是體重過重。哈佛流行病學家瓦特．威利特在《吃、喝與維持健康：哈佛醫學院的健康攝食指南》中這麼說：「體重就像盤踞在錯綜複雜的網中央的蜘蛛，把健康和疾病糾纏在一起。」或是如傑瑞米亞·史丹勒在1961年所指出，尤其是關於心臟病：「體重過重和美國從青年人到中年人增加體重的一般模式，不但極普遍，而且是嚴重的風險因子……問題不在於肥胖的嚴重、顯著、碩大，而在於逐年增加的11到18公斤體重——這種普通且緩慢增加的肥胖，太常見於美國的中年人。」

伴隨體重過重而來的是慢性病風險的升高，這是已知的事實。有問題的假設是，這樣的過重是包含了所有種類的熱量，和尤其是膳食脂肪的稠密熱量，再加上身體缺乏活動而導致體重增加。在普遍性的知識裡，原罪很單純的就是熱量不均衡：我們增加脂肪是因為我們攝取的熱量多過我們所消耗的。

另一種見解是：就像所有的文明病一樣，過重和肥胖是由富含精製和易消化的碳水化合物飲食所造成的異常荷爾蒙效應而引起的。畢竟我們成年後的增胖不只是與慢性文明病有關，它本身就是一種文明病，而且它也可能是某種潛在疾病的症狀。在這個假說中，**影響體重的是我們所攝取的熱量的品質，而量（攝取的比消耗的多）只是次要現象。**無論在這個糾結的網中央的增重原因是什麼，那都是我們現在必須陳述的問題。

Part 3

如何才能真正的瘦下來？

醫療業要怎麼在治療肥胖中找回它適當的角色？我們可以從檢視目前狀況、而不是從我們希望狀況變成什麼樣開始……如果我們覺得沒有必要為自己的失敗找藉口，我們也許可以研究失敗的原因。

亞伯特・史丹卡德與梅維斯・麥克拉倫一休姆
《肥胖治療成果：回顧一系列文獻與研究報告》，1959

為了培養觀察能力，首先必須研究在任何科學追求上的佼佼者，醫學院的學生比任何人都更需要這種研究。缺乏正確的觀察習慣，沒有人能在他的專業領域中出類拔萃或獲至成功。觀察不存在於僅僅如平常般的觀測物體（可以説是一種含糊的觀望），而存在於比較已知與未知、相似與相異的力量，也存在於正確察覺因果之間的關聯、事件的後果和評價它們以正確價值而建立的事實。

湯瑪斯・霍克斯・泰納，《臨床醫學與體檢手冊》，1869

Chapter 14

減重的神話

少吃多動真的能逆轉肥胖？

曾經有位同仁將學術紀律定義為：同意對於關鍵性的假設不要提出尷尬問題的一群學者。

馬克．納坦．寇恩，《健康與文明之興起》，1989

- ▶**凱利．布羅奈爾**（Kelly Brownell）：攝食過多和不做身體活動，會讓人變得肥胖 P256 。
- ▶**全國健康與營養檢查調查**：熱量或碳水化合物要為美國人體重增加而負責，而非膳食脂肪 P258 。
- ▶**羅蘭．溫席爾**（Roland Weinsier）：雖然低卡和低脂食物的成果是成功的，但脂肪攝取的減少並未阻止人口中肥胖的成長趨勢 P258 。
- ▶**亞伯特．史丹卡德**（Albert Stunkard）：肥胖在貧窮階級中最普遍 P260 。
- ▶**法蘭克．羅素**（Frank Russell）：較窮困的皮馬族人勞動量大，飲食多肉類可能是他們肥胖的原因 P262 。
- ▶**艾列希．赫德理卡**：皮馬族人現在的生活比過去不勞動，飲食造成肥胖的影響力只是間接的 P262 。
- ▶**彼得．班納特**（Peter Bennett）：半數的皮馬族成年人都有糖尿病的原因，主要是他們的糖攝取量佔了飲食熱量的20% P263 。
- ▶**亨利．多賓斯**（Henry Dobyns）：皮馬族的肥胖和糖尿病可能是因為許多窮人以馬鈴薯、麵包及其他澱粉類食物的飲食維生 P264 。
- ▶**詹姆斯．尼爾**原本認為節約基因讓人在現代社會中容易導致糖尿病 P268 ，後來認為主因應該是胰島素分泌過多或胰島素阻抗性導致的高胰島素血症 P269 。

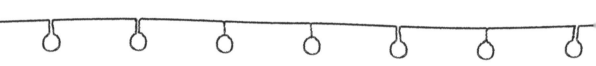

▶**馬克・納坦・寇恩**（Mark Nathan Cohen）：狩獵－採集者的飲食的營養品質其實很好P270。

▶**喬治・卡西爾**（George Cahill）&**亞伯特・雷諾德**（Albert Renold）：人體應會依照身體所需儲存適當的脂肪形式能量或代謝它P271。

任何科學企業的成功關鍵，就在於做精確和不帶偏見的觀察。克勞德・貝爾納在1865年時如此解釋：「為了對事情產生第一個想法，我們必須去看那些事情，然後對自然現象產生一個想法，我們首先必須觀察它……所有的人類知識都限於從結果中回頭去觀察出它們的原因。」但如果最初的觀察是不正確或不完整的，我們就會扭曲試圖要解釋的事情。如果我們以對真相抱持定見的態度去做觀察，如果我們相信在觀察結果之前就知道原因，我們所看到的幾乎就是我們想看到的，但那不等於將事情看個清楚明白。

多吃少動的肥胖假說

肥胖科學已經進行了60年，它的問題在於它始於一個假說（「過重和肥胖來自於攝取過多熱量和／或不充分的體力活動」，這是美國衛生署署長辦公室最近的說法），然後試圖解釋證據與觀察，但終告失敗。然而，那個假說最後被認定為是無可反駁的，是生活中無可避免的事實，或者，也許是一種物理定律，而它與實際觀察的大量矛盾卻被認為與它的合理性無關。胖子會胖，是因為他們吃太多或運動太少，其他沒什麼好說的。

我們愈密切檢視證據和肥胖本身，科學就變得愈有問題。瘦子往往堅決主張，他們成功的祕訣是吃得適量，但許多胖子也堅持說，自己吃得不比瘦子多，但仍然發胖。美國國家科學院《飲食與健康》報告的說法是：「大部分比較正常和過重者的研究都指出，體重過重者比體重正常者吃更少卡路里。」然而，研究學者和公共衛生官員們都堅持，肥胖是因攝食過多引起的，根本懶得解釋這兩種概念怎麼可能協調。這個情況並未改善，因為許多營養學家、肥胖症研究學者和公共衛生有關當局的普遍態度是：提出這樣的議題，顯然就是難搞的懷疑論者。

過去10年來，公共衛生有關當局一直嘗試著解釋在美國和其他地方的肥胖流行病。1960年，美國公部門的研究學者開始調查美國人的健康和營養狀態。這些調查中的第一個，就是「全國體檢調查」，之後還有一系列持續進行的「全國健康與營養檢查調查」，目前已經做了四項。

根據這些調查的結果，從1960年代到1970年代初期，有12%到14%的美國人是胖子。這個數字在1980年代和1990年代初期提高了8%，到了本世紀又再提高10%。

美國人在肥胖比例上的倍增，與美國社會的各方面都一致，儘管比起白人和其他人種，肥胖仍然較常見於非裔美國人和西班牙裔美國人，而且最常見於低收入戶和沒讀過多少書的族群中。兒童也沒有免於這種趨勢，6到11歲兒童體重過重的普遍性從1980年到2000年增加為2倍，11到19歲的孩子則為3倍（這種流行病的表面嚴重性被肥胖的定義方式所誇大。用來界定肥胖與否的門檻——BMI值〔身體質量指數〕，意味著一個人藉著增加幾公斤就可以從過重等級跳到肥胖等級。結果是，從1991到2000年增加了10%的胖子，實際上代表著美國人的平均BMI值從26.7增加到28.1，平均增加3到4.5公斤的體重）。

必定是飲食和生活方式的某種因子驅使體重上升，因為人類的生物狀態和遺傳密碼不可能在這麼短的時間內改變。標準的解釋是，在1970年代，我們開始攝取多於我們所能消耗的卡路里，所以整個社會都開始變胖，而這種趨勢自1980年代初期開始變得特別嚴重。

有關當局對於這個概念有不同的說法，但是基本觀念總是不變的。心理學家凱利．布羅奈爾是耶魯大學飲食與體重失調研究中心的主任，他創造「毒性環境」一詞來形容「鼓勵攝食過多和不做身體活動」的美國文化。「起司漢堡和薯條、得來速和超大份量、飲料和糖果、薯片和起司條都曾經很稀罕，但現在就跟生活中的背景——那些樹啊、草啊、雲啊——一樣平常，」布羅奈爾說，「很少有孩子會走路或騎腳踏車去學校，體育少得可憐，電腦、電子遊戲和電視吸引孩子留在室內不活動，家長也不願意讓孩子在外頭到處玩。」結果，就是鼓勵人們變胖。

2003年在一篇刊載於《科學》期刊、標題為「諷刺的肥胖政治」的社論中，紐約大學的營養學家瑪莉昂．內斯特以四個字為這個肥胖假說和肥胖流行病做總結——「經濟繁榮」。就像布羅奈爾一樣，內斯特認為要怪罪於食物和娛樂企業：「他們把人變成在企業積極銷售的高能量、低營養價值的食物，以及養成人們不活動習慣的車子、電視機和電腦上花大錢的消費者。增加體重對企業有好處。」

根據世界衛生組織的資料，全世界有10億以上的人體重過重，3億人達肥胖等級，而肥胖率「自1980年開始在北美、英國、東歐、中東、太平洋群島、澳大利亞和中國某些地區上升了3倍」。在這些地區，經濟繁榮也被視為一項問題。世界衛生組織指出，「隨著收入增加和都市人口變多，富含複合碳水化合物的飲食被各種高脂、高飽和脂肪、高糖飲食所取代。同時，工作大量轉變成較不需體力勞動已是全球性的趨勢，自動化運輸的增加、居家科技的進步和追求更多的被動休閒，都使人們的身體活動變少。」

一切聽起來都很合理，但是還有其他的變數、其他的可能性——包括精製碳水化合物和糖的攝取量也急劇增加等事實。為了證明哪一個假說最可能是正確的，把焦點放在美國會有幫助，因為它為這個流行病提供一個起始點——在1970年代末期到1980年代中期之間（在第二次和第三次國家健康與營養檢查研究之間），而且在研究上是有適當一致性的資料。

我們究竟吃了多少？

關於我們吃多少的問題，無論是個人或在一個族群裡，證據都指出，我們在1990年代平均攝取的熱量比1970年代多。根據「全國健康與營養檢查調查」，美國男

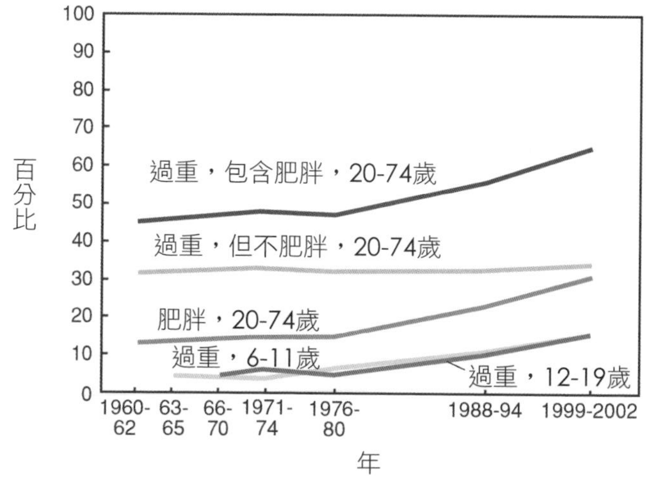

美國肥胖率與肥胖流行病的提高顯然始於1970年代或1980年代初期。（資料來源：疾病控制與預防中心，國家衛生統計中心，《健康，美國》，2005，圖表15。）

性每天攝取的熱量從1971年到2000年增加了150大卡，而女性則增加了350大卡以上。根據一份疾病管制中心在2004年的報告，這種能量攝取的增加「主要歸因於對碳水化合物攝取的增加」。儘管男性與女性在飲食中的脂肪比例減少了，但膳食脂肪的絕對量只有男性是減少的。平均而言，女性在2000年每天吃的脂肪熱量比1971年多了50大卡，而男性則少了50大卡。「全國健康與營養檢查調查」資料指出，**不是熱量就是碳水化合物要為美國這段期間的體重增加而負責，很難說與膳食脂肪有關。**

美國農業部所蒐集的證據並發表於標題為「美國糧食供給之營養素含量，1909～1997」的報告，做出了同樣的結論：從1971年到1982年之間，美國糧食的供給是每人每天3300大卡，到了1993年，數字攀升到3800大卡，這樣的程度一直維持到1997年。這個每天500大卡取得量（或許也是攝取量）的增加，可想而知就能解釋肥胖流行病的原因，而碳水化合物的攝取量在1982年後也開始往上升。那個每天500大卡的額外熱量，其中90%來自於碳水化合物，剩下的10%依照多到少的順序分別來自蛋白質和脂肪。飽和脂肪從1971年的一天53克掉到1997年的50克（美國農業部有許多估算巨量營養素〔蛋白質、碳水化合物和脂肪〕攝取量的機制，而且在這個主題上也發行過各種報告。結果並非都一致，但在脂肪攝取上的發現是一致的。舉例來說，美國農業部在1998年4月發表了一篇文章，標題是：「總脂肪攝取量真的減少了嗎？」這篇文章報告說，19到50歲男性的平均總脂肪攝取量從1977至1978年的每天113克掉到1989年的96克，這段期間包含了肥胖流行病的開始。同年齡組女性的相關數字是1977至1978年的每天73克脂肪和1989年的62克脂肪）。

1977年，阿拉巴馬大學的營養學家羅蘭．溫席爾在一篇標題為「分歧的肥胖趨勢與脂肪攝取模式：美國悖論」的文章中，重新探討這項證據，提到「鼓勵食用低卡和低脂食物產品的成果看來相當成功」，但是脂肪攝取的減少確實「看來並未阻止人口中肥胖的成長趨勢」。

全民身體活動的評估也很難做出任何有意義的結果。研究這些東西的傳統研究機構——尤其是疾病管制中心的行為風險因子監測系統，並沒有證據能夠說明在肥胖流行病開始的這10年間的身體活動。但他們確實有證據指出，比起1970年代初期，美國人在1970年代末期並未活動得更少——儘管這段期間裡體重和肥胖持續增加。

我們也知道，肥胖流行病的發生剛好與一種或許可以稱做在美國的運動風尚同時發生，伴隨的是整個企業突然間都致力於對休閒時間的追求。在這方面，1960年代令人懷念的有全國唯一的體適能大師傑克．拉蘭內（Jack La Lanne）、當時專門提供給佛羅里達大學足球運動員的運動飲料開特力，還有滑板、直排滑輪、單板滑雪、單車越野、強力瑜伽、飛輪車、有氧運動，以及一堆當時才剛發明但現在相當普遍的身體活動。把這些以數值形式呈現，那個時代健身俱樂部企業的稅收估計是1年2億美元，2005年是160億，而且將近4000萬的美國人都屬於這樣的俱樂部（根據運動用品製造者協會的資料，運動器材、服裝和鞋子的銷售量從1987年〔他們有資料的最早年分〕的219億美元增加到2004年的520億美元）。

新聞報導也支持這個版本的歷史。在1977年，《紐約時報》討論到，由於1960年代運動「對你有害」的一般常識已轉變成「激烈運動對你有益」的新一般常識而產生的「運動爆發」。《華盛頓郵報》在1980年估計當時有1億美國人參與「新體能革

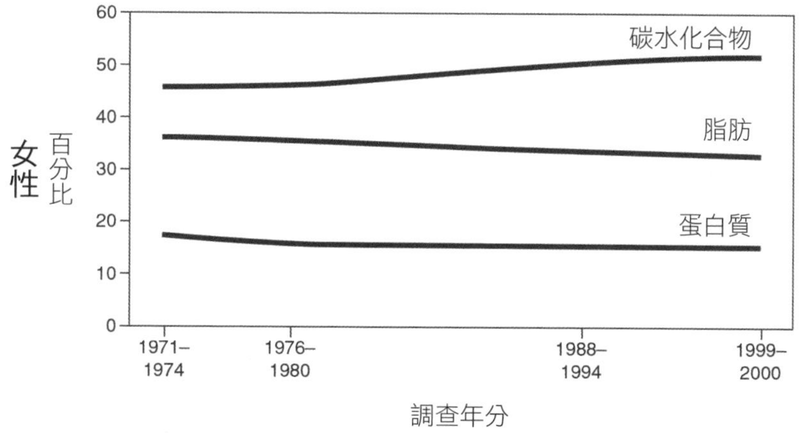

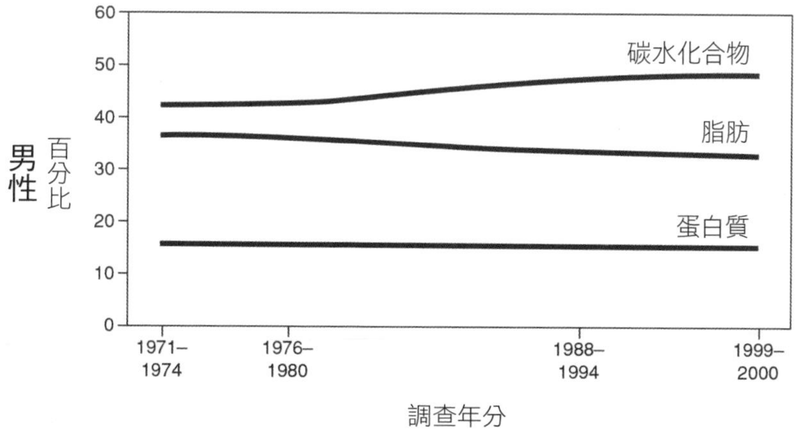

根據全國健康與營養檢查調查，從1971年到2000年之間，年齡20～74歲的女性（上圖）和年齡20～74歲的男性（下圖）熱量攝取的改變。

命」，它同時也提到，才在10年前他們大多數人「被嘲笑為『健身瘋子』」。《華盛頓郵報》指出：「我們所看到的，是20世紀後期主要的社會事件之一。」

矛盾——愈窮，愈胖

久坐不動的習慣、經濟繁榮或毒性食物環境的其中之一是肥胖的原因，與這個概念另一個明顯的矛盾處是，肥胖一直在貧窮階級中最普遍，而這種階級的人應該是工作較辛苦的人。在已開發國家裡，人愈窮，體重就可能愈重。

「全國營養與健康檢查調查」研究證實了這項觀察，第一份文件出現於40年之前。1965年，亞伯特．史丹卡德和他在紐約醫院的同事報告說，他們調查了1600名紐約人，並且發現在社會經濟最低層的肥胖女性比率是最高層的6倍。貧窮女性裡有30%是胖子，中等階層有16%，最富有階層只有5%；貧窮男性的胖子比率是富有男性的2倍（32%比16%）。

這些觀察已經從世界各地的兒童及成人身上一再證實。因為窮人和移民族群被認為不太可能像富人族群一樣擁有省力的裝置或設備，也因為他們較可能從事需要耗費體力的工作，所以「貧窮是肥胖的風險因子」是質疑「久坐不動的習慣是肥胖原因」的另一個強力理由。

在公共衛生有關當局、肥胖症研究學者和保健作家之間有一種趨勢，他們討論肥胖就好像這個問題的社會規模只限於二十幾或三十幾歲的人似的，但這會混淆了肥胖是目前流行現象的問題。由於麥當勞及高脂速食的其他全球性供應商剛好在近幾十年裡普及起來，所以可以很方便的把肥胖歸咎在這樣的關係上（同樣的邏輯，歸咎於高果糖玉米糖漿也是很普遍的做法）。但是肥胖症的研究文獻可以追溯到流行發生之前，而且將歷年所有的相關觀察彙整在一起之後，我們可以開始排除不相容的假說。畢竟，任何意圖解釋肥胖原因的假說，都應該要能解釋肥胖出現於任何族群、任何時間的原因，而不只是過去幾十年來肥胖增加的原因。

皮馬族印第安人：隨現代化而來的肥胖

亞歷桑那州西南部的皮馬族印第安人，因為肥胖和糖尿病高發生率而在美國有不好的名聲。今日對皮馬族中肥胖現象的標準解釋是，就像我們所有人一樣，都生活在美國繁榮和有毒的環境裡。在上個世紀裡，皮馬人應該經歷過一場營養變遷——「改變美式飲食故事」的擴大版。農人與狩獵者變成久坐不動的賺取工資者，而他們的飲食從極低脂和高碳水化合物與蔬菜轉變成現代高脂、高糖的美式飲食。

根據世界衛生組織一篇名為「皮馬族印第安人：探索健康」的報告：「當典型的美式飲食在戰（第二次世界大戰）後的保留區裡變得更容易取得之後，人們也變得更容易過重。」一位世界衛生組織的權威說：「如果皮馬族印第安人可以回復某些傳統生活，包括高度體力活動和低脂多澱粉的飲食，我們或許能夠降低比率，而且當然也會降低族群中大部分不健康體重的嚴重性。」

這個版本的皮馬族故事的問題是：在1個世紀前從極富足走向極貧窮所發生的營養變遷中，他們的肥胖和過重就很已經很明顯了。哈佛人類學者法蘭克．羅素從1901年11月到1902年6月住在鳳凰城南部的皮馬族保留區，研究這個部落及其文化。羅素在美洲人種學辦公室的1篇報告裡提到，皮馬族許多較年長的人「所呈現出的肥胖程度，與我們普遍想法中印第安人『又高又壯』的傳統形象有天壤之別」。

羅素對皮馬族人相當肥胖的評估後來被人類學家暨內科醫生艾列希．赫德理卡證實，他在1902年和1905年造訪過皮馬族保留區。赫德理卡報告說：「尤其是營養良好的人，包括男性與女性，能見於每個部落的所有年齡層中。但是，真正的肥胖幾乎只存在於印第安保留區。」

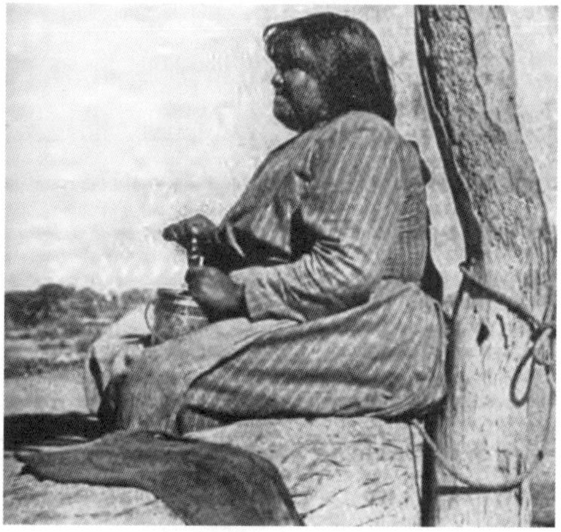

皮馬族人的肥胖並不是新鮮事，這張由哈佛人類學家法蘭克．羅素拍攝於1901或1902年的照片「胖露意莎」就是證明。

也許2000年來，皮馬族人一直過著狩獵—採集和農業的生活。地方上的獵物很豐富，就像希拉河（Gila River）裡的魚和蚌一樣。當耶穌會傳教士亞瑟拜爾‧基諾（Eusebio Kino）在1787年抵達皮馬族時，這個部落已經在希拉河的灌溉區域上栽培玉米和豆子。其後幾十年，他們開始飼養家畜、家禽，種植小麥、甜瓜和無花果，他們也吃牧豆（一種巨型仙人掌的果實）和一種羅素後來稱為「不明蠕蟲」的軟糊狀食物。1846年，1支美軍大隊經過皮馬族的領域時，軍醫約翰‧葛里芬（John Griffin）形容皮馬族人「充滿朝氣」且「健康良好」，並提到皮馬族有「最豐盛的食物，而且對食物悉心照料，他們的倉庫裡堆滿了南瓜、甜瓜和玉米等等」。

次年，他們的生活開始有急劇的轉變，當時開闢了一條通往加州的道路，「經過土桑市和皮馬鎮」，成為始於1849年的加州淘金潮最南端的陸路，其後10年裡有成千上萬旅人從這條通往西方的道路經過皮馬鎮，他們仰賴皮馬鎮的食物和補給品。

隨著有盎格魯血統的美國人和墨西哥移民在1860年代末期的到來，皮馬族的繁榮也終告結束，取而代之的是部落的「荒年」。其後的四分之一個世紀裡，這些新來者將當地獵物幾乎獵殺殆盡，而皮馬族賴以維生、供給漁獲和灌溉的希拉河「完全被上游的盎格魯移民區汲取光」。到了1890年代，皮馬族已經需要仰賴政府的糧食配給才能避免挨餓，當赫德理卡和羅素在1900年初期抵達時，仍然是這樣的情況。

赫德理卡和羅素在與肥胖同時發生的貧窮所造成的困境中艱辛摸索。羅素知道這些印第安人的生活很困苦，久坐不動的習慣不可能是皮馬族人肥胖的原因，反之，他假定飲食才是相關因素：「從關於他們飲食的某些文章看來，他們生產很多的肉類食物。」赫德理卡則指出：「在印第安人間的肥胖上，食物的影響力顯然是間接的。」他指出，在保留區內的生活也許很不需要活動，而這是一項影響因素——「從他們過去活躍的生活轉變成目前帶點懶散的狀態。」但是，他看來對此並不十分有把握，畢竟，肥胖在普韋布洛族（Pueblo）印第安人間非常罕見，「他們自古就已養成久坐不動的習慣。」皮馬族的肥胖「大部分但不唯獨」是女性，而且那個部落的女性工作得比男人辛苦許多，把白天的時間都花在收割作物、碾玉米、小麥和牧豆，並且搬運不由役畜負擔的重物。

赫德理卡也提到，在1905年皮馬族飲食已經有「白人飲食中所包含的一切」，這讓我們得到一個可能性——也許要為肥胖負責的是飲食：1850年後皮馬族保留區開設了6個貿易站，印第安人開始在那些地方購買「糖、咖啡和罐頭食物來取代自從白人在他們的領域裡落腳後就漸漸消失的傳統糧食」。

無論是赫德理卡或羅素都沒有指出，美國政府的糧食配給也許是肥胖的原因。但是，如果皮馬族的飲食必須依靠政府的糧食配給的情況，就像當時（有資料存在）其他退縮到類似情況的部落的話（包括南、北達科他州立巖地印第安原住民保留區的蘇族），那麼他們的熱量幾乎有50%來自於糖和麵粉。

皮馬族保留區與「普遍貧窮」有關的肥胖再次出現於1950年代初期的文獻中，作者是亞歷桑那大學的人類學家柏特朗．克勞斯（Bertram Kraus），他與印第安事務局合作。

根據克勞斯的記載，皮馬族保留區有50%以上的兒童在他們11歲生日時可以適當的被形容為肥胖。克勞斯寫道，**當地的盎格魯裔人隨著年齡愈大而長得愈瘦（至少在當時）；這個狀況不唯獨發生在皮馬族。**克勞斯感嘆缺乏能夠用來評估該部落營養狀態的飲食資料，但這個情況在幾年後被希拉河保留區公共衛生服務印第安醫院的醫師法蘭克．海斯（Frank Hesse）突破。

海斯注意到，皮馬族在1950年代中期的飲食內容幾乎每一家都一樣，「主要是豆子、玉米薄餅、辣椒粉和咖啡，早餐偶爾食用燕麥和蛋。肉類和蔬菜1週只吃1到2次。」海斯忽略了糖攝取量的評估，但他的確注意到「每餐間喝大量的各種非酒精飲料」。海斯當時的結論是，皮馬族人所攝取的熱量（不含非酒精飲料）有24%來自於脂肪，以現代的標準而言比率很低（假使皮馬族人1天喝2次240西西的非酒精飲料，這會使他們在碳水化合物和熱量上增加比海斯的估計大約多出1天200大卡的攝取量，那麼，脂肪在飲食中的比率就會降到22%）。

其後20年裡，皮馬族人的肥胖和糖尿病持續增加，現在再加上與政府機構所分配的、和在保留區的貿易站裡所販賣的食物的改變。在1950年代末期，根據土桑印第安衛生服務處的資料，出於美國農業部所執行的糧食過剩處置計畫的美意，把大量的精製麵粉、糖和含糖量高的罐頭水果分配給各印第安原住民保留區。隨著當地農業的機械化為皮馬族帶來的現金經濟，當地的商店和貿易站「開始出現高熱量的包裝甜點，像是碳酸飲料（也就是汽水）、糖果、洋芋片和蛋糕」。有人在一項1962年的研究中說：「汽水的飲用量多到無可計數。」

1973年4月，當時膳食脂肪是禍害的假說仍然很盛行，美國國家衛生研究院的流行病學家彼得．班納特現身於喬治．麥高文的營養和人類需求專責委員會前，討論皮馬族保留區的糖尿病和肥胖問題。班納特說，半數的皮馬族成年人都有糖尿病的原因很簡單——他們的糖攝取量佔了飲食熱量的20%，「我唯一的問題是，我們是否可以具體指出糖有關係，或重要因子是否並非總熱量，總熱量所呈現的其實是碳水化合物過量的結果。」

班納特的見解與「美洲印第安史—達西．麥尼可中心」的亨利．多賓斯如出一轍，後者被認為是研究皮馬族歷史的首席權威。1989年，多賓斯描述該部落裡的肥胖和糖尿病「在某種程度上是營養不當的結果」，並補充說，這種不當營養的發生是由於「許多窮人以馬鈴薯、麵包及其他澱粉類食物的飲食維生。他們的傳統飲食已經遙不可及，因為他們無法在乾涸的河床上捕魚，也沒有能力購買肉類或許多的新鮮水果和蔬菜」。

蘇族印第安人的情況

1920年代南達科他州克羅克里克的蘇族印第安保留區、1950年代末期亞歷桑那州的阿帕契族（Apaches）、1960年代初期北卡羅萊那州的切羅基族（Cherokees）和1970年代奧克拉荷馬州的印第安部落的研究，都報告說原住民的肥胖程度可與今日的美國相比，但限於極貧窮的階層中。奧克拉荷馬大學的流行病學家凱利．魏斯特（Kelly West）說，在1970年代的當地部落裡，「男人很胖，女人更胖。典型上，他們一生中體重最重的時候可達標準體重的185%。」

由芝加哥大學的2位研究學者所做的蘇族早期研究特別有趣，它是在這種族群上少數已發表的關於飲食、健康和生活情況的研究。同年，美國內政部也發表了美洲原住民生活狀況的長期調查結果，報告指出「絕大多數的印第安人很窮，甚至極貧窮；他們所居住的地方連訓練有素、經驗豐富的白人都很難勉強建立理想的生活」。

芝加哥大學的報告，大部分的蘇族人住在只有一、二個房間的簡陋木屋裡頭，40%的兒童家裡沒有衛浴設備，需要從河裡取水。牛奶的攝取量很少——儘管政府的配給中包含罐裝牛奶；他們幾乎從不吃黃油、綠色蔬菜和蛋，也不攝取水果（那篇報告提到，蘇族在保留區形成之前的生活是「相當肉食性的」，所以他們「從未養成多吃蔬果的習慣」）。政府每個月給每人的牛肉配給量是11到18公斤，但這「並不是每人攝取量的指標」，報告指出：「因為收到配額的家庭並不是唯一享用的人。發配日就是未在配給名冊上的家庭的造訪日，而且造訪通常持續到所分配到的肉類吃光為止。因此，得到分配的家庭在當月剩下的日子裡不得不以麵包和咖啡度日。」

保留區的蘇族人主食是「油膩的麵包」，以白麵粉製成並用油炸過，輔食是燕麥、馬鈴薯和豆子，此外還有一些南瓜、罐頭番茄、黑咖啡、罐裝牛奶和糖。那篇報告所下的結論是：「幾乎三分之二的家庭，包括138名兒童，吃的都是極不均衡的飲食。」15個家庭（含32名兒童）「主要依賴麵包和咖啡維生」。芝加哥大學的研究學者報告指出，40%的成年女性、超過25%的男性和10%的兒童「確實能叫做肥胖」；然而，另外有20%的女性、25%的男性和比例再稍高些的兒童其實「極為削瘦」。

更多非工業國家的貧窮族群

到了1970年代，對族群中肥胖的研究開始熱衷起來後，一般的態度是，肥胖不過就是已開發國家的生活中一項無法改變的事實。有位布拉格的流行病學者於1974年在第一次國際肥胖症研討會中報告：「即使只是短暫的拜訪捷克斯洛伐克（1993年才分裂為捷克共和國與斯洛伐克兩個國家），都能發現肥胖極為平常，而且在其他的工業國家，肥胖也許是營養失調最普遍的形式。」

在非工業國家的貧窮族群中也是如此，而且**肥胖往往與營養失調和營養不良同時存在**，揭露這項發現的觀察，呈現出與前述報告驚人的一致性。

- 在一項1959年針對住於南卡羅萊納州查爾斯頓的非裔美國人研究中，近30%成年女性和20%成年男性屬於肥胖者——儘管家庭收入在1週9美元到53美元之間。
- 在1960年代初期的智利，有一項針對工廠工人（大部分從事「粗活」）的研究揭露，有30%的肥胖者和10%「營養不足」的人；年逾45歲的女性，將近半數屬於肥胖者。
- 在千里達，一個來自於美國的營養學家團隊在1966年報告說，超過25歲的女性裡有三分之一是肥胖者，她們在達到這個狀況時所吃的熱量1天低於2000大卡——低於聯合國糧食及農業組織對於避免營養失調的建議。飲食中熱量來自於脂肪的只有21%，而來自於碳水化合物的有65%。
- 在牙買加，肥胖高發生率（特別地，再次出現於成年女性中）首次在1960年代初期由英國醫療研究協會的糖尿病調查揭露。1973年，根據金斯敦西印度群島大學的羅夫．理查斯（Rolf Richards）的報告，在一個「嬰兒時期和兒童初期之營養失調仍是造成嬰兒和兒童死亡最嚴重的亂象之一」的社會裡，10%的所有牙買加男性和將近三分之二的女性是肥胖者。

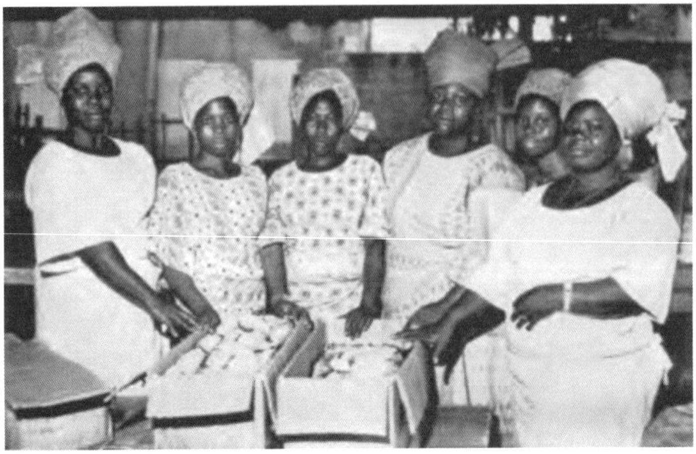

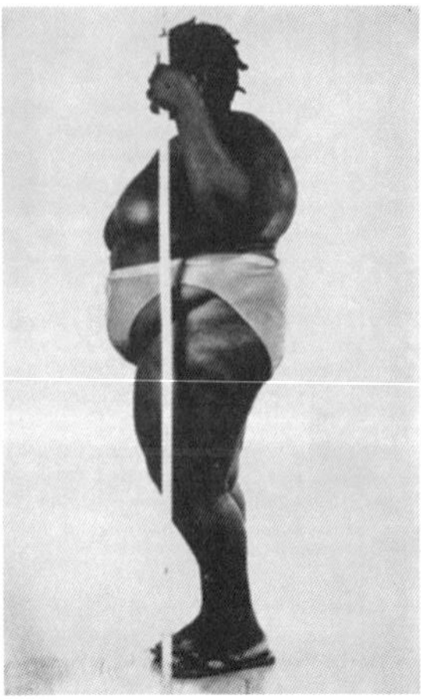

非洲人的肥胖與富裕無關。這兩張照片攝於奈及利亞，分別是市場裡的婦女和一名11歲的胖子，時間在1970年代初期。

▶研究人員也在南太平洋和整個非洲做了類似的觀察。

- 1960年代中期在南太平洋的拉羅湯加島，人民的飲食裡脂肪只佔了25%，而女性中超過40%的人是肥胖者，25%的人是「極肥胖」。
- 根據一篇1960年的報告，在南非德爾班市的祖魯人中，有40%的成年女性是肥胖者，40來歲的女性平均體重是78公斤。
- 根據1960年代中期的報告，在非洲「領養老金」的都市班圖人族群中，60歲以上的女性平均體重是74公斤。
- 伊巴丹奈及利亞大學的B．K．亞達德弗（B. K. Adadevoh）1974年寫道：「儘管飲食習慣在非洲各國、部落和村莊間有很大差異，但非洲飲食富含碳水化合物是普遍事實。大部分人攝取的熱量偏低，且蛋白質的攝取達不到建議量。」
- 1960年代在西非市場上討生活的女性或同時期的牙買加窮人，與現行肥胖流行病有關的任何定義絕緣（指他們是瘦的），但這樣的假設只是看來合理P267。

▶生活在保留區而且靠著政府的糧食配給維生的1920年代中期的蘇族人，或1950年代的皮馬族人，他們很顯然生活在一個我們大多數人在今日幾乎無法想像的貧窮狀態中。

所以，為什麼他們會變胖？羅夫．理查斯在1970年代關於牙買加的報告中這麼寫著：「比起較先進國家所享有的生活水準，對於貧窮社會裡常見的肥胖——就如西印度群島那樣，我們很難解釋這個現象……營養失調和營養不足是這些地區在2歲之前常見的問題，而且與牙買加所有住院兒童病患的25%有關，營養不足從兒童初期一直持續到青少年初期。**婦女族群中的肥胖從25歲開始出現，而且30年後已達到一個極壯觀的比例。**」

節約基因假說

關於這些貧窮族群中肥胖原因的問題，已被肥胖症研究學者一般性的忽略掉，除了指出在這些族群中應該有某種奇特的原因造成肥胖問題的惡化。這個假定是，如《紐約客》雜誌撰稿人麥爾坎．葛拉威爾（Malcolm Gladwell）於1998年寫皮馬族的報導時所指出的，他們「只是程度上的不同，而非種類不同」。

人體是超有效率的熱量保存機器？

特定族群容易變胖的想法被涵蓋在「節約基因」的概念中（節約基因假說），現在常用來解釋肥胖流行病的存在，以及為什麼我們都可能在富裕時輕易增重而要減回去卻很困難。這個想法（最初由密西根大學的遺傳學家詹姆斯．尼爾於1962年提出）是，我們被我們的基因設計成能夠存活於舊石器時代的狩獵—採集時期，這段期間涵蓋了採取農業生活前人類演化的200萬年——許多孤立族群在大量接觸西方社會前仍然採取的生活模式。

加州大學洛杉磯分校的人類學家賈德．戴蒙（Jared Diamond）在2003年時這麼解釋：「這樣的基因在非預期的饗宴或饑荒交替發生（傳統人類生活方式的特色）的情況下擁有優勢，但它們在人們不再運動、開始只在超市搜尋食物、日復一日地攝取高熱量三餐的現代社會中，會導致肥胖和糖尿病。」換句話說，人類身體演化成凱利．布羅奈爾所說的「超有效率熱量保存機器」。依照這個假說，當熱量豐富時我們會吸收光，然後以脂肪的形式儲存起來，直到需要的時候再拿出來用。布羅奈爾解釋：「你的基因十分符合食物供給不足的情況，但不符合現代生活的需要。」

依照這個邏輯，皮馬族和非洲部落後裔那樣的族群仍陷於饗宴、饑荒和食物普遍不足的循環中，他們的節約基因還必須再演化成能夠應付食物持續充足的時期。如研究皮馬族的美國國家衛生研究院研究學者葛拉威爾的報告：「仍在努力找出那些基因，所依據的理論是——它們也許就是造成我們其他人肥胖的相同基因。」

「我們演化成節約機器以在匱乏的期間保衛能量儲存」這個概念存在的前幾十年裡，一定會被當成一種假說。它的限定性條件現在往往被省略掉，但是節約基因依舊只是一種假說，而且支持它的是許多看來不合理的假設。

自我推翻節約基因的假設

詹姆斯·尼爾率先提出「發展過程使節約基因變成不利條件」，來解釋為何糖尿病患者在西方社會裡那麼普遍、但在原始部落（包括巴西雨林中的雅諾馬摩人）裡顯然不存在。尼爾所陳述的文明病和相關觀察，正是引導彼得·克利夫提出糖代謝疾病假說的基礎（尼爾當時並未察覺到克利夫的研究）。

尼爾指出，第二型糖尿病令人難以理解的地方在於，它令任何罹患它的人得到重大的演化劣勢。糖尿病的女性患者比健康的女性更容易有死胎和死於分娩：她們的孩子比健康女性的孩子更可能是糖尿病患者。這表示，可能使人有糖尿病傾向的任何基因，是從族群裡快速演化出來的，但這似乎不曾發生過。使這些觀察稍微合理一點的方法是，想像有糖尿病傾向的基因在某些狀況下是有利因素——尼爾自己報告，類似的情況，有鐮狀細胞性貧血通常是一種劣勢，但它能夠幫助身體抵抗瘧疾，在瘧疾流行區是一大優勢。

因為患有糖尿病的母親已知會生出較重的孩子，尼爾推測，這些糖尿病基因提供了一種充分利用食物的特殊能力，因此患者也有較佳的能力將熱量轉換成脂肪。尼爾解釋說，那些擁有節約基因的人「在饑荒期間也許會多出幾公斤的脂肪儲存量」，當別人無法輕易變胖而死於饑荒時，他們還能夠因此活下來，所以在遇到饑荒或長期食物缺乏時擁有這種基因會是一種優勢。尼爾假設這必定是我們演化史上始終存在的狀況，但這些相同的基因在食物充足的環境中，會導致肥胖和糖尿病。

尼爾以這個問題來展開他的討論：「如果在人類歷史上，疾病的頻繁發生持續了很長的一段時間，那麼面對抵抗這種狀況的明確和強烈基因選擇，我們要怎麼解釋？另一方面，如果這種頻繁的發生率是相當近代的現象，又是環境中的什麼改變造成了這樣的增加？」

唯有糖尿病長期發生在族群裡的時候，節約基因才是答案——但沒有那樣的證據，糖尿病似乎只出現在族群接觸糖和其他精製碳水化合物之後。在皮馬族裡，糖尿病看來是「很近期的現象」，如尼爾後來所提到的。當羅素和赫德理卡討論皮馬族人在1900年代的健康狀況時，甚至連「罕見」疾病如狼瘡、癲癇和象皮病等都提到了，但就是沒有提到糖尿病（赫德理卡有發表一份當地機構的醫生所治療過的疾病的清單，裡頭確實包含了1件糖尿病案例）。

一直到1940年，當伊略特·喬斯林重新探討亞歷桑那州醫院和醫生的醫療記錄時，才由他斷定說，**皮馬族和其他當地部落的糖尿病普及率並未比美國任何地方高。**不過在1950年代，印第安事務局的一些研究中出現了令人相信糖尿病變得普遍的強烈理由。當尼爾為雅諾馬摩青少年檢驗葡萄糖不耐症（或許可以做為糖尿病傾向的指標）時，他發現沒一個人有這樣的問題，所以沒有理由相信糖尿病存在於開始吃西方食物前的這類孤立族群中。在皮馬族一支孤立部落中的情況也是一樣，他們住在墨西哥北部的馬德雷山裡。尼爾後來說：「美國印第安人保留區的（第二型糖尿病），必定主要是反映了生活方式的改變。」

1982年，尼爾已和彼得·克利夫站在同一陣線，相信在像皮馬族那種直到最近才開始西方化的族群中的肥胖和糖尿病高發生率，最可能的解釋是他們有「過度沉溺於高糖食物」的機會。

而這所引發的問題是：面對這樣的食物，何種生物因素或基因有可能決定誰會變胖和罹患糖尿病、誰不會？但這已抹除掉指出節約基因會賦予演化優勢的任何理由。尼爾提到：「那項假說所依據的資料（相當含糊），現在大部分都瓦解了。」現在他提出，是有胰島素分泌過多傾向而造成高胰島素血症，還是胰島素阻抗性傾向反過來導致高胰島素血症，才是問題之所在，這與慢性病的碳水化合物假說一致。尼爾指出，這兩者會受到「飲食成分的觸發，尤其是高度精製的碳水化合物」。

狩獵—採集生活並沒有缺乏營養

直到1970年末期，就在尼爾公開反駁自己假說的前幾年，肥胖症研究學者才開始將節約基因援引為增加體重似乎遠比減輕體重容易的理由。洛克菲勒大學的朱爾·荷希（Jules Hirsch）是第一批這麼做的人之一，而且他的邏輯值得一提，因為他主要的目的是為了證明：**人類，就像每一個動物物種一樣，顯然是從體重恆定機制演化到調節機制，也是能夠成功對抗食物波動而做到這一點的物種。**我們在白天吃東西，而且還要在睡覺時一整晚的期間裡供給細胞營養，所以我們必須演化出一個能考量到這點的燃料儲存系統。

荷希在1977年寫道：「如果我們沒有一個複雜、完善的系統來確保我們所吃的每一點東西會被儲存起來，對我而言這是最難以想像的事。」為了解釋這些因素也許在現代社會中往往會導致肥胖，他將尼爾從未考慮、頂多是推測的某個事件假定為事實：「食物缺乏、取得量無法預料並且需要耗費大量熱量的時候，佔了人類歷史上最長的區間。食物匱乏的漫長歷史及其在世界上大部分地區的持久性，不可能不被人這種具有適應力的生物注意到，儲存熱量和貪婪於熱量是我們的天性。」

25年後凱利．布羅奈爾將一個概念演化成「人體是一個『極有效率的熱量保存機器』」那種無限定條件的宣示，這便是關於那個概念的首批公開主張之一。但是現在的定論有賴於一項關於人類演化的假定，這個假定又與人類學的證據發生矛盾——人類歷史由朱爾．戴蒙所說的「非預期的饗宴或饑荒交替發生（傳統人類生活方式的特色）」的情況所支配。

這也許看來合理，但我們沒有證據指出，人類所遇過的食物匱乏問題會比地球上任何一個生物都艱苦——至少在1萬年前當我們祖先因農業的發明而開始徹底重塑他們的環境之前不會。

人類遺跡和早期歐洲探險家的親眼見證，這兩者都指出世界上許多地方在1、2個世紀之前仍是「狩獵天堂」（用埃默里大學人類學家梅爾文．康納及其共同研究者的話來說），充滿了各種獵物，大型或小型的都有，「數量多到無法想像」（在1804和1805年，由梅里韋瑟．路易斯〔Meriwether Lewis〕和威廉．克拉克〔William Clark〕所率領的遠征隊做了歷史性橫越大陸的探險，直達太平洋。他們描述各地的獵物多到他們必須用棍棒驅趕，才能清出路來繼續前進）。儘管近代有文獻記錄發生在狩獵—採集族群間的饑荒，但我們沒有什麼理由相信這是發生於工業革命之前。以狩獵—採集者的角色設法營生、並持續到20世紀的孤立族群，如人類學家馬克．納坦．寇恩所寫，「營養在品質上相當良好，至少在量上得到充分的營養。」

狩獵—採集者與他們的環境和諧共處，就像其他物種一樣。常被引用的例子是半乾旱的南非喀拉哈里沙漠的孔布須曼人（Kung Bushmen），他們是多倫多大學的理查．李（Richard Lee）和一個人類學家團隊在1960年代中期的研究對象。李提到，他們進行觀察的期間是在「南非史上幾次最嚴重乾旱之一的第三年」。聯合國為當地的農民和放牧者組織了饑荒救援計畫，而孔布須曼人靠著「相當豐富的優質食物」，仍輕易的生存下來，而且他們不用走很遠的路或費很大力氣才能得到食物。李和同事報告說，孔布須曼族的婦女有本事在1天內採集到足夠的食物來餵飽全家人，並應付接下來的3天；她們將剩下的時間花在休息、拜訪或娛樂來自其他營地的造訪者。

人類學家之間的普遍見解是，狩獵和採集讓他們有多種和多量的飲食，不只含有根莖類蔬菜和莓果，也含有大大小小的各種獵物、昆蟲、腐肉（吃的時候通常是「會嚇壞歐洲人的腐敗程度」），甚至偶爾還有其他人類——可能是所有營養來源都在同時間逐漸減少所造成的。

當狩獵收獲不好時，這些族群仍然可以依賴搜尋植物和昆蟲維生，而在「長期乾旱期間」採集收獲不佳時——如傳教探險家大衛．李文史東（David Livingstone）在19世紀時提到一個南非部落，那裡的人會重新定位當地的水源洞，「許多大型獵物」也會因需要而聚集過來。在狩獵與採集之間的彈性，現在被認為可以用來解釋為什麼他們在進入農業生活之前生存了200萬年。在人類仍在從狩獵—採集社會轉變到農業社會的那些區域，人類學家已有報告指出，**採取了農業生活方式之後，營養和健康狀況不但沒進步，反而是退步的**（就是這項觀察引導朱爾．戴蒙把農業描述成「人類歷史上最大的錯誤」）。

儘管19世紀之前饑荒在歐洲常見又嚴重，而這個情況會讓有的人推斷，歐洲人祖先應該極可能有節約基因——造成現代有毒環境中肥胖和糖尿病的最大嫌疑犯，但如戴蒙所說：在歐洲人中，這又是一項指出節約基因假說並不正確的證據。

脂肪儲存機制不只避免飢餓，也會避免過多脂肪

當早期的肥胖症研究學者在討論人類和動物的脂肪儲存時，他們假定，以任何物種的生存而言，避免過多脂肪就跟避免飢餓一樣重要。因為一個有一般體重的67公斤男性，如果體脂肪只有10％，仍然能撐過整整1個月的飢餓期，或者更久。所以有更多脂肪似乎是多餘的。

被奉為脂肪代謝之調節方面的領導權威的喬治．卡西爾和亞伯特．雷諾德在1965年指出：「物種的生存，在過去有許多次必定是取決於這兩種能力：以脂肪形式儲存足夠但不過多的能量，以及以有效速率代謝這些儲存物以應付身體的需求。」他們提到，脂肪儲存的總量「應保持夠多以撐過食物缺乏的期間（在特定環境中的特定物種已習慣遇到的狀況），但也要夠少到能保有最大的機動性」。

另一方面，節約基因假說暗示了，我們（至少是我們有些人）透過演化去適應極度飢餓的期間並存活下來，但又授予人類一種特殊的能力，讓人類在環境中演化成過多的脂肪堆積不會是一項負擔或最後導致死亡——例如，抑制了我們躲避侵略者或敵人的能力，或抑制了狩獵甚至採集的能力。它的前提是我們仍然很瘦，或至少有些人是如此，只要我們仍然飢餓或缺乏足夠食物去滿足我們變胖的演化動力——英國代謝研究學者南西．羅斯威爾（Nancy Rothwell）和麥可．史托克（Michael Stock）在1981年對瘦的解釋中，用這樣的說法來形容瘦：「容易卻未必。」

羅斯威爾和史托克提到，對節約基因假說的「主要觀察，必須依據對大多數非常瘦的野生動物的觀察」，而這種瘦的狀態「即使在食物供給充足時」也會維持下去，就像我們在狩獵—採集者身上看到的一樣。如果節約基因假說對任何物種都適用，那麼根據它的主張，我們所要做的就是把那些生物放進一個充滿食物的籠子裡，然後他們會變胖並得到糖尿病，但事實並不是如此。

然而，節約基因假說的擁護者會訴諸於單一實驗室模型（以色列沙鼠）來支持「如果關到食物充足的籠子裡，至少有些野生動物會變胖和得到糖尿病」的概念。2001年，澳洲糖尿病學家保羅．茲米特（Paul Zimmet）在《自然》期刊寫道：「當這隻動物從牠原本食物薄簡的自然環境中移走，然後給予豐富、高熱量的飲食，牠便發展出所有的代謝症候群，包括糖尿病和肥胖。」

但是沙鼠實驗本身指出（1960年初期由杜克大學的比較生理學家努特．史密特—尼爾森〔Knut Schmidt-Nielsen〕執行），**豐富的食物並非相關因子**。史密特—尼爾森企圖證明，實驗室飲食的何種層面可能與沙鼠身上的肥胖和糖尿病有關。

他用2組在埃及活捉的沙鼠，一組用普瑞納（Purina）實驗室飼料飼養（49.4%的易消化碳水化合物、23.4%的蛋白質和3.8%的脂肪）再補充新鮮的綜合蔬菜；另一組只吃新鮮蔬菜。2組動物想吃多少食物就吃多少，但只有吃飼料的那一組沙鼠得到糖尿病和變胖。

這指出，普瑞納飼料的某方面是決定性因素。也許是沙鼠喜歡它甚於蔬菜，所以牠們吃得較多——儘管那也可能是與飼料成分有關的生理效應。有可能是飼料的稠密熱量造成的，它的含水量比蔬菜少，所以每公克的熱量較高。也有可能，這些沙鼠的糖尿病和肥胖的原因，如史密特—尼爾森所指出的，是「碳水化合物的攝取量大於自然飲食中的碳水化合物」（這個結論在4年後得到支持，當時有幾位德國研究學者發表他們讓囚禁中的沙漠沙鼠保持健康的研究成果，提到「這些動物在牠們的天然蔬菜飲食被標準實驗室糧食取代後，會很快發展出糖尿病」。但糖尿病和肥胖都是可以避免的——如果以合宜的飲食飼養那些動物的話：這裡指的是水果、蔬菜和藥草，再補充無限供應的昆蟲、蝦子、蠕蟲和蚱蜢）。

但視那些研究學者的偏見而定，以色列沙鼠也可以被認為是碳水化合物假說的動物模型，而不是節約基因假說。

順道一提，囚禁中的猴子在吃高碳水化合物飼料後也會變胖和得到糖尿病。關於這個現象的第一篇報告出現於1965年，作者是耶魯大學的約翰・布洛貝克（John Brobeck），他的恆河猴在吃普瑞納猴子飼料（15%蛋白質、6%脂肪和59%易消化碳水化合物）後變胖，也得到輕微糖尿病。研究糖尿病和肥胖症的芭芭拉・韓森（Barbara Hansen）在馬里蘭大學主持一間靈長目研究實驗室，根據她的見解，以猴子的標準而言，也許被囚禁的中年猴子裡有60%是肥胖的，而「這是依照美國心臟學會推薦的飲食標準，高纖、低脂、無膽固醇的飼料」。

從冬眠看脂肪堆積

這個世界上到處都是會規律變胖的生物，這全是為了一個目的——長途遷徙、繁殖，或是在缺乏食物期間生存下來。冬眠看來是能闡釋節約基因假說的明顯選擇。這些動物為了應付一個包含饗宴（春天、夏天和秋天）與饑荒（冬天）的環境而堆積大量脂肪。不過，這種堆積並不伴隨出現於胖子身上的慢性疾病，如糖尿病。

舉例來說，冬眠的地鼠在夏季最後的幾週裡，體重和脂肪都會增加為原本的2倍。如這項研究的先驅、加州大學的生物學家艾爾文・祖克（Irving Zucker）所形容的，在這些地鼠體重達巔峰期的時候解剖牠們，就像「剖開一罐酥油一樣，裡頭有大量的脂肪，而且到處都是」。

研究冬眠動物的學者，例如多倫多大學的動物學家尼可拉斯・姆洛索夫斯基（Nicholas Mrosovsky）指出，在這些動物身上（或許也在所有物種身上）的體重增加、維持和減少，是在基因裡預先設定好的，而且特別會依據食物取得的程度而有彈性變化。這個程序的特色是：它能迅速適應變化中的環境和環境的不可預期性。無論是實驗室或野外的地鼠，都會在夏季以相同的速率增加重量；在冬天期間牠們又以相同的速率減輕體重，無論是在溫暖的實驗室保持清醒的狀態下或完全陷入冬眠中——一點兒東西也不吃，只靠著牠們自己脂肪的供給而存活。

在這個領域裡做了大部分的創新研究的姆洛索夫斯基說：「很難阻止牠們依照

既定時間增加或減少體重。」當研究人員從實驗動物身上以手術移除一大部分的脂肪（脂肪割除術）後，動物會長回失去的脂肪，所以在手術後的幾個月，牠們就會跟還沒做手術時一樣胖（如果對冬眠中的齧齒動物進行手術，牠們會降低利用脂肪以為燃料的速率，所以補充失去的脂肪的速度也會降低）。

在動物和人類身上那種類型的脂肪的調節，會適應不同的內在與外在環境。舉例來說，我們四肢裡的脂肪比我們器官周圍的脂肪含更少的飽和脂肪，所以在較冷的天氣裡較不容易僵硬。我們也會隨著溫度而改變皮下脂肪中脂肪酸的成分：天氣愈冷，不飽和脂肪就愈多。同樣的現象——**與所攝取的脂肪類型無關**——也在豬、大鼠和冬眠動物身上觀察到。脂肪堆積的演化獨特性，可見於不儲存皮下脂肪的沙漠動物中（不同於人類和大部分動物），顯然是因為脂肪會抑制溫度流失與冷卻。所以，世界上有肥臀部和肥尾巴的羊，以及肥尾巴的袋鼠，所有沙漠動物的脂肪幾乎都只存在於這些部位。

看來很明顯，**脂肪的儲存就像所有的演化適應力一樣，會趨向於完完全全的適合環境（包括內在與外在的），並且盡量擴大優勢和縮小風險**。這就是為什麼在1970和1980年代思考這些議題的大多數研究學者，會假設在食物充沛的期間得到任何多餘體重的傾向，是演化會**淘汰**物種、而非**選取**物種的明顯不利條件。節約基因假說並不成立，但若沒有了節約基因（使得現代社會的充足食物和缺乏獲取食物所需的勞動力變成了健康不利條件），我們又要怎麼解釋，為什麼在現代社會中增加體重似乎遠比減輕體重容易得多？

Chapter 15

捱餓還要運動？
肥胖管理中的飲食神話

赫魯雪夫也是，看起來就是那種他的醫生必須持續嘗試為他限定飲食的人，而歷史學家有一天將會把這些他所忍受的「一切都是為他好」的偶然飲食剝奪和公然動怒扯在一起。

假如世界即將發生劇變，有可能是因為脫脂乳、梅爾巴吐司和沙拉裡的礦物油而爆發的。

李伯齡，《路易斯安那伯爵》，1961

- ▶**卡內基研究＆明尼蘇達大學實驗**：限制熱量的飲食試驗只帶來短期效果，過程中會有代謝力下降、貧血、無法專注、虛弱、失去性欲等症狀，也會感到寒冷、易怒，實驗過後受試者會過度大吃，然後復胖，甚至比實驗前更重P276。
- ▶**亞伯特．史丹卡德**：半飢餓飲食用在治療肥胖上是「極沒效用」的P280。
- ▶**婦女健康倡導計畫**：吃低脂飲食8年後，受試者的平均腰圍反而增加了P281。
- ▶**喬治．布瑞＆克勞德．布查德**（Claude Bouchard）＆**詹姆斯**（W. P. T. James）：減少能量的攝取是成功減重計畫的基礎，但可能難持久P282。
- ▶**羅素．威爾德**（Russell Wilder）：病患在臥床休息時減掉較多體重，異常激烈的運動反而降低體重減輕的速率P283。
- ▶**雨果．羅尼**：持續消耗高熱量或低熱量，會導致持續的好胃口或差胃口P283。
- ▶**阿爾文．菲因斯坦**（Alvan Feinstein）：耗費體力可能刺激對食物的欲望P283。
- ▶**金恩．梅耶爾**：既然胖子往往吃得比瘦子少，那麼，會變得肥胖必定是因為動得較少P284。
- ▶**莫頓．格林**（Morton Glenn）：運動可以、也確實會增加口渴和胃口P288！
- ▶**珍．布洛帝**：運動能夠促進肌肉組織，然後會燃燒掉比脂肪還多的熱量P288。

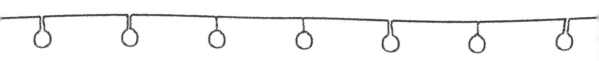

▶**美國國家衛生研究院的肥胖研討會**：運動會增加能量的消耗，而這又容易增加對食物的攝取量P289。

1917年10月，華盛頓卡內基研究中心營養研究室（剛好位於波士頓）主任法蘭西斯·貝納迪克，讓12名年輕男性吃大約1天1400到2100大卡的飲食，想要在1個月後減少他們10％的體重。然後他們的飲食會視需要調整，以在往後2個月裡維持減輕的體重，同時貝納迪克和他的同事要仔細地記錄他們的心理和生理反應。第2組的12名男性是用來做對照的，他們吃的是類似的熱量限制飲食。1年後研究成果發表於一篇七百頁的報告裡，標題是「長期限制飲食下的人類活力與效能」。

飲食限制的效果

貝納迪克希望證明，人類是否能夠適應較低程度的營養但仍健康強壯。

卡內基報告

受試者減掉了預期中的體重，卻不斷抱怨肚子餓（卡內基報告的描述是「胃裡持續的難受感」），而且感覺冷的程度嚴重到有好幾人覺得「幾乎無法保持溫暖，即使穿了比平常還多的衣服」，他們的代謝能力也下降了30％。的確，貝納迪克的受試者降低能量消耗的速度太劇烈，所以如果他們1天攝取2100大卡（比他們在實驗前還少三分之一到一半的量）的話，便會開始恢復已經減掉的體重。這些人也經歷了重大的血壓和脈搏速率降低、貧血、無法專注，以及在身體活動時表現出明顯的虛弱。

此外，他們「對性事的興趣和表現降低，根據其中一些人指出，已達到封閉的地步」。這些現象是由飲食本身、而非其後的體重減輕引起的，這點從第二組人身上得到證明，根據卡內基報告，僅在短短幾天飲食後，「整個狀況……相當明確」。

卡內基的研究學者報告說：「實驗結束後所發生的普遍狀況是，那些受試者馬上大吃大喝的讓自己享受一下。」儘管一再提醒在這樣嚴格的飲食之後過度放縱的危險，但那些人「幾乎千篇一律地過度大吃」。卡內基報告指出，「情況妨礙」了任何

「新飲食習慣」的養成。尤其是對「各種甜食和點心」的渴望等著被縱容地滿足——結果也得到滿足。也許是基於這樣的原因，貝納迪克的年輕受試者才會設法在不到2週的時間內恢復所有被減掉的體重和體脂肪。再過3週，他們平均增加了3.6公斤，離開這項熱量限制實驗時的體重比一開始還重很多。貝納迪克和其同事寫道：「幾乎每一個受試者都立即達到實驗開始前的體重，而且通常還大大地超越了。」

更嚴格的熱量限制

1944年，安瑟·凱斯和他在明尼蘇達大學的同事著手複製貝納迪克的實驗，不過限制更多、期間更長。他們的目標是重製並研究，當歐洲受到劫掠時，同盟國在歐洲各處可能遭遇的飢餓生理和心理影響。32名勤懇的男性年輕受試者被當成「白老鼠」——凱斯在文字中是這麼敘述的。這些志願者最後會花24週的時間遵循「半飢餓飲食」，之後再花12到2週的時間復元。

受試者平均每天攝取1570大卡熱量，分2餐，設計成像歐洲饑荒地區每日的進食方式。研究人員說：「主要的食物有全麥麵包、馬鈴薯、穀片和大量的蕪菁和甘藍菜，肉類和乳製品只是象徵性的提供。」（這種飲食大約含有1天400大卡的蛋白質、270大卡的脂肪和900大卡的碳水化合物）這份飲食大約為受測者提供了他們以前用來維持體重的一半熱量。研究人員期望誘發體重下降達平均20%（或一個重90公斤的人減輕18公斤），另外再要求受試者每天走約8到9.5公里的路，以求再燃燒掉300大卡熱量。

負面的身體反應

凱斯的受試者在半飢餓的前12週裡平均減掉了4.5～9公斤的脂肪，這個數字佔了他們原本脂肪組織的一半以上，然後到了24週結束的時候，他們又減掉了1.3公斤的體脂肪。但是又一次，體重減輕並不是這種飲食的唯一生理反應，另外還有指甲生長緩慢和落髮。如果這些人在刮鬍子時不小心割傷自己，流的血會比預期少，而且要花更長的時間癒合。心跳速率顯著下降，靜態代謝率或基礎代謝率也是一樣，那是最後一餐之後的12到18小時身體休息時所消耗的能量。反射動作和自主動作都變得遲緩：「隨著飢餓的持續，能刺激那些人產生明顯動作的事情愈來愈少。他們把自己與日俱增的虛弱、失去進取心、對事情愈來愈不感興趣、憂鬱、易怒和失去性欲形容成帶有『變老』特徵的模式。」

此外，就像貝納迪克的受試者一樣，明尼蘇達實驗的年輕人也抱怨一直覺得冷。凱斯的志願受試者把總能量的消耗減少到一半以上，以應付只提供他們僅有以前一半熱量的飲食，這是對熱量剝奪的合理反應，如凱斯和他的同事所解釋的：「跟一個明智的人會在收入減少時降低消費的道理一樣。」

凱斯和他同事的最終報告《人類飢餓生物學》共五十幾頁，分為兩冊，記錄了由纏擾著受試者持續且強烈的飢餓所誘發的「行為與不適」。食物迅速成為受試者的談話和幻想主題，他們著迷於蒐集和研究食譜。受試者嚼口香糖，並且無節制的喝咖啡和水，他們往湯裡摻水，好讓自己喝得多一點。期待被餵飽的心理讓飢餓感更嚴重，受試者開始害怕排隊等餐，當自助餐工作人員動作看起來慢吞吞時他們會發脾氣。半飢餓期經過2個月之後開始實施夥伴制度，因為不能信任受試者在離開實驗室之後還能遵守飲食規範。

最後，有5名受試者得了凱斯和他的同事所說的「性格精神官能症」——有別於所有受試者所經歷的「半飢餓精神官能症」——其中有兩個案例「接近精神病」。1名受試者未能依預期的速度減輕體重，在第3週時被懷疑在飲食上作弊。第8週時，他狂嗑聖代、奶昔和糖果，因崩潰而「啜泣，提到自殺和暴力威脅」，結果被送到大學附設醫院裡的精神病房。另一個受試者一直堅持到第7週，突然間「完全失去意志力」，在他能「恢復自我控制」之前吃了好幾片餅乾、1袋爆米花和2根過熟的香蕉。第三名受試者在1天內嚼了40包口香糖，因為他的體重並未明顯下降——「儘管大幅刪減其飲食」，所以把他從研究中剔除了。之後的幾個月，「他的神經質仍然顯得非常強烈」。第五名受試者也無法減輕體重，被懷疑作弊，所以也從研究中剔除掉。

失控的飢餓感

隨著飲食限制的放寬，凱斯以限制恢復期飲食少於3000大卡的方式，來避免發生在貝納迪克的受試者身上的飲食過度縱欲問題。然而，飢餓感仍然未得到安撫。對於大部分的受試者來說，在復元期間的沮喪感更深。舉例來說，在復元期的第一週裡就有另一個受試者崩潰，他的「人格墮落在兩次嘗試自殘之後達到高峰」。

即使在明尼蘇達實驗的最後1週裡，受試者終於被允許吃心裡想吃的東西，但是他們仍然冥頑地不滿足。他們的食物攝取提高到「1天8000大卡的異常程度」，但是許多受試者堅持他們仍感到飢餓，「儘管沒有能力消化更多的食物」。然後，又一次，那些人的體重和體脂肪以驚人的速度恢復。到了復元期結束時，受試者已比實驗前平均增加4.5公斤的脂肪。他們比前一年抵達明尼阿波里斯市時增加了5%的體重；體脂肪增加了50%。

這兩個實驗是長期的低卡飲食和體重減輕，對身體和心理的影響上最嚴密的實驗。被選中的受試者代表瘦到過重的生理類型——儘管都是年輕的男性白種人。他們被選上也是因為某種性格上的長處，認為可以被信任去遵循飲食規範，盡力達成交付給他們的科學任務。

實驗中的飲食在重述時也許看來很嚴苛，但事實上，比起現在常見的1天800到1200大卡的飲食（即1998年的《肥胖手冊》所說的「傳統減肥飲食」），以1天1400到1600大卡的熱量來減重可算是很慷慨了。然而，這樣的飲食就是一般所謂的半飢餓飲食，是一個已被淘汰的術語，也許是因為它牽涉了一個沒有多少人可以長期忍受的不自然和不舒適的狀態。

在2個實驗裡，即使在受試者減掉體重後和只是試著維持減輕後的體重時，他們依然被要求吃比他們想吃的飲食少相當多的熱量，而且仍受到凱斯所說的「飢餓感持續糾纏」的困擾。同樣重要的是，只是限制他們的胃口（與減重是兩回事）造成了能量消耗的急劇減少，這可以藉著把飲食中的熱量補充回來而翻轉，但是任何被減掉的體重或脂肪也會隨之恢復。我們所學到的事情是，減輕體重若要維持恆久，就必須永遠處在某種程度的半飢餓狀態，這些實驗指出，那絕不是一件簡單的事情。

肥胖的病患也會被指示吃半飢餓飲食。如果他們必須限制熱量以減輕體重，那麼在定義上，他們要強迫自己去吃比自己想吃的飲食還少的熱量，那麼他們的飢餓感不會獲得滿足。至於瘦的受試者，他們吃半飢餓飲食的能量消耗也「隨之減少，但程度更甚於體重」，如匹茲堡醫師法蘭克·伊凡斯（Frank Evans）在1929年報告他的肥胖受試者的狀況時所提出的。

令人失望的半飢餓飲食

喬治·布瑞在1969年也報告得到同樣的觀察結果，他當時在位於波士頓的塔夫茨大學醫學院，因為這樣的理由而將文章命名為「肥胖管理中的飲食神話」。英國的肥胖症研究學者約翰·格羅（John Garrow）在1978年寫道：「想找出這個效應的研究學者，沒有一個失望過。」

使用肥胖受試者的最新實驗，由洛克菲勒大學的朱爾·荷希執行，結果發表於

1995年的《新英格蘭醫雜誌》。在荷希的實驗中限制飲食熱量，造成了能量消耗和代謝活動不成比例地降低。增加的熱量攝取，導致代謝活動不成比例提高。

荷希和他的同事把他們觀察到的現象解讀成，人類身體似乎極欲維持目前的體重——抵抗體重的增加及減少——所以胖者恆胖，瘦者恆瘦。如荷希所解釋的，肥胖者的代謝能力在肥胖狀態看來是正常的，正如凱斯和貝納迪克的年輕受試者在開始半飢餓飲食前，無論胖瘦，其代謝能力都是正常的。

然而，一旦荷希的肥胖受試者的熱量開始受到限制，他們便開始經歷他所說的「所有在生理上和心理上伴隨飢餓而來的狀況」。半飢餓飲食正好誘發了半飢餓，無論受試者是胖是瘦。荷希後來說：「在所有不成功的治療中，為肥胖者設計的減重飲食療法，似乎就是不會發生效用。」

經過1個世紀之後，矛盾開始浮現了。據說，肥胖是由於無法節制自己適量飲食、再加上久坐不動的生活方式而造成的——只有極少數例外。那些體重過重的人所攝取的熱量多過於消耗的熱量，造成了正熱量平衡或正能量平衡，然後差額累積成過多的肉。但是，假如這個問題能以同樣「無可辯駁」的概念：「吃較少熱量加上身體活動，是控制體重的關鍵」（如美國農業部2005年版的《美國農業部膳食指南》所建議的）來調解的話，那麼肥胖問題和肥胖流行病就應該很容易解決。以肥胖是合宜狀況的少數人來說（如相撲選手），他們會故意攝食過多以保持肥胖，當停止這麼做時候，會產生負能量平衡，流失過多的體重，然後恢復到瘦的身材。但是，如荷希所指出的，就是不會發生這種事。

記錄肥胖者所吃的半飢餓飲食無效的文件，至少可以追溯到半個世紀前，開始於亞伯特·史丹卡德在1950年代中期對相關研究的分析，他的動機是想要解決他在紐約醫院無法成功地以飲食減輕病人的體重，和「這是簡單有效的療法的普遍假設」之間所產生的「矛盾」。

史丹卡德在有考量到評估半飢餓飲食是否有效的文獻中設法找出8篇報告。1959年，他報告說，現存的證據證實了他的失敗：**半飢餓飲食用在治療肥胖上是「極沒效用」的。**

這些文章裡所討論到的受試者中，只有25%靠著半飢餓飲食減掉了9公斤的體重，「對於報告中那些十分過重的受試者來說，只減輕了一點點」。只有5%的人成功減掉18公斤。至於史丹卡德自己的實驗裡所用的100位肥胖病患，都給予1天800到1500大卡的「均衡」飲食，「減掉9公斤的只有12%，減掉18公斤的只有1位……2年後當治療結束時，只有2位病人還維持著減輕後的體重。」（儘管史丹卡德的分析普遍被視為對所有以飲食法治療肥胖的譴責，但他所重新探討的研究只有限制熱量的半飢餓飲食。）

10年後，當史丹卡德受邀到尼克森總統所主持的食物、營養與健康白宮會議時，他已經相信，以半飢餓飲食做為肥胖療法所引起的負面影響往往超過任何益處：「減重的嘗試往往伴隨焦慮與沮喪，有時嚴重到足以成為中止減重的理由，許多肥胖者如果能學習安於現狀，停止令他們痛苦和挫折的一再嘗試減重，或許他們今天還過得比較好。」

低脂飲食也好不到哪裡去

對半飢餓飲食的有效性的最新評估，也許來自於對低脂、熱量限制飲食的評估的研究，因為它們必須用這些飲食來與較均衡的熱量限制飲食做比較，所以它們也會為後者的有效性提供證明。

在2002年，考科藍合作組織重新探討了證明低脂飲食不比熱量限制飲食更能誘發減重的證據，而且在這兩種情況下，減重的結果都「小到不具臨床意義」。美國農業部在2001年也發表了類似的分析，那些作者找到28個低脂飲食的相關試驗，其中至少有20個同時也是熱量限制的試驗。過重的受試者平均1天攝取的熱量不到1700大卡，經過6個月的期間，平均減掉的體重還不滿4公斤。

這些研究中只有1個有追蹤其參與者1年以上，據說那些受試者的熱量攝取減少到1300大卡，並維持了18個月。換句話說，這些受試者每天所攝取的熱量少於凱斯的受試者，半飢餓飲食持續了3倍長的時間——**試驗結束後他們平均增加了0.45公斤。**在前面提過的「婦女健康倡導計畫」P110中，2萬名的女性受指示吃低脂飲食，而且據說她們所攝取的熱量1天減少了360大卡。這項飲食計畫持續了8年之後，她們只比開始時輕了0.9公斤，而且她們的**平均腰圍（腹部脂肪的測量）增加了**。

儘管證明了以半飢餓飲食做為肥胖療法是失敗的，仍不能阻止肥胖症研究學者推薦這種方法。出版於1998年，由該領域最著名的三位作者——喬治·布瑞、克勞德·布查德和詹姆斯——主編的《肥胖手冊》說：「飲食療法仍然是治療的基石，

《肥胖手冊》說：「飲食療法仍然是治療的基石，減少能量的攝取依然是成功的減重計畫的基礎」。矛盾的是，它還提到，這種熱量限制的飲食「據悉效果較差且無法持久」。

減少能量的攝取依然是成功的減重計畫的基礎」。矛盾的是，它還提到，這種熱量限制的飲食「據悉效果較差且無法持久」。

最新版本的《喬斯林的糖尿病》關於肥胖的那一章，是由哈佛醫學院的兩位臨床研究人員共同編寫的，也指出「減少熱量的攝取」是「任何肥胖療法的基石」。它還提到，降低熱量的攝取到一個相當低的程度時，「很難達成能量消耗，無論是什麼樣的特別飲食療法」。兩位作者解釋說，少掉的7500大卡熱量，「預計能減輕（1公斤）」，所以減少食物攝取量達1天100大卡，「1年後應該能造成體重減少（4.9公斤）」，但事情看來並非如此，「然而，從一般的經驗中我們很明顯的看出，企圖靠著少吃那麼一點的節食來減重，極少能成功。因此，一般都指示病人很大量地減少能量的攝取。」

手段更激烈的飲食療法包括完全的餓肚子，但是「這種極端療法的本質」**是流失肌肉而非脂肪**，而且許多併發症「已導致這個療法的實質消失」。那些療法也包括1天200到600大卡的極低熱量飲食，必定會造成體重減輕，但是隨著時間過去，減輕的體重愈少，這又是因為代謝和能量消耗的降低，而當病患結束飲食法之後，他們又會恢復原來的體重。最後，還有提供800到1000大卡熱量的「許多不同飲食法」較常被使用，它們「應該都會造成體重減輕」。兩位作者說：「在這些方法中，沒有一個被證明有價值。」

運動的減重成效又如何？

有鑑於這些不樂觀的評估，常有人建議說，肥胖者只要運動就能改善他們的問題——也許1天60或90分鐘，如美國農業部的《膳食指南》現在所指示的。增加能量消耗和少吃，依照這個方法就能夠創造出負能量平衡。從事日常身體活動的建議，現在比以往更常出現於公共衛生訊息和關於肥胖的文章中。這個現象又受到踏步機、跑步機和及其他運動器材上等無所不在的電子顯示器所增強，從那些顯示器上我們可以看到自己在訓練中消耗了多少熱量。

運動有可能導致胃口大增

相信身體活動是控制體重方法的信念相當新穎，然而，這卻與證據有著長期的矛盾。梅堯診所的羅素・威爾德在1932年做關於肥胖的演講時提到，他的病患容易在臥床休息時減掉較多體重，「而異常激烈的運動會降低體重減輕的速率。」威德爾說：「病人的推論很正確，他做的運動愈多，燃燒掉的脂肪應該也愈多，體重應該成比例地減少，但他很氣餒的發現數字顯示沒有進步。」

直到1960年代，「適度運動只會小幅增加能量的消耗」和「可以透過飲食上稍微且不費力的改變就能輕易達成」才成為臨床研究學者的慣例性說法。根據密西根大學的路易斯・紐堡（Louis Newburgh）的計算，1個體重112公斤的男性爬一段樓梯會消耗3大卡熱量，相等於少吃四分之一茶匙的糖或0.3公克的黃油。紐堡說：「他必須爬20段樓梯才能讓自己擺脫掉1片麵包所含的能量！」

雖然較激烈的運動會燃燒更多卡路里，但也會導致胃口大增。俗話說「激動令你胃口大開」就是這個意思。「強而有力的肌肉運動，通常令人想馬上吃一頓大餐，」西北大學的內分泌學家雨果・羅尼在1940年時這麼說。「持續消耗高熱量或低熱量，會導致持續的好胃口或差胃口。所以，從事重體力工作的男性吃得也比需要久坐的行業的男性多。統計數據顯示，伐木工人平均每天攝取的熱量在5000大卡以上，而裁縫師大約只有2500大卡。工作從輕勞力改變成重勞力的人，或情況反過來，會很快在胃口上產生相應的改變。」（身體活動是人類能量攝取變數的主要決定性因子，如瓦特・威利特和他在哈佛的同事梅爾・史丹普菲爾〔Meir Stampfer〕在1998年的教科書《營養流行病學》中所提到的：「的確，在大部分的情況下，攝取能量可以被解讀成身體活動的粗略測量……」）

如果一個裁縫師變成了伐木工人，而且開始吃得像伐木工人一樣，那麼我們沒有什麼理由認為同樣的情況不會發生在（儘管規模較小）一個肥胖但選擇1天花1小時像伐木工人一樣費力工作的裁縫師身上。

1960年，當流行病學家阿爾文・菲因斯坦在《慢性病期刊》中以詳盡的評論性文章檢視各種肥胖療法的有效性時，他只用一段文字就刪去了運動：「有充分的證明指出，運動是增加能量輸出的不良方法，因為要達到有意義的減重，必須做太大量的運動才能燃燒足夠的卡路里。此外，耗費體力可能刺激對食物的欲望，以致後來所攝取的熱量也許會超過運動期間所消耗的。」

運動控制體重假說

不過在此時，在運動方面有一位具有深遠影響力的提倡者：哈佛的營養學家金恩・梅耶爾，他幾乎以一己之力翻轉了一世紀的臨床證據和軼事經驗。在1950年代，金恩・梅耶爾證明了自己是美國研究肥胖的首席權威，不過，他的傳奇背景對他的幫助甚於他身為臨床科學家的專業：他是知名法國科學家安德烈・梅耶爾（Andre Mayer）的兒子，而且在第二次世界大戰期間參與過法國抵抗活動。

肥胖權威的觀點

梅耶爾代表肥胖權威中的一股新氣象，頗有該領域的未來領導者之風。他的前輩——例如路易斯・紐堡、雨果・羅尼、希爾德・布洛許、法蘭克・伊凡斯、朱利尤斯・鮑爾（Julius Bauer）和羅素・威爾德，都是與肥胖病患密切合作過的醫生。他們總共治療過成千上萬的肥胖病患，他們對肥胖原因的看法相左，而且往往很極端，但是他們的第一手經驗是不容置疑的。

梅耶爾並不是臨床醫生，他接受過生理化學方面的訓練，他在耶魯大學因研究維生素A和維生素C在大鼠身上的相互關係而獲得博士學位。之後的數十年裡，他發表過幾百篇關於營養的各種不同方面的研究報告，包括肥胖，但他從未治療過肥胖病人，所以他的假說比較不受任何軼事或真實生活經驗的束縛。

早在1953年（在研究有肥胖基因的老鼠的2年後），梅耶爾就在頌揚以運動控制體重的好處。到了1950年代末期，他因為「拆穿流行理論的假面具」而獲得《紐約時報》的讚譽，當時的醫生和他們的肥胖病患都爭論，極力主張運動對體重沒什麼影響。梅耶爾知道胖子吃得不比瘦子多，而且往往吃得更少，所以這似乎排除了飲食過量，也就是說，肥胖必定是因為動得較少。要不然，他們是怎麼達到正能量平衡然後變胖的？

梅耶爾自己首先報告在一種容易發胖和罹患糖尿病的實驗室老鼠身上發現這個現象。他提到，那些老鼠比牠們較瘦的同一窩鼠吃得更少，但是牠們的活動「幾乎是零」；這種不愛活動的行為，可以解釋牠們容易變胖的傾向。

在整個1960年代裡，梅耶爾記錄了一系列人類研究中在攝取能量、不活動和肥胖之間的關係。他提到，過重的高中女生比沒過重的同伴「少吃好幾百大卡的熱量，然而，熱力學定律並未因這個發現而受藐視」，因為這些胖女孩花在身體活動的時間只有瘦女孩的三分之一，看電視的時間則是4倍。

梅耶爾研究夏令營的青少年女孩並且報告說，比起她們不胖的同伴，胖女孩消耗的「能量遠遠較少」——即使是在安排好的運動期間。梅耶爾也研究嬰兒，他報告：「一個很明顯的現象是，較胖的嬰兒比較安靜，溫和的嬰兒吃得適量，而吃得最多的嬰兒幾乎就是最瘦的嬰兒，哭得多、動得多，容易緊張。」所以，梅耶爾的結論是，「有些人天生很安靜、不好動、溫和、吃得適量，然後變胖；而有些人從一開始就非常好動，即使吃得很多也不會變得特別胖。」

梅耶爾也相信，不活動和過重之間的關係能解釋另一項令人困擾的矛盾。若熱量的攝取如美國農業部的估計，在跨入新的世紀後已大幅下降，那麼肥胖和過重怎麼可能在1950年代裡逐漸普遍起來（請回想一下「改變美式飲食的故事」）？

對19世紀典型飲食的描寫指出，如梅耶爾所提過的，**相較於我們今日所吃的，那些食物內容相當大量**。根據人類學家艾力克．羅斯（Eric Ross）的描述，19世紀末期英國士紳的早餐「份量往往大得驚人」。一位英國權威在1880年代末期寫道，在一個典型的鄉間小屋裡，早餐包含「魚、家禽或野味（如果合時節的話）；香腸；1種肉類，像是羊肉片或是牛里脊；煎蛋餅和以各種方式烹調的蛋；白麵包和黑麵包，以及各種花俏但方便製作的麵包；2、3種果醬，帶皮橘子醬和時令水果；邊桌上放的是冷盤，像是火腿、舌頭、野味冷盤，或用野味做的派餅、凍肉冷盤，在冬天還有加了香料的牛腿肉。」

在美國，根據歷史學家希勒爾．史瓦茲（Hillel Schwartz）的說法，這樣大量的一餐也是當時的標準：「1870年代晚期在弗瑞德哈維餐廳，75分的特餐內容有番茄糊、白鮭肚塞馬鈴薯、『羊肉、牛肉、豬肉或火雞肉』四選一、雞肉餡餅、鮮蝦沙拉、米布丁和蘋果派、起司加脆餅和咖啡……1895年當人壽保險的醫療部主任到他們的宴會中坐下來時，他們吃的是蛤蜊、奶油濃湯、新薯佐國王魚、四季豆佐菲力牛排、豌豆佐牛胸腺、蘆筍佐乳鴿、花色小蛋糕、起司配咖啡，之後還有甜酒……」而令人難以置信的是，這些豪華的大餐「比舊時代裡正式的晚宴還少了2到3道菜，用餐時間也少了30到60分鐘，而且份量比較小」。

梅耶爾斷定熱量的攝取自19世紀之後便有實質上的減少，他首先倡導久坐不動的習性是我們生活中造成肥胖及伴隨而來的慢性病的「最重要因子」。20世紀中葉的美國人，如梅耶爾所察覺到的，比他們「開疆闢土、時常從事於艱辛勞務工作的先人」更缺乏活力。每一種現代的便利設計，從車子到電話、甚至電動牙刷，都只是讓我們更少活動。梅耶爾在1968年寫道：「肥胖（還有心臟病和一堆其他疾病）發展的程度已嚴重到文明缺乏洞見的地步，每年花費幾百億美元買車，但不願意在每個中學裡蓋游泳池和網球場。」

假說無法證明的事

但是梅耶爾的假說總是有缺點的。

缺點1 減少身體活動與肥胖之間的關係，並未告訴我們什麼是因、什麼是果。雨果・羅尼說：「許多胖子都很懶，也就是說，刺激肌肉運動的動機很弱，這只是一般性的觀察。這也許是過重對於任何正常人的運動動機都會造成的部分影響。」也有可能，肥胖和身體不活動是同一個原因的症狀。對於梅耶爾在他的實驗室老鼠身上所觀察到的不動和肥胖現象來說，這是一個可能的解釋。使這些老鼠不愛活動的同樣遺傳變異，也可能誘發了肥胖（也許還有糖尿病）。

缺點2 肥胖也與貧窮、也許是極度貧窮有關，而那應該是反對「身體不活動是肥胖原因」的強力主張。透過勞力賺取工資的人，在已開發國家中比較可能是社會上較劣勢的一群人，但是他們的肥胖比率最大。

缺點3 這項觀察相較於很節制的攝取熱量，運動在達成熱量的平衡上（寧願多走幾公里路，而不是少吃幾片麵包）並沒多少影響，反而是增加的活動會擴大胃口。梅耶爾忽略了能量的攝取與消耗的比較，只著重於能量的消耗。

「長久以來，運動在控制體重上的角色都被漠視了——如果實際上不是遭受奚落的話，」他在1965年《紐約時報雜誌》的一篇文章中這麼寫著。「促進這種忽略的理由往往是，『運動所消耗的能量非常少』……不知怎麼地，大家就是有這種印象，以為這樣的運動必須不間斷地一氣呵成。事實上，運動與熱量的消耗的確有一致性，而且可以非常大量，而這種能量的消耗會發生於1天或10年裡。」所以，根據梅耶爾的見解，由運動所消耗的熱量，無論多麼少量，都會累積起來，然後造成長期的體重減輕。當然，只要超額消耗的能量不會從增加胃口和攝取食物來做為補償，這一點就能成立。

梅耶爾承認，運動可能增加對食物的攝取，但又說「不見得」如此。這就是梅耶爾假說的中心——一個在胃口和身體活動間之關係上可能存在的漏洞。梅耶爾在1961年告訴《紐約時報》：「即使運動量減少到某個程度之後，食物的攝取量也不會再減少……換句話說，1天散步0.5小時也許只等於4片麵包的熱量，但如果你不花半小時散步，你仍然會想吃掉那4片麵包……」

梅耶爾的這個結論，所依據的是他自己在1950年代中期的兩項研究（當梅耶爾在寫這項研究時，或當他對記者做陳述時，他給人的印象往往是它包含了動物和人類的多項小研究——「梅耶爾自此之後證明了，透過動物和人類研究……」如他於1967年在《科學》期刊中所寫的。這在技術上來講是沒錯，因為他執行過人類和動物兩種研究——每種各1個）。

第一項使用了實驗室大鼠，據稱證明了每天運動1到2個小時的大鼠，實際上比一點兒也不運動的大鼠吃得少。第二項是在印度西孟加拉邦所做的磨坊工人研究，而且它成了一種警惕——糟透的科學在肥胖領域裡竟然可以被當做是開創性的研究。

梅耶爾與一家公司的1名營養師和1名高級醫療官員合作，該公司擁有孟加拉磨坊及其附屬的一個市集，評估住廠工人身體活動和飲食的，就是這些印度同事。梅耶爾報告說，這些人的程度從「在店裡整天坐著的超沒活力」攤販，到「整天為加熱爐剷灰和煤、從事密集身體活動」的人。

在梅耶爾的研究報告中的證據，原本可以用來證明任何論點。舉例來說，磨坊裡的工人動得愈多，就吃得愈多、也愈重。至於不活動的員工，他們動得愈少就吃得愈少，也愈輕。依照這樣的假設，比起另外23名每天必須走4.8到9.6公里路去工作、甚或另外5名走路上班又玩足球的職員，這22名整天坐著的職員體重輕了4.5到6.7公斤，而且據稱還多攝取了平均400大卡的熱量。

然而梅耶爾宣稱，該研究證實了他在大鼠實驗的發現。他的結論完全只根據那13名攤販和8名管理人的測定。這些人的體重分別比為他們工作的職員重22到27公斤和13.5到18公斤，不過根據梅耶爾的資料，他們所攝取的熱量都一樣多。

梅耶爾指出，他們增加額外的體重是因為他們的活動量比整天坐著工作的員工少，但他提不出證據。也有可能他們的相對富裕引入了能夠解釋體重重大差異的其他飲食因素。不管是哪一種，約翰·格羅提到，都沒有人能做出跟這些發現一樣的結果，這就是為什麼像美國國家科學院醫藥研究所那樣的權威，至今仍引用梅耶爾的研究為「運動『太少』可能會破壞調節食物攝取的正常機制」這個論點的唯一證據。

爭辯：運動是不是減重福音？

梅耶爾提倡以運動控制體重，並非不曾遭受質疑。1965年他在《紐約時報雜誌》裡寫了一篇標題為「運動是最佳的飲食」的文章之後，利用肥胖病患做研究的醫生們寫信給報社說，梅耶爾對運動的信念不可理喻，而且藐視了常識。紐約大學醫學院的莫頓·格林寫道：「梅耶爾博士把運動後會增加的口渴和胃口講得微不足道，我所有的病患在打過網球後都會變得更渴，並且覺得很難只喝白開水，而且有誰沒聽過別人說：『一路走回家一定會令我胃口大開！』對於大多數的人、大多數的情況和大多數依照這些知覺做出反應的人來說，運動可以、也確實會增加口渴和胃口！」

儘管在基本常識上遭受反對，梅耶爾的假說仍然勝出。它幫助梅耶爾（如安瑟・凱斯和丹尼斯・伯基特）理解，說服大眾和醫學研究團體的過程就像參加抗爭運動一樣。這個結果顯然免除了他對研究力求精確的義務。梅耶爾會在主流媒體中宣洩他較不科學的衝動，他曾經寫過，運動會增加胃口的「錯誤想法持續被廣泛地接受且造成害處」，而且他堅決主張，它「未必」是「事實顛撲不破」的例子。

隨著梅耶爾的政治影響力在1960年代裡日漸茁壯，他的聲望和勸誘都使世人相信，他的假說已被證實為真而被廣為接受。美國公共衛生局在1966年倡導以增加身體活動和飲食來做為減重的最佳方法，當時梅耶爾是該研究報告的主要作者。3年後，梅耶爾主導尼克森總統所主持的食物、營養與健康白宮會議，該會議報告的結論是：「成功的肥胖療法必定涉及了生活方式上影響深遠的改變，而這些改變包括了飲食模式和身體活動模式的替換……」1972年，梅耶爾開始寫聯合企業新聞的營養專欄，說運動「讓體重消失得更快」，他聲稱：「與普遍信念相反的是，運動並不會刺激你的胃口。」

美國現行的身體活動文化出現於1960年代末期，剛好與梅耶爾的「抗爭運動」同時，隨之產生的是「運動對我們有益還是有害」的媒體辯論。一篇1977年的《紐約時報雜誌》文章提到：「儘管普遍上都同意運動能強化力氣、耐力、協調性和彈性，並給予全面的舒適感，但仍有兩個關鍵問題：①運動能延年益壽嗎？②它有助於抵抗現代的災禍——心臟病嗎？」

一堆的觀察研究都指出運動與較長壽有關——最著名的是一項用了1萬7000名哈佛男女校友的研究，由雷夫・帕分巴格（Ralph Paffenbarger）在1978年發表——但它們都未揭露，這個效應是否來自於運動的健康益處，或事實上較健康的人本來就可能運動較多。規律運動的人也比較少抽菸，並且較注意飲食。

然而，把運動視為體重過重的挽救之道，很快就成了普遍觀念。1980年，1篇刊載於《華盛頓郵報》關於健身革命的文章這麼說：「勤奮的運動者容易減重。」關於運動的減重益處是否確實存在的所有質疑，都被拋諸腦後。

1983年，《紐約時報》的珍・布洛帝清點以運動為「關鍵」而成功減重的無數方法。她解釋，運動會提高其後幾小時裡的代謝率，進一步提高熱量的消耗。它也是「胃口的抑制劑，有時會將飢餓的感覺延後好幾個小時。」布洛帝說，運動能夠促進肌肉組織，然後會燃燒掉比脂肪還多的熱量。布洛帝的結論是，由於肌肉組織的密度比脂肪高，「所以即使你沒減掉任何重量，運動也會令你更苗條。」

《新聞週刊》提到，到了1980年代末期，運動已被認為是任何減重計畫所「必需」。1989年，《紐約時報》勸告讀者說，在「運動量不足以」誘發體重實質減輕的少數狀況下，「你必須確定自己沒有吃太多。」

媒體也許已經被說服了，但科學證據從未支持梅耶爾的假說。在1973年10月，美國國家衛生研究院舉辦它第一次的肥胖症研討會，來自瑞典的研究學者佩爾．畢昂托普（Pen Bjorntorp）報告他自己在肥胖和運動上的臨床試驗。在經過6個月的每週3次運動計畫後，他的7名肥胖受試仍然和以前一樣又重又肥。

4年之後，美國國家衛生研究院再次舉辦肥胖症研討會，該會議報告的結論是：「以運動控制體重，並不是大家所相信的那麼重要，因為運動會增加能量的消耗，而這又容易增加對食物的攝取量，而且我們不可能預測所增加的熱量輸出，會不會被更大量的食物攝取所超越。」

1989年，位於紐約的聖路加—羅斯福醫中心的肥胖症研究診所的主任柴菲爾．皮桑耶（Xavier Pi-Sunyer），重新探討「『沒有熱量限制』的運動可能導致減重」的證據，儘管媒體當時將其宣稱為福音，但他仍然找不到樂觀的理由：「觀察到的是體重和身體組成並沒有變化。」同年，丹麥研究學者報告說，他們訓練不愛活動的人跑馬拉松（42公里左右）。在這個為期18個月的訓練結束時（一段近乎瘋狂操練的時間），研究中的18名男性平均減少了2.2公斤的體脂肪，在9名女性受試者身上，「沒有觀察到身體組成的改變」。

在這整個期間裡，實驗室動物研究同樣不支持梅耶爾的假說。雄性大鼠在跑了幾小時的轉輪之後，也許真的限制了牠們的食物攝取量——如梅耶爾指出這是可能的，但是在沒有運動的那幾天裡，牠們卻吃得更多。牠們用來彌補運動付出的，是在其他時間裡動得更少。此外，這些大鼠必須被強迫運動以壓抑飢餓也只是暫時的，那並不是自願發生的行為。在梅耶爾的實驗中，大鼠被放在電動跑帶上，牠們跑，是因為牠們沒有選擇。這表示，**在這些非自願運動的實驗中所觀察到的胃口降低現象，也許是受壓力或疲憊引起的，而不是運動**，尤其是還使用了一種叫做電擊網柵的東西去「激勵」大鼠。**在仰賴自發性身體活動的其他實驗中，大鼠跑得愈多，牠們就吃得愈多，但體重依然沒有改變。**

當大鼠從被迫運動的計畫中退役時，牠們吃得比以前更多，而且比起那些被允許保持靜態的大鼠，牠們的體重增加得「更迅速」。使用倉鼠和沙鼠的實驗指出，自發性的奔跑活動會產生「永久增加」的體重和脂肪——運動不但沒有讓這些齧齒動物變瘦，反而變得更胖。

如果梅耶爾的假說是正確的，如果身體活動在調節體重上是有影響力的，那麼研究學者在證明這個事實上與日俱增的興趣，經過這幾十年來，應該導出了一個明確的證明說就是這樣，**但事實正好相反**。加州大學戴維斯分校的營養學家茱蒂斯．史登（Judith Stern），在哈佛大學與梅耶爾一起取得博士學位，於1986年寫道：「在調查治療肥胖的科學文獻時，我們不禁想轉身離去……因為運動對大部分減重計畫的微薄貢獻而感覺燃不起激情。」

系統性分析揭露運動的減重效益並不醒目

在過去幾年裡，一系列權威性的報告向成年人提倡比以往更多的身體活動（現在已達到1天90分鐘的適中強度運動），他們做得正好，因為沒有人注意到支持這個假說的證據。事實上，沒有實質的證據支持這種減重或維持體重的推薦。

來自美國農業部和其他機構的報告，其結論仰賴於對一堆在過去10年間發表的醫學文獻所做的系統性重新探討。其中最廣博、且最常被這些權威性報告引用的，是一篇由兩位芬蘭研究學者在2000年所做的分析。這篇芬蘭的回顧分析揭露，只有十幾個左右的臨床試驗做過以運動維持體重的測試。這些研究大部分都是觀察性研究，調查來自於各族群中的人所報告的身體活動量，然後比較這些人在經過一段時間後增加多少體重。這些研究（就像著名的佛萊明罕心臟研究）只能發現其中的關係，但找不出因果，甚至連這些關係都有不一致的時候。

芬蘭的研究學者報告說，有些研究指出，身體活動也許抑制了體重的增加，有些指出身體活動可能加速了體重的增加，還有些指出身體活動不會造成什麼影響。這些臨床試驗之間同樣地存在不一致性。當芬蘭研究學者嘗試去量化這些臨床試驗的結果（以運動計畫維持體重的效果，或如美國農業部所說：防止「不健康的體重增加」）時，他們的結論是，端視試驗的類型而定，結果可能造成每個月減少增加或再增加90克的體重，或造成增加50克的體重。兩位作者提到，由於「研究設計得愈嚴格（隨機試驗）」，結果就愈不醒目，身體活動和體重變化之間的關係，即使有的話，也比他們所設想的更複雜。最後一點很重要。

如果我們把最近40年的研究視為對梅耶爾假說「身體活動誘發體重減輕，甚至抑制體重增加」的測試，那麼顯然假說是沒有任何意義的。梅耶爾一開始所堅持必定是正確的事情——態度強硬到甚至公開控訴「運動的敵人」在傳播「偽科學」，在過去幾十年間已發展成一項研究分析：運動療程是否能抑制每個月90公克的體重增加或反而增加60公克的體重。

然而，身體活動所消耗掉的能量會以胃口和熱量攝取的增加來彌補，這個事實已在過程中被遺忘。臨床醫生、公共衛生權威、甚至連運動生理學家都把飢餓當成一種只發生在大腦的現象、是一種關於意志力的問題而非取代被消耗掉的熱量的自然生理需求。當身體的活動量大時，我們會胃口大開，飢餓的增加與我們所消耗掉的熱量成比例，就像限制了飲食中的卡路里會讓我們感到飢餓一樣——直到最後我們彌補了不足。

證據指出，這個道理對於胖子或瘦子來說都是一樣的。如果我們要了解為什麼我們會增加體重以及如何減掉它，這是我們必須解釋清楚的一項基本觀察。

Chapter 16

1大卡並不等於1大卡

吃得多未必會形成脂肪堆積

肥胖文獻不只是多如牛毛，它同時也充滿了矛盾和令人困惑的報告與見解。我們可以很貼切的引用阿特穆斯・瓦德（Artemus Ward）的話：「這些產量豐富的科學人的研究，為這個主題抹上一道道黑暗的陰影，如果他們繼續研究下去，很快的，我們就什麼都看不見了。」

希爾德・布洛許，《過重的嚴重性》，1957

- ▶**瑪莉安・布洛斯**：攝取的熱量多過於能量消耗的人會增加體重，沒有什麼能夠逃開熱力學定律P293。
- ▶**朱爾・荷希**：肥胖是意志力屈服於自我滿足的結果，也可能是因為某些荷爾蒙、酵素或其他生化控制系統的改變，但相信前者可能比較好P294。
- ▶**艾利希・葛瑞夫**（Erich Grafe）：肥胖的狀況有性別的差別，這是因為性荷爾蒙的影響P294。
- ▶**希爾德・布洛許**：人有易胖或不易胖體質P294。飲食過量和逃避肌肉運動，是能量平衡被打亂的機制中最明顯的因子，這可能是心理因素所導致或惡化P301，但這樣的情況，卻只發生在特定類型（易累積脂體的體質）的人身上P311。
- ▶**傑弗瑞・費里曼**（Jeffrey Friedman）：遺傳影響體重P294。
- ▶**傑洛姆・奈特**（Jerome Knittle）：母親是糖尿病患者的嬰兒，出生時較重，之後也有較高的肥胖率P294。
- ▶**威廉・薛爾登**（William Sheldon）：體格類型和遺傳有關，後天的飲食或生活調整，只能讓胖型體格的人變成較瘦的胖型體格P295。
- ▶**艾坦・席姆斯**（Ethan Sims）&**克勞德・布查德**&**詹姆斯・李文**（James Levine）：每個人之間增加體重的能力有顯著的差異P295。

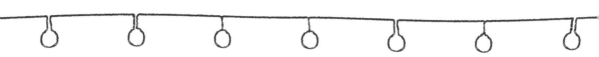

- ▶**馬克斯·魯伯納**（Max Rubner）發現，脂肪每公克的熱量是蛋白質或碳水化合物的2倍，證實了由他最先命名的等熱定律，後來被營養學家昇華成「1大卡就是1大卡」的說法P298。
- ▶**卡爾·馮諾頓**：肥胖原因有3種假說：外因性肥胖（暴飲暴食和少運動）、內因性肥胖（易胖體質）、糖尿病肥胖P299。
- ▶**路易斯·紐堡**認為肥胖是「胃口異常」的結果，他的主張徹底滅絕了馮諾頓的內因性肥胖假說P302。
- ▶**金恩·梅耶爾**：基因在肥胖問題中扮演的角色，是讓我們更想動或更不想動P309。
- ▶**艾力克·瑞弗辛**（Eric Ravussin）：飲食過量和久坐不動的行為無法解釋肥胖和糖尿病在現代社會的普及性P310。

關於肥胖和體重調節，讓我們問些較簡單的問題。

即使我們接受肥胖是由正能量平衡造成的，然後又結合了飲食過量和久坐不動的行為，那麼假如肥胖就是大家都不喜歡的樣子，為什麼還有人願意繼續吃過多或仍坐著不動？如果正能量平衡可以透過運動和熱量限制等合理的方式變成負能量平衡，那為什麼減重還是那麼困難？

肥胖是一種疾病？

這就是與肥胖糾纏了一世紀的悖論。瑪莉安·布洛斯於2004年在《紐約時報》中所寫的：「那些所攝取的熱量多過於能量消耗的人會增加體重，沒有什麼能夠逃開熱力學定律。」她解釋說，這是「非常古老且永遠不變的科學訊息」。

不過，**絕大部分嘗試消耗掉多過於所攝取的熱量的人並沒有變輕。真的有變輕的人，也只減掉一點點的重量，而且維持的期間很短**。這表示肥胖是一種疾病。「一種慢性疾病，」亞伯特·史丹卡德在30多年前說，「對治療有抵抗力，容易復發，我們束手無策。」

1983年，洛克菲勒大學的朱爾·荷希用2個另類假說來重新表述這個難以理解的現象：

假說1 常見的看法：「肥胖是意志力屈服於自我滿足的結果。」

假說2 「肥胖受到某種『生物學上的』影響，因某些荷爾蒙、酵素或其他生化控制系統的改變而導致肥胖。」

因為沒有類似的生物異常被明確的界定過，所以荷希相信，「也許維持肥胖不是疾病的假象比較好。人們更樂意相信，它只不過是一個良好判斷的錯誤，更好的判斷和選擇最後會導致」更好的結果。此外，還有一個明顯的矛盾：如美國衛生署署長辦公室所言，「對於絕大多數的人而言，過重和肥胖來自於過多的卡路里和／或不充分的身體活動」也許是對的，但人類和動物體內的脂肪堆積，在很大的程度上似乎是取決於與我們吃或運動沒什麼關係的一些因子，是有生物因素存在的。

脂肪在男性與女性體內的堆積方式是截然不同的。男性容易將脂肪儲存在腰部以上（所以有啤酒肚），而女性是在腰部以下。女性從青春期開始堆積脂肪——至少是在胸部與臀部，而男性則是流失脂肪。女性在懷孕期間（特別肥胖）和停經後增加體重，這表示與性別荷爾蒙有關，跟攝食行為和身體活動的影響一樣多，或者更多。「能量的概念當然可以用於這個範疇。」德國臨床醫生艾利希．葛瑞夫在1933年提到關於脂肪堆積在結構上的分布，以及如何依性別而有所不同時這麼說。

從小兒科醫生轉為精神科醫生的希爾德．布洛許在1957年提到，當脂肪、或缺乏脂肪成為家族中的特色體格或體型時，「這種相似性也許明顯到就跟面貌相似性一樣。」若腰圍會受到遺傳的影響，那就表示它受到生物因素的調節——也許偏向增加體重，也許偏向不容易增加體重。

洛克菲勒大學分子生物學家傑弗瑞．費里曼在2004年時寫道：「造成我們今日族群中個人體重增加的顯著差異的是遺傳，而不是環境。」如果肥胖有這麼強大的遺傳因子，如費里曼所說，「跟身高一樣，而且比幾乎每一種被研究過的其他疾病都強大」，那麼這要怎麼計入攝食過多和久坐不動行為的程式呢？

同樣的問題也適用於代謝或荷爾蒙因子，它們對過度肥胖也有影響，正如洛克菲勒大學的傑洛姆．奈特於1976年在喬治．麥高文的營養與人類需求專責委員會前做見證時所說。奈特提到：「母親是糖尿病患者的嬰兒，他們出生時比較重、胖得多，而且之後比同齡懷孕的非糖尿病母親所生的嬰兒有較高的肥胖率。」但是，如果這些生理因素造成了較胖的嬰兒和之後較胖的成年人，那麼，同樣的道理難道不適用於由非糖尿病母親所生下的我們嗎？

我們有些人似乎就是容易從嬰兒時期開始變重，我們有些人在費里曼所說的肥胖分布曲線上比別人前進得更快。在1940年代初期，哈佛心理學家威廉・薛爾登在表達觀點時提到他所謂的嬰兒類型「形態學」：「沒有兩個長得一模一樣的人，這並不需要科學來說明。」

根據薛爾登的見解，每一個人體都能被描述成3種基本身體類型的組合——①瘦型體格：容易長成瘦長型的人；②運動型體格：壯碩，肌肉發達的人；③胖型體格：又圓又胖的人。薛爾登說，你可以讓胖型體格的人挨餓，他們也許會減輕體重，而且甚至顯得削瘦，「但就像獒犬不會變成獵犬或牧羊犬一樣，他們永遠也不會變成運動型體格或瘦型體格。他們就是削瘦的胖型體格。」

1977年，當麥高文的專責委員會舉辦肥胖聽證會時，奧克拉荷馬州的議員亨利・貝爾蒙（Henry Belmon）正好目睹了這個困境。委員會已經花了一整天的時間聆聽頂尖權威們討論肥胖的原因與預防方法，這個經驗令貝爾蒙很困惑。

貝爾蒙說：「我想確定我們沒有過度簡化……我們讓事情聽起來像過胖的人都沒有問題似的，只要快點離開餐桌就好。可是我看到（羅伯特）道爾在議會餐廳裡吃了2球冰淇淋、1片藍莓派、肉和馬鈴薯，但他仍然瘦的像隻野狼。我們有些人只吃萵苣、鄉村起司和小餅乾，卻無法做到那麼好。難道每個人之間利用能量的方式有什麼不同嗎？來自各地的專家學者承認他們『陸續聽到這類的事情』，但說那種研究很含糊。事實上，證據很明確，但很難和那些與會學者們先入為主的觀念（教條）——肥胖是由暴飲暴食和／或懶惰造成的——相互調解。」

每個人增加體重的能力不同

在過去1個世紀裡，無數的研究已陳述過有些人如何比其他人更容易變胖的議題。在這些研究中，志願者被誘導在連續幾個月裡大量地過度攝食，其中最著名的是由佛蒙特大學的內分泌學家艾坦・席姆斯所執行的研究，開始於1960年代末期。席姆斯首先在實驗裡使用學生，但發現很難讓他們明顯地增加體重。然後他使用佛蒙特州立監獄裡被判刑的犯人，一開始就將他們的食物攝取量提高到1天4000大卡。他們是增加一點重量，但之後體重便穩定了。所以他們1天吃5000大卡，然後是7000大卡（1天5次正餐），接著是1萬大卡，並都維持長時間坐著的習慣。

席姆斯報告說：「每個人之間增加體重的能力有顯著的差異。」在歷經了200

天有點英雄式的飲食法的8名受試者裡，有2名很輕易地增加體重，而另6名則不會。有1名犯人在30週強迫性的暴飲暴食後，只增加不到4.5公斤（從60公斤增加到64公斤）。當實驗結束時，所有的受試者「體重快速下降，」席姆斯說，就跟肥胖病人在半飢餓飲食後恢復到原本體重時「一樣迅速」。席姆斯的結論是，我們都被授予一種能力去接納我們的代謝作用和能量消耗，「無論是營養過剩或營養不足」，但是我們有些人，如同任何的生理特徵一樣，就是做得比別人好。

另一個飲食過量的研究由克勞德．布查德主持，他現在是位於路易斯安那州的潘寧頓生醫研究中心的主任，該研究結果發表於1990年。布查德和他同事讓24名年輕人（12對一模一樣的雙胞胎）吃過多食物，1天多1000大卡，1週6天，持續12週。增加的體重從4公斤到13.5公斤不等，所增加的體脂肪之間的差異也在3倍以上。

1999年，梅堯診所的詹姆斯．李文報告說，他讓16名健康的志願者1天多吃1000大卡的飲食，1週7天，持續8週。這些受試者增加的脂肪量從小於0.45公斤到將近4公斤：「在志願者之間的脂肪增加的差異達到10倍。」

基因有影響嗎？

這些實驗中，沒有一個能解釋那些不易變胖的受試者的額外熱量跑到哪兒了，以及為什麼有些受試者比其他人更容易變胖。為什麼持續幾週吃得比維持原本體重所需的熱量多了1000大卡後，有人增加不到0.45公斤的體重，但其他人卻增加了將近4公斤？布查德和他的同事在研究中使用一模一樣的雙胞胎，來證明遺傳對變胖是否有影響，他們報告說，的確，同一對雙胞胎所增加的體重和脂肪量是相似的。「與遺傳因子有關，」這是他們所能說的一切。「這些因子可能主導了將能量儲存成脂肪或瘦肉組織的傾向，以及靜態能量消耗的各種決定性因素。」

從事畜牧業的人，往往對脂肪的遺傳組成成分有十分清楚的概念，這就是為什麼他們會把牲畜養得多少有點肥的原因，正如他們想要增加乳牛的乳汁產量、提高賽馬的速度和耐力，或是增強狗的狩獵或牧羊能力。可以想見，正如飲食過量和久坐不動的邏輯所可能指出的，將牛或豬飼養得肥肥的飼主，他們只是發現了決定吃得適量的意志和運動傾向的遺傳特性，但是這個邏輯濫用了這些都是相關因素的想像（表示實際上並非相關因素）。

大部分同時研究肥胖與糖尿病的實驗室研究，都會使用長得相當肥胖的品種的大鼠和老鼠（有時非常巨大），牠們吃得不比其他較瘦的同伴多。德國生理學家英格莉．史密特（Engrid Schmidt）說，在第一次看到一隻肥胖的Zucker大鼠時，她當下的反應是難以置信：「在那一刻之前，我以為如果一個人太胖，他就應該少吃點。然後我看到那隻動物，心想，太不可思議了，一定是某個基因壞掉了才會這樣。而且一旦牠們變胖，你遇到的問題就跟肥胖的人類一樣：一切都改變了，你不知道這種基本缺陷的原因和接下來會發生什麼事。」

金恩．梅耶爾在1950年開始研究肥胖品種的老鼠時表示，如果讓牠們夠餓，可以使牠們的體重低於正常老鼠，但是牠們的「脂肪含量仍然比正常老鼠多，因為流失的是肌肉組織」，這令牠們聽起來像是齧齒動物版的薛爾登的「削瘦的胖型體格」。幾個世紀以來，肥胖的男性與女性不斷抱怨，他們所吃的每一樣東西幾乎都會變成脂肪，而這正是梅耶爾的老鼠所遇到的情況。他寫道：「這些老鼠會在最不可能的狀況下讓牠們的食物變成脂肪——即使是半飢餓時。」

熱量測量技術進步帶來的迷思

除了無節制的生活方式之外，還有其他因素存在——尤其是代謝或荷爾蒙因素。但是，一般所接受的肥胖原因的定義，並不認可這種可能性。為什麼？

答案要追溯到19世紀末期現代營養研究的誕生。在那時候之前，一般認為，肥胖就像那些令人虛弱的疾病一樣，不是用簡單的療方就可以治好的。早在1811年，一位法國醫生為治療肥胖所開的療法清單包括了好幾種也許被天真的認為是絕望者的最後救濟手段，例如：從頸靜脈放血、從肛門置入水蛭。

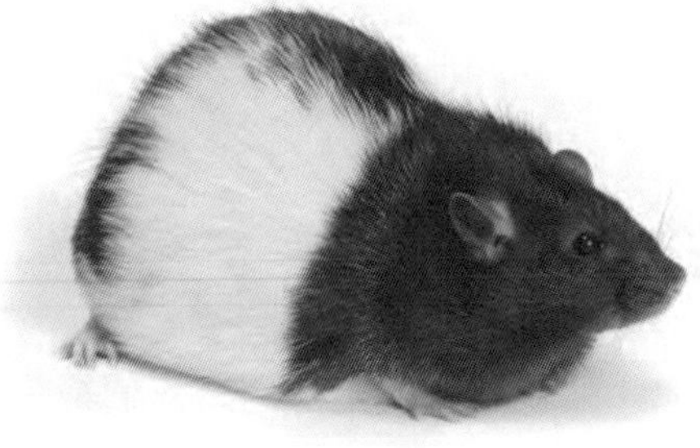

一隻肥胖的Zucker大鼠會比精瘦的大鼠有更多脂肪——即使是從出生後就處於半飢餓狀態（照片由查爾斯河實驗室提供）。

湯瑪斯．金．錢伯斯（Thomas King Chambers）1850年的著作《肥胖》，或《人體中多餘的脂肪》推薦吃「內容可被輕易消化的清淡飲食」，和認真的「每天花好幾小時散步或騎車」，在1869年版的《醫學實踐》中，英國醫生湯瑪斯．霍克斯．泰納（Thmoas Hawkes Tanner）就加入了這些「荒謬的」療方：「所有的這些計畫，無論怎麼堅定地執行，都不能達成期望中的目標，更不用說只是有節制地吃東西和飲酒。」（泰納確實相信，威廉．班廷的法國前輩尚方思華．丹瑟最後為肥胖提供了一個「基礎較可靠的」療法，也相信將「這個主題清楚明白地呈現在大眾眼前」歸功於班廷是實至名歸。）

這個悖論隨著對食物所含能量（卡路里）的了解、以及熱量測量法（測量生物體的熱產物和呼吸作用，然後計算出用於維持生命所消耗的能量的食物卡路里含量）的發展而發展。這是科學100年發展以來的巔峰，始於18世紀中葉的法國人昂托安—勞倫．拉瓦錫（Antoine-Laurent Lavoisier），他證明了由動物產生的熱（他實驗中的天竺鼠）與牠所消耗的氧和呼出的二氧化碳的多少有直接關係。活性生物體的燃燒作用就像任何火焰一樣，這就是為什麼沒有足夠的氧時兩者都會滅亡。

1900年，一位傳奇德國化學家尤斯圖斯．馮．李比希的繼承人，他的學生馬克斯．馮佩騰考夫（Max von Pettenkofer）和卡爾．馮沃特，以及他們的學生馬克斯．魯伯納等人，研究出活性生物體如何燃燒蛋白質、脂肪和碳水化合物，以及代謝與營養科學的基本原理。

魯伯納發現，脂肪每公克的熱量是蛋白質或碳水化合物的2倍。他也在1878年證實了他最先命名的等熱定律，後來被營養學家昇華成「1大卡就是1大卡」的說法，1大卡的蛋白質為身體提供的能量，相等於1大卡的脂肪或碳水化合物所提供的能量。在這種昇華中所遺落的事實是，**這些不同營養素在代謝和荷爾蒙分泌的影響上也有著天壤之別**——要看身體以什麼方法運用這些營養素，所以卡路里本身的能量當量與我們為什麼會增加體重沒多大關係。如魯伯納在100多年前所指出的，「特定營養物質對腺體的效應」也許是關係更重大的因子。

能量守恆與肥胖

第一個證明活性生物體中的能量守恆定律的是魯伯納，他研究1隻狗在45天期間的熱消耗和呼吸，並於1891年發表他的發現。

8年後，法蘭西斯．貝納迪克和威布爾．阿特瓦特證實了這項在人類身上的觀察：我們所消耗的熱量不是被當成燃料燃燒（被代謝或氧化），就是被儲存起來或排出去。魯伯納、貝納迪克和阿特瓦特的這項研究，是營養學家們在關於「攝取的熱量等於消耗的熱量」的減重飲食上常做的聲明的起源。如同《紐約時報》的瑪莉安・布洛斯所說，沒有什麼能違反熱力學定律。

外因性與內因性肥胖

直到這些定律被引用在人類的肥胖問題時，才有悖論的出現。這項研究在20世紀初的頭幾年由卡爾・馮諾頓所執行，他是德國的糖尿病首席權威、好幾套醫學教科書的主編、以及1900年一本德文專題著作《肥胖》的作者。

馮諾頓提出肥胖原因的3種假說。其中之一是他所謂的糖尿病肥胖，相當有先見之明，但出現的時間太早，所以對當時的科學進化並沒有影響。然而，馮諾頓另外2個被他稱為外因性肥胖和內因性肥胖的假說，雖然相較之下被過分簡化了，但從此之後主導了肥胖的觀念和研究。

馮諾頓的研究直接從能量守恆定律著手：「攝取多於身體所需的食物量，假如這種不均衡的情況持續很長一段時間，就會造成脂肪堆積和肥胖。」這所引發的一個問題是，是什麼導致了這樣的正能量平衡？（也有人認為，攝取多於身體所需的食物不會導致能量消耗的補償性）

馮諾頓指出，那不是因為無節制的生活方式（外因性肥胖，受到身體外在力量的驅使），就是因為有些人看來註定會變胖而且一直保持下去，無論他們吃多少或做多少運動（內因性肥胖，受到內在力量、而非外在力量的驅使）。

在應該歸咎於無節制的生活方式的情況裡（馮諾頓相信，是2者之中「最最常見的」），肥胖者的代謝作用和生理狀況是正常的，但「生活方式」有缺陷——現在指的是「暴飲暴食或不充分的身體運動」。在內因性肥胖中，生活方式是正常的，而體重增加是由於代謝異常緩慢所造成的。這些運氣不好的人也許吃得不比任何人多，但是他們的代謝作用只使用了他們所吸收的熱量的一小部分，所以一大部分都變成脂肪儲存起來。

就如心臟病研究學者後來把原因歸咎於膽固醇一樣，**因為它看起來就是個明顯的嫌犯，而且容易測定**，馮諾頓與追隨他的臨床研究學者都把矛頭指向代謝作用和能量平衡，因為那是他們能夠測定、而且也是看起來最明顯的嫌犯。

基礎代謝率

1892年，一位叫做納坦．尊茲（Nathan Zuntz）的德國化學家，研發出一種用於測定個人氧消耗量和二氧化碳呼出量的可攜式裝置。於是這就能夠計算（儘管是間接的）任何人的能量消耗和代謝作用——只要他有耐心對著面罩呼吸並且維持這樣的姿勢1小時。

1年內，馮諾頓的同事阿道夫．馬格努斯—李維（Adolf Magnus-Levy）把這種熱量計引入醫院放到病床旁，並展開一系列後來叫做基礎代謝的測量——在用完最後一餐之後的12到18小時，當我們在「肌肉完全歇息」時所花費的能量。在第一次世界大戰結束時，熱量測量的技術提升到測量代謝率已經變成「一種極普遍、幾乎是時髦的領域」。

馮諾頓把研究焦點放在代謝消耗，讓肥胖科學依舊在我們熟悉的發展路線上。然而這項研究的演化，進展得就像魔術師的手，令人眼花瞭亂。到了1940年代，常識、邏輯和科學已分道揚鑣。

關於「代謝作用遲緩能夠解釋人有肥胖特性」的觀點，最明顯的難處在於它從未獲得任何證據的支持。在馮諾頓提出這個假說前，馬格努斯—李維已報告過，**肥胖病人的代謝作用看起來，假如沒有更快，至少也跟一般人一樣快。**

這種觀察會一再地得到證實：相同身高、性別、骨骼結構的人，胖子會比瘦子容易消耗更多能量，這表示他們的代謝作用基本上會燃燒掉較多熱量，而不是較少。當人們變胖時，他們除去脂肪後的淨體重也會增加。他們增加了肌肉、結締組織和脂肪，而這些都會提高整體代謝率（儘管量並不一樣）。

胖子比瘦子消耗更多能量的傾向（身高、年齡和性別相仿），導致一般人很自然的假定，他們一定吃得比瘦子多。自馬格努斯—李維以降的研究學者，以計算能量消耗的方式算出代謝率（整體代謝除以目標物的體重或表皮區域）避開了這樣的結論，而且可以說，一般而言，胖子的代謝率似乎比瘦子慢，所以，量不是重點——至少在談到導致肥胖或逆轉肥胖所必需攝取的卡路里量時。英國生理學家麥可．史托克和南西．羅斯威爾在1982年時提到，利害因子在於「一個人的代謝能力，而不在於他的某一部分。」

從這些代謝率的研究中所浮現出來最顯著的觀察之一是：**任2個體重相同的人之間的代謝率差異可能有多大，或體重差異極大的人之間的代謝率可能有多相似**。法蘭西斯・貝納迪克測量89位男性和68位女性的基礎代謝，並且轉化成1天裡的能量消耗最低量，他將這項研究的成果發表於1915年。

雖然男性平均消耗的能量比女性多，而且身材高大的也比矮小得多，但變化仍非常巨大。體重約78公斤的男性，每天的最低能量消耗範圍在1600大卡到2100大卡之間。這表示，一個78公斤重的人每天可以比另一個78公斤重的人多吃500大卡的熱量（相當於一個麥當勞4盎司〔近115公克〕起司牛肉堡），但不會因此增加體重——即使他們生活中的身體活動量一模一樣。較重的女性也容易消耗較多能量，但之間的變化非常明顯。貝納迪克的一名女性受試者體重47公斤，另一名79公斤，但她們的基礎代謝都是1475大卡。

心理和意志力的討論

胖子因為有容易變胖的體質而註定是胖子（馮諾頓所謂的內因性肥胖），這個觀點最後受到醫療界的駁斥，大多是由於希爾德・布洛許的努力，她做過實際研究，還有路易斯・紐堡，他點出研究被解讀的方向。

布洛許是一名德國小兒科醫師，於1934年移民到紐約，她在那裡設立診所，並在哥倫比亞大學醫學院治療肥胖症。她一開始先檢驗當時的「流行」：肥胖兒童必定遭遇了某種荷爾蒙或內分泌失調，他們宣稱自己吃得像鳥一樣少——就跟肥胖的成人常說的一樣。有什麼是符合他們的說法的？布洛許無法為這個假設找到證據，於是她開始徹底研究那些年輕肥胖病患的生活和飲食。

1939年，布洛許發表了一系列詳盡文章的第一篇，報告她從治療診所中將近200名肥胖兒童病患的發現。布洛許報告說，經過密切的調查研究，所有的這些孩子們都吃大量的食物：「飲食過量往往被堅決否認，所以需要做一些偵察工作，到病患家中拜訪以了解確實的狀況。」不管基於什麼理由，對於孩子的飲食習慣，母親們在家裡都比在診所時表現得更坦率。布洛許報告說：「描述飲食量的用語非常多種，從『胃口好』和『他吃得很好』，到『胃口極大』、『他狼吞虎嚥的吃』和『食物是她唯一的興趣』。」

布洛許的結論是，「飲食過量和逃避肌肉運動，是能量平衡被打亂的機制中最明顯的因子」，而這是由親子關係的心理因素所導致或惡化的。布洛許說，做母親的會用食物來取代關心，然後給孩子吃過多的東西。也許還要加上過度保護所造成的損害，這會使母親不讓孩子跟同伴玩，以免受到傷害（這個概念仍殘存於這樣的推測中——兒童會增加體重是因為父母拒絕讓孩子們走路或騎車上學，因為他們害怕孩子遭到陌生人綁架或虐待）。至於胖小孩本身，放棄食物代表著「放棄了（他們）開心和享樂的唯一來源。胖小孩儘管因龐大的體型常被譏笑而對體型有所埋怨，但對於在人際關係上沒有安全感的他們來說，這種體格卻給了他們一種強大感和安全感」。

徹底滅絕馮諾頓的內因性肥胖假說的，正是密西根大學醫學系教授路易斯·紐堡，那種假說讓任何肥胖的解釋都不會怪罪於貪吃和懶惰。不同於布洛許，紐堡輕易地相信了肥胖是他所謂的「胃口異常」的結果。早在1930年他就堅決主張，「所有的肥胖者在某個基礎層面上都是一樣的——他們就是吃太多。」

紐堡主張，肥胖者要為自己的情況負責，不管他們的代謝能力是否比較遲緩。如果是的話，那麼就要怪罪於肥胖者，因為他們不肯約束自己的胃口去配合自己「較少的能量輸出量」。如果他們的代謝作用速率正常，他們就更該被責備了，背負「各種人類弱點，例如過度縱欲和無知」的罪。

在1942年，紐堡在《內科醫學檔案》期刊中發表一篇長達六十三頁的文章，詳細列出了反對馮諾頓內因性肥胖假說的證據。他駁斥「內分泌失調」——例如腦垂體腫瘤，或是甲狀腺荷爾蒙的極慢速分泌，這兩者是首要的可能影響力——在肥胖上的任何影響。他的理由是，這些頂多只能解釋極小部分的案例。

紐堡寫道，絕大部分的肥胖者都有很正常的甲狀腺，而且許多的腦垂體腫瘤案例並不伴隨肥胖的發生。他嘲笑「代謝遲緩」對肥胖有影響力的觀點，因為胖子所消耗的能量跟瘦子一樣多，甚至更多。紐堡還表示，布洛許的研究已經是很明確的證據，證明即使是最肥胖的兒童也是因為飲食過量而造成的。

紐堡說，如果胖小孩不能再躲到體質的藉口背後，那麼肥胖的大人也不行。所以，肥胖和纖瘦之間的唯一障礙就是意志力不足。為了證明，紐堡提出一件研究案例，一位病人靠著1天300大卡的飲食，在1年內減掉128公斤，次年吃1天600大卡的飲食，再減掉36公斤。當時那位病人已經恢復到正常體重，「他已徹底戒除貪吃的壞習慣，」紐堡寫道，他繼續維持他的體重，「不需要特意限制食物攝取量」。這也許是真的，但若如此的話，紐堡的病人在肥胖症研究的記錄中就真的相當獨特了。

紐堡在評論的最後剔除了在肥胖病源學中體質因素的任何可能性。如果基因與肥胖有任何關係（紐堡不相信這一點），「那麼胃口好不好，就有可能是一項遺傳特徵。」若家族裡普遍有肥胖的狀況，「較切合實際的解釋是，滿桌的山珍海味和佳餚是家族的傳統。」如果女性在停經後會發福，那與荷爾蒙一點兒關係也沒有——「現在暫時中止分泌的性腺，之前有抑制肥胖組織生長的能力」——但倒不如說，停經後的婦女現在有時間讓自己享受一下。紐堡寫道：「她不抗拒增加體重，因為她最信任的朋友讓她相信，在人生的這個階段本來就會增加一些體重，她大可放心。」

對於在第二次世界大戰後的10年間開始治療肥胖症的那一代醫生來說，紐堡在1942年的回顧性評論是人類肥胖症上一篇具開創性的文章。除了紐堡所謂的「胃口異常」（飲食過量或攝取的卡路里比消耗的多）之外，那些醫生也呼應於任何紐堡所提出的肥胖是由不管什麼原因造成的證據：「紐堡的研究很清楚地指出⋯⋯。」或者：「紐堡的答覆是⋯⋯。」

正確卻沒有意義的論點

然而，這個簡單的概念有一個根本的缺陷，這要追溯到馮諾頓外因性肥胖的原始觀點。「肥胖伴隨著能量攝取和輸出間的不平衡」的主張（吸收的熱量多過於消耗的熱量），根本是贅述。正如瑪莉安·布洛斯所說，必然是如此，因為這是從能量守恆定律的觀點出發。那麼，是什麼造成了這樣的不平衡？

馮諾頓的「不平衡是由『飲食過量和不充分的身體活動』（或『過多的卡路里攝取和／或者如美國衛生署署長辦公室所指出的，不充分的身體活動』）所造成的」論點，是一種（未經證實的）假設和贅述。這個假設是，隨著變胖的過程而發生某種事情（飲食過量和缺乏身體活動）造成了肥胖。而贅述是，這些用語被定義的方式，使得它們必定為真。

「飲食過量」和「缺乏身體運動」這兩種用語，只運用在過重和肥胖上。「如果攝食行為不會產生體脂肪堆積，我們就不會把它叫做飲食過量。」這是威廉·班納特（William Bennet）在1986年對這個現象的說法，他是當時《哈佛醫學院健康通訊》的編輯，也是少數對肥胖有興趣且把這個觀點公諸於世的研究學者之一。如果有人是胖子，那麼他在定義上就是飲食過量，如果有人是瘦子，那麼他的體重就不被認為與他所攝取的食物量有關，也不與身體活動量有關。這就是為什麼吃相當大量食物的瘦子會被說成有健康的胃口或大食客的原因，沒有人會懷疑他們有卡路里攝取過多的問題。

馮諾頓的論點（今日仍然通用）是，說「酒精中毒是由長期過度飲酒所造成」

或「慢性疲勞症候群是由過度嗜睡和／或缺乏能量所造成」是一樣的，這些論點都對，但沒有意義，而且它們還**造成因果關係的混淆**。它們沒有告訴我們為什麼一個人會變胖（或酒精中毒或慢性疲勞），而別人不會。

胖子為什麼不會無上限的發胖？

再者，如班納特所提到的，即使胖子確實比大部分或所有瘦子吃得多和／或消耗較少的能量（這一點從未被證實過），我們仍要訴諸於所有肥胖症研究中的顯著問題：為什麼能量的吸收不能被向下修正以符合能量的消耗，或將情況反過來？也沒有人能夠解釋：為何反轉熱量的失衡，並無法確實地反轉體重的增加（遇到這種困境的一般反應，如班納特所說，「就是忽略它。」這正是班納特的著作評論中所發生的情況——即使他曾在1986年紐約科學院所舉辦的肥胖症研討會中討論這個議題，與會人士包含這個領域的許多著名權威）？

那些過重或肥胖的人，體重不會年復一年的不斷增加下去，而且極少有例外。他們是經過一段長時間慢慢增加體重，然後在某個高於理想體重的點達到穩定狀態，然後保持很長一段時間——幾乎是無限期地。班納特問，為什麼「會在脂肪的儲存達到一個特定的程度時達到能量平衡？」這是任何一個合理的肥胖假說必須陳述的另一項問題。

西北大學的內分泌學家雨果．羅尼在1940年對這個問題的描述，令人想起了50年後荷希的評論：「一個重達135公斤的胖子可以一直維持這樣的體重，他所攝取的熱量卻跟任何體重正常的人一樣多。他的『肥胖是由於正熱量平衡』的觀點，在解釋他如何達到過重的體重時也許有用，但無法告訴我們為什麼他能維持下去、為什麼他的身體會抗拒減少到正常體重的嘗試、為什麼他在成功減重後容易恢復體重。」

這種說法很有趣：肥胖症研究的領域很少注意到飲食過量／久坐不動行為假說缺乏邏輯和科學性，原因之一是，討論這個議題而不陷入文理不通的陷阱，是很困難的事。說某人「飲食過量」或「吃得多」，立即引發一個問題：跟誰比較？肥胖症研究最容易重複的發現就是：一般說來，胖子吃得不比瘦子多。他們也許吃得不像自己所說的或所認為的那麼少，但是他們不見得吃得比任何人多。

英國生理學家杜寧（J.V.G.A. Durnin）和雷金納德．帕斯摩爾在1967年寫道：「在少數情況下，當一群胖子的食物攝取量以受認可的技術測定時，發現並沒有比體重正常的控制組吃得多。胖子不見得貪吃：有些人確實有所節制。」但帕斯摩爾和杜寧忽略去問，**這麼節制的人是怎麼變胖的？**反之，他們堅決主張「沒有一丁點證據」、「以及他們的朋友、有時很遺憾的連他們的隨從醫務人員，也不支持肥胖者是『不知道用什麼方法儲存能量的神奇機器』的信念。」然而，神奇的儲存能量，似乎是唯一的解釋。為什麼當別人可以靠同樣的飲食毫不費力的維持纖瘦的體態時，他們卻依然肥胖？果真如此的話，這對飲食過量是否別具意義？

過度進食的背後原因

18世紀末時，詹姆斯・波斯威爾（James Boswell）和山謬・強森（Samuel Johnson）也在同樣的悖論中艱辛摸索，如波斯威爾在《山謬・強森的生活》中所報告的：

「這裡提到一個非常胖的人，是為了指出肥胖所帶來的不便；（強森）說：『他吃得太多，先生。』波斯威爾：『我不知道，先生，有時你會看到一個胖子吃得剛好，而一個瘦子卻吃得很多。』強森：『才怪，先生，不管一個人吃了多少的量，只要他太胖，對他而言都很平常，他就是吃了比他應該吃的還多。』」

但對於釐清肥胖是不是一個人吃的比應吃的還多所造成的，這並不是令人滿意的答案，我們仍然滿腹疑雲。這個問題被放到飲食過量／久坐不動行為假說的邏輯裡：為什麼人們會飲食過量？或者為什麼他們那麼不喜歡活動——假如知道必定會導致肥胖的話？由於飲食過量和缺乏活動，兩者畢竟都是行為方面、並非生理方面的條件，所以假說唯一容許的答案是來自於對肥胖者行為的判斷。

說胖子吃得比應吃的多，或者動得比應動的少（所以才會產生正熱量平衡），只指出兩種可能性：①不是超出他們的控制（表示有另一種更深奧的原因造成他們的情況）——也許是代謝或荷爾蒙失調，我們仍在探索中；②就是在他們的掌控中——所以我們被引導去判斷說，胖子的意志力比瘦子弱。

如馮諾頓所說，肥胖者的胃口並不能調節他們對能量的攝取，這也許是真的，但是，為什麼他們不有意識地去修正呢？這個邏輯讓我們一直在繞圈子。

如果我們問，為什麼半飢餓飲食無法有效地治療肥胖症，只能靠著創造負熱量平衡來誘發短期的體重減輕？我們得到的還是相同的結論，同樣只有兩種可能。第一種是，吃這種飲食的肥胖者體重停止減輕，或甚至情況逆轉，如果是這樣，那麼不管在背後發揮影響力的是什麼生理機制，它也許也是肥胖的原因。若是如此，肥胖也許不是由飲食過量和久坐不動造成的，而是由影響更深遠、更根本的某種失調症所引起的。由於代謝失調並不是飲食過量／久坐不動行為假說中的一個選項（如果是，那麼我們在討論的就可能是代謝失調假說），唯一容許的答案是第二種可能性：肥胖者缺乏減肥的意志力——一種性格缺陷。

再談飲食的意志力

我們愈密切檢視飲食過量假說，就愈發現它的邏輯與我們的直覺相違背。思考一個周密的實驗，受試者是2名身高及年齡相仿的中年男性，其中一個是1天吃3000大卡的瘦子，另一個是1天吃3000大卡的胖子（過去1個世紀以來的流行病學和代謝研究很清楚的指出，要找到這樣的人一點兒也不難）。現在，我們把肥胖受試者的卡路里減半，讓他吃1天1500大卡的半飢餓飲食，他會減輕體重——如果亞伯特·史丹卡德1959年的分析是正確的，那麼有八分之一的機會，他會減輕9公斤。我們的瘦子受試者也會因這種飲食而減輕體重，如凱斯於1944年用他的受試者所證明的，那就是能量守恆定律的意含。

但是他們都會持續感到飢餓，很可能隨時放棄這種飲食方式。這是常識、肥胖症研究史和卡內基P276、明尼蘇達P277與洛克菲勒經驗P294告訴我們的。在減掉一些重量之後，他們的體重會維持在一個穩定的水準，因為他們的代謝和能量消耗會適應這種新的熱量攝取程度。「最後，重新建立起熱量平衡的新（低）穩定水準，而熱量赤字是零。」凱斯這麼解釋。

我們的直覺是，我們的肥胖受試者減輕體重，是因為他有較多的重量可以減掉，但是我們沒有多少證據也沒有什麼方法去證明這種效應。不過，如果我們的胖子和瘦子受試者都放棄這種飲食並恢復到1天吃3000大卡的生活，胖子會復胖，而且也許比以前更胖，就會符合我們說他有性格缺陷的診斷標準；瘦子受試者也會把流失的體重變回來，而且也許再多一點，但仍然維持纖瘦，可是不會把他視為胃口異常或有其他的性格缺陷。

如果肥胖受試者接受減重手術，我們也會做出同樣的結論。「這種做法，是以改變消化道狀態的方式去完成無法靠意志力達到的減少熱量吸收，」洛克菲勒大學的傑夫·費里曼（Jeff Fiedman）在最近一期的《自然醫學》期刊中這麼說道。「雖然接受減重手術的人會流失大量體重，但在臨床上仍算是肥胖。」

現在我們有兩個體型和體重更接近的人，其中一個需要以手術改變消化道來大幅減少熱量的攝取，使他能夠維持那樣的體重，另一個沒接受手術的人則可以吃到心滿意足為止。接受手術的病人會被認為有性格上的缺陷，必須依靠手術才能夠控制他的胃口，但是天生就瘦的受試者就不是這樣了——儘管他也有同樣大的胃口。費里曼提到：「這表示，是代謝上的某種差異令胖到呈現病態的人變得肥胖，而與他們的熱量攝取無關。」

無論被接受的是什麼樣的觀點，都會讓肥胖症變成一種行為議題，這是一個永無止境的問題。「指出疾病是由心理狀態造成、而且可以藉由意志力癒療的理論，」蘇珊·桑塔（Susan Sontag）在她1978年的文章〈疾病的隱喻〉裡提到，「這無疑是與肥胖症有關的情況。在肥胖症原因的任何討論上，其目標之一必須是一個跳脫飲食過量／久坐不動行為假說的膚淺與循環推理的思考方法，並且讓我們朝著能夠真正進步的方向前進，以找出——如同科學哲人湯瑪斯·昆恩所指出的——一個考慮到『可行性』的討論肥胖症的方法。」

過去一個世紀以來的肥胖症研究都在這個困境中艱苦摸索，而且無可避免，這是循環邏輯下無可避免的結果。舉例來說，馮諾頓企圖為肥胖者的性格缺陷脫罪，他指出體重的增加是這麼地難以察覺，所以無法注意到。他列舉過多熱量在我們不知不覺中溜進我們飲食中的情況，於今日無所不在，或者我們因久坐不動的習慣而無法消耗熱量。

他指出，1天200大卡，相當於5塊黃油或360西西的啤酒，能夠輕易地溜進飲食中而不被注意，然後（依照他的算法）造成1年增加將近7.5公斤的體重：「這200大卡代表的食物量是那麼的少，以至於我們的眼睛和胃口都不會注意到，所以一個人會就自己所知，說他的飲食並沒有改變，儘管他已明顯變胖。」「肥胖是由過多熱量以緩慢、難以察覺的方式累積起來的」，這樣的宣稱無可避免地讓人將肥胖歸咎於飲食過量和不活動的行為，而避開了性格缺陷的直接指責。這樣的解釋也訴諸於一個問題：受害者是怎麼度過從瘦到過重、再到肥胖的過程中毫不注意，然後再選擇逆轉整個過程。

耶魯的凱利·布羅奈爾所提出**「現今肥胖潮流興起的原因是毒性食物環境」之類的假說，是另一個企圖將肥胖歸咎於飲食過量行為的例子**：「只要我們擁有這樣的食物環境，肥胖流行病就是可預測、無可避免、能理解的後果。」在他的觀點中，那種環境是食品業者的錯誤，再加上電動遊戲和電視節目鼓勵靜態娛樂的幫襯。接著這個主張的是，嚴重的肥胖者控告速食連鎖業者（超大份量的發明者）把額外的熱量加諸在毫不懷疑、只有買賣概念的美國人身上。「我們明顯執著於『最划算』的文化，也許構成了愈來愈多的提供與選擇較大份量的基礎，然後伴隨著肥胖的風險。」科羅拉多大學的詹姆斯．希爾（James Hill）及其共同研究者寶僑企業的約翰．彼得斯於1998年在《科學》期刊中這麼指出。

但是假如環境毒性真的那麼嚴重，如梅堯診所的糖尿病學家羅素．威爾德在70年前所提出的問題：「那為什麼不是我們所有人都變胖呢？」畢竟，「即使利用各種手段哄騙我們的胃口，像是隨餐飲用雞尾酒和葡萄酒，我們大部分的人一直受到保護而不發胖。事實上，整個烹飪藝術發展的主要目標，就是誘導我們吃得比我們應該吃的更多。」現在我們必須回到性格議題：有些人在這種毒性環境中有不良行為，然後變胖，但有些人不會（儘管速食店兜售過量的卡路里，但我們鮮少、甚至沒有聽到對速食餐廳的譴責——包含咖啡連鎖店星巴克，這個現象證明了毒性環境假說已深植於道德和社會階級的評判當中。舉例來說，1杯「大杯」〔480西西〕的泰舒（Tazo）茶星冰樂加奶霜大約有510大卡的熱量，相當於麥當勞的4盎司牛肉堡加起司。當討論到身體活動時也會做相同的價值評判：如果我們坐著一整天看電視，我們會被指責為懶惰鬼，我們變胖只是時間問題。但如果我們坐著一整天讀書或看書，就幾乎不會聽到同樣的責備）。

有些研究學者主張，將肥胖歸咎於性格缺陷是不對的，亞伯特．史丹卡德和金恩．梅耶爾正是其中2位，但他們仍然無法從飲食過量／久坐不動行為假說的循環邏輯中跳脫出來。在其1959年的半飢餓飲食分析中，史丹卡德寫道，一旦研究學者做出「過多的體脂肪是熱量攝取多於熱量消耗的結果」的結論，然後把這種思想奉為圭臬，以為「所有的肥胖都來自於飲食過量」，肥胖症研究就偏離了主題，之後，醫生的工作變成只要解釋「半飢餓能減少脂肪的儲存，為了這個目的指示飲食方法」，然後坐著等結果出爐就好。

史丹卡德寫道：「若病人如預期地減輕體重，這只證明了『治療肥胖真的相當簡單』的寬慰感，然而，一如常發生的，假如病人無法成功減重，他會被斥為不合作或貪吃。」梅耶爾也嘲笑「肥胖是因貪吃而造成」的邏輯，1955年他在《大西洋》雜誌中寫道：「肥胖被單調的主張為來自於吃太多，那就是它所有的內涵。任何尋求比自我放縱更深層的原因嘗試，對於已在尋找每一種可能用來逃避自己責任的藉口的病人來說，只是給了他們支持。」

不過史丹卡德和梅耶爾已經辨別出的陷阱，是建立在正熱量平衡假說的邏輯裡；根本無法逃避它。梅耶爾在他的著作《過重》中繼續堅決主張（和他所有的著作一樣），肥胖是久坐不動行為的結果，把矛頭指向懶惰而非貪吃，並且仍然讓這個議題被界定為與行為有關。

雖然梅耶爾因說服同儕相信肥胖具有遺傳的成分而獲得聲譽，但他卻指出，這些基因的唯一角色是讓我們更想動或更不想動。在《過重》的尾聲梅耶爾堅定地表示，肥胖者不只必須多運動，還必須更努力地試著少吃點：「肥胖不是罪過，充其量，它只是疏忽的結果，只是沒有堅持一輩子抵抗遺傳而來的天性，和抵抗一個結合持續暴露在食物中與放棄努力的環境的結果。在美食朝聖者身體發福的過程中，救贖所需要的不只是迴避誘惑。它需要……採取一種幾乎是禁欲的態度去過苦行生活，並且刻意每天挪出時間做往往很孤單的散步和運動。」

史丹卡德成為研究肥胖的行為療法的首席權威，那種療法可以被定義成一種行為技術系統，病人也許可以靠著這套系統忍受半飢餓，一方面迴避掉「他們會胖是因為他們缺乏意志力或具有性格缺陷」那種直言不諱的批評。舉例來說，他們吃得太快，或者對於環境中叫他們去吃東西的外在提示會產生過度反應，而對飽足的內在提示毫無反應——如1970年代初期一項流行理論所指出的。「肥胖的美國人：他們不知道自己何時餓、何時飽」，這是《紐約時報》在1974年的一個標題。

在當時，肥胖就像厭食症一樣，被歸類成飲食失調，而肥胖治療領域已變成精神病學和心理學的分支科學。所有的這些行為療法，不管你怎稱呼它，事實上目的都在於矯正薄弱的意志。藉著誘導肥胖者吃得更少或運動更多的每一種肥胖治療嘗試，都是肥胖的行為療法，並且表示這種疾病有「行為一心理」上的原因。

即使我們接受肥胖者具有性格缺陷，但我們仍然處於混沌的黑暗中。**為什麼同樣的缺陷不會在每個人身上造成肥胖**——如路易斯．紐堡所說「結合薄弱的意志和追求生活上美好事物的喜好」？雨果．羅尼指出：「它也存在於許多不肥胖的人身上，在有些人身上它導致慢性酒精中毒或藥物上癮，有些人也許會變成賭徒、花花公子、妓女、輕罪犯等等。很明顯，這種心理素質本身不會促成肥胖。變胖的人顯然有其他原因，而且與這樣的心理素質無關：一種容易變胖的本質。」

如果我們能夠相信，人們變胖是因為他們就是忽視了自己年復一年愈來愈重的事實，把過多的卡路里慢慢堆積起來，等到他們注意到時，不是太晚而無法彌補，就是他們真的不在乎（儘管他們也許宣稱自己正想挽救）；如果我們能夠相信肥胖者無法無限期地靠著半飢餓飲食活下去，因為他們貪吃又不情願放棄誘惑物，所以寧願

（有意識或無意識地）變胖也不願過節制的生活，那麼問題就解決了，如史丹卡德在1959年所提出的見解。我們的工作結束了。但是，當然，事情不是這樣。

限制熱量的一再失敗

過去幾年以來，日益周詳的肥胖分析已無可避免地採取一種較同情的觀點來看待肥胖症患者。他們斷定沒有科學上的正當理由（或證據），去假設胖子在性格或行為上比你我更有缺陷。

從1984年開始在皮馬族人中研究肥胖症的糖尿病學家和代謝研究學者艾力克．瑞弗辛報告說，在為期3年的研究中增加過多體重（9公斤以上）的皮馬族男性，在體重增加之前，他們的基礎代謝率就比仍相當精瘦的男性低得多——如瑞弗辛所指出的，在嬰兒身上也做過同樣的觀察：在1歲時體重較重的嬰兒，當他們3個月大時的每日能量消耗異常的低（這些觀察並未與馬格努斯—李維的產生矛盾。馬格努斯—李維做過瘦子與胖子受試者的比較，在這些最近的觀察裡，研究人員比較了增加體重和沒有增加體重的人，其中的差異，如我們將看到的，相當關鍵）。

這指出**那些人之間存在著體質上的差異**，是很難用懶惰和軟弱的性格來解釋的。於是，瑞弗辛質疑正熱量平衡假說的邏輯和含意。瑞弗辛於1993年在《糖尿病照護》期刊的一篇文章中問道：「如果肥胖只會由對食物的訴求過多而引起，我們要怎麼解釋以行為療法治療肥胖症的徹底失敗呢？我們真的能相信，這麼多肥胖症患者都會說謊並欺騙醫生嗎？我們還需要再證明多少次這些肥胖症患者中減重後的再犯高比率，以說服他人說，是討厭的代謝影響大力促成了人類肥胖的原因？」

瑞弗辛在最近的受訪中堅決主張，飲食過量和久坐不動的行為無法解釋肥胖和糖尿病在現代社會（尤其是在皮馬族中）的普及性：「我去皮馬族做研究時真的很震驚，看到這個族群中有那麼多人遭受這樣的折磨……，看到你的母親在32或35歲時因20年來的糖尿控制不良而截肢，那並不是件有趣的事。世界上沒有1個族群像皮馬族那樣對糖尿病和肥胖的危險那麼有警覺性。他們知道後果，他們從2歲開始就被告知要避免這種疾病，但仍然無法倖免。」

希爾德．布洛許現在因創造「關於兒童肥胖的革命性思考」（如《紐約時報》在1950年的報導：做「胖子內在衝動第一個系統性的研究」）而享有名聲，且據稱證明了其根源並非生理上、而是行為上的。的確，布洛許是最需要為創造肥胖是一種

「飲食失調」的觀點負責的人，這種觀點讓好幾代的精神病學家和心理學家成了醫治肥胖病患的主軸。不過諷刺的是，布洛許自己從未接受這個結論，而且她一直認為肥胖的主要根本原因在於代謝和／或荷爾蒙。

希爾德．布洛許現在因創造「關於兒童肥胖的革命性思考」享有名聲，諷刺的是，布洛許自己從未接受這個結論，她認為肥胖的主要根本原因在於代謝和／或荷爾蒙。

儘管布洛許的研究將兒童肥胖與飲食過量和親子關係的病理學串連在一起，**但她很清楚她的研究並無法證明什麼是因、什麼是果。**她提到，她的研究是未使用控制組的研究，因為她只研究兒童及其家人：「兒童期行為失序的文獻，大量指出與母親的拒絕與過度保護有關。」我們無從得知她從她的肥胖受試者身上所發現的，是否在肥胖的發展上真的扮演了主要的角色。也有可能那些孩子有容易變胖的體質，而這影響了他們吃過多食物的欲望，然後又影響了家庭機能以及家人如何對待那些孩子。看似原因的東西，事實上可能是結果。布洛許寫道：「像這樣的生活狀況和情緒經歷，只會刺激特定類型的人，而且只有當這樣的人有儲存比別人更多脂肪的特殊傾向且未相稱地增加能量消耗時，會增加他們對食物的欲望，然後導致肥胖。」

在發表了她對兒童肥胖的觀察後，布洛許暫且擱下她診所的工作轉而研讀精神病學，希望能幫助這些孩子。整個1960年初期，她都在紐約當精神科醫生，然後在休士頓的貝勒醫學院擔任精神病學教授。在這段期間裡，她繼續專攻厭食症和肥胖症。她在1957年出版了《過重的嚴重性》，當時她仍質疑精神因素在肥胖中的角色（她形容該書是「對肥胖文獻的關鍵性重新評估與重新整合」，包括她自己的研究）。

布洛許也不例外地無法以限制熱量的方式控制體重——無論治療的期限多長，但她不願意將持續的失敗歸咎於病患或他們的教養。「任何肥胖症療法的功效都只能以結果的持久性來做評價，」她寫道，「我印象很深刻，當我開始治療肥胖兒童時，有些人一旦在我得到他們的合作之後就能減輕體重，情況令人放心。經過20年密切留意這類的案例之後，今日讓我印象更深刻的是他們重新長回流失的體重的速度，以及他們將體重維持在個人典型高標的頑強性。我們是有可能將體重強行壓制在這種個人標準之下，但這樣的努力通常無法維持長久。」

布洛許說，肥胖者飲食過量——至少是在體重增加的期間，這個事實已被「充分證明」。她所不認同的是現在變成這項觀察的傳統解讀（大部分由於她自己的研究）：飲食過量是肥胖的原因，所以合理的療法是不要吃。「在我觀察的過程裡，我詳盡研究許多肥胖者並且長期追蹤，於是我達成結論……**飲食過量，儘管極為一致地觀察到這個現象，但它並不是肥胖的原因，它是基礎失調的一個症狀**……當然，食物是肥胖的必要條件——但它也是普遍上維持生命的必要條件。飲食過量的需求和體重調節與脂肪儲存上的變化，就是基本的失調症。」

布洛許在1973年發表《飲食失調：肥胖症、神經性厭食症和內在人格》時，她仍然在肥胖發展中的精神與生理因素間的衝突中艱辛摸索。她承認有必要指示減少飲食，而且她大部分的分析都集中在可能促成肥胖和飲食疏忽的人際和家庭關係上。不過由於研究主幹的逐漸壯大，她無法擺脫這個懷疑：肥胖的原因是「基礎代謝或酵素缺陷」。此外，她也承認，這種失調的本質仍要靠研究學者去做明確的界定：「人類肥胖的研究，尚無法區分那些因子是肥胖的原因還是結果。」

Chapter 17

飲食過量究竟是因是果？

體重與熱力學間的謬誤

一定要考量身體的複雜機制，它達成各種目標的各種方式，往往不是在我們的計算中所想像的那麼直接。

馬克斯．魯伯納，《營養中的能量守恆定律》，1902

▶**金恩．布洛帝**：吃的熱量比你身體用的還多，就增加體重。吃的熱量較少，就減輕體重P314。

▶**約翰．塔格爾特**（John Taggart）：1大卡就是1大卡——熱量輸入等於熱量輸出P314。

▶**雨果．羅尼**：成長是受到荷爾蒙的誘發，和發胖的因果途徑一樣；正熱量平衡或飲食過量並非肥胖症中基礎失調的證據P316。調節體重的胃口機制本身就是一個高度複雜的機制，牽涉到中樞神經系統、內分泌腺、胃神經肌肉組織和肝糖、蛋白質與脂肪的儲存器官P324。

▶**德瑞克．米勒**（Derek Miller）發現餵食低蛋白飲食的幼豬所攝取的熱量是餵食高蛋白飲食幼豬的5倍，但能燃燒掉過多的能量而不增加體重，這個現象造成低蛋白飲食能減重的概念。可惜的是，上述現象似乎只專屬於幼豬P322。

▶**馬克思．魯伯納**發現了蛋白質的特殊動力效應——消化愈多多於維持組織和器官所需的蛋白質，所產生的熱能就愈多。它通常被當做吃高蛋白飲食以減輕體重的基本原理P322。

▶**山謬．利考夫斯基**（Samuel Lepkovsky）：無論身體機制是以什麼方式控制食物的攝取，它們行動的主要據點一定是細胞P325。

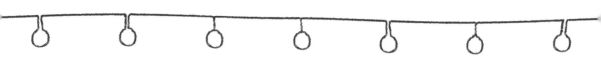

在第二次世界大戰之前，肥胖是由飲食過量引起的見解（正熱量平衡假說），是解釋肥胖症的好幾個對立假說之一。在希爾德．布洛許報告過胖小孩吃得適量，和路易斯．紐堡堅決主張反常的胃口是肥胖的基本原因之後，正熱量平衡假說就變成了普遍觀念，而肥胖的療法，如金恩．梅耶爾所說，成了主要目標在於矯正飲食壞習慣的精神學家、心理學家和倫理學家的由來。

正熱量平衡造成體重增加的這個信念，基礎在於相信這個見解是熱力學第一定律中不容置疑的涵義。金恩．布洛帝在《紐約時報》中解釋道：「事實依舊是，不管人們吃了什麼，最後都變成熱量，吃的熱量比身體用的還多，就增加體重，吃的熱量較少，就減輕體重。身體只不過是一個生化機器，所知道的也就是這種算術。」

50年來，臨床醫學、營養學家、研究學者和公共衛生官員們將這個邏輯用在幾乎是每一次肥胖討論的開端，任何質疑這個觀點的人都被視為存心輕蔑科學真相。哥倫比亞大學心理學家約翰．塔格爾特於1950年代初期的一個肥胖座談會中說道：「我要主張，我們堅定地相信熱力學第一定律的確實性。」「1大卡就是1大卡」，而且「熱量輸入等於熱量輸出」，就是這樣。

然而，實則不然。對熱力學第一定律的信念是建立在兩個**對熱力學定律誤解的基礎上，而不是定律本身。**當這些誤解被矯正時，它們會改變我們對體重調節和影響力的看法。

熱力學的誤解之一

第一個誤解是對因果關係的假定。這裡的背景是熱力學第一定律，也就是能量守恆定律。這個定律說，能量既不能被創造也不能被摧毀，所以我們攝取的熱量不是被儲存起來、消耗掉，就是被排出去。於是這又指出，體重的任何改變必定等於我們所攝取的熱量和消耗的熱量的差額，也就是正或負能量平衡。這叫做能量平衡方程式，如以下所示：

能量儲存的變化＝能量攝取－能量消耗

根據熱力學第一定律，體重增加（增加的能量儲存為脂肪和瘦肉組織群）會伴隨正能量平衡或與其有關，**但它沒有說，體重增加是由正能量平衡（熱量過多）造成的**，如羅素．賽西爾（Russell Cecil）和羅伯特．洛伊（Robert Loeb）1951年的《醫學教科書》所指出的。

能量方程式的因果關係

方程式裡並沒有因果關係的指示，兩個方向都有相同的可能性，不會破壞這個基礎真理，以能量儲存的變化而言，是因果的驅動力；另一方面，有些調節的現象會驅使我們增加體重，進而造成正能量平衡——也就是飲食過量和／或久坐不動的行為。不管是哪一種，攝取的熱量都會等於輸出的熱量，必定是如此，而且在其中一個情況裡的原因，就是另一個情況裡的結果。

那些堅持飲食過量和／或久坐不動行為必定是肥胖原因的人，都犯了同樣的基本錯誤：他們會正確地觀察到，正熱量平衡必定與體重增加有關，但是接著他們會不明究理地假設，熱量平衡是體重增加的原因。就是這樣的誤解，誤導了一世紀的肥胖症研究。

當能量守恆定律被正確地解讀時，這兩種可能性都被許可。飲食過量和／或身體不活動（正熱量平衡）可能導致過重和肥胖，也許是正確的，但是證據和觀察結果所主張的卻是另一回事。

另類假說將原因倒過來：我們受到「基礎代謝或酵素缺陷」的驅使而發胖，如希爾德．布洛許所說，然後這個發胖的過程誘發了飲食過量和／或久坐不動的補償反應。我們吃得多、動得少，而且因為我們受代謝和荷爾蒙的影響而容易變胖，所以消耗的能量也少。

1940年，西北大學醫學院內分泌科的前主任雨果．羅尼，在一本專題著作《肥胖與纖瘦》中討論到這個倒因為果的問題，這本書是在人類體重節調方面以英文所寫的最詳盡分析（《肥胖與纖瘦》是1900年之後在肥胖問題上第一本嚴肅討論的書，當年馮諾頓也發表了德文專書《肥胖》。其後的幾年間，只有屈指可數的類似嘗試〔現在已有無數篇專業文章和學會會議記錄〕能提出關於證據的廣博及均衡分析——艾利希．葛瑞夫的《代謝疾病及其療法》1933年英文譯本中關於肥胖與營養不良的章節、希爾德．布洛許的《過重的嚴重性》，和時間相隔較久的第四本書，約翰．格羅的《人類的能量平衡與肥胖》）。

羅尼的目標，是要「將已認清的事實從暗示性的證據中區分出來，並將合理的研究假說從推測中區分出來」。這讓羅尼有別於路易斯．紐堡、金恩．梅耶爾等人，那些人只有興趣說服同領域的同儕說，他們的推測是正確的。

當羅尼討論到正能量平衡時，他比較了發生在成長中兒童身上的情況：「熱量平衡已知在成長中兒童身上是正的。」孩子們不是因為狼吞虎嚥的吃東西而長大，而是因為他們要成長，所以大口大口的吃東西。他們需要超額的熱量來滿足成長需求；結果是正能量平衡。

成長是受到荷爾蒙的誘發，尤其是成長荷爾蒙，這與受到代謝或荷爾蒙失調的影響而發胖的因果關係的途徑是一樣的。這種失調會導致過度的成長——往水平方向、而非垂直方向生長。在將每一個卡路里儲存成脂肪或瘦肉組織時，身體還會需要吸收或保存額外的熱量。結果是，任何受到代謝或荷爾蒙缺陷影響而變胖的人，會受驅使而飲食過量、不想活動，或兩者某種程度上的結合。**飢餓和懶散是這種荷爾蒙缺陷的副作用，只是更促進了變胖的驅動力，但它們不是基本原因。**

羅尼解釋：「當發胖以過量餵食或強迫休息的方式、或兩者皆有，被加工製造於一個正常人或動物身上時，正熱量平衡也許會被視為發胖的原因。但是肥胖通常是自然而然的發展；有些天生的異常狀況似乎會誘發身體造成導致脂肪堆積的正熱量平衡。那麼，正熱量平衡就會是肥胖的結果而不是原因。」

這種倒轉原因的一個明顯例子是因荷爾蒙變化而發胖的孕婦。在懷孕發展的背景下，這些被擴展的脂肪儲存量能確保哺育出生後的嬰兒所需的足夠熱量，並確保孩子的發育能力。母親在生產後體重減輕，或許也是受到荷爾蒙變化的調節，就像出現在動物身上的情況一樣。

飢餓及活動與否受到荷爾蒙影響

過去半個世紀的肥胖症研究中最令人費解的事，也許是人們一直無法體悟這個事實：飢餓與久坐不動的行為可能是受到有長胖傾向的代謝—荷爾蒙的影響，就像缺乏飢餓感和從事身體活動的衝勁可能是受到燃燒而非儲存卡路里傾向的代謝—荷爾蒙的影響。

肥胖症研究學者會很爽快地承認，身高（包含骨骼和肌肉組織的生長）是由基因遺傳決定的，並且受到荷爾蒙調節的影響，而這種成長會誘發必須的正熱量平衡來燃燒。但是他們看不出有什麼理由要相信，有一種類似的程序會驅使脂肪組織的成長。他們相信的是他們在醫學院所學到的，也就是這個傳統觀念：骨骼肌與骨骼的成長——當然也包含我們的身高，是受到腦垂腺所分泌的生長荷爾蒙的影響所驅使；脂肪組織的生長（包含我們的肚圍）是受到吃太多或身體不活動的影響。

「發胖是原因，飲食過量是結果，反之不能成立」這個概念也說明了，為什麼1

個世紀以來的研究學者都沒什麼進步，以及為什麼他們會一再重複同樣的實驗。那麼依照這個邏輯，變胖的人會有容易變胖的體質傾向，而維持纖瘦的人會有抵抗脂肪堆積的體質傾向，這種傾向就是在代謝作用和荷爾蒙狀況上非常微妙的誤差的展現。肥胖者有在脂肪組織中堆積稍多脂肪的體質傾向，進而誘發了比瘦子吸收稍多卡路里或消耗稍少卡路里的補償傾向。肥胖者會增加脂肪，直到他們抵銷了這種基礎失調的影響，最後這些人都達成能量平衡（每個人都會），只是達成時的體重已過重，而且體脂肪量過多。

那麼，重要的問題是：**促成這個發胖過程的代謝和荷爾蒙誤差到底是什麼？**當我們得到答案時，我們會知道是什麼造成了肥胖。

過去半個世紀以來，肥胖症研究學者把焦點放在一個不同的問題上：找出令胖子不同於瘦子的特徵。胖子消耗的能量比較少嗎？他們吃得比較多嗎？他們有意識到自己吃了多少東西嗎？他們是否比較不愛活動？他們的代謝比較慢嗎？他們多少有些胰島素敏感嗎？所有提出的疑惑都指出了它們可能與肥胖症有關，**但是沒有一個問題問到是什麼在一開始導致了肥胖。**

即使能證明所有的肥胖者吃得都比瘦子多（實則不然），那也只告訴我們，吃得較多與肥胖有關。但對於肥胖的原因什麼也沒說，因為它沒告訴我們，為什麼肥胖者不會因為攝取較多熱量而做出消耗較多能量的反應，畢竟，這一定是瘦子有健康胃口時的狀況。羅尼解釋道：「一開始的胃口增加也許是肥胖的原因，這個主張沒讓我們有多少進展，除非補充一些關於一開始增加胃口的起因的資訊……正常地調節胃口以順應熱量輸出的機制怎麼了？這個機制的哪個部分是干擾的起源……？」

稍微切題的研究就成了前瞻性研究，以觀察一個族群中的個體來決定是什麼讓有些人變胖，而其他人卻不會。然而，這些研究也未能證明何者為因、何者為果。像這樣的研究只是一再證明，肥胖前期者比維持纖瘦的人所消耗的能量少（即使只有3個月大），這表示，低能量消耗是肥胖的風險因子。而且又指出，肥胖前期者確實有代謝遲緩的問題——如馮諾頓所推測的，但那不表示，相當低的能量消耗會導致肥胖，只表示它與肥胖前期有關，而且也許促進了變胖的動力。

如我們所討論過的，肥胖與所有的代謝症候群生理異常以及所有隨之而來的慢性文明病有關。基於這個理由，公共衛生相關單位現在認為，是肥胖造成了這些狀況或使之惡化。另一種邏輯把原因倒過來，指出了一個不同的結論：讓我們變胖的相同代謝—荷爾蒙失調，也導致了代謝症候群和隨之而來的慢性文明病。

熱力學的誤解之二

能量守恆定律的第二項誤解，無可避免地伴隨著第一項誤解和相同程度的不明究理。

人體不是簡單的機器

肥胖是由過多熱量歷經數年或數十年日復一日慢慢累積所造成的，以及它可以藉著減少熱量的攝取和／或增加身體活動而防止，這兩個概念的基礎都建立在能量平衡方程式中3個變項（能量儲存、能量攝取和能量消耗）間有何種關係的假設上。

他們假設，能量攝取和能量消耗是數學家所稱的自變項（獨立變項）；我們可以改變其中之一而不影響到另一個。「我們脫離不了這個事實，在身體活動沒有變化的情況下，食物增加意味著體重增加，」約翰．於德金在1959年這麼說，「質量與能量守恆定律的簡單表現，仍被許多人憤慨地接收了。」但是於德金所稱的無可避免的真相，包括了一個在生理學上也許並不是那麼有道理的假設：「在身體活動沒有變化的情況下。」問題是，**一個活生生的人，是否真的能改變能量的攝取而不引起能量消耗的補償變化。**

當卡爾．馮諾頓在1900年提出「肥胖可能是由每天多吃1片麵包或少爬幾個階梯而造成的，所以每天一點額外的十幾大卡熱量，經過10年的累積之後會變成幾公斤到幾十公斤的體重」，以及1個世紀之後當美國農業部《膳食指南》提出與其相同的觀念，指出「對大部分的成人而言，每天減少50到100大卡的熱量也許能逐漸防止體重增加」時，他們的態度是把人體都當做一個簡單的機器似的。希爾德．布洛許在批評馮諾頓的邏輯時說：「唯一的問題是，人體不是這樣運作的。」

如果我們平均1天攝取2700大卡，1年就有將近100萬大卡，20年就有將近2000萬大卡——超過25噸的食物。花20年時間維持我們幾公斤的體重，需要我們在這一段期間內以無比的精準度調節食物的攝取量以符合能量的消耗。所以，想像代謝或荷爾蒙缺陷可能如何以誘發最輕微的補償傾向去攝取多於我們能量消耗的熱量而造成肥胖，以及發胖為什麼那麼難以察覺，幾乎不會被任何想得到的診斷技術探測出來，只是把事情看得太簡單了。

康乃爾大學的歐仁．杜布瓦（Eugene Du Bois）於70年前在其經典教科書《健康與疾病中的基礎代謝》中指出：「可以理解的是，常見的肥胖是內分泌紊亂的唯一展現……如此輕微，以至於它擾亂攝取與輸出的平衡不到1%的0.1。」

不過，比較不容易想像的是，一個人要怎麼避免這種命運，尤其是假如我們相信，攝取與消耗的平衡不是藉著某種精密調整的調節系統來維持——而且經過幾百萬年演化的鍛鍊，以在任何環境下達成它的任務，而是藉由我們有意識的行為和判斷我們所吃食物的熱量值的洞察力來維持。杜布瓦指出，從這個方向思考，「在身體活動和食物攝取有顯著變化的情況下維持不變的體重，沒有比這個更奇特的現象了。」

1961年，劍橋大學的生理學家葛登．甘乃迪（Gordon Kennedy），在兩個他形容為「常識而非生理學」的論點背景下討論到肥胖和體重調節的悖論。第一個論點是，「必定有能量平衡的長期調節存在。」第二個論點是，「既然這種平衡取決於熱量消耗的程度和取決於熱量攝取的程度一樣多，那為什麼應該只憑藉控制胃口來維持平衡就好，這並沒有一個先驗理由。」

體重是受到自我平衡調節

就像甘乃迪一樣，在將近整個20世紀裡研究代謝和生物能量與生長證據的大多數學者，都假設能量平衡必定是一種不由自主的調節作用，是沒有自覺意圖的，而且能做到能量平衡的那些機制是使攝取量順應消耗量，也使消耗量順應攝取量的。我們的身體努力盡量減少能量儲存的長期波動，並維持穩定的體重，身體是利用了我們所有的自我平衡系統而做到這點——透過哈佛的喬治．卡希爾和日內瓦大學的亞伯特．雷諾德在1965年所稱的「多重代謝控制機制」。

這個觀點在1970年代演化成普遍的定點假說，它指出，我們的身體會保衛某個合宜量的體脂肪，不讓它受到熱量過多或不足的影響。後來這個觀點不再受歡迎，因為它暗示，無論限制熱量或運動都無法造成長期的體重減輕。

這個概念的「體重是受到自我平衡調節」的假設指出，能量攝取與消耗是依變項（因變項）——**它們有生理上的關聯，所以其中一個改變了，另一個會受影響而跟著改變**——而且遺傳與環境間的相互作用在生物上決定了能量儲存量的範圍。

現在，判定熱量吸收等於熱量輸出的同一個能量守恆定律告訴我們，能量消耗的增加必須誘發攝取的補償性增加，如此，飢餓必定是結果。而且，在攝取上任何被迫的減少，都必定會誘發消耗的補償性減少：代謝作用變慢和／或身體活動減少。

19世紀，卡爾·馮沃特、馬克斯·魯伯納和他們當代的人證明了，這就是實際發生的狀況——至少在動物身上是如此。法蘭西斯·貝納迪克、安瑟·凱斯、喬治·布瑞、朱爾·荷希等人證明了這情況也發生在人身上，結果指出：由於身體的自然補償作用，不管是吃得少或多運動，都不會造成長期的體重減輕。如果我們餓了但無法滿足食欲，我們會昏昏欲睡，而且代謝作用會變慢，以平衡我們的能量吸收。不管我們是胖是瘦，這都會發生，而且它讓推薦以運動和限制熱量來減重的權威人士或相關單位感到困惑。他們的操作是根據這樣的假設：調節由節食或運動所創造的熱量赤字的唯一方式，是對脂肪組織做出單方面的限制。

這樣的解釋很方便，但證據所指出的是另外一回事。

熱量剝奪的補償效應

在研究營養不良的學者（與專長是研究肥胖的人相反）中，熱量剝奪的補償效應被視為理所當然，因為荷爾蒙本來就會調節這個過程。「像是胰島素和升糖素（一種也由胰腺分泌的荷爾蒙，會中和胰島素的作用）等荷爾蒙的改變，在對能量限制的代謝反應中扮演了一個重要角色，」聯合國糧食及農業組織營養規畫、鑑定與評估中心的主任普拉卡希·薛堤（Prakash Shetty）這麼解釋，「這些生理變化或許被視為發生於原本就營養良好的人體內的代謝調適，而且目的在於當產生能量赤字時能夠提升『代謝效能』和組織的燃料供給。」

我們不應該對「節食很困難」感到訝異，如牛津大學的凱瑟·弗瑞恩（Keith Frayn）於1996年在他的教科書《代謝調節》裡所說：「這是在對抗已演化數百萬年的機制，就是要盡量降低它的效應……當食物攝取量下降，甲狀腺荷爾蒙濃度就下降且代謝率減緩。然後，食物攝取必須再減少到低於能量消耗的程度，但飢餓機制——包括空腹感——驅使我們尋找食物……」

對於以半飢餓飲食製造長期體重減輕的失敗，傳統的反應是歸咎於胖子缺乏意志力，儘管如此，布洛許、羅尼等人主張，這種失敗正好告訴我們，**正熱量平衡或飲食過量並非肥胖症中基礎失調的證據。**無論用什麼技術來達到熱量赤字，是否吃得少或運動得多，都只能誘發飢餓和／或能量消耗的補償性減少，這正是「減少食物攝取所造成的一般症狀」——如安瑟·凱斯及其同僚所描述的，而且每一個人都會有這樣的經驗，與體重無關。

嘗試以半飢餓飲食減重的肥胖病患，如羅尼所提到的，會不停地對抗他所說的

「自然而然的飲食與活動衝動」。一旦他們屈服於這些與生俱來的強勁衝動，他們會再度變胖。假如肥胖只是一種基礎失調的結果——就像是高血糖和高糖尿是糖尿病的症狀和結果一樣，那麼這就是我們預期會看到的。攝取較少的熱量也許只能暫時地應付症狀，就跟罹患糖尿病一樣，**但是這無法去除根本的異常狀況。**

這就是為什麼半飢餓飲食的長期失敗不單是它只能做到短期的減重，而且更傳達出一個關於肥胖真正本質的重大信息。這個失敗是一項重要的「解謎線索」，布洛許在1955年時指出，胖子「的反應就跟正常人飢餓後的反應一模一樣，他們一直過量吃喝」。這種變胖的驅動力可以藉著限制熱量來抑制、甚至暫時反轉——就像孩子的成長會因饑荒或營養不良而受到阻礙一樣，但是在這兩種狀況中，熱量的剝奪都不會改變運作中的代謝和荷爾蒙能力。

飲食過量的補償效應

正如我們對熱量被剝奪的反應是減少能量消耗一樣，我們在熱量過剩時的反應是增加能量消耗。這種飲食過量的補償效應也在19世紀末被卡爾．馮諾頓和馬克斯．魯伯納證實——儘管他們不認同於發揮作用的機制。

這一切都被涵蓋在一個德文字裡「Luxuskonsumption」（過分消耗），意思是浪費過多熱量做為熱能或不必要的身體活動、一種毫無節制的代謝作用。這個術語在1902年由德國生理學家諾伊曼（R. O. Neumann）首次使用，他花了3年時間研究自己的體重是如何回應於熱量攝取上的擴大波動。Luxuskonsumption是諾伊曼對他所攝取的熱量和他輕易維持體重之間顯然無相關性的解釋。

在整個20世紀前半期，Luxuskonsumption的這種能力被假定為肥胖或纖瘦起源中的一個關鍵因素。套用葛登．甘乃迪的話，這看起來像是「常識而非生理學」。愛丁堡皇家醫院的醫生大衛．里昂（David Lyon）和德瑞克．丹洛帕爵士（Sir Derrick Dunlop）於1932年寫道：「所攝取的食物量超過當下的需求而且不需要儲存起來的，可以直接處理掉，被燃燒掉或轉換成熱能消散掉，要是這種能力不存在，肥胖會變成幾乎全球普及的現象。」他們指出，所以燃燒掉小額多餘能量的能力——大約1天幾百大卡，是「在一般人的能力範圍內，但在肥胖者身上，這種彈性不夠明顯。」

研究肥胖的學者對於Luxuskonsumption上的一堆相同研究討論激烈，後來這個議題隨著紐堡「肥胖是由異常胃口引起」的主張被普遍接受而退流行。英國醫生約翰．格羅後來提到：「『人們飲食過量時會燃燒掉過多的能量』這個觀念被德高望重的營養學家嫌惡，認為那是由江湖術士胡謅出來讓神奇療法正當化的故事，或是自我放縱的肥胖者用來將自己的肥胖合理化的故事。」

它在1960年代受到英國生理學家德瑞克．米勒的刺激而復甦，米勒報告說，餵食低蛋白飲食的幼豬所攝取的熱量是餵食高蛋白飲食幼豬的5倍，但前者能夠燃燒掉過多的能量而不增加體重。這令米勒推測，豬會一直吃到牠們的蛋白質需求被滿足為止，同時藉著Luxuskonsumption的作用而維持瘦的狀態（這個現象造成低蛋白飲食能減重的概念。可惜的是，在攝取蛋白質不足的飲食時燃燒掉多餘熱量的能力，似乎專屬於幼小的動物，而且甚至只專屬於幼豬。當研究學者嘗試用其他動物〔大鼠、綿羊、牛，甚至是老豬〕去複製這個實驗時，他們發現吃低蛋白飲食的動物變得非常肥胖。牠們有比較多脂肪和比較少肌肉——即使牠們與控制組的動物一樣重）。

有人認為，當遭遇劣質飲食時、當必須攝取過多的食物以達到蛋白質或必需維生素或礦物質的需求量時，燃燒掉多餘熱量的能力是一種特殊的生存優勢。米勒的觀察重新燃起了學者們對我們在上一章P295所討論到的那種過度餵食實驗的興趣。在這些研究中有一項一致發現是，每個人之間對於長期強迫暴飲暴食的反應差異非常大，有些人很容易變胖，有些人不會。

結論似乎無可避免的是，我們增加體重的手段中的關鍵變數是，我們是否以將過多熱量儲存為脂肪和／或肌肉、或轉換成熱能和身體活動的方式做回應——也就是Luxuskonsumption。

這些多餘熱量中，至少有一部分流失在消化和儲存營養的各種化學反應中，馬克思．魯伯納把這種情況稱做由發生於消化過程中「分解作用的熱化學糾纏」所製造的熱能。**醫生在禁食12到18小時後測定基礎或靜態代謝率，是因為到此時才會出現這種由飲食誘發的熱生成。**如魯伯納的發現，飲食中的蛋白質主導了這個效應。消化愈多於維持組織和器官所需的蛋白質，所產生的熱能就愈多。那就是魯伯納所謂的蛋白質的特殊動力效應，它通常被當做吃高蛋白飲食以減輕體重的基本原理；在消化和利用蛋白質的過程中，流失成熱能的多餘熱量就不能儲存成脂肪或當做燃料利用。

不過，隨著外在環境的改變，我們的身體也會改變它們利用這種熱能的方式。將身體維持在恆溫（大約37℃），天氣冷時會比天氣溫暖的時候需要更多能量。更多來自於這種「分解作用的熱化學糾纏」的熱能，如魯伯納所報告的，會在天冷的時候用於這個用途，就像當我們的能量儲存量在低水準時（當營養不足時）那樣，然後我們需要為了其他的用途而節約能量的生物利用。簡言之，當我們需要節約能量時，我們會把這種熱能拿來使用，而當避免將過多熱量轉化成脂肪堆積可能對我們比較好時，我們會把它浪費掉。

今日爭論的主要來源，仍然是魯伯納和沃特在100年前駁斥的問題：**我們所攝取的多餘熱量，是否一定會完全變成熱能而消散，或者那些多餘的熱量是否也可以做為生物上的使用。**

解讀1 魯伯納主張，我們細胞的能量需求基本上是固定不變的，在某種不變的需求之下，溫度及其他因素是決定因子，我們的細胞會透過節約能量來做調節，任何多出來的能量都會轉換成熱能被浪費掉。

解讀2 沃特相信，我們細胞的代謝率會受到可用燃料的影響，燃料愈多，所產生的能量也愈多。根據沃特的見解，飲食過量導致細胞、組織和肌肉的可用能量增加，因此或許也導致了本世紀前半期研究肥胖的臨床研究學者所謂的「身體活動的衝動」或「移動的衝動」的增加。他們相信，坐不住的感覺應該是細胞和組織有能量要燃燒的表現。

兩種解讀對我們身體的運作都提出相同的基本結論。當我們營養不足故需要有效利用我們所吸收的每一大卡熱量時，我們的代謝作用就較節約；當我們營養過剩時，代謝作用就很旺盛、揮霍，才能避免過多的體重和肥胖。我們的細胞對代謝營養素有一定程度的理想能力，但是它們實際代謝的量最終要由循環中所運輸的營養素的量——也許還有品質——來決定。**這種決定的達成是在細胞和荷爾蒙層級，並不是認知上或有意識的。**

運動與攝食是出於本能的行為調節

增加能量的消耗以符合攝取量，而且達成這個目的的能力因人而異，這個觀念也反轉了體重和身體活動或不活動之間的因果關係。瘦子動得比胖子多，若換算成一樣的體重，他們的能量消耗較多（雖然我們討論過肥胖者的總能量消耗可能較高，因為他們就是有較多的體重要消耗能量和製造熱能），因為他們所攝取的能量有一大部分是要提供給細胞和組織的。

從這個觀點來看，瘦子就是馬拉松選手，因為他們有較多的能量可以燃燒供身體活動使用；他們的細胞可以獲得他們所攝取的熱量中的大部分來做為能量。變成脂肪的熱量較少，那就是為什麼他們會瘦的原因。然而，跑馬拉松不會讓胖子變瘦，即使他們能督促自己去達成，因為他們的身體會適應額外的能量消耗，就像他們會適應限制熱量的飲食一樣。

我們改變行為以回應生理需求的本能，就是約翰霍普金斯大學的生理學家庫爾・利奇特（Curt Richter）在1942年的一場演說中提到的「總自我調節功能」。行為適應是動物和人類藉以維持自我平衡的基本機制之一，我們對飢餓和口渴的反應，表現於補充熱量或必須營養素或液體。身體活動，如利奇特所指出的，是這種行為調節以回應於熱量過多或不足的另一個例子：

「我們也許把許多正常人的大量身體活動、兒童的遊戲活動、也許甚至是許多躁狂症患者的過度活動，視為以消耗多餘能量的方式來維持恆久內部平衡的成果。另一方面，在某些正常人身上看到的低程度活動、憂鬱病患的幾乎不活動，也許也可視為節約能量以維持恆久內部平衡的成果。」

1936年，當歐仁・杜布瓦發行他的代謝教科書《健康與疾病中的基礎代謝》第三版時，他以當時的理解來描述達成穩定體重的調節的系統。杜布瓦解釋說，在任何一天我們想吃多少東西，取決於我們的身體認為耗盡了多少蛋白質、脂肪和碳水化合物的必需儲存量。如果我們再攝取多於我們所需的熱量，超過的部分不是被當做熱能燃燒掉，就是誘發身體活動：「當一個人得到充足的營養時，他會變得更有活力，而且很可能他會以額外的工作或運動來迅速燃燒光他所儲存的脂肪，而若不是在飲食過量的狀況下，是不會這麼做的。」如果我們所攝取的食物少於補充存量所需，那麼用一餐就只能製造最少的熱能，而且已儲存起來的碳水化合物（肝醣）、脂肪和蛋白質會被用來彌補不足。萬一熱量赤字持續下去，結果就是「由於缺乏能量和積極性，導致代謝率的逐漸降低和限制活動力的傾向。」

更重要的是能量的分配

不管這種自我平衡系統怎麼努力去平衡能量攝取和輸出、以維持給細胞燃料的穩定供給和穩定的體重，這個過程都超複雜並且牽涉到整個身體。羅尼討論到：「調節體重的胃口機制——雖然只是一部分，但幾乎是最重要的一部分——本身是一個高度複雜的機制，牽涉到（中樞神經系統）、內分泌腺、胃神經肌肉組織和肝糖、蛋白質與脂肪的儲存器官。」

這個概念得到一堆實驗和臨床研究的支持，我們在第二十一章裡會討論到，那些實驗和研究證實了，體重調節的不平衡（像是肥胖）可能是由「神經系統、內分泌系統和儲存器官某些部分的病變」所造成。

需要和消耗我們所攝取的能量的，是我們的細胞和組織，所以為了順應消耗而在攝取上所做的調節，最先發生在細胞層級；了解到這一點非常重要。加州大學柏克萊分校的營養學家山謬．利考夫斯基於1948年寫道：「無論身體機制是以什麼方式控制食物的攝取，它們行動的主要據點一定是細胞。」任何活性生物體的基本需求都是為其細胞提供穩定可靠的燃料供給——無論處在什麼樣的環境下。

我們似乎已經演化出一個精密且超強健的荷爾蒙、酵素調節系統和神經系統，來達成這項任務。如果所需的燃料不能送達細胞，身體就會自行補償。關鍵的因素不在於吃了多少（攝取多少卡路里）或消耗了多少，而在於食物所含的營養素或能量最後是怎麼分配的，以及當需要時，那些熱量是怎麼被利用和取得的。**驅動這個系統的並非能量平衡，而是能量分配，細胞層級的能量需求。**

Chapter 18

令人意外的增胖飲食

你很難單靠吃脂肪去養胖人

食物供給過多，不見得會產生營養過剩。適宜性取決於食物的特性和食物轉換成適合吸收的狀況的難易性，部分取決於外在和內在的影響，像是遺傳、年齡、性欲與心理習慣、運動與睡眠；但在很大的程度上也取決於代謝作用的個人特質……

詹姆斯·法蘭奇，《醫學實踐》，1907

▶**喬治·布瑞**在實驗裡所使用的大鼠靠著高脂飲食而長得非常肥胖（雖然某些品種的大鼠不會因為高脂飲食而變胖），他因此成了膳食脂肪／肥胖假說最重要的擁護者P329。

▶**安東尼·斯克拉法尼**（Anthony Sclafani）：被養胖的大鼠特別喜歡煉乳、巧克力脆片餅乾和香蕉，而不是起司、燻牛肉和花生醬P330。

▶**艾德華·阿道夫**（Edward Adolph）：大鼠會依據食物當中所含的熱量來調整牠們的飲食攝取量P330。

▶根據**弗列特**（J. P. Flatt）的計算，人所攝取到的熱量儲存於脂肪組織中的「代謝成本」，用在脂肪上的只有7%，而用在碳水化合物上的卻要28%。他的分析常被用來強調：肥胖是吃油脂、而非碳水化合物的結果P330。

▶**艾坦·席姆斯＆伊略特·丹弗斯**（Elliot Danforth）原本認為肥胖最可能是由胰島素濃度慢性提高所造成的，而胰島素濃度提高可能是富含碳水化合物飲食的產物，但後來改口說脂肪是禍害P331。

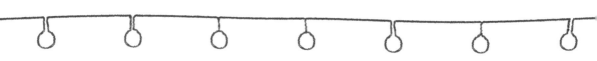

1857年，約翰·漢寧·史佩克（John Hanning Speke）和理查·布爾登（Richard Burton）從西非開始尋找尼羅河的源頭。在布爾登生病後，史佩克獨自找到了河流的源頭。5年後當他回到那個地方，他聽說阿比西尼亞的貴族有一種習俗，就是把妻子餵得胖胖的，「到身體無法站直的地步。」他決定親眼見識一番。

「一點兒也沒錯，」他回憶道，「一進入小屋，我就發現那個老人和他的大老婆肩並肩地坐在板凳上……我被他老婆那過肥、但仍可愛漂亮的超大尺寸震攝住。她無法起身，而且她的手臂粗到在關節間有懸垂的肉，看起來像是又大又鬆的填料布丁。」2週後當史佩克拜訪「另一個肥到不可思議的人之一」時，他趁機做了測量。她的胸圍超過132公分，手臂圍將近61公分，大腿圍超過76公分。

各種增胖飲食的啟發

由於現今西方社會中肥胖的普及性是惹人注目的例外，所以我們沒有什麼理由相信將瘦體質的人養胖會比使胖子變瘦更容易。要做到成功的養胖，必須將攝取的過多卡路里轉換成脂肪儲存起來，而不能消耗於代謝作用或身體活動，或以肌肉形式儲存起來。因此，將熱量儲存為脂肪並不是一個特定途徑，熱量也有其他的用途。繼續攝取過多的熱量是必要的——要被養胖的人必須在飽足之後繼續一直吃，而且這些熱量也必須轉換成脂肪儲存起來。

在1970年代初期，英國醫生約翰·格羅嘗試在他的飲食裡1天增添1200大卡的熱量，希望持續100天。試過幾個方法都失敗之後，他發現他可以用隨身攜帶巧克力餅乾來達成這個目的，而且，「只要不會感到太噁心的話，我會盡可能多吃那些餅乾。」他設法在60天內增加6.7公斤，然後放棄實驗，結果體重在50天內掉回來。他說：「我知道對我而言，要迅速增加或減少體重是很困難的，而且我絕對看不出有任何理由支持胖子認為這對他而言比對我還簡單。」

用來誘發大規模養胖的有各種食物。史佩克所造訪的部落靠著牛奶來養胖他們的婦女。在1970年代中期，法國人種學者伊格爾·德嘉林（Igor de Garine）詳細記錄了北喀麥隆馬薩部落（Massa）裡兩段將男性養胖的時節。

在一項個人儀式中，男子要喝牛奶和用高粱做的粥。1976年，嘉林報告說，有1名馬薩族男子在這個狂歡儀式中增加了34.5公斤——應該是平均一整天攝取1萬大卡的結果。

在一項集體養胖的儀式中，男子1天攝取3500百大卡熱量，而他們平常所攝取的熱量是2500大卡，多出的部分由牛奶和粥來補足。增加的體重差不多在6.7到9公斤之間。馬薩族會畜養牲畜，他們的主食主要是牛奶。因此，達成這種養胖目標的額外碳水化合物，幾乎只來自於由高粱供給的1天1000到750大卡。

日本的相撲選手體重通常在120公斤以上，一般他們在20歲出頭時就達到這樣的水準。1976年，一個位於東京的大學的研究團隊，由西澤恒夫領導，在《美國臨床營養期刊》中發表一篇文章，它現在仍然是關於相撲飲食、身體組成與健康的英文醫學文獻中最廣博的分析報告。

根據西澤表示，專業相撲摔角界被分為「上層」（包含的是全國最厲害的摔角選手）和「下層」。上層的成員平均1天攝取大約相等於5500大卡的相撲火鍋，其中有780克的碳水化合物、100克的脂肪和365克的蛋白質。它的熱量和碳水化合物是當時日本傳統飲食的2倍以上（西澤等人引用厚生省一篇1972年的調查報告說：「日本人的平均飲食，包含359克的碳水化合物、50.1克的脂肪、82.9克的蛋白質，總熱量是2279大卡。」），脂肪稍微少於2倍，蛋白質是4.5倍。以我們的標準而言，相撲飲食的碳水化合物含量非常高（佔總熱量的57%），但脂肪量很低（佔16%），大幅低於大部分的美國公共衛生相關單位所認為的合理低脂目標。

相撲下層的選手，體重和他們較有成就的同行一樣重，但是脂肪更多，肌肉更少。他們平均1天只攝取5120大卡的相撲火鍋，內容包含1000克的碳水化合物、165克的蛋白質和只有50克的脂肪；這些次要的相撲選手靠著碳水化合物熱量佔將近80%和脂肪熱量佔9%的飲食來獲得和維持他們的肥胖。

看起來，**如果我們想要設計一份能夠在巔峰時期的年輕男性身上誘發病態肥胖的飲食，也許只要從像這種極低脂、高碳水化合物的飲食著手就好了。**這種飲食會提供很可觀的熱量，這也許就是那個突出的因素，但是我們必定會納悶，是這種飲食中的什麼成分容許那麼超多量的過量攝取，而且不是只有幾天而已，而是好幾年、甚至數十年。

脂肪致胖的4項證據與問題點

過去25年以來，公共衛生相關單位和肥胖症研究學者都堅決主張，最有效的發胖物質和導致肥胖的物質是膳食脂肪，而非碳水化合物，這就是低脂低卡飲食會被推薦用來減重和預防心臟病的原因。這個概念所根據的是四項證據，而且這四項證據都可以輕易的被挑戰。

心臟、肥胖和糖尿病之間的關係

這是影響力最大的一項證據。若心臟病如一般相信的是由高脂飲食所引起，那麼肥胖和糖尿病也是，因為這些疾病同時出現在個人和族群中。但事實上**沒有證據指出在族群之間、或在同一個族群中，肥胖與膳食脂肪的攝取有關**（美國國家科學院在1989年說：「肥胖本身，無論在族群間或族群內的研究中，都未被發現與膳食脂肪有關。」），而且，當然，假如心臟病並不是膳食脂肪造成的，膳食脂肪就不太可能在肥胖和糖尿病中具有重要影響力。

實驗室大鼠吃高脂飲食會變胖？

這是說服喬治・布瑞相信過多膳食脂肪也會在人類身上造成肥胖的證據，而喬治・布瑞是最有影響力的肥胖權威之一，也是膳食脂肪／肥胖假說最重要的擁護者。布瑞在實驗裡所使用的大鼠靠著高脂飲食而長得非常肥胖：「我可以餵牠們吃任何我想給的碳水化合物食物，而且在低脂的情況下，牠們不會變胖。如果我在敏感的品種上將脂肪含量提高——尤其是飽和脂肪，那麼我就會固定得到肥胖的結果。」

但是某些品種的大鼠（也許是大部分）不會因為高脂飲食而變胖，即使是會因此變胖的大鼠，吃高脂、高碳水化合物飲食時，也比吃低脂、低碳水化合物的飲食時長得更胖。再者，為了在敏感的囓齒動物身上誘發更多的肥胖，飲食中的脂肪比率必須超過30%，而且通常接近40%、甚至60%，但仍只令某些品種的大鼠變胖。

雖然飲食中30%的脂肪聽起來像是人類的低脂或適宜脂肪飲食，但這遠比任何大鼠的正常攝取量多太多——無論在野外或實驗室裡。那就是研究學者們所謂的脂肪配藥，在大鼠食品中，一般脂肪佔總熱量的2%到6%。大鼠在餵以大量的碳水化合物（以糖的形式餵食）時也會發胖，此外，其他藉著碳水化合物而被養胖的動物，還包括豬（在實驗的動物中，消化器官與人類最類似）、牛和猴子。

在1970年代，布魯克林學院的安東尼・斯克拉法尼證實了，如果讓大鼠任意地吃從當地超市裡選出來的一些食物，大鼠會變得「超級肥胖」。這讓牠們的飲食習慣和後來的肥胖，在特徵上與我們的看來很相似。但是，斯克拉法尼解釋，他被養胖的大鼠特別喜歡煉乳、巧克力脆片餅乾和香蕉。牠們不會吃過多的食物有起司、燻牛肉和花生醬——都是高脂、低碳水化合物的產品。

稠密脂肪熱量會害人吃過多的假說

支持假說的第三點是，「脂肪特別容易令人發胖」是一個稠密脂肪熱量會害人吃過多的假說。稠密度原本是用來解釋有些大鼠會吃脂肪吃得過多然後變胖的原因，因為這些實驗裡所使用的脂肪通常是一種特定的油——倒在大鼠食物上的Crisco烹飪油，很難想像美味程度會是決定因子。結果研究學者們推斷，是脂肪熱量的稠密度（每公克9大卡，而蛋白質和碳水化合物是4大卡）害大鼠吃得過多。

這與我們可以透過在一餐裡限制食物攝取量的機制來達成攝取與消耗平衡的信念一致。它也導致這樣的觀念：吃富含膳食纖維的多葉蔬菜，藉著在胃裡塞滿了熱量少於脂肪或精製碳水化合物的食物，就能夠預防體重增加。然而，用實驗室動物所做的實驗愈精確，所得到的結果就愈不同。

在這項問題上所做過的一項開創性實驗，是由羅徹斯特大學的生理學家艾德華·阿道夫在1940年代所執行的。阿道夫用水、纖維、甚至是泥土去稀釋大鼠的飲食，發現大鼠會繼續吃那些攙假的飲食，直到牠們攝取到與吃未攙假飲食相同的熱量。阿道夫用來稀釋飲食的水愈多，大鼠吃得就愈多——直到飲食中的水超過97%。在濃度那麼低的情況下，大鼠在喝水上所用掉的能量，根本無法從液體中取得足夠的熱量來補足。

當阿道夫把大鼠每天應攝取熱量的90%直接灌入牠們的胃裡，「在24小時內其餘的時間裡，牠們幾乎不吃其他食物。」但若把水直接灌到牠們的胃裡，就沒有這樣的效果。阿道夫的結論是，**大鼠會依據熱量、而不是體積、大小、甚至味道來調整牠們的攝取量，而這一點對於人類想必也是一樣的。**

熱力學

熱力學的概念要回溯到19世紀末期，以及它在1970年代由於麻塞諸塞大學營養學家弗列特所造成的復甦，當時正好遇上膳食脂肪／心臟病假說的興起。

根據弗列特的計算，我們將攝取到的熱量儲存於脂肪組織中的「代謝成本」

（消耗於「轉化與儲存」過程中的能量），用在脂肪上的只有7%，而用在碳水化合物上的卻要28%。佛蒙特大學肥胖症研究學者艾坦．席姆斯和伊略特．丹弗斯在1987年解釋道，基於這個原故，當碳水化合物攝取過多時，大量的熱量消耗於將碳水化合物轉化成脂肪的過程，而這會「削弱以高碳水化合物、高熱量飲食增加體重的效果」。另一方面，高脂飲食會帶來「脂肪儲存的高代謝效率和非代償性生長」。

弗列特的分析遺漏了燃料利用和脂肪代謝的所有荷爾蒙調節作用（以及之後會討論到的值得花上半世紀的生理與生化研究），不過在過去20年裡，弗列特的分析常被用來強調（如席姆斯和丹弗斯）一個重點：肥胖是吃油脂而非吃碳水化合物的錦衣玉食下的另一種懲罰。

就像許多在飲食和健康上業經證實的觀念一樣，這個結論所根據的實驗證據非常薄弱。唯一支持這個結論的證據來自於席姆斯的過量餵食研究。那些研究開始於1960年代中期，用了四個小試驗而導出有些人會輕易增加體重、有些人不會的結果。之後的另外六、七項試驗，每項都只用了幾個受試者，就想闡明在富含碳水化合物的飲食（無關卡路里的攝取）是否能提高胰島素濃度、導致肥胖，以及誘發高胰島素血症與胰島素阻抗性方面，席姆斯及其同僚所謂的「明顯的問題」。

席姆斯及其共同研究者將志願受試者會吃得過多的飲食內容做了一些變化。有些飲食是「固定碳水化合物」飲食法，其中的脂肪量被盡量提高，但碳水化合物被限制在受試者接受實驗前的正常攝取量；其他的飲食是「多變碳水化合物」飲食法，脂肪和碳水化合物都超量增加。

在席姆斯和丹弗斯的研究結束後不久的1970年中期，他們相信，肥胖最可能是由胰島素濃度慢性提高所造成的，而胰島素濃度提高可能是富含碳水化合物飲食的產物。在1980年代，他們的看法改變了，而且開始與膳食脂肪是禍害的普遍認知一致。席姆斯和丹弗斯現在發現，他們10年的研究導出了一個「支持弗列特的主張：靠脂肪是比靠碳水化合物更具熱力學效率的養胖方法」的觀察結果。

他們現在的說法是，相較於以脂肪和碳水化合物提供多餘熱量，當僅以脂肪形式提供多餘的熱量時，受試者會將更多比例的多餘熱量轉化成體脂肪。丹弗斯在1985年寫道：「簡單地說，當攝取過量時，脂肪比碳水化合物更容易令人發胖，因此，假如一個人天生貪吃，而且希望只有最小程度的發胖，那麼會建議他縱情於碳水化合物而非脂肪。」他補充說：「鑑於這些考量和多數富裕社會的營養過剩傾向，應該把主要的注意力放在減少熱量和脂肪的攝取上。」

過量攝食是行為問題還是疾病表徵？

然而，這些佛蒙特大學的學者沒有納入考量的是他們自己之前的觀察結果：**飲食的營養成分似乎會深深影響過量攝取卡路里的意願。**

舉例來說，被忽略發表的一件強而有力的重大觀察是，以高脂、高蛋白質飲食去養胖受試者似乎是不可能的事，在這種飲食中會被攝取過量的食物是肉類。根據席姆斯的共同研究者，現在是哈佛大學醫學院教授與喬斯林糖尿病中心臨床研究部主任的艾德華．荷頓（Edward Horton）表示，志願者會坐在那裡瞪著「一盤盤疊到天上的豬排」，然後拒絕吃佛蒙特大學的研究學者要求他們吃的足夠構成1天超額1000大卡熱量的肉。

丹弗斯後來形容這種飲食法在實驗上相當於羅伯特．阿金在其1973年的著作《阿金博士的飲食革命》中所囑咐的飲食：「重點是，你不會靠阿金飲食增加體重，那就是太困難了。我要大家挑戰，去做一個只靠肉類過量飲食的研究。但你做不到，我認為那在自然法則上是不可能的。」

要他們的志願者在每日飲食中增加1000大卡的脂肪，也被證明極為困難。在席姆斯及其同僚的無數著作中，都看得到他們對「僅靠提高脂肪來增加體重的困難任務」的評論。

另一方面，同時靠著碳水化合物和脂肪來養胖的人，能夠很輕易地在他們的一般飲食裡增加1天2000大卡的熱量。席姆斯和共同研究者報告說，的確，在他某些研究中的受試者「在一天裡稍晚的時間感到飢餓……儘管攝取了綜合飲食的大量多餘熱量」——多達1天1萬大卡。

席姆斯及其共同研究者顯然並未質疑，為什麼當有人嘗試吃1天超過800到1000大卡脂肪的飲食時會失去胃口（產生「顯著的厭食現象」），而吃同時含有脂肪和碳水化合物的多出6000、7000大卡熱量的飲食卻會「在一天稍晚時會感到飢餓」。看起來好像是碳水化合物的什麼方面允許這種對食物的大量攝取，但在傍晚前仍舊誘發了飢餓。

由於把肥胖視為一種飲食失調症，是一種行為缺陷而非生理缺陷，也將過度飢餓視為導致肥胖的原因，而不是伴隨增加體重的驅動力的一種症狀，所以那些關心人類肥胖的研究學者們設法剷除飢餓與飽足和任何基礎代謝疾病之間的關聯。他們鮮少考量到這個可能性：**飢餓、飽足和身體活動程度也許是基礎生理疾病的症候群。**

想像一下，如果糖尿病學者把伴隨無法控制的糖尿病的極度飢餓視為行為失序，他們就會認為患者需要施以多年的精神療法或行為修正，而非注射胰島素。這些研究學者就是從未想到這個可能性：**飲食的營養組成也許對飲食行為和能量消耗有根本上的影響，因此也影響到長期的體重調節。**

事實上，有一種方法可以測試這個較新的概念，類似的測試從1930年以來就有人做過。改變脂肪和碳水化合物在實驗飲食中的「比例」，然後看一看結果。測試並比較低脂飲食與低碳水化合物飲食的差異，要記住，低脂飲食必定是高碳水化合物飲食，反之亦然。這有助於測試這個概念：這些營養素有足以影響體重、飢餓或飽足感和能量消耗的獨特代謝與荷爾蒙效應。

像這類的試驗能夠提供回答這些基礎問題的工具：

當我們吃限制碳水化合物的飲食、而非限制熱量的飲食時會怎樣？我們會減輕或增加體重？我們會跟吃限制熱量飲食時一樣地感到飢餓嗎？我們會吃得更多或更少？我們會消耗更多或更少能量？當脂肪量受到限制，但碳水化合物或卡路里不受限制時會怎樣？對於飢餓、能量消耗和體重的影響是什麼？

Chapter 19

用低醣控脂

能長期逆轉肥胖的飲食

一定要限制脂肪和濃縮碳水化合物，像是糖和麵包。因此，飲食應該排除或盡量不使用米、麵包、馬鈴薯、通心粉、派、蛋糕、甜點、游離糖、糖果、奶油等等。飲食應該包含適量的肉類、魚、家禽、蛋、起司、粗質穀和脫脂奶。

羅伯特．梅奇昂納，康乃爾大學
描述1950年代初期紐約醫院的減重飲食

- ▶**培爾．韓森**（Per Hanssen）：吃限制碳水化合物飲食1到4個月，病人平均1週減掉0.9公斤P339。
- ▶**維亞穆爾．史堤芬森**（Vilhjalmur Stefansson）：只吃肉的因紐特人，是最健康的族群之一P341。這同時也表示，他們所吃的飲食就是均衡、健康的食物P343。
- ▶一個健康的飲食必須包含蛋白質、脂肪和碳水化合物，這就是**埃默爾．麥克倫**（Elmer McCollum）所謂的「營養新知識」，這種「飲食應多樣化」的邏輯，時至今日仍然左右著營養學家P342。
- ▶**泰奧多爾．方伊特利**（Theodore Van Itallie）：當飲食中的碳水化合物愈多，對維生素的需求就愈多P345。
- ▶**朱莉．威爾**（Julie Will）&**堤姆．拜爾斯**（Tim Byers）：高血糖和／或高胰島素濃度會提高身體對維生素C的需求P346。
- ▶**約翰．康寧罕**（John Cunningham）：葡萄糖會調節維生素C被細胞攝入的多寡，如果提高血糖濃度，細胞攝入維生素C的量就會相應也下降P346。

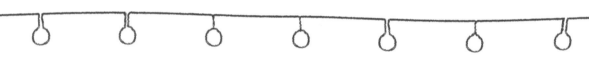

今日的美國心臟學會堅決主張，嚴格的碳水化合物限制在減重飲食中是「一時的風尚」，不會比葡萄柚飲食或冰淇淋飲食得到更認真的看待。但事情並非如此。在班廷的《胖子手扎》於1863年出版後，醫生會慣例地建議肥胖患者避免碳水化合物，尤其是甜食、澱粉和精製碳水化合物，而且這種做法直到進入20世紀後的大部分時間裡，還繼續被當成肥胖和過重的標準療法。

一直到美國心臟學會在1960年代開始為心臟病推薦限制脂肪、富含碳水化合物的飲食，且這種低脂處方當時也用於治療肥胖症之後，對碳水化合物的限制，如密西根大學的路易斯．紐堡在1942年所說明的「在對胖肥患者的指導中，只要教他略過糖就好了，因為甜味不容易被嫌惡，教他限制澱粉含量高的食物也很輕而易舉」，才被迫縮到牆角。

聚焦早期的減重飲食——共通點是限制澱粉

那些早期減重飲食的目標在於消除脂肪組織的同時也要保留肌肉或瘦肉組織。飲食中的蛋白質含量會盡量擴大，熱量會因而減少。飲食中只准許最少量的碳水化合物和添加脂肪（黃油和食用油），因為這些被認為是非必要的非蛋白質成分。史丹佛大學醫學院的醫生描述他們在1943年所開立的飲食處方時，跟哈佛醫學院於1948年、芝加哥的兒童紀念醫院於1950年和康乃爾醫學院與紐約醫院1952年所描述的飲食處方簡直一模一樣。根據芝加哥的臨床醫生表示，成功減重飲食的「一般規則」如下：

①不吃糖、蜂蜜、糖漿、果醬、果凍或糖果。
②不吃添加糖的罐頭水果。
③不吃蛋糕、餅乾、派、布丁、冰淇淋或冰。
④不吃添加了玉米澱粉或麵粉的食物，例如肉汁或奶油白醬。
⑤不吃馬鈴薯（番薯或愛爾蘭品種）、通心粉、義大利麵、麵條、乾燥豆子或豌豆。
⑥不吃以黃油、豬油、食用油或黃油代替品調理的油炸食品。
⑦不喝飲料，例如可口可樂、薑汁汽水、汽水或沙士。
⑧不吃飲食法所不允許的任何食物，其他食物只能吃被允許的量。

在有最少量碳水化合物和添加脂肪的這些飲食法裡，肉類必定是主體。這會提供確保體重減輕大部分來自於病患的脂肪、而非肌肉的所需蛋白質。這個想法是為了將身體保持在所謂的氮平衡狀態，從飲食中攝取的蛋白質中吸收氮，以抵銷分解肌肉蛋白質而排除到尿液中的氮。

當這些醫生討論飲食中能允許什麼蔬食時，一般依據的是碳水化合物的含量：馬鈴薯以重量而言將近20%是碳水化合物（其餘大多是水），馬鈴薯是20%的蔬菜；青豆和朝鮮薊是15%的蔬菜；洋蔥、胡蘿蔔、甜菜和秋葵是10%的蔬菜；大部分綠色蔬菜（包括萵苣、小黃瓜、菠菜、蘆筍、青花菜和羽衣甘藍）是5%，這表示它們的重量裡頂多只有5%是碳水化合物。這些減重飲食只允許5%的蔬菜，所以剔除了所有的澱粉蔬菜，像是馬鈴薯。

因為1杯份量的5%蔬菜只能提供20到30大卡的熱量，如華特・坎培爾（Walter Campbell）在1936年所寫的：「吃下額外的部分或省略不要想的部分，是（飲食）計畫中一個大整體的小小緊要關頭。」在這些飲食法之中，有些的確允許30到60公克的麵包，通常是全穀的，因為白麵包的維生素太少而不值得吃；但大部分的飲食法不這麼做。倫敦聖湯瑪斯醫院附設醫學院的嘉迪納─喜爾（H. Gardiner-Hill）於1925年提到：「所有形式的麵包都含有大量的碳水化合物，從45%到65%都有，吐司也許高達60%，應受到唾棄。」

當這些醫生在談到以瘦肉為減重飲食的基礎時，他們指的並不是不帶皮的雞胸肉——儘管它已成為過去20年來的代表性範本。他們指的是可見脂肪已被去除的任何肉類、魚或家禽（培根、鹽漬豬肉、香腸和偶爾例外的鴨肉）。

一旦體重減輕到令人滿意的程度，仍要在維持體重的飲食中對碳水化合物做限制，儘管已不用那麼嚴格。為了維持減輕後的體重——如匹茲堡醫師法蘭克・伊凡斯在1947年出版的教科書《代謝疾病》中所描述的——日常飲食應包含至少1顆蛋、1杯脫脂奶、1份生鮮水果、「1大份任何部位的新鮮瘦羊肉、牛肉、家禽肉或魚」，以及3種5%蔬菜各1份。然後，想維持減重後體重的人可以吃任何他們想吃的東西，只要他們維持穩定的體重，而且確實「略過」酒精、添加脂肪和食用油、「濃縮碳水化合物食物」、「澱粉」、「粉質蔬菜，像是馬鈴薯、豆子、豌豆」，以及「當成蔬菜食用的穀類，像是通心粉、義大利麵、米、玉米」。

伊凡斯找到二次大戰前的一份肥胖治療飲食法，並提供了其中一種變化。這是一種極低熱量飲食，1天只有360到600大卡（而非常見的1200到1500大卡），這是當時認為病人所能容忍的最小量，而且能產生安全且持續的減重。伊凡斯的飲食能夠誘發最多1週2.2公斤的減重，而較常見的半飢餓飲食預期是1週0.9公斤。他在1929年解釋道，每日菜單「含有魚肉和蛋白。2大餐裡各含大約100（公克）的椎骨瘦肉排。必要時，間隔地攝取新鮮魚肉。」不允許吃澱粉和糖，但病人每天可以吃數十公克的5%蔬菜和30克的麵包。這些最少量的碳水化合物（也許是20公克）是用來「騰出」飲食中的蛋白質，如此才能將那些蛋白質用於平衡氮的流失，而不用拿來轉化成葡萄糖給大腦和中樞神經系統當燃料。

梅堯診所的羅素．威爾德於1931年首次囑咐病患吃這樣的飲食之後寫道：「這個方法成功的密訣幾乎完全仰賴於提供足夠的蛋白質。」伊凡斯的極低熱量飲食原本也可能流行起來，未成功的原因是它訴諸像是路易斯．紐堡等醫生的嚴格的道德感，紐堡相信，必須強力抑制肥胖患者的貪吃念頭。伊凡斯飲食的基本規則之一是：「絕不讓步於味覺的享樂。」

胖子特別偏好碳水化合物

在醫學界開始以限制脂肪、富含碳水化合物的飲食為減重處方前的那個世紀，爭議的一個重點在於是否應該避免碳水化合物，因為它們特別容易令人發胖，或甚至造成肥胖（如尚．安泰爾姆．布里亞－薩瓦蘭和威廉．班廷所指出的），在這樣的狀況下，碳水化合物會是唯一受到限制的營養素，或因為它們形成多餘的熱量，那麼連膳食脂肪也要受到限制，因此要避免食用油、豬油和黃油。芝加哥醫生艾弗瑞德．克羅夫登（Alfred Croftan）於1906年在《美國醫學學會期刊》中寫道：「下一個要決定的問題是，碳水化合物或脂肪是否要受到更多的限制。」

在整個1960年代裡被人一再發現的一項觀察是，**胖子偏好碳水化合物，以及碳水化合物佔他們所有攝取的熱量中的大部分。**雖然胖子看起來吃得不比瘦子多，但是他們確實攝取較多的碳水化合物。像這樣的飲食評估無可避免地難以做到精確——如愛丁堡皇家醫院的德瑞克．丹洛帕爵士在治療過523名肥胖患者後於1931年在課堂上所說。然而，丹洛帕相信，「肥胖會發生在一些人身上且與食物攝取沒有任何直接關係，以及有某一群病患吃的是很均衡的正常飲食但仍變得過重，」還有，「顯著的糖尿病異常是過量攝取碳水化合物的結果。」他提到：「在某些極端的案例中，飲食幾乎只包含甜茶、白麵包和司康餅。」

該見解於1935年在《柳葉刀》中獲得英國醫生約翰．安德森（John Anderson）的回響。1940年代的希爾德・布洛許、雨果・羅尼和哈佛醫生羅伯特・威廉斯及其同僚，也都曾深入詢問過他們肥胖病患的飲食，他們的共同發現是對澱粉和甜食攝取過多。羅尼報告說，他的病人對甜食和澱粉類的渴望太常見，幾乎能推測背後有一個根本的生理機制在運作，可能與葡萄糖的較大需要或取得機會降低有關。「誘導貪吃的肥胖者控制自己擴大的胃口，比控制他對甜食的渴望更簡單。」

在減重飲食中限制碳水化合物的一項常見理由是，這會消除肥胖者平常所攝取的熱量中的極大一部分（杜克大學的小兒科醫師小詹姆斯・施伯里〔James Sidbury, Jr.，後來的美國國家兒童健康與人類發展研究所主任〕在1970年代初期對於他所治療的肥胖兒童也得到同樣的觀察結果：「不斷發現持續少量進食的模式。最常見的零嘴主要是碳水化合物：脆餅、洋芋片、薯條、餅乾、非酒精飲料等等。」），然而，當碳水化合物受到限制時，熱量也會被刪減——反過來幾乎也是同樣的道理。法蘭克・伊凡斯的極低熱量飲食的一個革新的層面是，它也幾乎完全限制了碳水化合物（首批試驗的飲食「不需要任何碳水化合物」，但後來為了氮平衡而加入20公克的碳水化合物）。

之後，當路易斯・紐堡做結論說，所有的肥胖患者都可以將重大比率的減重維持數個月或數年，只要他們的飲食是夠嚴苛的（就像他那個減掉162公斤的病人一樣），他就是利用伊凡斯的極低熱量、極低碳水化合物飲食來產生這樣的減重效果。他的病人靠著每天吃「碳水化合物頂多佔100大卡」的飲食來減重，體重的減輕可能是限制碳水化合物的結果，但也可能是限制熱量的結果。

把熱量和碳水化合物混淆的同樣情況，或許也可以用來解釋將成功歸因於低熱量飲食的故事——亞伯特・史丹卡德在1959年報告，他的100名病人中有1名減掉18公斤的體重，並設法維持下去。只大量限制熱量而不減少碳水化合物是極不可能的，平均地限制所有營養素熱量的限制熱量飲食，當然也限制了碳水化合物。即使是以減少脂肪為主的飲食也必須減少碳水化合物（除非，舉例來說，節食者願意為了避免魚和肉類附帶的脂肪，而犧牲肉中的蛋白質），以達成熱量的大量減少。如果節食者避免甜食和零嘴，如果他們喝的是無糖汽水而不是一般汽水，他們就會大幅降低熱量的攝取，而且也改變了所攝取的碳水化合物種類。這些益處可能來自於減少熱量、或減少碳水化合物，或甚至只是不吃糖。

讓這個限制熱量與碳水化合物議題變得更複雜的另一個議題，是隨著時間而改變的減重飲食效應。半飢餓飲食的適度益處會隨著時間而慢慢減弱，**因為限制熱量會誘發對能量消耗的補償性抑制作用**。再者，許多在一開始減掉的體重，事實上來自於水分流失，而不是脂肪P177。如德瑞克·丹洛帕所說，由於「吃碳水化合物飲食有水分滯留的傾向，而吃高脂飲食有排除水分的傾向」，所以限制碳水化合物的熱量特別容易誘發更劇烈、更立即的水分流失。

第一份有意義的限碳水化合物飲食效益報告

只做幾週的飲食測試能夠證明，限制碳水化合物飲食會比限制熱量或限制脂肪飲食誘發更高比率的體重流失，但它們是否誘發了更高比率的脂肪流失是另一回事。法蘭西斯·貝納迪克在1910年提出這樣的警告：「因此，只有在實驗繼續進行一段為期好幾週的期間時，才能將體重的改變視為有意義。當然，就短期實驗而言，體重變化在大多情況下是完全沒有意義的。」

基於這個原故，關於限制碳水化合物的減重飲食的功效，第一份有意義的報告發表於1936年，作者是位於哥本哈根的史堤諾紀念醫院的培爾·韓森。韓森報告，他以1850大卡的飲食（碳水化合物只有450大卡，或稍微低於總熱量的25％）治療21名肥胖病患經過2年多的期間。飲食中將近60％的熱量來自於脂肪：每天65克奶油、65克黃油和25克橄欖油，再加上蛋、起司和任意份量的肉類或魚。

韓森說，有些病人肥到「剛到醫院時幾乎無法移動，所以也無法工作」。但吃這種飲食1到4個月的時間後，病人平均1週減掉了0.9公斤，「病人住院期間從不感到飢餓……，疲勞，一種顯著且擾人的症狀，往往在體重大幅減輕的發生之前就迅速獲得改善。」

韓森把他的結果與五年前由鄰近的大學診所（University Clinic）的醫生利用只有一半熱量但有2倍份量的碳水化合物（超過50％）的飲食所做的報告相比較。韓森提到：「在史堤諾紀念醫院，1850大卡的飲食，降低體重的速度與哥本哈根大學診所的950大卡的飲食一樣。」

如果肥胖者可以減輕體重並且維持下去，不用餓肚子，吃1850大卡的飲食，那麼我們可以合理的假設，他們會發現這樣比只准許950大卡（或甚至更少）的飲食更容易支撐下去，也不用承受如伊凡斯所說的，胖子「大部分的時間應該都要餓肚子，因為這是正常的」。韓森指出，「碳水化合物含量非常少」的飲食，也許「並不那麼難以遵行，就像一般飲食那樣。」

讓限制碳水化合物在減重飲食中的角色評估變複雜的是，飲食中的成分向來不是那麼簡單只有高或低碳水化合物，或精製碳水化合物。蛋白質、脂肪和卡路里在不同的飲食中承擔了不同的角色。此外，這些飲食中的碳水化合物可以受到限制，但標準的想法是，它們必須維持一個夠高的比率，大腦和中樞神系統才能從這個葡萄糖的膳食來源中取得它們所需的燃料。營養學家往往堅持，1天130公克的碳水化合物是人類飲食中的最小安全量。

生酮飲食

雖然葡萄糖是大腦的主要燃料，不過，它並不是唯一的燃料，而且膳食碳水化合物也不是葡萄糖的唯一來源。如果飲食中所含的碳水化合物不到130公克，肝臟就會增加它對一種叫做酮體的分子的合成作用，然後酮體會提供大腦和中樞神經系統所需的燃料。如果飲食中根本沒有碳水化合物，酮體會為大腦提供四分之三的能量，其餘的來自於利用蛋白質中的胺基酸所合成的葡萄糖——胺基酸來自於飲食或分解肌肉，和來自於一種當脂肪中的三酸甘油脂被分解成脂肪酸時所釋放出來的化合物——丙三醇（甘油）。

在這種情況下，身體會呈現出血酮化狀態，而飲食就是一般所說的生酮飲食。無論飲食是生酮的或抗生酮的（差異在於每天數十公克的碳水化合物），都會影響我們對飲食的反應，讓「碳水化合物是否造成某種效應，還是另有解釋」的問題變得更為複雜。

威廉·班廷在1863年公開威廉·哈維的限制碳水化合物飲食處方後的50年裡，主要的臨床歧見在於脂肪在飲食中的角色。班廷的原始處方是高脂飲食，但後來被哈維自己和德國醫生菲利克斯·馮尼梅爾（Felix von Niemeyer）和馬克斯·歐特爾修改為低脂、高蛋白質的版本，也被威赫姆·艾伯斯坦修改成更多脂肪、並以此為特色的版本。艾伯斯坦寫道：「火腿、豬肉或羊肉中的脂肪不僅無害，而且有益。」

對生酮飲食的誤解

血酮化常被營養學家錯誤的描述成「病態的」，這讓一般人混淆了血酮化與失控的糖尿病所引起的酮酸中毒。前者是一種正常狀況，但後者不是。糖尿病酮酸中毒的酮體濃度一般會超過200毫克／分升，而經歷一整夜的禁食後——晚餐後12小時及吃早餐之前——的酮體濃度是5毫克／分升，只有5%到10%的碳水化合物的嚴格限制碳水化合物飲食，其酮體濃度是5～20毫克／分升。

因紐特人的含脂肉類飲食

只以含脂肉類為基礎的限制碳水化合物飲食，它的概念在第一次世界大戰後由從人類學家轉為北極探險家的哈佛學者維亞穆爾·史堤芬森公諸於世，史堤芬森關切的是飲食全面性的健康，而不是減重能力。他花了10年的時間待在北加拿大和阿拉斯加的因紐特族裡，除了肉類什麼也沒吃。他堅決主張，吃這種飲食的因紐特人及外來探險者和商人，就算不是最有活動力的族群，也是最健康的族群之一。

在史堤芬森居住和遊歷過的部落中，他們的飲食主要是馴鹿肉，「加上也許30%的魚、10%的海豹肉，另外還有5%到10%的北極熊、兔子、鳥和蛋。」史堤芬森寫道，因紐特人認為蔬菜和水果是「不適宜的人類食物」，但是他們偶爾在出於迫切需要的時候，會吃蓼屬植物的根。

加拿大人類學家戴蒙·詹尼斯（Diamond Jenness）於1914到1916年間待在加拿大極區沿岸的科羅內申灣一帶，他提到，因紐特人很少注意他們周遭的植物，「因為它們對食物的供給沒有貢獻」。在某次3個月的觀察期裡，詹尼斯形容他們的典型飲食「沒有水果、沒有蔬菜；早晚除了用冰水沖洗或用熱水汆燙的海豹肉之外，什麼都沒有」。（律師暨廢奴主義者理察·亨利·戴納二世〔Richard Henry Dana, Jr.〕在記錄關於海上生活的1840年回憶錄《水手兩年記》中，也提過靠這種沒有蔬菜水果的飲食而生長強壯的能力。他寫道，16個月以來，「我們除了1天3次的新鮮牛肉、煎牛排以外，什麼也沒得吃……健康狀況極好，沒有病痛或機能衰退。」）

與傳統健康飲食的爭議

史堤芬森的觀察中原本沒有一項是有爭議的——要不是當時的（現在仍是）傳統觀念認為多樣化飲食是良好健康所必需的話。傳統觀念認為，一個健康的飲食必須包含蛋白質、脂肪和碳水化合物，而碳水化合物的納入是由於「大腦和中樞神經系統需要膳食葡萄糖來維持運作」的錯誤觀念，以及「含有碳水化合物的新鮮水果和蔬菜，是預防缺乏症所不可或缺」的有爭議假設。

由於「多肉少菜飲食會造成營養缺乏」的假設仍然很普遍，所以值得在此討論一下這個議題。這個假設要追溯到20世紀最初的幾十年，由於發現一個又一個的疾病，如壞血病、糙皮病、腳氣病、痀僂症、貧血症等，都是由於缺乏必須維生素和礦物質所引起的，所以當時是研究維生素和維生素缺乏症的黃金時期。那就是約翰霍普金斯的營養學家埃默爾·麥克倫所謂的「營養新知識」，它規定，只有一種方法能確保吸收到維持健康所需的所有必須營養素，那就是所攝取的食物類型要盡量多種。時至今日，這個邏輯仍然左右著營養學家：「飲食中的成分愈多種，就愈可能達到均衡攝取的目的，這就是安全的經驗法則。」

然而，這個學說所依據的幾乎只有與缺乏症相關的研究資料，而**所有的這些缺乏症都是由高精製碳水化合物和低肉、魚、蛋和乳製品的飲食所誘發的**。當蘇格蘭海軍外科醫官詹姆斯·林德（James Lind）在1753年證明壞血病可以透過攝取——譬如說柑橘汁——來預防和治療時，他就將這種方法用在英國水手身上，他們的飲食一直是典型的海軍供餐，「包括摻糖的早餐稀粥、新鮮的羊肉湯、輕布丁、摻糖的煮脆餅、大麥和葡萄乾、米和醋栗。」

糙皮病幾乎只與富含玉米的飲食有關，而腳氣病與不吃糙米只吃白米有關。1870年的日本海軍爆發了腳氣病，就是在供餐從蔬菜和魚改成蔬菜、魚和白米之後。病情的爆發在以大麥取代白米、並補充肉類和奶水後獲得控制。糙皮病也可以透過在飲食中添加新鮮肉類、牛奶和蛋而治療或改善，如卡爾·弗特林（Carl Voegtlin）在1914年所證實的，在他實驗中導致糙皮病的飲食主要含有白麵包、包心菜、玉米粉和玉米糖漿、蕪菁、馬鈴薯和糖。以實驗室動物做研究的營養學者們也發現，他們能藉著餵食富含精製穀類和糖的飲食來誘發缺乏症。在1940年代的一系列研究中，天竺鼠在被餵食主要含碾碎的大麥和鷹嘴豆的飲食時，就會得到壞血病。

這項研究向當時的傳統觀念傳達的資訊是，新鮮的肉類、牛奶和蛋，正是蘇格蘭營養學家羅伯特·麥卡里森所謂的「保護性食物」（在安瑟·凱斯及其當代學者證明它們是造成冠狀動脈心臟病、富含脂肪的媒介之前），但是他也支持了這個邏輯：含大量蔬菜、水果和穀類的「均衡」飲食，是達成和維持健康所必需。因為大多由穀類和澱粉構成的飲食，或由精製穀類、魚和蔬菜構成的飲食——像是那些日本水手所吃的，也許缺乏維持健康所需的一種或多種維生素，所以營養學者認為可以合理假設，任何「不均衡」的飲食也可能造成同樣的後果，包括只由畜產品構成的飲食。

被徹底顛覆的多肉飲食成見

1920年代和1930年代的營養學者所不知道的是，動物性食物含有所有的必需胺基酸（組成蛋白質的基本構材），而且在各種胺基酸所呈現比率上可以讓人們做到最佳的利用（「小麥含有所有的必需胺基酸，」哥倫比亞大學的營養人類學家馬爾文・哈利斯〔Marvin Harris〕指出：「但為了獲得足夠的份量，一名體重80公斤的男性必須1天吃下1.5公斤的全麥麵包。不過為了達到安全量的蛋白質，他只需要吃340公克的肉就行了。」）。它們也大量含有13種胺基酸的其中12種。肉類特別是維生素A、E和整個維生素B群的高濃度來源，維生素D和維生素B_{12}只存在於畜產品中（雖然藉著讓皮膚曬到太陽就能得到足夠的維生素D）。

第十三種維生素是維生素C，即抗壞血酸，長期以來一直是爭論的重點。它在畜產品中的含量非常少，少到令營養學家認為那種含量不夠充分，所以問題是：這樣的量對良好的健康是否足夠？一旦詹姆斯・林德證明壞血病可以藉著吃新鮮水果和蔬菜來預防與治療，營養學者便假定這些食物是維生素C的絕對必要來源。他們會說，壞血病已被證實是「由於缺乏新鮮水果和蔬菜所導致的膳食缺乏症」。

然而，嚴格說來，林德和在壞血病研究中跟隨他的營養學者們只證實這種疾病是種可用補充新鮮水果和蔬菜來治療的膳食缺乏症，**但在邏輯上，這不見得暗示了缺乏維生素C是由於缺乏新鮮蔬果的原故**。壞血病可以藉著在飲食中補充這些食物而改善，而原始的缺乏維生素C可能是由其他因素引起的——事實上，鑑於因紐特人和吃因紐特族無蔬果飲食的那些西方人從沒得過壞血病，如史堤芬森所觀察到的，那麼必定是其他因素的關係。這指出，定義均衡飲食有別的方法，**有可能吃易消化碳水化合物和糖會增加我們對維生素的需求，但我們能從畜產品中取得足夠的維生素。**

這就是史堤芬森在1920年代喚起的議題。如果因紐特人能在沒有碳水化合物和蔬果中的最艱困環境中長得健康強壯，那麼在定義上，他們吃的就是均衡、健康的食物。如果他們做到這一點，只是因為他們的進化發展使自己已能適應那樣的飲食（這是對史堤芬森主張的典型答辯），**那麼要怎麼解釋，那些商人和探險家——就像史堤芬森和他的探險隊成員，在數年的期間裡也能靠著那樣的飲食而活得健康快樂？**

那個時代的營養學家假設，全葷食是不健康的，因為：

①攝取過多的肉類據信會提高血壓且導致痛風。
②一成不變地只吃肉類（或任何其他單一食物），據說會誘發身體的強烈反感。
③這些飲食裡若沒有新鮮蔬果，會造成壞血病和其他缺乏症。
④富含蛋白質的飲食被認為會誘發慢性腎臟損傷，這個信念所依據的大部分是路易斯・紐堡的早期研究。

然而，這些宣稱裡沒有一個根據的是強而有力的證據。舉例來說，紐堡的結論所依據的，大部分是他餵兔子吃過量的大豆、蛋白和牛肉蛋白質的實驗，但如批評者後來所指出的，兔子剛好是**草食性動物**。牠們的自然飲食是嫩芽和樹皮，而不是跟牠們一樣食草的動物，強迫牠們吃肉或動物性蛋白質並沒有什麼科學價值。不過，一般認為全葷食極可能具有危險性，史堤芬森自己曾經說過，連法蘭西斯·貝納克都宣稱「不難相信」史堤芬森和他所有的探險隊員「都在說謊，而不敢承認（他們）無法只靠肉類飲食來保持數年的良好健康」。

> 路易斯·紐保餵食兔子過量大豆、蛋白的實驗，讓人們堅信富含蛋白質的飲食會誘發慢性腎臟損傷。然而，兔子是草食性動物，強迫牠們吃肉的實驗並沒有科學價值。

在1928年的冬天，史堤芬森和1名38歲的丹麥探險家卡斯登·安德森（Karsten Anderson）成了一個為期1年的實驗的受試者，那個實驗的目的是為了解決肉類飲食的爭議。它由十幾位德尊望重的營養學家、人類學家和醫生所組成的委員會來規劃監督（包括羅素賽奇病理學院和康乃爾大學的格拉罕·路斯克〔Graham Lusk〕與歐仁·杜布瓦；約翰霍普金斯大學的羅素·帕爾〔Russell Pear〕和威廉·麥凱倫〔William McCallum〕；哈佛大學的人類學家恩斯特·胡頓〔Earnest Hooton〕和美國自然歷史博物館的克拉克·惠斯勒〔Clark Wissler〕）。歐仁·杜布瓦和其他來自康乃爾大學與羅素賽奇病理學院的1位共同研究者，會每天監看實驗細節。

經過3週的時間，史堤芬森和安德森吃的是需要經過一連串測試和檢驗的典型混合式飲食，包括水果、穀片、蔬菜和肉類。之後，他們開始只靠肉類維生，這時候他們搬遷到位於紐約的貝勒維醫院，受到24小時的觀察。史堤芬森在貝勒維醫院待了3週，安德森待了13週。他們出來後，在1年內的其餘時間裡繼續只吃肉類。杜布瓦說，如果他們作弊，實驗人員會從他們定期的尿液檢驗中發現到，「在他們居家期間所檢驗的每一個尿液樣本裡，不斷出現丙酮體，可以確定幾乎完全排除了碳水化合物的攝取。」

實驗飲食包含了許多種類的肉，為了測試「在這種避免壞血病和維持健康的飲食中的所需維生素只能靠著吃生肉來取得」的主張（這一點是對因紐特人做法的錯誤假定），因此所有的肉都經過烹煮（因紐特人只有偶爾才吃生肉）。

史堤芬森和安德森，平均每人每天攝取將近0.9公斤的肉，或2600大卡的熱量：79%來自於脂肪，19%來自於蛋白質，還有大約2%來自於碳水化合物（1天頂多5大卡）——那是來自於肌肉裡所含的肝醣（肝醣是一種將葡萄糖儲存於肝臟和肌肉中的化合物，一種碳水化合物）。

杜布瓦後來為結果做總結時寫道：「這項研究唯一戲劇性的部分是，相關發現意外地自然，一點都不具戲劇性。」他於1930年在他和共同研究者針對這項研究所發表的9篇文章的其中一篇裡報告：「2個人在觀察期結束時都健康良好，沒有主觀或客觀的證據指出任何身心活力的喪失。」

史堤芬森在1年的實驗期間內減掉2.7公斤，安德森1.3公斤，即使「這兩人過的生活是比較少活動的」。安德森的血壓從140／80掉到120／80，史堤芬森的一直都很低（105／70）。研究學者沒有發現腎臟損傷或功能衰退的跡象，而且「並沒有出現維生素缺乏症」，也沒有礦物質缺乏症——雖然飲食裡所含的鈣質只有混合式飲食的四分之一。此外，多肉飲食的酸性特質照理說會因為提高鈣的排除而耗竭身體的鈣質，但在杜布瓦及其共同研究者所報告的一些較小健康議題中，有一項是觀察到史堤芬森一開始感覺到輕微的齒齦炎，但在採取全葷食後「就完全消失了」。

碳水化合物反而會多消耗維生素

當史堤芬森在1946年出版了在脂肪與蛋白質飲食方面的專書《不要只吃白麵包》時，《紐約時報》的評論家寫道：「史堤芬森讓混合式飲食的技師，和堅果與水果的上癮者看起來蠢斃了。」

該實驗的監督者杜布瓦為史堤芬森的書寫了引言，在史堤芬森和安德森只靠肉類維生後，他說：「一大堆嚇人的預言和冠冕堂皇的理論，頓時間變得一文不值。」一個原本應該令史堤芬森和安德森因壞血病而變得病懨懨的飲食法，卻讓他們跟在研究開始前的多年來一直在吃均衡飲食時一樣健康，或者變得更健康。杜布瓦的結論是：「相當明顯，我們必須推翻我們教科書裡的某些主張。」

然而，教科書中關於維生素的主張並不會被推翻，儘管實驗室研究證實了史堤芬森的推測。到了1930年代營養學家會證明，**人體內的維生素B是因為攝取碳化合物而耗竭**。哥倫比亞大學的泰奧多爾．方伊特利在1973年向麥高文的專責委員會做見證時指出：「當飲食中的碳水化合物愈多，這些維生素的需求就愈多。」

現在也可以為維生素C做出類似的主張。**第二型糖尿病患者在循環中的維生素C，濃度比非糖尿病患者大約低了30%，代謝症候群也與循環維生素C濃度的「大**

量」減少有關，這表示，維生素C缺乏症也許是另一種文明病。這些觀察的一個解釋是——1997年被分別來自於疾病控制中心和科羅拉多大學的營養學家朱莉・威爾和堤姆・拜爾斯描述成「在生物上似有道理，和在經驗上顯而易見」——高血糖和／或高胰島素濃度會提高身體對維生素C的需求。

維生素C分子在結構上與葡萄糖和體內其他的糖很類似，它可以透過葡萄糖所使用的胰島素依賴運輸系統，從血液中被運送到細胞裡。**葡萄糖和維生素C在細胞攝入的作用上相互競爭**，就像兩個陌生人同時向同一輛計程車揮手一樣。因為葡萄糖在競爭中佔盡優勢，所以當血糖濃度上升時，細胞攝入維生素C的動作受到「全面抑制」。據麻塞諸塞大學營養學家約翰・康寧罕指出，事實上，葡萄糖會調節維生素C被細胞攝入的多寡，如果我們提高血糖濃度，細胞攝入維生素C的量就相應地下降。葡萄糖也削弱了腎臟對維生素C的再吸收作用，因此，血糖愈高，流失到尿液裡的維生素C就愈多。將胰島素注射到實驗受試者體內，已被證明會導致循環中維生素C濃度的「顯著下降」。

換句話說，我們有重大的理由相信，決定我們細胞和組織中維生素C濃度的因子，並不是我們從飲食中攝取了多少維生素C，而是飲食中的澱粉和精製碳水化合物會不會把維生素C驅出體外，同時又抑制我們對僅有的維生素C的使用。**我們可能因為沒有乖乖吃蔬菜水果而得到壞血病，但是引起壞血病的並不是缺乏蔬果，而是攝取了精製碳水化合物**（在醫學文獻中只有4個相關實驗，還不包括史堤芬森和安德森的，那些實驗的目的是要在人類受試者身上誘發壞血症——分別是1名、4名、20名和4名受試者。每一個案例都達到了目標，而那些飲食都是富含碳水化合物和／或糖的）。

這個假說並未被證實，但如威爾和拜爾斯所指出的，它在生物上似有道理，亦在經驗上顯而易見。

當我們在討論也許能夠逆轉或預防肥胖的飲食的長期功效時，我們必定不能讓我們對健康飲食特性的成見，扭曲了科學和對證據本身的解讀。

Chapter 20

你可以「吃到飽」

高脂飲食的驚人成功

有一種療法，它鼓勵盡情的吃，直到充分滿足你的胃口，但這似乎與普遍的肥胖理論相違背，也不符合生物科學及其他科學的基本原理。它所製造出來的困惑感，強烈誘發了在這問題上的思考。

艾弗瑞德・潘寧頓，談論限制碳水化合物的高脂、高蛋白飲食法

《美國消化道疾病期刊》，1954

它能幫助人們減重嗎？當然可以。只要你不吃麵包、貝果、蛋糕、餅乾、冰淇淋、糖果、脆餅、馬芬、含糖飲料、義式麵食、米、大部分的水果和許多蔬菜，你當然會少吸收一些熱量。假如一種飲食法能夠刪除之前多攝取的熱量，它當然能夠達到減重的目的。

珍・布洛帝，談論不限制熱量的高脂、高蛋白飲食法

《紐約時報》，2002

- ▶**希爾德・布洛許**：肥胖的少女只經過1個每天「三餐大量吃肉」的夏天就減掉將近22公斤P348。
- ▶**布萊克・杜納森**（Blake Donaldson）：含脂肉類的攝取是減重飲食很重要的一部分P349。
- ▶**艾弗瑞德・潘寧頓**（Alfred Pennington）：吃肉且限制碳水化合物有利於減重，每餐碳水化合物量應低於80克P350。人從脂肪組織釋放脂肪酸的速度若比較慢，就容易引起肥胖P369，而碳水化合物其中的重要關鍵P371。
- ▶**喬治・托普**（George Thorpe）：高蛋白、高脂、低碳水化合物飲食能夠成功減去過多的體重；半飢餓飲食法則是靠著消耗身體的組織減去體重P352。

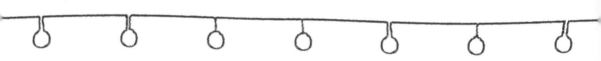

▶德維特·史泰坦（DeWitt Stetten）：天生肥胖的老鼠從脂肪組織中釋放出脂肪酸的速度比瘦老鼠慢。這些動物的肥胖症是由於脂肪從脂肪組織流入循環的作用受到抑制而引起的P369。

《紐約客》雜誌「社評」專欄的著名撰稿人李伯林（A. J. Liebling）曾寫到，他以非常清晰的條理發表一則新聞真相，清楚到簡直可以拿來裱框了。「我們這一代有三種新聞撰稿人，依世故程度的倒序，分別是：①記者，寫他所見所聞。②會詮釋的記者，寫他所見所聞，並且推斷事情的意義。③專家，寫他尚未見聞，但能推斷其意的事。」李伯林寫道，「……要與眼見為憑的舊式人性偏見搏鬥，專家必須暗示他有門路得以探悉無論是記者或讀者都接觸不到的某種神祕源頭或科學。他是古神殿的祭司，看得到遠景的人……所有一切都呈現在他眼前，因為他的決定不受到他自己觀察力的限制。」

李伯林所談的是新聞業，不過在醫學界也有類似的分級。

事實上，醫學專家有更進一步的優勢，他們可以靠著更大的影響力來散播他們的見解：他們可以憑著聘請他們的機構（例如美國醫學學會或哈佛大學）的認同來證明他們的理論；他們可以輕易地吸引媒體的注意。醫生的個案報告和病患的軼事經驗，在醫學上都有基本的影響力，但是如果這些與專家所相信的發生衝突，**那麼會是專家的意見勝出**。

專業知識與觀察證據之間的衝突，在肥胖科學上曾經有過重大的影響。可靠的親眼見證只來自於本身有體重問題的人，或常常治療肥胖患者的臨床醫生，而這兩種人都不太擅長於這個領域（「肥胖症是心理失常」的假設，暗示了胖子不能當做自己情況的可靠見證人），但擁有第一手經驗的就是這些人。

吃肉減肥法

當希爾德·布洛許在1957年報告說，有1名骨骼纖細的十幾歲少女，「幾乎被淹沒在堆積如山的脂肪當中」，但只經過1個每天「三餐大量吃肉」的夏天就減掉將近22公斤，專家們忽略去思考怎麼可能發生這種事情，而且更容易忽略的是，那個見證是個奇特的現象。但是科學上的發現過程，如科學哲人湯瑪斯·昆恩所指出的，只開始於意識到自然破壞了我們的期待之時。揭露宇宙真實特性的，往往是不符合習俗的事件——在科學上它們被稱做「異常的資料」。

1920年，當維亞穆爾·史堤芬森正展開他的遊說活動、企圖說服營養學家接受全葷食是獨特的健康飲食時，流行趨勢已轉變為由一位紐約醫師布萊克·杜納森提供的減重飲食。杜納森在1962年的回憶錄中寫道，他從1919年開始治療肥胖症患者，當時他與心臟學家羅伯特·海瑟（Robert Halsey）一起工作，海瑟是美國心臟學會的4個創會官員之一。

經過1年徒勞無益地嘗試以半飢餓飲食幫病患（他稱為「胖心臟病患」）減重，杜納森與美國自然歷史博物館的常駐人類學者懇談，對方告訴他，史前人類幾乎只以「他們能宰的最肥肉類」維生，或許也補充了一些根莖類和莓果。這使杜納森推斷，含脂肉類應該是「任何減重程序中最重要的一部分」，這就是他自此之後囑咐肥胖患者吃的飲食。

在整個1920年代裡，杜納森一直以試驗和錯誤來調整減重飲食，最後決定的版本是每餐約230公克的含脂肉類（在熱量上的比率是3份脂肪比1份瘦肉，用的比例與史堤芬森的貝勒維實驗一樣），1天3餐。經過烹調後，每餐含170公克瘦肉和60公克隨附的脂肪。杜納森的飲食禁止所有的糖、麵粉、酒精和澱粉，但可以例外地1天吃1次「飯店份量」的生鮮水果或馬鈴薯，這是用來取代原始人可能也會吃的根莖類和莓果。杜納森也囑咐病人在早餐前要散步半小時。

40年來，杜納森治療過1萬7000名病患的肥胖問題，**他們大都靠著他的飲食法1週減掉1、2公斤，並且不用忍受飢餓**。杜納森宣稱，唯一沒有減輕的人是那些作弊的人——這也是醫生在限制熱量的飲食上常做的假設。杜納森寫道，這些病人有「麵包上癮症」，就跟無法忍受沒有菸一樣，他們也無法忍受沒有他們所喜愛的澱粉、麵粉和糖，所以他要花很大的功夫說服病人破除壞習慣：「記住，葡萄柚和所有其他的生鮮水果都是澱粉，你一點兒都不能吃。禁吃麵包指的是所有種類的麵包……它們必須從你的生活中永遠消失。」（他對糖尿病患者的忠告也一樣直接：「如果你為了吃丹麥麵包而寧願使用胰島素，你簡直是瘋了！」）

要是杜納森在1920和1930年代間有出書詳述他的飲食法及其功效（就像法蘭克·伊凡斯為他的極低熱量飲食所做的一樣），他也許能說服主流研究學者至少考慮一下「導致肥胖的是飲食的品質、而非過多的熱量」的可能性。可惜他只在紐約醫院的院內會議中討論這個方法，但是，在聽過他的療法的人之中，當地的內科醫生艾弗瑞德·潘寧頓在1944年親自嘗試過這種飲食法，然後開始囑咐病患吃這種飲食。

奇蹟的杜邦經驗

戰後，潘寧頓在杜邦公司的工業醫學部工作，而且特別是為了喬治·葛爾曼（George Gehrmann），他是杜邦的醫學主任，也是職業健康領域的先驅（戴勒維爾醫學研究院當時的總裁李維斯·芬恩〔Lewis Finn〕說，葛爾曼在杜邦的部門是「國內最傑出的工業醫學部門之一」）。葛爾曼創立了美國職業醫學研究院，並擔任第一任總裁（1946～1949），此機構成立後逐漸演變成美國職業與環境醫學學院。

據葛爾曼指出，到了1948年，身為企業的杜邦公司很憂心大肆流行於美國的心臟病。就在安瑟·凱斯才說過他要尋找一種能預防心臟病的飲食方法後，葛爾曼受到杜邦一位主管心臟病發作的刺激，下定決心要對抗過重和肥胖，希望最後心臟病發作能大幅縮減。

葛爾曼說：「我們敦促過重的員工減少他們吃東西的份量，計算他們的卡路里，限制飲食裡脂肪和碳水化合物的量，並且多運動。」但是這些都沒有效。一再的失敗促使葛爾曼和潘寧頓決定測試杜納森的肉類飲食法——就從杜邦公司過重的主管們開始。

1949年6月，代表杜邦經驗的潘寧頓在《工業醫學》期刊中發表成果。他要杜邦的20位主管採用杜納森的飲食法，他們減掉的體重在4公斤到24公斤之間，平均1週將近0.9公斤。潘寧頓寫道：「值得注意的是，兩餐之間不會感到飢餓，而且身體能量和健康的感覺都提升了。」這一切看起來都很矛盾：杜邦的主管靠著沒有限制熱量的飲食而達成減重的目標。

潘寧頓指出，受試者每天至少吃2400大卡的熱量——當中含240克瘦肉和180克脂肪，分成3餐。他們平均攝取的熱量超過3000大卡，但碳水化合物在他們的飲食中受到限制：每餐不能多於80大卡。潘寧頓報告說：「在一些個案中，即使這麼少量的碳水化合物也會阻礙減重——儘管臨時多吃點（無限制地）蛋白質和脂肪。吃得愈專一，愈容易成功。」（在後來的一篇報告中潘寧頓討論到，一位杜邦主管靠著那種飲食法減掉了28公斤，而且維持了2年多，平均1天吃3300大卡的肉類。但如果他吃了任何碳水化合物，即使是蘋果，體重便會往上升）。

1950年6月，《假期》雜誌稱潘寧頓的飲食法是一種「信不信由你的飲食發展」，而且是「一種你想吃多少就吃多少的減重飲食」。2年後，潘寧頓在一場由哈佛營養系（系主任為馬克・海格斯帝）所舉辦的小型肥胖座談會中討論他的飲食法。之後，海格斯帝說：「我們許多人都覺得潘寧頓博士也許找到了治療肥胖的正確方法。他成功的高比率令人震撼，而且需要由其他人來做更廣博且公正的比較試驗。」雖然海格斯帝的結論是，「除了限制熱量之外的任何（肥胖）療法仍需要以與此問題相關的各種方法來研究」。

官方立場又是如何？

那次的哈佛座談會使潘寧頓的研究成果登上了《新英格蘭醫學期刊》和《時尚》雜誌，愈發刺激各醫學期刊的競相發表。在一篇標題為「畸形飲食！」的尖酸社論中，《美國醫學學會期刊》所採取的立場是，限制熱量是誘發減重的唯一正統方法，海格斯帝所謂的「其他人所做的公正比較試驗」根本沒必要，「所推薦的高脂飲食可能會為病人增加不適當的體重，因此除了肥胖的傷害性影響之外，還會提高動脈粥樣硬化症的機會。」

在英國，《柳葉刀》寫道：「攝取低卡路里是將身體組成恢復正常的最佳方法，刪除飲食中的脂肪是最簡單的做法。」據《柳葉刀》指出，如果潘寧頓的飲食法有用，只是因為「任何內容單調的飲食都會導致體重減輕」。

臨床醫生（真正有在治療肥胖症患者的醫生）反駁那些專家。繼《柳葉刀》的評論後，當地臨床醫生寫道，這種飲食法的「成功個案比率高得出奇」——如一位來自德文波特（Devonport）的醫生所指出。著名的英國內分泌學家雷蒙・格林寫道：「到目前為止的結果，看來都支持被你輕易駁斥的潘寧頓研究。」「潘寧頓刪除碳水化合物的概念，就是讓充分的蛋白質和脂肪完美地發揮功效……，而且允許攝取更多熱量，而不用依比例減少蛋白質、脂肪和碳水化合物……這種飲食法不必是單調的，許多病人到後來反而都喜歡採用。」

到了1954年初，《柳葉刀》的編者讓步了，就像他們在1個世紀前對班廷飲食法所做的一樣。《柳葉刀》主張「潘寧頓幾乎無法證明他的案例」，但接受了他的飲食法有效的可能性，而且也許並非透過限制飲食的一般方法。

對《美國醫學學會期刊》的挑戰來自於美國醫學學會自己內部的一位醫生——

喬治·托普，他是一位治療肥胖症患者同時又領導美國醫學學會綜合醫療部門的堪薩斯醫生。在美國醫學學會1957年的年會中，托普譴責半飢餓飲食法必將失敗，因為它們「並非靠著選擇性地減少脂肪堆積，而是藉著消耗所有的身體組織」而產生效果，「因此，任何取得的成功必定靠著慢性營養不良來維持。」

托普說，他在「考量過個人體重過重的問題」之後，也試過潘寧頓的飲食法。然後他開始囑咐病人吃這種飲食，而病人體驗到「迅速減重，不會感到飢餓、虛弱、昏睡或便祕。」托普說，即使只吃少量的沙拉和蔬菜，在1個月內減掉的2到3公斤體重也會跑回來。他的結論是：「出自於各種不同來源的證據，似乎都證明了高蛋白、高脂、低碳水化合物飲食能夠成功減去過多的體重。」

為了回應托普的證詞，《美國醫學學會期刊》無法再毫無保留的宣稱限制碳水化合物的高脂飲食法實際上會增加體重，如它在5年前所斷言的，但它仍然在1958年的評論中堅持，這種飲食會危害健康，無論它成果有多好（這些批評由幾位匿名的「主管權威」執筆，可能是菲利普·懷特〔Philip White〕，曾在哈佛任職，當時是美國醫學學會的食品與營養顧問委員會秘書，也是《美國醫學學會期刊》的專欄作家。他後來在1962年具名寫了一篇類似的文章駁斥限制碳水化合物的高脂飲食，1973年又主筆寫了一個匿名的版本）。

《美國醫學學會期刊》無法再宣稱高脂飲食法會增加體重，但它仍堅持，這種飲食會危害健康——無論它成果有多好。

《美國醫學學會期刊》寫道，潘寧頓的飲食法無法達到標準規範「充分的所有必需營養素」的要求，所以「減重最適合使用的是一個能夠維持脂肪、蛋白質和碳水化合物正常比例的飲食法，而且就是要限制整體的總量」，正如其後50年間的做法。《美國醫學學會期刊》漠視了臨床醫生的第一手見證，還把相關的科學議題變得枝微末節，它提倡那些飲食法並不是因為它們有效，而是因為它們據信「比較沒有害處的」——**它對傷害的概念無非是根據數十年來不斷受到強烈質疑的一些觀點，而且會一直持續下去。**

潘寧頓飲食法的更多測試

一直以來，杜邦經驗在文獻中一再得到證實，首次的證實來自於2位營養師——瑪格莉特·歐爾森和夏綠蒂·楊（Charlotte Young）。在1952年，她們將觀察結果發表於《美國營養學會期刊》。歐爾森是密西根州立大學食物與營養學系的系主任，楊在1940年代跟隨歐爾森做研究，然後搬到紐約州伊薩卡，成為康乃爾大學的營養學家。楊也在康乃爾的學生醫療診所接受治療，艱困地控制自己的體重，就是因為有這層體會，所以她對限制熱量飲食的效果不滿意（她身高178公分，體重117公斤）。

同時限制碳水化合物和熱量

歐爾森用自己實驗室的人員測試潘寧頓的飲食法而展開研究。歐爾森報告說：「混合各種食材的菜餚的適食性、受試者的安康感，以及哪種飲食模式能夠輕鬆融入包含了工作和社交的日常生活，會指出是否需要進一步的病患試驗。」

然後她準備了限制碳水化合物和熱量版本的潘寧頓飲食，錯誤地假設飲食必須藉著限制熱量才有效。這也是楊在康乃爾大學所使用的飲食法，它只允許1天1400到1500大卡的熱量，其中24%是蛋白質，54%是脂肪，22%是碳水化合物（歐爾森擔心「大份量的肉類」可能使飲食變得單一化，而不符合美國國家科學研究委員會食品營養理事會近來引介的必需維生素的每日營養素建議攝取量。因此她在飲食中列入比潘寧頓建議的更多牛奶、起司和蛋，也擴充了水果和蔬菜的選擇）。

不過，因為這個飲食法也限制熱量，所以它並未真正測試了潘寧頓所指出「即使熱量不受限制也能減重」的觀察。

無論歐爾森或楊都未提出，為什麼她們的受試者從未報告感到飢餓的問題，即使她們的飲食法所提供的熱量並不比典型的半飢餓飲食多。不過，她們的觀察仍關係重大，因為她們來到一個高脂飲食不再被廣泛地視為致命的時代，研究學者不會因那個觀點而心存偏見。

歐爾森一開始先在4名過重的年輕女性身上測試一種1200大卡的低脂飲食。歐爾森報告，這比這些女性平常用來維持體重的飲食少了800到1000大卡，所以她們每一個人應該在試驗的15週內減掉至少10公斤的體重。但是，那4名女性實際上所減掉的重量分別是0、2.7、3和7.6公斤。「受試者報告說整個期間感到缺乏『活力』……（而且）她們很氣餒，因為她們總是意識到自己在挨餓。」

然後歐爾森用另外7名程度從稍微過重到肥胖的女性，測試她的限制熱量版的潘寧頓飲食法。這些女性奉行飲食法16週，然後減掉8.5到16.5公斤的體重。比較「1200大卡的低脂飲食」和「1400到1500大卡的限制碳水化合物飲食」，前者平均1週減重0.2公斤，而後者是平均1週將近1.3公斤。歐爾森寫道：「沒有例外，低碳水化合物減重飲食造成了令人滿意的減重結果。受試者報告說感覺健康滿意，兩餐之間沒有餓肚子的問題。」

經過1年的時間，歐爾森的實驗室用了將近150名的女性測試飲食組成的影響，其中50到60名吃歐爾森版本的潘寧頓飲食。她也測試高碳水化合物但低蛋白飲食和低脂飲食（只有180大卡，或脂肪低於總熱量的15%）。她的受試者覺得這些低脂飲食「太乾，令人興趣缺缺，（而且）難以下嚥」，比安瑟．凱斯拿來餵他的受試者所吃的蕪菁、麵包和甘藍菜好不到哪裡去。

她補充道，含有360大卡脂肪熱量的飲食，經證實「有十足的接受度」，但是她的受試者「一致」偏好脂肪熱量佔700、800大卡的高脂飲食。以那樣的程度而言，女性「似乎不用多想被禁食物的問題」，而且「她們看起來在大學寒暑假期間能更成功地控制胃口」。簡言之，歐爾森吃高脂、低碳水化合物飲食的受試者，並不像吃低脂、高碳水化合物飲食的受試者那麼容易感到飢餓。

據歐爾森指出，她的**受試者吃高脂、高蛋白飲食，不但沒有減少肌肉或瘦肉組織**（她相信這是吃均衡的半飢餓飲食和低蛋白飲食必然會發生的）**，似乎反而還增加了**。吃歐爾森版本的潘寧頓飲食，她的受試者一方面儲存氮，一方面一週減掉0.4到1.3公斤。歐爾森說，這「只表示，正在生成新的瘦肉組織」，這項觀察從她的一些受試者「穿衣服顯然比體重減輕後合理的尺寸還要再小一號」而更加證實了。

男性和女性版的歐爾森飲食

同時間，在康乃爾大學的夏綠蒂．楊，先用16名過重的女性測試歐爾森版本的潘寧頓飲食法，她們在10週後減掉4到11.7公斤，平均每週減掉將近0.9公斤。楊寫道，她們「異口同聲表示她們不會感到飢餓。」她報告說她的受試者在奉行飲食法期間看起來出乎意料的健康，「儘管異常嚴重的感冒和『流感』襲擊校園」，而且好幾名報告說，「她們的皮膚看起來從沒像吃減重飲食期間那麼好過。」「沒有過度疲勞的跡象，在減重期間感到健康狀況異常得好。」

1957年，楊發表了以8名過重男性學生所做的第二次試驗的結果，與第一次的結果相去不遠。楊讓這些男性吃1800大卡版本的歐爾森飲食，經過9週之後，這些人減掉的體重在6.8到12.6公斤之間，平均每週減掉將近1.3公斤。楊說，他們「每一個人」減掉的體重實際上都超過了從減少的卡路里中所期望的數值。歐爾森和楊的期刊文章都被忽略了。

臨床上的驚人一致性

就跟過去10年裡幾乎所有的減重飲食研究一樣，這些也不是證明「某種特定飲食法是否真的能延年益壽或預防慢性疾病」所需的隨機、良好對照的試驗。受試者並不是隨機選出來遵循低碳水化合物飲食、或低熱量飲食、或根本不吃東西，奉行幾個月或幾年，再來比較療法及其各別的風險和益處。反之，這些試驗背後的邏輯是肥胖者本身就是對照對象，因為他們已經試過限制熱量的飲食，而且並未成功。

就胖子而言，假設他們已經試過用少吃的方法來減重，例如限制熱量飲食。如希爾德．布洛許所說，如果那個方法有效，那個人就不會是胖子。當布洛許描述1名吃潘寧頓飲食而減掉22公斤的年輕病人時，她也報告說，那名女性形容自己以前的生活——如布洛許的病人常說的，持續不斷的失敗於無法控制胃口，並且將熱量限制在能夠維持或減輕體重的程度。

1961年，麥基爾大學的威廉．萊斯（William Leith）報告他用48名曾經嘗試過低碳水化合物飲食的病患吃潘寧頓飲食的臨床經驗，這些人在之前的嘗試裡「沒有明顯的進步」。其中有半數的人使用了抑制胃口的藥（萊斯稱之為「厭食劑」），7人服用「飽足感代餐」，「8人參加了為期8個月的團體心理治療」，結果「沒人有看得出來的實質減重」。

相較之下，吃潘寧頓飲食的人有28名減掉了大部分超重的體重——4.5到18公斤，平均每週0.4到0.6公斤。萊斯的結論是：「我們的結果確實顯示，低碳水化合物、熱量不打折的飲食法可以達成良好的減重效果，病人盡可以吃他們想吃的蛋白質和脂肪。」對於成功的節食者而言，這是歷經一輩子失敗後的大獲成功。

無論是想要減重的人或開立飲食處方的醫生，都需要一項隨機試驗去告訴他們那種飲食是否有效。像這樣的試驗只是用來證明，那種飲食是否比其他飲食有效，以及它是否能為健康和壽命帶來實質益處。

直到最近，仍然沒有多少營養學家或臨床醫生認為值得花時間和力氣去測試減重飲食。反之，他們寧願把生涯耗在研究與肥胖有關的生理和心理異常、比較胖子與瘦子的食物攝取和身體活動，以及研究動物肥胖的問題上。他們嘗試誘導肥胖者透過行為修正來忍受半飢餓，他們研究壓抑飢餓的藥物方法，或是可以減少食物攝取量或吸收量的手術方法（藥物研究係受到得來不費功夫的資金和製藥企業資源、以及飲食治療缺乏資金的鼓勵）。測試飲食法或甚至連治療肥胖症患者，都被視為較沒效的方法。

1970和1980年歐洲肥胖權威裡最有名的人之一，佩爾·畢昂托普表示：「坦白說，肥胖療法無聊透頂，它既困難又沒回報。」當肥胖者抵達他在瑞典哥特堡大學的生化實驗室時，他們被託付給當地的營養學家，教他們如何計算和限制卡路里。既然大家都知道肥胖是飲食過量引起的，為什麼還要那麼麻煩的去做實驗呢？被視為世界領導權威之一的喬治·布瑞在某次的訪談中說道：「把時間浪費在他們身上根本沒道理。如果你限制能量，你就會減輕體重，這很清楚，它不是一項討論議題。」

然而，當各個臨床研究學者確實測試過限制碳水化合物的高脂飲食的功效時，所得到的結果具驚人的一致性。每一位研究學者都報告說一週減掉0.4到2公斤——即使當執行試驗的學者較關切的似乎是證明這種飲食法會造成有害的副作用時。每一個討論到受試者的主觀經驗的研究學者都報告說，他們沒有遭遇到任何半飢餓或食物剝奪的症候群——如瑪格莉特·歐爾森所描述的：「過度疲勞、易怒、心情憂鬱和極度飢餓。」

低熱量的吃肉飲食法

這些症狀中的最後一個也許是最明顯的。誘發大幅減重、甚至當病患1天只吃幾百大卡時都不用挨餓的飲食法，有羅素·威爾德於1930年代初期在梅堯診所進行的，或者每天650到800大卡，如麻省理工學院營養與食品科學系的喬治·布萊克柏恩（George Blackburn）和布魯斯·畢斯崔安（Bruce Bistrian）用來治療病人的飲食，以及哈佛醫學院在1970年代推薦的飲食。

威爾德用法蘭克·伊凡斯研發的極低熱量飲食來治療他的肥胖症患者，主要內容是肉類、魚和蛋白，加上相當於80到100大卡的綠色蔬菜：「值得注意的是，沒有人抱怨肚子餓。」畢斯崔安和布萊克柏恩在1985年報告說，他們用瘦肉、魚和家禽為700位病患開立飲食處方（幾乎是50%的蛋白質熱量和50%的脂肪熱量）。平均而言，經過4週之後病人會減掉21公斤的體重，1週將近1.3公斤。布萊克柏恩說：「人們愛死它了。」（現在是美國疾病管制局營養與身體活動部門主任的威廉·戴茲〔William Dietz〕在1989年報告說，畢斯崔安和布萊克柏恩的飲食法對於患有一種叫做小胖威利症候群遺傳失調症的肥胖病人「特別成功」，「他們特有的貪婪胃口顯然被抑制住了。」）

也有報告指出一種含有1000大卡的飲食法能夠大幅減重而不用挨餓，如伍茲堡大學的臨床醫生海因利希·卡斯柏（Heinrich Kasper）和烏多·羅布斯特（Udo

Rabast）於1970年代在一系列試驗中所使用的；還有1200大卡的飲食法，如愛荷華大學的營養學家威勒德．克瑞爾（Willard Krehl）在1967年報告的；1320大卡，如威斯康辛大學的艾德嘉．葛登（Edgar Gordon）於1963年在《美國醫學學會期刊》中報告的；1400或1800大卡，如楊和歐爾森所使用的；2200大卡，如瑞典臨床醫生柏堤爾．錫歐瓦（Bertil Sjövall）於1957年所報告的，甚至連1天提供2700大卡的也有，如威爾登．沃克（Weldon Walker）同樣在1957年的報告，他後來成為位於華盛頓哥倫比亞特區的沃特雷德陸軍醫療中心心臟科主任。

結果總是千篇一律的，即使「當病患就是『被鼓勵盡量多吃點以避免感到飢餓』，但要避免碳水化合物」的時候也是一樣，如約翰．拉羅薩（John LaRosa）在1980年的報告，他現在是紐約州立大學下州醫學中心的總裁。

均衡低熱量飲食PK「吃到飽」飲食法

用更均衡的低熱量飲食法與限制碳水化合物飲食法相比較的每一位研究學者也報告說，限制碳水化合物飲食法的功效至少一樣好，但通常更好，甚至當限制碳水化合物飲食的熱量多很多時——例如1850大卡比950大卡，如培爾．韓森在1936年報告的；或2200大卡比1200大卡，如柏堤爾．錫歐瓦在1957年報告的；或甚至一種叫做「吃到飽」的飲食法比上1000大卡的飲食法，如倫敦聖巴多羅麥醫院的崔沃爾．席爾法史東（Trevor Silverstone）於1963年在一項肥胖糖尿病患者的研究中報告的。

這個道理在兒童身上也是一樣。1979年，位於哈瓦那的醫療科學高等研究院的培尼亞（L. Peña）及其同僚報告說，他們隨機指派104名肥胖兒童吃「吃到飽」高脂、高蛋白、且碳水化合物只有80大卡的飲食，或者吃1100大卡、半數熱量來自碳水化合物的飲食。**吃限制碳水化合物飲食的兒童所減掉的體重，幾乎是吃半飢餓均衡飲食者的2倍。**

從1963到1973年之間，利物浦華登醫院的醫生羅伯特．坎珀發表3篇文章來報告他在低碳水化合物、未限制熱量飲食法上的臨床經驗。坎珀報告說，他的肥胖病患渴望碳水化合物，並且對於自己的兩個方面總是感到疑惑與挫折：「其他人可以吃同樣的飲食但維持苗條」，和「他們在早期還纖瘦時吃的食物，也許與之後變胖時所吃的食物是相同的類型和相同的量」。

這些觀察讓坎珀形成「一個研究假設：病患對碳水化合物的耐受性因人而異，

而且同一個病患在人生中不同時期也會不一樣。」然後他把這個假設換化成限制碳水化合物、不限制熱量的飲食法。他說，如此一來「可能是（他的）經驗中頭一次在肥胖症的治療上產出這麼值得的結果」。

從1956年開始，坎珀為1450名過重和肥胖的病患開立這種飲食處方。超過700人（49%）靠著他的方法「成功減重」——依照坎珀自己的解釋，是減掉60%以上的過多體重。

這些病人遵循這種飲食法1年之後，平均減掉10公斤體重。另外有550名病患（38%）棄權，這表示他們不再出現在坎珀的每月諮商課程裡。將近200名病患（13%）未能明顯減輕體重，儘管都有遵循療法。這項失敗令坎珀想到，這種飲食也許並非對每個人都有效，儘管有些人在流行的飲食書中宣稱是人人適用的。

不過，即使我們假設坎珀所有棄權的病人也未能明顯地減重，那麼坎珀的成績記錄會仍然指出，**他的限制碳水化合物飲食法比亞伯特．史丹卡德在1959年報告的臨床經驗中所使用的均衡半飢餓飲食法至少有效4倍。**

過去10年裡，隨著肥胖程度的增加和新一代的臨床醫生開始質疑減重的普遍觀念，我們目睹了在測試限制碳水化合物飲食上所產生的一種全新的興趣。由研究學者組成的6個獨立團隊著手測試類似美國心臟學會透過隨機對照試驗推薦的半飢餓低脂飲食法，對抗潘寧頓式的「吃到飽」飲食法，即現在眾所皆知、以羅伯特．阿金和《阿金博士的飲食革命》命名的阿金飲食法。這些實驗中有5個是對肥胖成人的飲食測試，另一個則針對青少年，總共用了超過600名的肥胖受試者。在每一個案例中，3到6個月之後吃低碳水化合物飲食（未限制熱量）者所減掉的體重，是吃限制熱量、低脂飲食者的2、3倍。

2003年，7名來自耶魯和史丹佛醫學院的醫生在《美國醫學學會》中共同發表一篇據稱是英語醫學文獻中關於限制碳水化合物飲食的功效與安全性方面「首次發表的統合實證」文章。這些醫生的結論是，證據「不足以推薦或譴責這些飲食法」，部分是因為還沒有出現能夠證明飲食安全性的長期隨機對照試驗。

然而，作者群確實有報告他們從過去40年的醫學研究中所挑選出來的那些試驗所造成的平均減重：「經過計算後，38種低碳水化合物飲食法中有34種造成體重的改變，我們發現這些低碳水化合物飲食比較高碳水化合物飲食更能減輕體重。」當碳水化合物限制到1天少於60克時（如潘寧頓的處方），平均減掉16.5公斤，但沒有這樣的限制時只有1.8公斤（當作者群只將隨機對照試驗納入計算時，他們所認同的是這種嚴格限制碳水化合物的7個、與較高碳水化合物飲食法的75個相關研究。平均減掉的體重是限制碳水化合物飲食法3.6公斤，較高碳水化合物飲食法1.8公斤）。

高熱量飲食能夠比半飢餓飲食減掉更多的體重，接受這個觀念需要顛覆某些普遍的假設。其中之一是「1大卡就是1大卡」，這就是在吃與體重之間的關係上我們所需知道的一切。哈佛營養學家弗瑞德·史塔爾這麼說：「所有的卡路里都一樣，不管它們來自於牛肉或威士忌、來自於糖或澱粉、來自於起司或脆餅。太多卡路裡就是太多卡路里。」

但假如1大卡就是1大卡，那為什麼限制碳水化合物的飲食（吃起司，但不吃脆餅）會造成減重，而且大部分與熱量無關？如果可以靠所有這些限制碳水化合物的飲食來減掉大量的體重，連受試者1天吃2700大卡或更多時也是，那麼卡路里對於體重調節又有多重要呢？難道這不是在暗示碳水化合物的多寡至少是一項關鍵因素，而且在這個情況下，這些營養素必定有什麼獨特的原因影響了體重但卻超越了能量所涵蓋的範圍？

如馬克斯·魯伯納在1個世紀前所指出的，**在談到體重調節時，「特定營養物質對於腺體的影響」也許是個因子，而且或許就是那個關係較重大的因子？**

飢餓感與碳水化合物

讓我們從另一個角度來看。當布魯斯·畢斯崔安和喬治·布萊克柏恩指導他們的病患除了瘦肉、魚和家禽（1天的脂肪和蛋白質熱量在650到800大卡之間）以外什麼也不吃時，有半數的人，每一個人至少減掉了18公斤。畢斯崔安說，那樣的成功率自1970年代以來，對「千萬名病患」一樣不變，「它是達成大量減重的一種超級有效且安全的方法。」

但是，要是他們曾選擇用碳水化合物來均衡這些極低熱量的脂肪與蛋白質飲食的話——例如畢斯崔安所說補充400大卡的「奇妙蔬果」，那他們吃的會是那種必定遭遇失敗的半飢餓飲食：1200大卡，均衡地平均分配於蛋白質、脂肪和碳水化合物。畢斯崔安說：「吃那種飲食能減掉18公斤的機會是1%。」

重點是：如果我們在800大卡的脂肪和蛋白質中再補充400大卡的脂肪和蛋白質，就成了仍然能夠造成重大減重的1200大卡的限制碳水化合物的高脂飲食。如果我們補充的是400大卡的碳水化合物，我們得到的就是一般治療肥胖所推薦的均衡半飢餓飲食——然後我們減少了50%的功效。所以現在我們得到的是一種無法在2名病患中誘發1名、但也許能在100名病患中誘發1名減重18公斤的飲食。

這個強烈的對比也與飢餓有關。**均衡的半飢餓飲食失敗的明顯因素之一，就是飢餓（另一個因素是我們的身體會藉著減少能量消耗來適應熱量剝奪）**。由於處於半飢餓狀態，所以我們到頭來還是會破壞飲食規則。如威廉·萊斯所說，我們無法忍受「討厭的不舒適感」。

這就是為什麼像是培尼亞和萊斯等臨床醫生相信限制碳水化合物的飲食會更成功的原因：他們的肥胖病患飢餓時可以吃東西，所以在這種飲食法上維持得較久。這就是為什麼培爾·韓森會在1936年指出，1800大卡的限制碳水化合物飲食很可能比900大卡的均衡飲食更容易維持體重的原故。但是，如威勒德·克瑞爾所提過的，1200大卡的飲食也會削弱飢餓感，他寫道：對食物的欲望「得到更充分的滿足」。即使是650到800大卡的熱量，畢斯崔安和布萊克柏恩也能夠降低或消除飢餓感。若是飢餓感仍然劇烈，如畢斯崔安所說，有可能病人最後還是偷吃了，而且**假如他們偷吃的是碳水化合物，那麼這會阻撓減重的效果**。

如果偷吃的碳水化合物達到每天幾百大卡（例如1個貝果或1杯汽水），他們所吃的就會是只有1%成功率的均衡半飢餓飲食。半蛋白質、半脂肪飲食的50%成功率，顯示出這些節食者並不感到飢餓，或是不覺得餓得厲害，但若是他們再加上碳水化合物那就不一樣了。「這不就是『結果怎麼樣，做了才知道』的證明嗎？」畢斯崔安問。

這些觀察指出，我們可以在一個800大卡的飲食中多補充400大卡——比如在我們800大卡的肉類、魚和家禽之前，先吃400大卡的蔬菜水果——結果是較不容易滿足。但是，再一次，這只會發生於原始飲食法是蛋白質和脂肪的飲食法，而補充的熱量來自於碳水化合物。如果我們補充更多的脂肪和蛋白質，我們就會有能夠滿足我們飢餓感的1200大卡的限制碳水化合物飲食。

所以，到底是所攝取的卡路里量是關鍵變數，還是碳水化合物的存在或缺乏有著什麼重大的影響？

我們理出的線索是，**碳水化合物和我們的飢餓感之間、或脂肪及蛋白質和我們的飽足感之間有直接的關連**，這也是艾坦·席姆斯的飲食過量實驗所指出的——有可能吃下幾乎都是碳水化合物的1萬大卡，但到了晚上仍感到飢餓，而只吃三分之一熱量的脂肪和蛋白質，卻更能讓我們感到飽足。

斷食的啟發：是什麼啟動了飢餓感？

現在思考一下長期飢餓的經驗。1963年，亞特蘭大的皮德蒙醫院當時的研究部主任華特·布倫，發表了一系列以飢餓療法治療肥胖症的文章，不過不是真的那麼飢餓（即斷食，什麼也不吃），而且也不免俗的限制了碳水化合物。在2種情況下，我們所保留的碳水化合物很快就被用光，而我們必須倚靠蛋白質和脂肪做為燃料。

我們斷食時，蛋白質和脂肪來自於我們的肌肉和脂肪組織；當我們限制碳水化合物時，這兩者就由飲食提供。「在細胞層級上，斷食的主要特點在於限制取得碳水化合物做為能量的來源，」布倫寫道。「由於脂肪和蛋白質是斷食中的能量來源，因此在細胞的代謝上，脂肪和蛋白質是否來自於內部或外部來源，就沒什麼差別。」事情確實是如此，身體的代謝反應可以說是一模一樣的。

而且，再一次，**在長期的飢餓狀態下「幾乎沒有飢餓感」。**凱斯在《人類飢餓生物學》中寫道：「在整個飢餓期間，飢餓感在幾天之後便消失了。」這則評估在1960年代初被加州大學洛杉磯分校的恩斯特·德雷尼克所證實，當時他讓11名肥胖病患過了12到117天餓肚子的日子。

德雷尼克及其共同研究者在《美國醫學學會期刊》中寫道：「這個研究最令人意外的地方是，那些人竟然可以那麼輕鬆地忍受長期飢餓。與這個經驗成最鮮明對比的，是有些經歷長時間攝取熱量不足的飲食的人對飢餓和痛苦的敘述。」如《美國醫學學會期刊》編輯群在一則附帶的評論中所指出的，這種缺乏飢餓感的事實，令挨餓看起來像是嚴重的肥胖症患者的可行減重療法：「能夠滿意地減重又不用挨餓，也許能夠造成想要的立即結果，並且有助於建立起一個也許無法以其他飲食限制所建立的正常進食模式。」

我們得到的線索是，如果我們什麼也不吃（零卡），我們就不會感到飢餓，而且我們的細胞所燃燒的蛋白質和脂肪是來自於我們的肌肉和脂肪組織。如果我們以任何量的膳食蛋白質和脂肪破除斷食，我們仍然不會感到飢餓，但是如果我們補充了碳水化合物，如德雷尼克所提過的，那我們會被飢餓擊垮，並且遭遇食物被剝奪的所有症狀。

所以，為什麼當我們在飲食中補充碳水化合物時我們會感到飢餓（這還沒有加上可能的易怒、煩躁和憂鬱），但補充蛋白質和脂肪時卻不會？卡路里的量怎麼會是關鍵因素呢？

關於限制碳水化合物飲食的詭辯

在1950年代初期艾弗瑞德．潘寧頓提到，引起悖論的是限制碳水化合物且富含脂肪與蛋白質的飲食法，他形容為「思想的強力興奮劑」。但這並不是醫學研究機構的認知方式，相反地，關於限制碳水化合物飲食的成功，被接受的解釋是，它們運作的機制和限制熱量的飲食一樣——它們限制熱量，創造了負能量平衡。不是因為它們限制了食物的選擇性，讓節食者覺得難以吸收到他們想吃的其他食物的熱量，就是因為它們讓節食者感到乏味而吃得少，或兩者皆有。

塔夫茨大學的營養學家喬安娜．杜爾（Johanna Dwyer）在1985年解釋：「當換到低碳水化合物飲食時，許多人自然而然且無意識地減少他們的能量攝取達30%。」他們這麼做，是「因為沒有足夠的、也許能令他們沉溺的碳水化合物和美味得不得了的食物讓他們吃得像平常一樣多」。這是哪門子悖論？

「事實依舊是，有些病人吃『未限制熱量』的低碳水化合物飲食而減輕體重。」美國醫學學會糧食與營養顧問委員會於1973年在1篇評論這類飲食法的文章中承認。「當肥胖病患急遽減少碳水化合物的攝取量時，他們顯然無法藉著大量增加蛋白質和脂肪的攝取來補足隨之發生的熱量赤字。」依照這個邏輯來看，靠著吃「不限制熱量」的飲食而減重，並不代表反駁「限制熱量本身（創造負能量平衡）是減重的唯一方法」的假說，因為它暗示了，限制碳水化合物飲食法其實就是限制熱量飲食法的偽裝。而且飢餓感也不是一項問題，因為它顯然是可以被忽略的（的確，美國醫學學會1973年的評論，藉著將「厭食〔在此指喪失胃口〕」納入該飲食法的「不幸副作用」之一而避開了飢餓的問題）。

這個在過去40年來常被引用的理由，在許多方面都很奇怪。首先，它似乎與控制體重的低脂飲食的基礎原理，和我們因過量攝取飲食中含稠密熱量的脂肪而變胖的概念相抵觸。如金恩．梅耶爾所提過的，麵包一直被視為低脂減重飲食中的理想主食的其中一個原因是，它1片大約只有60大卡的熱量，「如果把飯店用的那種黃油塊放到你的吐司上，你的熱量就變成3倍。」

如果我們避免黃油裡含稠密熱量的脂肪，我們所吃下的總熱量自然就比較少，所以體重會跟著減輕（1984年美國國家衛生研究院為了預防心臟病而以官方立場推薦低脂飲食時保留了一些餘地：如果沒有別的因素，我們吃這種飲食會減輕體重，如此能降低心臟病風險）。為了解釋限制碳水化合物減重飲食的獨特功效所用的迂迴論據是，如果我們避免掉熱量沒那麼稠密的麵包和馬鈴薯，就不會攝取到其中所含的黃油的稠密熱量。如果我們沒有麵包、馬鈴薯和義大利麵可以吃，我們仍然能吃熱量稠密的蛋白質、起司和蛋，而且我們當然可以增加份量以彌補少掉的黃油，但是我們顯然不會想那麼做，或基於什麼原因而不能那麼做。

人們就是不喜歡單吃黃油？

諷刺的是，這個主張所根據的幾乎完全是約翰．於德金的研究成果。喬治．布瑞最近說道：「於德金在很久以前就已證明，通常我們不會從盤子裡切下一片黃油，然後放進嘴巴裡吃。我們會把它放到麵包上。這就是為什麼降低碳水化合物就會降低熱量的攝取的原因。」於德金因為擁護「糖導致心臟病」的假說而受到奚落，不過他仍被視為一個重要論據的來源，這個論據調和了限制碳水化合物飲食和熱量與體重之關係的傳統觀念，所依據的是相隔10年的2篇文章——都在討論17名受試者歷經2週的節食經驗。

於德金是整個1970年代裡，在所有倡導限制碳水化合物飲食的營養學家中最著名的擁護者。不過，他對能量守恆定律的普遍錯誤解讀，卻有著忠貞不二的信念。「不可否認、無可駁斥的事實是，體重過重來自於所攝取的熱量多過於你的需要。」於德金在1958年的《減肥這檔事》中這麼說。他把這個信念和他對限制碳水化合物飲食法的擁護做了調和，因為他也相信在飲食中「今日許多額外的脂肪，都與蛋糕、餅乾、冰淇淋和各種蜜餞中的碳水化合物相伴而來。」於德金指出，如果我們刪除這些碳水化合物，脂肪熱量也會跟著下降。

1960年，於德金提出《柳葉刀》中一篇文章〈以「高脂」飲食治療肥胖症〉的實驗證據來支持這個主張。他報告說，藉著攝取少很多的碳水化合物和不比平常的均衡飲食中吃得多的脂肪，病患的體重都下降了。2名平常大約吃2900大卡和3500大卡的男性報告說，當他們戒除了碳水化合物，就只有攝取1500到1600大卡的熱量，他們1天的脂肪攝取量也下降了200大卡。這使於德金做出了「明確」的結論：「高脂飲食會造成體重減輕，因為，儘管它限制了脂肪和蛋白質的容許量，但事實上它是一種低熱量飲食……」體重的減輕是由於碳水化合物受到限制，即使這個飲食法並不要求限制熱量。

然而，再一次，**於德金弄混了因果關係。**即使於德金的受試者有在限制碳水化合物的飲食中減少熱量的攝取（這是這類研究的普遍發現），但那**不表示是限制熱量造成了體重減輕**，它只表示，飲食與熱量減少和體重減輕有關。這個飲食法有可能完全依靠某種其他的機制來運作，但是無論是體重減輕或胃口減少，這兩者都是結論。胃口減少與體重下降之間有關係，並不表示這就是基本的原因。

還有，當然，就於德金的17名受試者而言（6名在他1960年的研究中，以及10年之後的另外11名）有可能正確的是，一般說來，並不見得每一個吃這種飲食的人都會變輕（因為於德金的結論是根據3天的飲食記錄，相當不精確。他假定可以從這3天的記錄推及2週的研究，然後再推測出吃這個飲食經過幾個月或幾年的結果）。即使在於德金出版《減肥這檔事》之前，威爾登・沃克與哥倫比亞大學的醫生席尼・威納（Sidney Werner）就報告過，他們的受試者分別靠著吃1天至少2700大卡和2800大卡的飲食而減掉體重。

1954年，瑞士臨床醫生瑞黎特（B. Rilliet）討論到他在日內瓦郡立醫院以潘寧頓飲食法治療肥胖病人的經驗時報告說的成功「既多且令人鼓舞」，而他使用的是2200大卡和3000大卡的兩種版本。我們很難不觀察到，至少有些人是靠著限制碳水化合物的飲食法來減輕體重，但同時吃進的熱量比半飢餓飲食法所能攝取到的多太多。這就是為什麼威納會推測，在實驗開始減少受試者的熱量前，他們以前必定習慣吃1天4000、5000大卡的熱量。但假如這是真的，那為什麼吃2700或2800大卡均衡飲食的肥胖病患，體重不會規律地下降，又為什麼醫生總是相信必須讓他們吃1200到1500大卡熱量、處於半飢餓狀態，或甚至讓他們吃只有800大卡或更少的極低熱量飲食，才能達到任何看得出效果的減重？**其中必定有其他因素，而且與熱量無關。**

「限制碳水化合物的飲食法，靠著與限制熱量的飲食法相同的機制而發生作用」，這個主張只是改變了我們必需解決的困境的本質，並未讓它消失。即使我們接受於德金「所有避免碳水化合物而減輕體重的人，都是因為他們自然而然感到不得不少吃一些」的觀點，我們也必須解釋，為什麼會有人自願承受半飢餓症狀的痛苦——飢餓、易怒、憂鬱和沒精打采——而不選擇再多吃1片起司、牛排或羊肉。標準的解釋是，那麼做就是太麻煩，或是如珍・布洛帝於1981年在《紐約時報》中所寫的：「吃到飽飲食法太過限制節食者的選擇，以至於變得乏味又討厭，如此就能自動產生熱量刪減的效果。」

但這樣的解釋真是令人無法接受的膚淺。假如肥胖者吃這種飲食最後的結果是吃得較少，那麼最可能的解釋是他們沒那麼餓，道理就像是，現在有水放在那裡供人飲用，而如果我們不喝的話是因為或許我們不渴。**如果我們沒有半飢餓的感覺或行**

為，合理的推測就是我們沒那麼餓。如安瑟·凱斯及其共同研究者在《人類飢餓生物學》中所寫的：「食物缺乏症的最佳描述，要等待結果發生了才會知道。」

限碳水化合物飲食讓人倒盡胃口？

凱斯的飢餓研究指出，在什麼情況下「不吃麵包，就不會吃下黃油」的道理會對我們起作用。我們從這些研究中得知，如果我們讓人們吃1天1500到1600大卡的限制碳水化合物飲食，他們會受到「飢餓感不斷翻攪」的糾纏而困擾，程度嚴重到他們或許願意自殘以逃避這個折磨。

另一方面，若同樣的那些人被允許吃不限制熱量的（只有）肉類、起司和蛋（根據這個思想學派的規定），他們會自願將熱量限制到同樣是1500到1600大卡（或至少當他們很肥胖或需要減掉4.5或9公斤時會願意），因為在這個情況下，如哈佛的內分泌學家喬治·卡西爾所指出的，這種「肉類、蛋和起司」飲食的「不開胃特質」，會克服他們亟需充分滿足對食物渴望的衝動。受試者會自願讓自己餓肚子，就彷佛飢餓本身及其所有不良的副作用在口味單調下都變得無能為力的樣子。也就是說，一個飲食法被這些專家界定為不開胃，是因為它不允許受試者攝取澱粉、麵粉、糖或啤酒。

但是，凱斯也曾經嚴格限制他提供給受試者的食物選擇P277。記住，他曾想模仿戰時東歐的食物可取得性，所以讓他的受試者只吃麵包、馬鈴薯、穀片、蕪菁、甘藍菜和「象徵性」數量的肉類和乳製品。不過，在他《人類飢餓生物學》整整一千四百頁的內容裡，沒有一絲線索指出他的半飢餓受試者，或是在他對廣泛的饑荒史中所討論到的那些挨餓的族群，會拒絕更多的甘藍菜、麵包或蕪菁（若是能取得的話），更別說肉類、起司、魚或蛋。**用限制對食物的選擇來緩解或消除飢餓的這種概念，太難以讓人接受。**

有一種飲食法據稱能限制熱量但不引起飢餓，多年來，避免思考它的矛盾的常見方法是，把抑制胃口的作用歸功於這些權威專家認為與體重和健康這種較重大局面無關的因素——酮症，當肝臟增加製造酮體以取代葡萄糖做為大腦和神經系統的燃料時所產生的現象。

一旦酮體被製造出來，如哈佛醫學院的理察·史派克（Richard Spark）在1973年所宣稱的：「它們抑制胃口的作用就會開始生效。」「那種叫做酮的物質（在碳水化合物受到限制的期間）會在你的血液裡累積，然後令你稍微感到噁心和頭昏眼花，並且造成口臭，」珍·布洛帝於1996年在《紐約時報》中寫道，「這種狀態並不怎麼有益於極好的胃口，所以比起允許含高蛋白、高脂食物的飲食，這種飲食可能會令你吃得更少。」

但是，這也不是一個可行的解釋。肝臟只有在得不到碳水化合物和身體主要仰賴以儲存的脂肪當燃料時，才會增加酮體的合成。酮體可能會造成胃口的抑制——如史派克和布洛帝所說，但缺乏碳水化合物或燃燒脂肪也有可能，或者完全是由於其他的原因。所有的這些都與缺乏飢餓感有關——事實上，現有的研究主張反對酮體會抑制胃口的說法。

舉例來說，**未能控制糖尿病的患者會出現酮酸中毒，在這種情況下，酮體濃度可能是限制碳水化合物時輕微血酮現象的10倍或甚至40倍，而且這些人餓極了。**「（在飢餓研究中）飢餓感會退散的原因尚不清楚，但是它的消失顯然與酮症無關。」恩斯特·德雷尼克1964年在加州大學洛杉磯分校寫關於他的斷食研究時這麼提到。受試者的飢餓感往往在血液或尿液中能測出酮體前就消失了，「而且不再出現於」當酮體濃度變低的期間。

酮體與飢餓之間沒有關連的事實，同樣也出現於1975年杜克大學小兒科醫生詹姆斯·施伯里（James Sidbury）治療肥胖兒童的報告中。

吃限制碳水化合物飲食而沒有飢餓感的另一個常見解釋是，脂肪和蛋白質特別容易令人有飽足感——「這些食物消化得很慢，讓你的飽足感維持更久。」如布洛帝在《紐約時報》中的說明（即使是那些研究結果支持於德金「限制碳水化合物飲食法是靠著限制熱量而發揮效用」觀點的研究學者，也無可避免地批判說，高蛋白、高脂飲食仍然會誘發最少的飢餓感和極大的飽足感。代謝研究學者勞倫斯·金塞爾於1964年一篇具影響力的文章〈要計較卡路里〉中寫道，「我們有很好的理由相信，這種飲食法的飽足價值超越了高碳水化合物、低脂飲食法，因此，也許是與較堅定的飲食信念有關。」但也不是個令人滿意的解釋。

脂肪和蛋白質給我們較久的飽足感，這個主張與碳水化合物較不令人飽足的主張是一樣的——碳水化合物若不是讓我們覺得比吃脂肪和蛋白質更快變餓，就是誘發了飢餓，而脂肪和蛋白質會抑制飢餓。這令我們回頭檢視一個現在比較熟悉的問題：那碳水化合物呢？我們消化碳水化合物的速度會加速或惡化我們的飢餓感和吃東西的欲望嗎？

即使於德金也在「為什麼吃限制碳水化合物飲食的人們會願意讓自己半飢餓」的問題中掙扎。「對於我並不十分清楚的原因，」他寫道，在碳水化合物上必定有某個獨特的因素，它不是激發了我們的胃口，就是無法給我們飽足感，「從這點看來，碳水化合物似乎不能滿足胃口，它甚至可能提升胃口……」

想想半個世紀以來在那些飲食法上的實驗觀察便能理解，做出這種結論是難免的。**它給了我們2個看起來很矛盾的觀察：第一個是，減重和熱量之間是可以沒有多大關係的。第二個是，飢餓也是如此。**即使我們能夠證明，靠這些飲食法減重的普遍做法是減少熱量的攝取（不吃麵包，就不會吃下黃油），那麼我們必須解釋，為什麼吃這些飲食的受試者不會出現半飢餓的症狀。如果他們靠這些飲食而吃得較少，那為什麼他們不會覺得肚子餓？還有，如果他們並沒有吃得較少，為什麼他們仍然會減輕體重？

脂肪酸的調動速度可能是關鍵原因

克勞德．貝爾納在《實驗醫學研究入門》中寫道：「什麼都不知道，好過把依據某些理論的固定想法記在腦海中，我們不斷尋求那些理論的認同，同時卻忽略一切都無法苟同於那些理論。」

在研究人類肥胖中，那個固定的想法就是於德金所謂的「熱量的必然性」，而它所根據的又是對能量守恆定律的普遍錯誤觀念。如果我們相信能量守恆（攝取的熱量等於輸出的熱量）暗示了因果關係，我們就會拒絕相信這件事：肥胖病患不必限制能量攝取少於最小消耗量，也可以減掉大量的體重。任何相反的研究報告都會受到駁斥，因為他們說那不可能是真的。「宣稱即使攝取高熱量但不吃碳水化合物也能減重，這真是太荒唐了，」美國醫學學會在1974年堅決主張，「雖然流行飲食書籍的作者們常常說攝取高熱量也能減少體脂肪，但這並沒有證據的支持，而且事實上已經被熱力學定律駁斥了。」

就因為這樣的可能性並未被熱力學定律駁倒，所以我們應該認真看待類似這樣的宣稱，就像艾弗瑞德．潘寧頓一樣。儘管潘寧頓的好幾篇文章都出現在被廣為閱讀的期刊中——包括《新英格蘭醫學期刊》，但它們對肥胖的想法並沒有多大的影響力。有些執業醫生會把他的研究當一回事，例如喬治．托普和赫曼．泰勒（一位布魯克林的產科醫師，1961年發行根據潘寧頓的科學所寫的暢銷書《別管卡路里》），但他們這麼做等於是犧牲了自己的專業名聲——絕大部分的臨床醫生和營養學家，都不會反抗傳統觀念。

然而，某種事情引起了潘寧頓的興趣。他開始研究，為什麼他的杜邦病患P350可以靠著吃自己喜歡的限制熱量飲食來減重。他知道這與傳統觀念相衝突，但令他下定決心追尋證據。

首先他閱讀他所謂「在肥胖方面堆積如山的實驗文獻」。他的結論是，現存用來支持限制熱量可能誘發、甚至應當誘發長期減重的普遍論點的，只有一些「粗糙又矛盾」的證據。他進而相信，訴諸熱力學第一定律來捍衛自己信念的專家鑄成大錯：「這些證據容易將一般人的注意力從對實際問題的證據的審視上轉移開來，不管常見的肥胖症是否源自於代謝缺陷。」

潘寧頓對肥胖問題的分析，係根據他採納自1930年代和1940年代初期關於體內平衡研究的一個基本前提：因為燃料最終是由細胞使用，所以是細胞層級上燃料供需之間的關係，決定了飢餓與能量消耗。能夠供給我們細胞代謝需要的燃料愈少，飢餓感就愈強烈，我們會消耗的能量也愈少；能夠提供給細胞的燃料愈多，代謝作用就愈旺盛，而且也許身體活動也是如此。這就是法蘭西斯·貝納迪克在1920年代所提出的，也是歐仁·杜布瓦所相信的。潘寧頓寫道，能量消耗是一種「細胞層級的熱量營養指數」。

潘寧頓認為，關於肥胖有兩點是特別具啟發性的：

觀點1 雨果·羅尼的觀察指出，肥胖的人在一生當中花很多的時間做能量平衡（引用羅尼的說法，在「靜態方面」），就跟瘦子一樣。潘寧頓寫道：**「胖子的熱量吸收，就跟體重正常的人一樣，是受到身體能量需求的支配。他的胃口根本不是無法控制，而是準確且精密地受到調節的**。」

觀點2 當肥胖者特意努力少吃時，他們的代謝作用和能量消耗必然會下降，就像瘦子在半飢餓時的反應一樣。貝納迪克從他1917到1918年的半飢餓研究中的瘦子受試者身上，觀察到這種由飲食誘發的能量消耗減少；法蘭克·伊凡斯和瑪格莉特·歐爾森，也從胖子身上得到同樣的觀察。潘寧頓相信，如貝納迪克、康乃爾營養學家葛拉罕·路斯克（Graham Lusk）等人所指出的，這是對削弱的能量供給的自然反應：**細胞得到較少的能量，它們就消耗得少**。潘寧頓指出，吃限制熱量的飲食，胖子和瘦子變得飢餓和沒精神的理由是一樣的——「他們的組織沒有得到足夠的營養素。」

這指出了一個困境。瘦子的組織因限制熱量而處於半飢餓狀態，這是很容易想像的，他們不會剩下太多多餘的熱量。但是，**為什麼這會發生在胖子身上？**潘寧頓從一篇1943年由哥倫比亞大學的生化學家德維特．史泰坦所寫的文章中找到答案，史泰坦報告說，天生肥胖的老鼠從脂肪組織中釋放出脂肪酸的速度比瘦老鼠慢。史泰坦指出，這些動物的肥胖症是由於脂肪從脂肪組織流入循環的作用（然後做為組織的燃料）受到抑制而引起的。

潘寧頓假定，在人類身上同樣的情況也會引起肥胖。脂肪組織在餐後依正常的方式堆積脂肪熱量，但是它釋放熱量的速度不夠快——無論出於什麼原因，所以無法滿足細胞在兩餐之間的需求。他說，這就是造成肥胖的**代謝缺陷，可以透過刪除飲食中的碳水化合物來矯正或將損害減到最低限度**。

藉著假定這種缺陷的存在，潘寧頓就能解釋，所有從人類和動物身上觀察到、之前被其他肥胖症研究學者用能量守恆定律做了錯誤解讀的肥胖現象。潘寧頓提到：如果能量進入組織的速度快過於它被釋出的速度，那麼儲存在脂肪組織中的能量必定會增加。任何減緩脂肪從脂肪組織中被釋放出來的代謝作用（方程式中妨礙「能量輸出」的變數），都會產生這種效應，只要脂肪進入脂肪組織（能量輸入）的速率維持不變，或至少釋放量沒有跟輸入量一樣或更慢。堆積在脂肪組織中的脂肪熱量，不能供給細胞做燃料。我們必須吃更多東西、或消耗更少能量來補償，或兩者皆有，我們會比沒有這種缺陷的人感到更飢餓或沒精神。

潘寧頓指出，隨著脂肪組織累積脂肪，它的擴充會提高脂肪熱量被釋放到血液裡的速率（就像在為氣球充氣時，會提高氣球內部的氣壓和空氣從氣球中放出來的速率——如果允許釋放空氣的話），而這最後會彌補了它本身的原始缺陷。我們會繼續堆積脂肪（繼續維持正能量平衡），直到我們達到一個新的均衡點，然後從脂肪組織中釋出的脂肪熱量再次符合輸入的熱量。潘寧頓說，此時，「脂肪堆積的規模雖然比之前大，但維持穩定：體重曲線達到上升後的穩定水準，而且食物的攝取再次與輸出的熱量達成平衡。」

限制碳水化合物可調動脂肪

從潘寧頓的邏輯來看，肥胖只不過是身體彌補脂肪儲存與代謝缺陷的方法；這種補償作用的發生是由於自我平衡使然，沒有任何意識的介入，它藉著負回饋循環而發揮作用。隨著脂肪增加而擴張的脂肪組織，「為身體所需能量提供更有效率的脂肪釋放速率」。同時，細胞層級的情況維持不變，細胞和組織繼續正常運作——即使我們必須變胖才能維持它們這樣的運作。

被困住的脂肪——脂肪代謝缺陷假說

肥胖是脂肪組織補償性擴張的這個概念，對潘寧頓來說是一種啟發，藉著探究這種補償作用的進一步結果，所有在這個領域中看來矛盾的發現，突然間都順利的契合了。

這種脂肪代謝上的缺陷能夠解釋一般被認為與肥胖有關的靜態行為，以及為什麼我們所有人，無論胖瘦，當限制熱量任何一段時間後都會容易感到疲勞。**身體不會從儲存的脂肪中汲取更多能量，而是以減少能量消耗做為補償**；任何企圖創造負能量平衡的嘗試，即使是運動，也預期是同樣的結果。

治療肥胖病患的臨床醫生無可避免地假設，這些人所需求的能量或熱量，就是他們所攝取、但不使體重增加的卡路里量，然後他們把這樣的量當做好像它就固定是病人代謝作用上某種先天的條件。但潘寧頓說，事情並非如此，只要肥胖者有這種代謝缺陷，而且他們的細胞並沒有完全受惠於他們所攝取的熱量，他們的組織就會一直保存能量，所以所消耗的能量會比原本應該消耗的少。**細胞會處於半飢餓狀態——即使人從外表看起來不是這樣。**的確，如果這些人努力抑制自己的食欲（假如可能的話），但仍然變重，那麼這種對能量消耗的抑制反而更糟。

想想安瑟·凱斯在他的飢餓實驗中所用的有活力的年輕人。這些人也許在正常狀況下，1天要消耗3500大卡的熱量，這就是他們每天所吃、用來維持體重的量。在健康的狀態中，向細胞提供燃料的過程不會受到代謝缺陷的阻礙，細胞擁有足夠的能量可以燃燒，而且它們的代謝功能毫無滯礙——每一天，暫時儲存到他們脂肪中的熱量會被取出，然後當做燃料而用掉。

但試想：這些人之中有人發生了代謝缺陷，減緩脂肪從脂肪組織中被釋放出來的速度。現在，有更多的能量進入他的脂肪組織中，若這個量達到1天100大卡，那麼他每個月都會增加約0.4公斤的重量。經過一段時間之後，他可能想靠節食來擺脫過多的體重，例如試著將攝取的熱量減為3000大卡。

在健康的狀態下這種方法會有用，但問題是現在他身陷脂肪代謝缺陷的麻煩中。脂肪繼續在他的組織中堆積，進入脂肪組織和從中出來的熱量失衡不但無法補救，這種源自於自身的熱量限制，還進一步降低了供給細胞的燃料，因為現在所攝取到的熱量更少。他變得更飢餓，而且如果他沒有屈服於飢餓，他的身體必須靠著比以前更少的燃料熬過去。他的代謝率變慢，而且他發現自己不想做身體活動，以免消耗能量。如果他想抑制脂肪組織中的脂肪堆積作用，他或許會進一步限制自己的飲食，然而如果他這麼做，這只會更削弱他的細胞所能消耗的卡路里量。

對於潘寧頓而言，這解釋了有些肥胖病患能夠靠著1天1700大卡那麼少的熱量維持體重的觀察現象；也解釋了營養不良和肥胖症會同時存在於同一個族群中、甚至同一個家庭中P265的原因。這種脂肪代謝缺陷的慢性、長期影響，再加上使問題繼續惡化的飲食，會抑制成人的能量消耗，情況劇烈到他們所攝取使他們變重、變胖的卡路里量，對孩子而言卻是不足夠的。

限制碳水化合物讓體內脂肪動起來

潘寧頓寫道：「採取低熱量飲食後所發生的情況是，飢餓的肥胖組織變得更飢餓了。」這種食物剝奪的結果在胖子和瘦子身上可能一樣，由貝納迪克和凱斯所做的半飢餓實驗已有充分的描述。潘寧頓寫道：「首先值得注意的熱量短缺效應，是在休閒時間對大量活動的限制。熱量消耗的各種途徑都被縮限，以適應食物攝取的減少……因此令採用低熱量飲食的目的偏頗了。」

潘寧頓指出，「一個更合理的治療方法」是讓脂肪從脂肪細胞中釋出的速度再度變快，「藉以提升代謝作用和肌肉與器官對燃料的使用」。他相信，這就是限制碳水化合物的成果，以及這也就是飲食法有效的原因，細胞會以加速代謝率（使用燃料）來回應燃料供給的增加。在身體必須在能量平衡方程式的三項變數（能量儲存、吸收與消耗）間建立一個新的均衡關係。然而，這個新的均衡關係，是與健康的（不受抑制的）脂肪釋出（從脂肪組織中）相稱的。

如果潘寧頓是對的，那麼**能矯正代謝缺陷的會是限制碳水化合物的高蛋白、高脂飲食，而非熱量**。脂肪組織（儲存的能量）會縮減，因為脂肪不再受困於脂肪組織中，它會加速流出，而且這會持續到重新建立起脂肪儲存與脂肪釋放間的健康均衡關係。胃口（能量輸入）會向下修正，以抵銷從脂肪組織中多得到的燃料。羅徹斯特大學的艾德華·阿道夫和約翰霍普金斯的庫爾·利奇特也一再證明，實驗室動物會就著可使用的熱量來增加或減少牠們的食物攝取；把營養素加到牠們的飲用水中，或以管子直接灌到牠們的胃裡，動物會以少吃東西來做為抵銷。

用水或難消化的纖維來稀釋牠們的食物，動物會以攝取更多份量做為補償，以獲取相同的熱量。假如可使用營養素的增加來自於體內儲存的脂肪，而不是外部的人為操作，我們沒有理由認為這種熱量吸收的調節不會發生——沒有理由認為身體或細胞和組織懂得區分其中的差異。潘寧頓寫道：「調動多出來的可使用脂肪，會對胃口造成抑制，然後影響到熱量吸收與消耗間的不相等，而這是減重的必要條件。」

潘寧頓指出，如果脂肪可以從脂肪組織中以「充分的效率」調動出來，那麼限制碳水化合物的飲食「就沒有必要限制熱量」。有一大部分的能量需求由脂肪組織的熱量負責供給，胃口便會自然地調節。「體重會減輕，但也會維持正常的熱量製造。」**一個人吃得少是因為他的胃口被體循環中增加的脂肪熱量縮小了，而不是因為飲食令他感到乏味、受限或厭惡。**他吃得少是因為他的脂肪組織縮減了，但是他的脂肪組織不會因為他吃得少而縮減。潘寧頓說：「結果會呈現出『負能量平衡』，因為這麼多的能量需求都要由儲存量來支應。」

吃這樣的飲食也會增加能量的消耗。現在，從脂肪組織中流出的脂肪熱量不再到受抑制，這會增加細胞代謝作用的可使用燃料。細胞不再受到供給不足的阻礙，就好像持續活在半飢餓的狀態中，而且它們的代謝作用不再受到抑制。代謝率會提升，身體活動的衝勁也會提升——消耗一些能量的衝動現在被大量釋放出來。這樣的結果在人類身上是可能的——潘寧頓說，要是杜布瓦和他的共同研究者在他們與史堤芬森和安德森一起所做、為期1年的全葷食實驗的其中一項觀察有被報告出來的話。

這些研究學者測量史堤芬森和安德森吃均衡飲食的代謝率，然後在1年的試驗期間反覆測量他們的代謝率。2個人吃肉類飲食都減輕了一些重量，**基礎代謝率也都提升了**——史堤芬森7%，安德森5%。這種能量消耗的提升，在經過1年後會造成體重下降9公斤，或者更多。假如飲食中納入了碳水化合物，這種在能量消耗上的改變就會轉向，很容易造成肥胖症的緩慢發展。

潘寧頓從理論上說明，當肥胖者或過重者遵循限制碳水化合物的飲食法時，隨著身體消耗這些新取得的能量，他們的代謝率與身體活動都會增加，然後伴隨體重減輕。有人會天真的假定，是身體活動導致體重減輕，但那是錯誤的，他們最後會燃燒掉堆積的脂肪存量，然後把那些能量拿去使用。

在這些情況下，肥胖者的能量消耗可能反而提升到一個健康的狀態。如法蘭克・伊凡斯的報告和席尼・威納的推測，有的大胖子也許超過1天4000大卡的熱量，這不是不可能的。像這樣的人也許很輕易地吃下1天3000大卡以上的熱量，但仍然可以一週減掉10.4到0.9公斤。

這讓我們回到之前所提過的問題：如果人們遵循限制碳水化合物的飲食而且吃得較少，為什麼他們不會感到飢餓。而且假如他們沒有吃得少，為什麼他們還能減重？如果限制碳水化合物能改善脂肪代謝中的這項缺陷，如潘寧頓所推測的，那麼體重會減輕、沒有飢餓感、熱量的攝取也許也減少了，而能量的消耗卻是增加的。這不過就是適用於保護身體組成並維持燃料順利供給細胞和組織的生物系統的能量守恆定律的結果。

在一個理想的世界裡，潘寧頓的肥胖症代謝缺陷假說會得到直接的測試。但實際上，它被忽略了。潘寧頓讓大家更省事，他推測肥胖症的根源是無法適當代謝一種叫做丙酮酸的複合物，這在生理學上是有道理的，但進一步的研究很快便否決了這個觀點。潘寧頓的錯誤使他在營養與肥胖症研究上同時期的學者將他斥為又一個不願接受能量守恆事實的離經叛道者。他值得更多尊崇，不需要多久，學者們就會確認代謝－荷爾蒙缺陷的真正特質，那才是累積過多脂肪的驅動力。

Chapter 21

肥胖是否為脂肪代謝異常？

碳水化合物假說1

不帶定見地看肥胖問題，一個人會假設，研究主流應該被導向檢驗脂肪代謝異常，因為按照定義，過多的脂肪累積才是根本的異常現象。但就是這麼巧，這個領域的研究做得很少。

希爾德．布洛許，《過重的嚴重性》，1957

- ▶**艾德溫．伊斯伍德**（Edwin Astwood）認為肥胖和變胖傾向是遺傳失調P375。而且，肥胖是由代謝缺陷引起的，引發了伊斯伍德所謂的「內在飢餓」P376。
- ▶**古斯塔夫．馮．柏格曼**（Gustav von Bergmann）引用親脂假說闡述他的主張：肥胖症不關乎能量平衡，它是一種脂肪堆積的病P379。
- ▶**朱利尤斯．鮑爾**：基因造成肥胖，影響局部脂肪組織堆積脂肪的傾向，也影響了調節脂肪堆積、支配代謝功能，以及控制攝取食物和消耗能量的一般感覺的內分泌腺和那些神經中樞P380。
- ▶**約翰．布洛貝克**：下視丘的損傷會損害下視丘裡相當於飢餓調節中樞的地方，並導致攝食過度的情況P386。
- ▶**史堤芬．雷森**（Stephen Ranson）：下視丘腹內側核的損傷會導致一種缺陷，把營養素從需要用它們當做燃料的組織和器官中引導到脂肪組織裡P387。
- ▶**喬治．韋德**（George Wade）：即使飲食沒有過量也可能產生肥胖，改變大鼠的性荷爾蒙，大鼠的體重和脂肪含量就會改變P391。
- ▶**堤姆．巴奈特斯**（Tim Bartness）：動物飲食過量是因為牠們把熱量儲存到脂肪組織裡，但卻無法使用這些熱量P391。

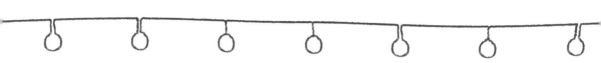

1962年6月在芝加哥，塔夫茨大學的艾德溫・伊斯伍德在內分泌學會的年會上發表總裁演說。雖然大家都知道伊斯伍德並不是肥胖症研究學者，但他仍然把握機會去發表自己所認為的「肥胖原因最明顯的解釋」。

身為一名醫生，花了30年時間研究和治療與荷爾蒙有關的疾病，伊斯伍德發現一種生殖激素——催乳激素（現在叫做促黃體素），然後他為純化出純荷爾蒙制定了標準技術。他做出《新格蘭醫期刊》所讚譽的「一系列優異實驗」，證明甲狀腺機能亢進可以靠抗甲狀腺藥物來控制。伊斯伍德在1976年逝世，他有逾30名學生在當時已成為正教授，其中8名是系主任——根據《內分泌學》期刊的訃聞：「也許是醫學史上無人能及的紀錄。」他很清楚自己所言何物，即使是在沉思的時候，就像他在1962年的演講，講題是「繼承而來的肥胖」。

肥胖的遺傳假說

伊斯伍德相信，肥胖和變胖的傾向是遺傳失調的問題。他問，如果基因決定身高和髮色、我們腳的大小和「愈來愈多的代謝紊亂」，那麼，「為什麼一個人的體型不能歸因於遺傳？」儘管猛餵動物吃東西會讓牠們變胖，伊斯伍德並不認為這是過重的原因。「沒有多少人想靠這種方式進入馬戲團，」他說，「他們自然而然地成為適當人選。」此外，他認為不活動的重要性也蠻值得懷疑，「我們有許多輕微肥胖的病人平常就像屁股釘在椅子上一樣，動都不動」，**但那可能是結果，而不是原因。**

「是不是有什麼共同的原因使肥胖和懶惰相伴發生，這是一個很有趣的問題。如果脂肪酸為能量所需，那麼不足量的確會促進無力和懶散。」

伊斯伍德還描述了，過去30年來人們在脂肪代謝的荷爾蒙調節上學到了什麼，「把吃下肚的變成脂肪，移除那些脂肪和燃燒它們需要用到一堆酵素，而且過程中會受到各種荷爾蒙的強烈影響。」舉例來說，性荷爾蒙決定脂肪儲存的位置，最明顯的證據就是男性與女性間脂肪分布的差異；甲狀腺荷爾蒙、腎上腺素和生長荷爾蒙會加快脂肪酸從脂肪儲藏處釋放出來的速度，就像由胰腺分泌的升糖素一樣。伊斯伍德說：「逆向過程——把脂肪存入貯藏庫和將其他食物轉變成脂肪的作用——容易被這些荷爾蒙削弱，但會被胰島素強力提升。」所有這一切都顯示出，「在調節脂肪方面，內分泌系統所扮演的角色有多麼複雜。」

最後，伊斯伍德思索肥胖的最簡單可能解釋，不過，這裡他是與艾弗瑞德・潘寧頓產生共鳴的；假如他曾經讀過潘寧頓的研究，那就是他忘了提啦！「現在，假設這些（或其他未列出的）調節作用之一出了差錯。」伊斯伍德說：

「假設脂肪的釋出或燃燒受到阻礙，或者脂肪的儲存或合成得到提升，會發生什麼事？缺乏食物是飢餓的原因，對大部分的身體而言，（脂肪）就是食物；很容易想像得到，小小的紊亂失調可能造成貪得無厭的胃口。在我看來很可能，肥胖者的飢餓也許太強烈、太凶猛，不是那些瘦巴巴的醫生所能了解的。

沒有理由假設，這些機制中只有一個會出差錯……可能性太多了，我敢打賭，肥胖是由代謝缺陷引起的。但是我不想擔保，需要多少酵素才能影響圓潤的體型。

這個理論能夠解釋為什麼節食往往沒用，以及為什麼大多數的胖子在斷食的時候都很痛苦。這個理論也照應了我們的朋友（精神科醫生），他們發現肥胖症患者滿腦子都在想各式各樣的食物。如果我們正忍受內在飢餓的痛苦，誰不會滿腦子想著食物呢？飢餓的可怕程度太深沉，所以常常有人將它和瘟疫與戰爭並列為人類的三大煩惱。變胖除了導致身體的不舒服和情緒壓力之外，來自瘦子的奚落和嘲笑、不斷飽受批評、被罵貪吃和缺乏『意志力』，以及持續的罪惡感，都讓我們心緒不安到只想看精神科醫生。」

過去一個世紀以來，相對於正熱量平衡假說的最著名假說一直是——如潘寧頓、伊斯伍德和希爾德．布洛許所提出的——肥胖是由於脂肪代謝這個調節作用上的缺陷所造成的。這一點的重要性，冒著個人名譽的風險也要說，**肥胖在定義上是脂肪堆積作用的失調，而不是飲食過量的失調。**不管基於什麼樣的原因，脂肪的釋出或燃燒受到阻礙，或者脂肪的儲存或合成作用得到提升，所造成的結果就是肥胖。這個結果進而引發身體其他地方的熱量不足——如伊斯伍德所說的「內在飢餓」——然後造成補償性飢餓和不活動的行為。

這個另類假說幾乎在每一方面都與正熱量平衡／飲食過量假說不同。它暗示了體重增加的原因和治療，幾乎與我們在過去50年裡慢慢接受的每一件事都相互衝突。基於這個原故，在我們繼續往下看之前，先比較一下這兩個對立假說的基本前提會比較好。

飲食過量假說VS遺傳假說

假說1 正熱量平衡／飲食過量假說指出原始缺陷在大腦，在於「消化行為的調節，尤其是認知層面」，如聖塔克魯茲加州大學生物學家格林伍德（M. R. C. Greenwood）在1985年所說。這個缺陷特別會讓人攝取大於消耗量的熱量，因而導致體重增加。飲食過量和久坐不動的行為被界定成肥胖的原因，而療法是以少吃和／或多消耗來創造熱量赤字。這個假說的預設立場是，過多的熱量堆積在體內，於是被大量「推進」脂肪細胞裡，而脂肪細胞在這個過程中所扮演的是一個被動的角色。然後熱量一直被轉化成脂肪，只因為我們所消耗的能量少到不足以動用到那些熱量。

這個假說所隱含的假定是，能量消耗和能量吸收是獨立變項（自變項）。因為它們各自獨立，所以無論有意識或無意識地，這些變項的任何之一都可以被操縱，以造成能量儲存（我們身上的脂肪量）的增加或減少的初步結果，而不造成其他反應。這個假說現在已滲透到肥胖和體重方面的所有想法和研究中，也成為每一個已被接受的治療和預防方法的基礎。如格林伍德所說：「絕大部分惡名昭彰的失敗控制體重計畫，其基礎就是這個假設。」

假說2 相較之下，另類假說指出，主要的缺陷在於儲存脂肪和／或燃燒脂肪以做為燃料（氧化作用）的荷爾蒙和代謝，而且問題在於身體，並不在於大腦。這個缺陷導致過多的熱量堆積成脂肪，並引起補償性的強烈欲望，使人吃得多、動得少。在這個假說裡，**飲食過量和不活動（飢餓與沒活力）是這種根本的代謝缺陷的副作用，它們不像假說1那樣被界定為肥胖原因。**

這個假說的預設前提是，熱量被大量「吸入」脂肪細胞裡，而非被推進去的，我們的脂肪組織在這個過程中扮演著一個非常積極的角色。它假定能量吸收和消耗是依變項：其中一個有所改變，會誘發另一個的補償性改變，因為身體要不斷運作以維持健康的身體組成，並提供細胞穩定的能量。

不適當的飲食和身體不活動，並不會誘發肥胖，因為身體會依消耗量來調節吸收作用，也依吸收量來調節消耗作用。無論少吃或多動都不會形成這個問題的原因，這也就解釋了這些方法會失敗的因素。根據這個假說，唯一有效的療法，是治療基礎調節缺陷的療法。

環境因素的觸發

假說2在1個世紀前剛形成的時候，或是由潘寧頓及後來的布洛許、伊斯伍德重新構成的時候，唯一遺漏的是對流行現象的解釋。換句話說，肥胖也許主要是由基因遺傳決定的荷爾蒙或代謝缺陷引起的，但是流行病學告訴我們說，這種缺陷是由環境因素所觸發的。基因決定了我們變胖的傾向，但這些基因（自然）必須靠飲食或生活方式（環境因素）這樣的媒介來觸發，才能解釋肥胖與貧窮之間的關聯、肥胖流行病的形成，以及最近浮現於西方化族群中的肥胖症。

為什麼似乎只有人才會慢性變胖而其他動物不會？關於這一點，環境中的改變也是必要的解釋。喬治．卡西爾在說到目前的肥胖流行現象時指出：「如果在過去20年、30年、40年裡發生了對肥胖症的某種重要影響，那必定與環境有關。」

可能的解釋是，飲食影響了脂肪代謝和能量平衡的調節作用。如伊斯伍德所說的，**由於胰島素是促進脂肪進入我們脂肪組織、以及促進碳水化合物轉化成脂肪的荷爾蒙，所以最明顯的嫌犯就是精製碳水化合物和易消化澱粉**，這兩者對胰島素的影響都有詳細記載。這也是彼得．克利夫所主張的（儘管他並沒有了解到背後運作的荷爾蒙機制），以及節約基因假說之父、遺傳學家詹姆斯．尼爾後來所接受的。能解釋所觀察到的飲食現象的，正是這些碳水化合物對胰島素的影響——限制熱量的徒勞無益，但碳水化合物受到限制時減重卻相對輕鬆，以及2個世紀以來發現甜食、澱粉、麵包和啤酒特別容易變胖的軼事觀察。

在這個假說裡，肥胖是胰島素功能和糖尿病論題上的另一個變種。第一型糖尿病的原因是缺乏胰島素，所造成的結果是無法將葡萄糖當做燃料使用，並且將脂肪保持在脂肪組織裡，導致如伊斯伍德所說的內在飢餓、極度飢餓和體重減輕；肥胖的原因是高胰島素血症或脂肪細胞對胰島素異常敏感，所造成的結果是在脂肪組織中過度儲存燃料，同樣誘發了內在飢餓，但是，現在的症狀是增加體重和飢餓感。在肥胖症中，無論有沒有滿足食欲，體重都會增加；在第一型糖尿病裡，體重減輕與食物的攝取無關。

這個肥胖症的另類假說最終消失於1980年代，是「脂肪是飲食禍害、而碳水化合物是療法」的官方共識下的受害者。諷刺的是，它消失之際正是所有相關生理機制被研究出來、且因果途徑也被證實為「從飲食中的碳水化合物經過胰島素，再到調節酵素和脂肪組織本身的分子受器」之時。

肥胖症的另類假說因「脂肪是禍害」而消失於1980年代。諷刺的是，它消失之際正是所有相關生理機制被證實之時。

這個肥胖另類假說構成了三大特殊論點。①是之前說過的一個基礎前提——肥胖是由脂肪代謝的調節缺陷所引起的，這個缺陷是能量分配上的缺陷，而不是吸收與消耗失衡的缺陷。②胰島素在這個變胖的過程中，以及飢餓與無活力的補償行為上扮演著重要的角色。③碳水化合物——尤其是精製碳水化合物（也許還有果糖含量和糖的攝取量）——是胰島素慢性升高的主嫌；因此，它們是一般肥胖症的最終原因。後面兩項論點（胰島素調節脂肪儲存，以及碳水化合物調節胰島素）從未產生過爭議，但是由於「肥胖是因飲食過量引起的」這種無所不在的信念，以致它們被駁斥為與肥胖症無關。我會說，那是一項錯誤。

親脂假說——異常的脂肪儲存現象

從第二次世界大戰開始之後，「脂肪代謝上的缺陷會造成肥胖」這個概念被稱為親脂假說（Lipophilia hypothesis）。這裡的「親脂」有「愛好脂肪」的意思，這個名詞在1908年被德國內科醫師古斯塔夫．馮．柏格曼引用來解釋為什麼身體各部位與脂肪堆積的關係會不一樣——這是一個非常重要的現象，因為肥胖是一種脂肪堆積的疾病。

柏格曼認為，肥胖的能量平衡假說根本是胡說八道，「譬如說：孩子，你會長高是因為你吃得太多或運動太少，或者你個子那麼小是因為你運動得太多，這看起來就是沒道理。身體用來長高所需要的和它用來變胖所需要的，它總是找得到，即使是10倍的量，身體也會從收支平衡中為自己儲存下來。」

柏格曼提到，就像身體的有些部位會長毛髮而有些不會，身體有些部位比其他部位更容易有堆積脂肪的傾向，而這必須依靠某種生物因素的調節。有些區域比其他地方更容易或不容易形成脂肪，這就是使我們個人感到困惑的現象：為什麼我們會有腰間贅肉或雙下巴？為什麼會有肥肥的腳踝、大腿和屁股？為什麼有些人的腹部會堆積過多的脂肪（啤酒肚）但其他部位很瘦？為什麼有些女性的胸部脂肪非常突出，被認為很性感，而其他女性的就很小甚至沒有？這些都是生物因素決定脂肪分布的區域和部位問題的衍生問題。

在討論這種局部堆積脂肪特質時常引用的範例，是1900年代一個手背燒傷的12歲女孩，她的醫生將她腹部的皮膚移植到燒傷部位。這個女孩到30歲時變得很胖，而被移植到她手背的皮膚也跟著增肥。越南大學的內分泌學家暨遺傳學家朱利尤斯．鮑爾說：「需要做第二次手術來切除移植皮膚上所長出的厚厚的脂肪墊，就跟下腹部皮膚所長出的脂肪組織一模一樣。」鮑爾相信，這必定是受到某種生物因素的調節。

好幾個臨床疾病也證實了局部堆積脂肪的現象。直徑有幾公分大的良性脂肪團塊叫做良性脂肪瘤，還有多脂的腫瘤叫做惡性脂肪瘤。在這兩種情況裡，脂肪團塊顯然不會受到病患減重的影響；無論造成脂肪局部堆積成團塊的原因是什麼，似乎都與身體本身的脂肪含量無關。

還有種罕見疾病叫做脂質營養不良症，特徵是皮下組織無法儲存脂肪，患上這種疾病的人看起來異常削瘦。脂質營養不良症也可以是局部性的，而且可能愈來愈嚴重，1913年有一個案例報告，一名10歲的女孩首先從臉部流失脂肪，經過3年之後，這種消瘦作用逐漸向下擴散到她的軀幹和手臂。「下半身多脂肪，」根據報告的描述，開始於15歲，最後變成「下半身的肥胖」。到了那名病人24歲時，她身高162公分，體重83公斤，她的體脂肪全都集中在腰部以下。

柏格曼與「內科疾病的著名越南權威」朱利尤斯．鮑爾（《紐約時報》這麼稱呼他），是親脂假說上最重要的兩名擁護者，但只有鮑爾以英文寫過關於假說的文章，試圖影響在美國的醫生對肥胖症的認知。鮑爾的專業在於將基因和內分泌學應用於臨床醫學，他在1917年的專題著作《體質與疾病》可以說讓他成了這個領域裡的先驅。鮑爾拿了275名肥胖病患的病例，並且報告說，其中將近75%的人，他們父母之一或雙親也是胖子。他把這一點視為證明肥胖症有遺傳成分的強烈證據，而這又暗示了賦予變胖傾向的先天決定荷爾蒙和代謝因子的存在：「基因造成肥胖，影響局部脂肪組織堆積脂肪（親脂）的傾向，也影響了調節脂肪堆積、支配代謝功能，以及控制攝取食物和消耗能量的一般感覺的內分泌腺和那些神經中樞。只有像這樣的廣博概念才能充分解釋事實。」

如鮑爾所說，脂肪堆積作用與能量平衡一點兒關係也沒有。**我們儲存脂肪的地方，是受到我們多吃少運動以外的因子的控制。**有的人有雙下巴、肥腳踝或大胸脯，但其他部位很瘦，或是有一種非洲部落的婦女患有「巨臀症」，她們的特徵是臀部脂肪特別肥突，但並不是由於吃太多而造成的脂肪堆積。而是如鮑爾的筆述：「必定有一個局部因素影響了脂肪堆積在特定區域，而與整體的能量平衡或不平衡無關。」

如果一個人在腰部以上變得消瘦，然後過了幾年腰部以下變得肥胖，就像這些擴散性脂質營養不良症的案例一樣，那怎麼能把肥胖的那一半歸咎於飲食過量呢？而且，如果不能的話，為什麼當腰部以上也有肥胖的問題時，飲食過量就成了原因？鮑爾指出，局部性的脂肪堆積作用和全身性的肥胖症，其間的差別在於分布區域而不在於量的多寡。他主張，無論造成人體某些部位的脂肪較多或較少的機制是什麼，在個體身上展現的程度也是因人而異。那些看起來在體質上容易變胖的人，只是其脂肪組織一般而言比瘦子更容易儲存脂肪；我們的脂肪組織也許較容易儲存脂肪，或當身體需要使用脂肪時較不輕易釋出來。而且，如果我們的脂肪組織非常容易將過多的熱量轉換成脂肪儲存起來，這個作用會剝奪其他器官和細胞的營養素，然後導致過度飢餓或沒精神。

鮑爾在1929年寫道：「就像惡性腫瘤或胎兒，孕婦的子宮或乳房，異常的脂質組織遇到食物就撲上去——即使是在營養不良的案例中。它維持住自己的存量，而且也許會自行增加，不管身體需不需要。這有點像是無政府狀態，脂肪組織只顧自己，而沒有融入整個身體準確調節的管理當中。」

荷爾蒙的影響

1941年，當鮑爾開始質疑有哪些生物因素可能決定或支配這種脂肪儲存現象時，世人對荷爾蒙和酵素在調節代謝作用上的功能的了解尚在萌芽時期。鮑爾所了解的大部分是根據臨床觀察，就如20年後的伊斯伍德。他認為，必定與脂肪組織本身的

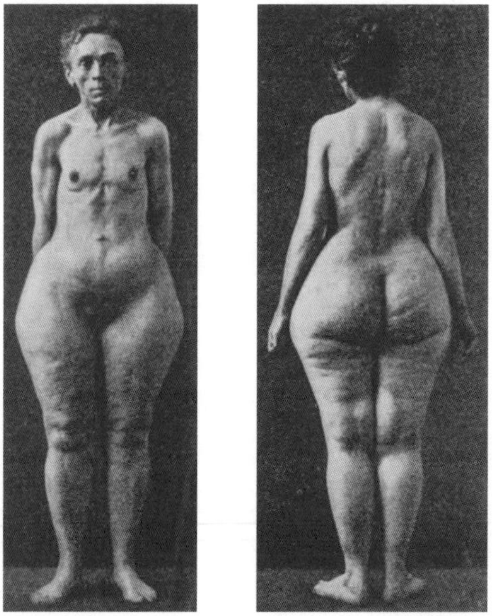

下半身肥胖的擴散性脂質營養不良症。假如腰部以上的消瘦發生於腰部以下的肥胖之前，那麼這可能與卡路里的攝取量有關嗎？

局部因素有關。不然，還有什麼可以解釋移植皮膚的多脂現象？當然是附著於皮膚的某種東西，以及脂肪組織決定它要保持多少脂肪。

男性荷爾蒙似乎能抑制常見於女性身上的脂肪形成作用——去勢的男性或因睪丸病而受到破壞的男性，其脂肪分布情況往往較女性化。鮑爾寫道，這種類型的脂肪分布也出現於「肥胖的男孩身上，他們在生理上睪丸素的製造，還未多到足以阻止女性類型的脂肪組織堆積。更令人驚訝的是，脂肪的大量儲存類似於女性類型……」

女性荷爾蒙顯然在決定脂肪出現於何處上並未扮演主要的角色——切除卵巢的女性變胖的情況跟其他女性都差不多，但這些荷爾蒙所影響的似乎是脂肪的量，這解釋了女性在停經後容易增加體重的原因。鮑爾也指出，胰島素藉著增加脂肪組織中葡萄糖的儲存（這個現象首先在1920年代被證實）和增加脂肪組織儲存脂肪的整體傾向，也發揮了影響力。就連神經系統也有影響，鮑爾說，研究學者已證實，他們可以藉著切斷通到相關組織的神經纖維來增加脂肪的儲存量。

在整個1920年代裡，親脂假說的討論只限於德國和奧地利的研究界。相關的研究幾乎只出現在德國的醫學文獻中。美國的臨床醫生一直到1933年，在歐仁・杜布瓦說服德國烏茲堡大學的臨床醫學與神經學主任艾利希・葛瑞夫說，美國醫學界能受惠於葛瑞夫的教科書《代謝疾病及其療法》的英文譯本後，才開始注意到這個假說。在當時，如雨果・羅尼所說，那個假說在歐洲「多少是被完整接受的」。梅堯診所的羅素・威爾德在1938年時寫道：「在我看來，這個概念值得慎重考慮。」「飯後在循環中濃度消退的效應，即使比平常多一點脂肪，都可能造成肥胖者所遭遇的飽足感延後和對碳水化合物的味覺經常性異常……這個方面的輕微傾向，隨著時間過去，最後會產生深遠的影響。」

親脂假說的消失

不過，在這個假說上的知識和研究，大部分仍然限於德國和奧地利的研究界。當這個研究學派隨著希特勒崛起和第二次世界大戰的發生而消失，親脂的概念也隨之煙消雲散。戰後的反德情緒也許是這個概念消失的因素之一（在1950年代與金恩・梅耶爾共事的泰德・方伊特利〔Ted Van Itallie〕，在被問到為何梅耶爾不太在意戰前的德文肥胖文獻時說：「梅耶爾痛恨德國人。」）

1955年，柏格曼去世的那年，有一本關於內分泌學和內科醫學的主要德文教科書，在肥胖那一章納入了親脂假說的長篇討論，但是它從未被譯成英文（在當時，英文已是科學界的國際語言，而研究學者至少要讀點德文好與時俱進的信念不再風光），德國和奧地利對肥胖症研究的影響力的消失，在文獻當中表現得非常明顯。在羅尼1949年的《胖與瘦》裡，587條參考資料當中，有191條來自於德文出版品；在1949年的手冊《肥胖症……》裡，作者是梅堯診所的醫生艾德華・瑞尼爾森（Edward Rynearson）和克利弗德・賈斯堤諾（Clifford Gastineau），422條參考文獻裡只有13條來自於德文文獻，而光是引用路易斯・紐堡的就有十幾條。到了1970年代，當喬治・布瑞、約翰・格羅和亞伯特・史丹卡德在編纂新一代的肥胖教科書和臨床手冊時，這方面的德文研究被視為太老舊，並且完全被捨棄。

鮑爾以英文發表過三篇關於脂肪堆積的文章：1931年（和紐約西乃山醫院的內分泌學家所羅門・席爾法）、1940年和1941年，後面兩篇是隨著德國併吞奧地利、他逃亡到美國之後發表的。然而，在當時，鮑爾成了沒有機構支持的學者。他最後接受了洛杉磯福音醫學院的教職，那是基督復臨安息日會的附屬機構，然後他又成為洛杉磯郡綜合醫院的資深主治醫師。然而，這些都不是足以授予聲望的機構。

同時，紐堡「證明反常的胃口是肥胖的切確原因」的重大研究報告發表於1942年，而且他果斷地駁斥了親脂假說，**他果斷地駁斥任何不承認暴飲暴食是肥胖主因的任何解釋。**

使親脂假說的消失這麼值得注意的是，它可以很輕易地在實驗室和動物模型中被證實。這些實驗原本可以搞定這個議題，但相反的，它們對相同的證據產生了兩種截然不同的解讀。研究動物體重調節的科學家所做出的結論是，肥胖是由脂肪代謝之調節作用上的缺陷造成的，正如鮑爾的預測。他們的解讀影響了潘寧頓，並提供資訊給他在肥胖上的代謝缺陷假說。

臨床醫生、營養學家和精神學家都關心人類的肥胖症，然而，他們對這個研究的結論是，肥胖的原因是飲食過量（如紐堡所預料的），或久坐不動的行為（如梅耶爾所預料的），儘管他們都忽略了大量的矛盾證據。當後來的這些研究學者遇到了與他們信念不一致的結果時，便藉著「否定動物的肥胖與人類的肥胖有關」而把問題四兩撥千斤地打發掉。如喬治・卡西爾在1978年所說明的，「毫無疑問」，動物已經演化出一種脂肪代謝和能量平衡的調節系統，而這個系統在動物增加不健康的體重之前必定就已受損或失去功能。這樣的系統「也可能出現在人類身上」，卡西爾承認，「但是都被人類的智力作用大大的壓抑了。」

下視丘肥胖症：飲食過量的真正禍首？

肥胖症的動物模型的價值，理想上，在於看牠們是否能駁斥或排除兩個對立假說的其中之一。舉例來說，這些模型可用來測試「肥胖症是由吃太多熱量所引起的」假說。我們只需要問個簡單的問題：當實驗室動物長胖時，牠們會需要比一般瘦的動物所吃的食物還多的量來造成這個結果嗎？假如牠們即使在熱量的吸收受到限制後仍長得非常胖，就等於反駁了「肥胖是由攝取太多卡路里所造成的」這個概念。限制是飲食過量的對照。我們所得到的解釋是，牠們在重新分配牠們所攝取到的熱量。基礎缺陷看來是存在於身體，而非大腦中。飲食過量會是肥胖過程中的一個副作用，而這一點是十分適用於人類的。

1934年，哈佛生理學家梅爾頓．李（Milton Lee）報告說，當大鼠被切除腦垂腺並注射生長激素（腦垂腺的一種產物）後，牠們比未接受處理的同窩同伴「增加了大量的體重」——即使所吃的食物量一模一樣。我們得到的線索是，**體重的增加是由生長激素的影響造成的，與熱量的攝取無關。**李報告說，被處理過的大鼠長得更重、更大、更健壯；大鼠藉著攝取牠們所吃的脂肪和在身體活動上消耗較少的卡路里，來獲得使牠們變胖的熱量。

至於遺傳性肥胖的老鼠，如金恩．梅耶爾在1950年代初期所發現的，總是千篇一律，這些動物不管吃多少都會變得超級胖。牠們的肥胖並不取決於牠們所攝取的卡路里量——儘管讓牠們攝取過多卡路里也許會加速變胖的過程：「這些老鼠會在最不可能的情況下從食物中長出脂肪來，即使是在半飢餓時。」而且假如餓極了，這些老鼠的體重會掉到跟瘦老鼠一樣，但牠們仍然比較肥。牠們會從自己的肌肉和器官裡攝取蛋白質，而不是動用脂肪組織裡的脂肪。

的確，當這些肥老鼠餓肚子時，牠們不會變成瘦老鼠，而是如威廉．薛爾登所指出的，變成消瘦版的肥老鼠。

法蘭西斯．貝納迪克在1936年時報告過這一點，當時他讓一種肥胖品種的老鼠斷食。在死於飢餓前，**牠們流失60%的體脂肪，但體脂肪仍然是想吃多少就吃多少的瘦老鼠的5倍。**

1981年，格林伍德報告說，如果她限制一種肥胖品種的Zucker大鼠（或在遺傳學的專門用語上叫fa/fa大鼠）的飲食，並且從牠們出生後就這麼做，那麼這些大鼠到了成年時會比牠們同窩出生的同伴（被允許吃到心滿意足為止）長得更胖。很明顯地，這些大鼠在牠們一生當中所攝取的卡路里量，並不是牠們肥胖的關鍵因素（除非我們打算主張，吃較少熱量會誘發更大程度的肥胖）。再者，如格林伍德所報告的，這些半飢餓Zucker大鼠的肌肉比一般瘦大鼠少50%，比想吃少就吃多少的Zucker大鼠少30%——牠們也犧牲了自己的肌肉和器官去製造脂肪。

這些動物模型最戲劇性的地方在於下視丘肥胖症，它從1930年代以降就是研究學者們用來做肥胖實驗的選項。它也成為把肥胖歸於飲食過量的另一個偏好範例——即使證據指出的是另外一回事。這些實驗的解讀變成肥胖症研究中好幾個關鍵轉折點的其中之一，在這個轉折點上與這項研究有關的人，選擇接受符合他們定見的證據解讀而捨棄證據本身，如此一來，其後一連串的每個事件都會受到偏見的影響。

下視丘，腦垂體，誰影響了體重調節？

下視丘位於腦垂體的正上方，在大腦的底部。它經由神經系統連接到各個內分泌器官，使它能調節各種荷爾蒙的分泌，進而控制所有受荷爾蒙調節的生理功能。下視丘腫瘤自1840年開始被認為與病態肥胖有關，當時一位德國醫生在一位50歲的婦人身上發現這種腫瘤，她在1年間就胖起來。這種腫瘤的表現形式有可能怪異又醒目。

法國大學的史都里亞諾．尼可雷迪（Stylianos Nicolaidis）回憶當他還是名抱有衝勁研究肥胖症的年輕醫生時，在1961年有一位48歲的婦人被分派到他的醫院做檢驗，她在短短1個月內就增加了13.5公斤。然而，尼可雷斯從未有機會去做這個檢驗，因為這位婦人可以說是在醫院用晚餐時噎死的，「她吃得太快，以至於吞嚥時食物跑錯通道而窒息。當我執行驗屍時，我將大腦切分成幾塊，然後在下視丘裡發現兩個非常、非常微小的轉移性腫瘤。」

因為下視丘和腦垂體彼此相鄰（兩者在一起合稱為下視丘腦下垂體軸），所以在其早期研究中一個一直揮之不去的問題是，這兩個之中哪一個才是影響體重調節的支配性角色？研究學者利用敲擊大腦中下視丘腦下垂體這個區域的方式，設法在大鼠、老鼠、猴子、雞、狗和貓身上誘發極度肥胖。

爭議最後在1939年由史堤芬．雷森做了明確的解答，他是當時西北大學神經研究中心的主任，他和他的研究生亞伯特．海德林頓（Albert Hetherington）或許也是大腦神經解剖學的領導權威。這兩位證明了，調節大鼠體內脂肪的是下視丘，而非腦垂體，**下視丘腹內側核區域的損傷會誘發肥胖**——即使動物的腦垂體已被切除。

下視丘損傷如何帶來肥胖？

耶魯大學的研究學者約翰·布洛貝克曾在擔任博士後研究學者時與雷森共事，他是第一個對這個現象提出一個機制性解釋的人。布洛貝克在他的耶魯實驗室中複製海德林頓的實驗，也閱讀過「紐堡主張肥胖的原因是胃口異常」的文章。現在，布洛貝克把他的研究當成為紐保假說提供動物實驗的證明。布洛貝克主張，下視丘的損傷會損害下視丘裡相當於飢餓調節中樞的地方，損傷令大鼠感到飢餓，所以大鼠會吃得過多而變胖。

他後來寫道，自己對於這些以手術造成損傷的大鼠貪得無厭的吃法有多驚訝。因為大部分的大鼠（並非全部）只在開始大吃特吃後才出現肥胖的現象，所以布洛貝克誤解為「熱力學定律指出……食物的攝取決定體重的增加。」布洛貝克創造了術語「攝食過度」（hyperphagia）來形容這些動物所表現出的特別飢餓狀態，而「攝食過度」後來成為在胃口異常導致肥胖的觀點上所接受的專門術語。

這些動物的「肥胖症是脂肪代謝失調」另類假說，源自於雷森和海德林頓。布洛貝克以紐堡的信念為背景來解釋自己的主張，而雷森以30年大腦研究做為基礎來詮釋自己的主張。雷森提到，有些遭受損傷的動物吃得狼吞虎嚥，也許只是因為飢餓，畢竟其他動物吃得正常仍變得肥胖——布洛貝克的好幾隻大鼠吃得不比瘦大鼠多，但也長胖了。可是，布洛貝克基於「要負責的也許是這些動物的某種『與餵食習慣有關』的效應」的偏見，而否認這與他的飲食過量假說有關（布洛貝克有十幾隻遭受損傷的大鼠，他為牠們每一個都另準備一隻健康的大鼠做對照，然後餵食損傷大鼠的份量，就跟對照組大鼠前一天所吃的份量一模一樣。布洛貝克寫道：「在3對動物裡，當牠們吃同樣份量的食物時，受損傷的大鼠體重增加得比控制組迅速。」所以，飲食過量不可能是過胖的原因，因為這些大鼠並沒有吃得過多）。雷森也提到，「這些肥胖大鼠的活動量銳減。」

史堤芬·雷森指出，布洛貝克的下視丘假說缺乏遠見。「堅持原始的重要性」在於飲食過量或不活動，「極有可能代表了將問題過度簡化，這麼做至少是基於兩個原因，」雷森寫道，「首先，這兩個因素在它們對體重的影響上是互補的，它們都容易增加體重。一種非常靜態的生活加上攝取高熱量，看起來像是建構起厚厚脂肪層的完美組合。其次，這兩個因素也許只是症狀，而不是根本原因。舉例來說，我們不難想像：缺乏便於利用的『能量製造』原料會導致隱性的細胞飢餓，這個情況很快地迫使身體增加自己的整體食物攝取量或減少能量消耗，或兩者皆有。」

雷森主張，下視丘腹內側核的損傷會導致一種缺陷，這種缺陷會把營養素從需要用它們當做燃料的組織和器官中引導到脂肪組織裡；它讓動物長出更多脂肪。這減少了對身體其他細胞的燃料供給，因此導致「隱性的細胞飢餓」，或伊斯伍德後來所稱的「內在飢餓」。這又進而導致被布洛貝克認為是原始缺陷的極度飢餓——「攝食過度」。**只要營養素繼續從其他組織和器官的細胞裡被引導到脂肪中，動物就會一直感到飢餓**，如果牠們不能透過吃得更多來滿足這種飢餓感（例如，當食物供給受到限制時），牠們會以消耗較少能量來做回應。

布洛貝克的方案（下視丘腹內側核的主要角色是調節食物攝取）一直延續到現代的肥胖症研究中，但是雷森的洞見更深遠得多。只有雷森能夠解釋所有的觀察現象，而他所根據的是對大腦不斷求新求進步的了解——尤其是下視丘的角色，這是雷森的專門領域。

從體液平衡調節看內在飢餓

下視丘是體內平衡的「首席」，《時代》雜誌在1940年這麼寫道，它報導一個專門討論體內平衡的「交響樂效應」的兩日研討會並極力推崇雷森，因為大多相關的研究都出於他之手。

就在雷森和海德林頓著手誘發大鼠的肥胖前，雷森研究到體液平衡的下視丘調節，這影響了他對後來研究的解讀。我們的身體保留體液和水，就像保留燃料一樣，連我們的唾液和胃液都會被再吸收和再使用。如同下視丘腹內側核的損傷可能誘發肥胖一樣，下視丘其他方的損傷也可能誘發尿崩症，這種罕見疾病的症狀是排尿過多和極度、持續的口渴。這些症狀也出現在無法控制的糖尿病中，但在尿崩症裡胰島素分泌並未受到損害，血糖和脂肪代謝作用仍然規律，而且糖不會出現在尿液中。

糖尿病和尿崩症之間的相似之處，誘導雷森及其他生理學家推論：體液平衡的體內調節類似於血糖的調節。尿崩症和肥胖症都可能是由下視丘損傷所引起的，這一點讓雷森對基礎失調症的解讀有了線索。在尿崩症的情況裡，損傷會以抑制抗利尿激素（在健康的動物體內會發揮抑制排尿的功能）的分泌來限制腎臟保存水分的能力。這種對體液的體內平衡調節的失常，導致腎臟排出太多水分，進而導致補償性口渴來取代流失的體液。

同樣的原因與效應在第一型糖尿病中也很明顯。糖尿病患者無法利用他們所吃的食物（尤其是碳水化合物），導致挨餓的狀態和極度飢餓。糖尿病患者也尿得更多，因為身體藉著讓糖過度排到尿液中而擺脫了累積在血液中的糖，而這就是糖尿病患者也會異常口渴的原因。

下視丘腹內側核的損傷可能誘發無法收拾的飢餓感和引起肥胖症，但現在雷森認為，飢餓會造成肥胖的假設太過天真。相反的，**飢餓是體內平衡崩潰（卡路里流失到脂肪組織裡）的另一個結果。**這就是即使動物不被允許去滿足牠們的胃口時也會變胖的原因，這也解釋了這些遭受損傷的動物為什麼總是感到飢腸轆轆——至少直到牠們增加足夠的脂肪之前，如此一來，過多的脂肪才能抵銷由下視丘損傷所造成的損害。**久坐不動的行為，是牠們身體補償流失到脂肪組織裡的熱量的另一個方法。**如雷森所認知的，飢餓和身體不活動都是身體組織內在飢餓的表現；這些是能量平衡的自我平衡調節，補償流失到脂肪組織裡之營養素的方法。

一般難免有這樣的聯想：這項研究所找出的主要因素，是基於研究學者的定見和他們急於對科學做出特殊奉獻的衝動。雷森指出，下視丘損傷所有更明顯的表現，都是能量平衡的自我平衡控制上的缺陷所造成的結果，使動物在脂肪組織中堆積過多脂肪。布洛貝克及其他著手研究下視丘肥胖症的學者會推斷說，無論他們從手術後的齧齒動物身上剛好發現什麼最值得注意的現象，那就是關鍵因素，或至少是一個需要密集研究的關鍵因素。如此一來，如雷森在1940年代初期所警告的，他們過度簡化了生理學，只是把注意力從基本問題上挪開。舉例來說，金恩．梅耶爾會從多方面來討論下視丘肥胖症（如「典型的實驗性肥胖症」），然後他會說，有一種像這樣的肥胖症是由於缺乏身體活動所引起的，就像他的老鼠一樣。

菲利普．泰特包恩（Philip Teitelbaum）於1950年初期在約翰霍普金斯大學當博士生時就做過這個研究，他觀察到下視丘腹內側核損傷的齧齒動物，在牠們肥胖的高峰期變成了挑嘴的饕客，其結論是，這是味覺厭惡行為的一種明顯表現。這項觀察樹立了他在該領域的名聲，也建立起「下視丘腹內側核負責控制食物偏好、吃的動機」的一般信念。他談論他的肥胖齧齒動物：「牠們當然吃得過多，那就是牠們會變胖的原因。」但他同時也承認，牠們那麼缺乏活力，即使不吃得過多也會變胖。

1951年，布洛貝克和他的同事巴爾．艾能德（Bal Anand）報告說，損害下視丘一個不同的區域（側下視丘）會誘發大鼠停止攝食並且減輕體重，甚至死於飢餓。雷森的實室於1930年代報告了在大鼠、貓和猴子身上觀察到的現象，但是現在布洛貝克和艾能德重新解讀這個報告，以支持布洛貝克對下視丘能夠調節攝食行為的信念。布洛貝克提出，側下視丘是一個刺激動物攝食的「感覺中樞」，而下視丘腹內側核的角色是用來抑制攝食的「飽足感中樞」。

1942年8月，就在雷森和海德林頓發表他們的研究後的3個月，雷森死於心臟病發作。如果有什麼讓美國肥胖症研究的進展出了岔子，也許就是這件事。

隨著第二次世界大戰的肆虐和良師的去世，海德林頓離開西北大學去為美國空軍做研究。這使得當時還是醫學院學生的布洛貝克成為這類實驗中的領導權威，所以主導這個領域的思想，是布洛貝克所強調的「飲食過量（攝食過度）是這些大腦損傷的動物的肥胖原因」——儘管這個說法並不能解釋觀察現象。不過，後來版本的雷森教科書《神經系統解剖學》會繼續提到下視丘腹內側核是脂肪代謝作用的調節器，當研究學者在寫關於人類肥胖的文章之時，會提到下視丘腹內側核是飢餓和消化行為的調節器。

更多的證據

一旦人類肥胖的研究在1960年代變成了心理學家和精神病學家的領域，下視丘肥胖症關於體內平衡和代謝燃料的使用和儲存的一大堆研究又被遺忘，反而著重在布洛貝克的「下視丘據稱能調節攝食行為的兩個中樞（飢餓中樞與飽食中樞）」上，更加深「大腦這個區域的缺陷會造成飲食過量，而飲食過量又造成肥胖症」的信念。

隨之而來的飢餓和飲食過量，被視為純粹在精神上的現象，而非心理現象（這些精神病學家認為攝食行為是他們研究的主題，他們常常篩選手術後的動物，那些沒有大吃特吃的會被「拋棄」。然後這些動物在他們的後續分析中會被略過——即使被拋棄的動物也變胖了）。飢餓是一種只發生在腦袋裡的東西，所以它可以與身體的需要斷開關聯，至少運用足夠的意志力時可以。

無論變胖是否是由下視丘損傷、基因缺陷所誘發的，或是如冬眠動物自然發生的季節性增重，動物研究不斷證實了雷森的假說——即使其作者已逝。

舉例來說，約翰霍普金斯的生理學家錢德勒．布魯克斯（Chandler Brooks）在1946年報告說，他的白化症老鼠在遭受下視丘腹內側核損傷後變得「相當肥胖」，牠們所攝取的食物，每1大卡讓牠們增加的體重是一般老鼠的6倍。換句話說，**決定這些老鼠最後體重的不是牠們怎麼吃，也不是卡路里的量，而是這些卡路里如何被利用。**這些熱量被轉化成脂肪，而不是當成燃料。

雖然布魯克斯報告說他能夠阻止他的白化症老鼠變胖，但他只能透過施以「嚴格且永久的」食物限制來達成。如果他「長期持續限制食物」，那些小動物的確減掉一些體重，**但牠們永遠也不會失去變胖的傾向或伴隨產生的飢餓感**。布魯克斯提到，斷食期間過後的「胃口擴大，而且肥胖的程度更甚於斷食之前」，所以布魯克斯的受損傷老鼠，如希爾德．布洛許所說的，表現得就跟吃過半飢餓飲食後的正常健康人和肥胖者一模一樣。

這些下視丘腹內側核損傷也造成了動物月經週期和夜間攝食模式的改變（雷森和海德林頓也報告過），一旦動物變胖，牠們睡得比一般動物還多，這一切都指出下視丘腹內側核深深影響了整個荷爾蒙系統，而且不能單單靠著影響飢餓與食物攝取來抹滅掉它的影響力。

當生理學家從1960年代開始研究動物的冬眠行為，他們再次證明食物攝取與體重增加之間的淡薄關係。冬眠的地松鼠會在夏末將體重增為2倍，準備度過漫長的冬眠期間，但當這些松鼠被養在實驗室裡，而且在8、9月不允許吃得比4月多時，牠們仍會長得一樣胖。季節性的脂肪堆積是遺傳程序——動物會達成牠們的任務，不管食物夠不夠豐富，如果牠們不那麼做，那麼光是一個不景氣的夏天就能令物種滅絕。

當學者在研究當今所謂的肥胖的飲食模型時，也能證明這種食物攝取與體重間的無關聯。特定品種的大鼠吃極高脂飲食會變胖，其他的則是吃高糖飲食會變胖，在這兩種情況下，即使動物所攝取的熱量不比吃一般實驗室飼料的瘦對照組多，牠們也會變胖。

同樣的無相關性，也發生於斷食一段時間後體重增加的動物身上。在1970年代做這項研究的伊弗林．福斯特（Irving Fause）說：「問題不在於你剝奪那些動物的食物為期多久，體重的恢復與恢復期所吃的食物量無關。」這種熱量和體重之間的無關聯，在最近的基因轉殖（操縱特定的基因）動物研究中也做出一致的結果。

最具啟發性的動物實驗，也許是在1970年代由研究體重調節和繁殖的一些生理學家所執行的。在這些實驗中，研究學者切除雌性大鼠的卵巢，這個步驟有效關閉了雌性荷爾蒙雌激素的製造（專門術語叫做雌二醇）。沒有了雌激素，大鼠會狼吞虎嚥地吃東西，身體活動量驟減，然後迅速變胖。當雌激素被注射回這些大鼠體內的荷爾蒙所取代，牠們的體重又掉回去，並且恢復到平常的攝食和活動模式。關鍵點在於，當研究學者切除這些大鼠的卵巢、但只限制牠們的飲食跟手術前一樣時，大鼠就是會迅速變胖，所攝取的卡路里量沒造成多大的差異。

麻塞諸塞大學的生物學家喬治·韋德在這項研究方面下過很多功夫，他說這項研究的「啟發」是，**即使飲食沒有過量也可能產生肥胖**，正如潘寧頓所說過的，頗具啟發性的一點是，即使沒有吃得過少也可能減輕體重。韋德說：「如果你讓動物的食物攝取量維持不變，然後操縱牠們的性荷爾蒙，你會發現體重和脂肪含量有重大的改變。」切除卵巢的另一個結果是，大鼠會在牠們的巢穴裡貯藏更多食物，很類似於把過多的熱量儲存成脂肪。將雌激素注射回這些大鼠體內，便抑制了貯藏食物的行為，就像這種方式能刺激體重減輕一樣。

在1970年代和韋德一起從事這項研究以做為博士論文部分研究的提姆·巴特奈斯說：「這些動物攝食過多然後變胖，不過，牠們之所以會飲食過量是因為牠們把所有的熱量儲存到脂肪組織裡，可是牠們自己卻無法使用這些熱量。**牠們不是因為飲食過量而變胖，牠們飲食過量是因為牠們要變胖。**這個差異並非不重要，因果關係相當不一樣。」

這裡的一個關鍵性概念是，**一個物種的延續取決於成功的繁殖，而繁殖首先、也最重要的一點取決於食物的取得。**脂肪堆積、能量平衡和繁殖這三者息息相關，也都受到下視丘的控制調節。這就是為什麼食物剝奪會抑制排卵，這也是為什麼控制繁殖的荷爾蒙會確保食草動物（像是綿羊）在食物夠多的春天分娩。食物取得和種族繁衍之間的關係就是查爾斯·達爾文所觀察到的：「艱困的生活……延後了動物懷胎的期間。」

這些動物實驗讓我們學到的是，了解能量平衡和體重控制，需要克勞德·貝爾納所提及的對體內平衡的「和諧的整體」的認知：對整個生物體和整個荷爾蒙調節的體內平衡網絡的正確評價。韋德解釋道：「繁殖力與食物供給有關，體能運動和搜尋食物及躲避掠奪者有關，而能量消耗與溫度調節及其他生理作用有關。」這些功能受到兩種性荷爾蒙以及控制「分割與利用代謝燃料」的荷爾蒙的緊密和諧控制，而達成這個方法的特點是「互補、冗長且普遍存在的」。

體內平衡假說的消失

人類的肥胖症跟動物一樣，是由於維持能量分配和脂肪代謝的體內平衡缺陷所引起的（即我們飲食過量是因為我們會變胖，而不是倒過來），這個觀點幾乎無法延續到20世紀後半期，**儘管證據總是支持它的。**

這個體內平衡假說隨著第二次世界大戰的爆發而從人類（相對於動物）肥胖的主流思想中徹底消失。戰爭摧毀了德國和奧地利臨床研究學者的團體，他們完成了肥胖原因上最有洞察力的觀點，並且擁有具有200年歷史的嚴格的科學研究傳統。在美國，戰爭造成了肥胖症研究至少將近10年的懸宕，在這期間，史提芬·雷森過世，雨果·雷尼和朱利尤斯·鮑爾退休。為美國營養學領域奠定基礎和真正在研究人類代謝作用的那一代生理學家就此湮沒。

法蘭西斯·貝納迪克在卡內基研究中心的營養實驗室與軍事單位簽約做研究，然後在1946年關閉。葛拉罕·路斯克和歐仁·杜布瓦做過研究的羅素賽奇病理學院也在1950年代消失。路斯克死於1932年，法蘭西斯·貝納迪克在1937年退休，杜布瓦亦在4年後退休。

在少數生涯有跨越戰時的研究學者當中，路易斯·紐堡是最具影響力和知名度的。之後一直到了1948年，紐堡仍然在提倡他的胃口異常的肥胖假說。戰後發行的第一本肥胖教科書，艾德華·瑞尼爾森和克利弗德·賈斯堤諾所合著的《肥胖症……》（1949），有20年的時間一直被視為肥胖症的標準教材，忠實地傳達了紐堡認為肥胖是由飲食過量引起的信念。任何相反的建議或推論，瑞尼爾森和賈斯堤諾寫道，只不過是「避免必要的改善辦法的藉口」。

整個年輕一代的研究學者和臨床醫生，在戰後又全面展開肥胖的研究。**他們一點也不關心在達成結果之前對任何事情有多少了解，所以他們欣然接納一個在因果關係上悍然不顧多數證據的假說。**執行優質科學的必要條件——對實驗細節的習慣性懷疑態度和嚴密的檢視，也被拋諸腦後了。

Chapter 22

胰島素阻抗對肥胖的影響

碳水化合物假說2

每個女人都知道碳水化合物令人發胖。

雷金納德·帕斯摩爾與約拉·史溫戴爾，《英國營養學期刊》，1963

自從以荷爾蒙治療第一隻消瘦的狗或第一位糖尿病患者而出現了一層薄薄的脂肪組織墊時，「胰島素會增加脂肪的形成」這個事實就一直十分明顯了。

雷金納德·海斯特與查爾斯·貝斯特，《醫療實踐之生理學基礎》，1966

- **卡爾·馮諾頓**：肥胖和糖尿病是調節碳水化合物和脂肪代謝的機制中，相同基礎缺陷的不同結果P395。
- **威廉·法爾塔**（Wilhelm Falta）使用胰島素療法來治療成人的體重不足和厭食症，因此留意到肥胖症跟大量碳水化合物之間的關係。他表示，肥胖症一開始也許透過胰島功能的強化而得到推動力P396。
- **詹姆斯·羅森茲維格**（James Rosenzweig）：胰島素會誘發體重增加P397。
- **魯道夫·蕭恩海默爾**（Rudolf Schoenheimer）：動物會不斷合成和降低牠們體內的膽固醇，而與飲食中的膽固醇含量無關P400。
- **漢斯·克雷布斯**：肌肉組織的能量來源，可以是碳水化合物、脂肪或蛋白質，沒有特別的偏好P401。
- **法蘭西斯·貝納克**：斷食持續1週以上時，提供身體主要燃料的會轉為85%的脂肪，一部分則來自蛋白質，來自碳水化合物的變得很少P402。
- **羅伯特·葛登**（Robert Gordon）：循環中的脂肪酸濃度會「依照」被當成燃料的「需要」而起伏P403。

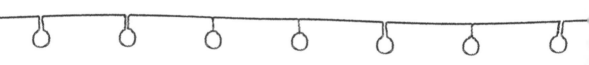

▶**羅莎琳・雅洛＆索羅門・伯森：**胰島素是脂肪代謝的主要調節器P406。

▶**史堤芬・雷森：**下視丘損傷會致使胰島素分泌得過多，而導致脂肪堆積在脂肪組織裡P408。

▶**艾德嘉・葛登：**碳水化合物食物的充沛供給產生了強大影響力，引導葡萄糖代謝形成脂肪P409。

▶**詹姆斯・尼爾：**精製碳水化合物／供給過多食物所產生的過度葡萄糖脈衝，易導致肥胖或胰島素分泌過多P411。

1929年，在路易斯・紐堡第一次駁斥「內分泌異常」是肥胖原因的可能性、並堅決主張所有胖子都有反常的胃口時，荷爾蒙仍然僅被廣泛的認知為「內在分泌」和「無管腺」的內分泌腺。9年前（原書於2007年出版）才開始有生長激素的純化，胰島素的純化更是8年前才開始。

1955年，《美國醫學學會期刊》絲毫不留餘地的宣布，那些「將肥胖歸因於內分泌紊亂的理論已被證實是錯誤的」。5年之後，羅莎琳・雅洛和索羅門・伯森發表了關於測定血液中胰島素濃度的第一個方法的細節；又過了若干年，肥胖與內分泌紊亂和下視丘異常及胰島素阻抗性有關，這個事實也隨之被揭露。換句話說，《美國醫學學會期刊》的編輯群（以及他們所代表的臨床研究學者）是在宣稱，最後的結果是，荷爾蒙在肥胖的起源上沒有什麼影響力——即使能夠在人類血液裡精確地測量到相關的荷爾蒙。

> 《美國醫學學會期刊》宣布說，那些「將肥胖歸因於內分泌紊亂的理論已被證實是錯誤的」。然而若干年之後，「肥胖與內分泌紊亂和下視丘異常及胰島素阻抗性有關」的事實便隨之揭露。

荷爾蒙在肥胖中扮演的角色

事實上，一如朱利尤斯・鮑爾說的，**很難想像荷爾蒙沒有任何影響力**。在此，我們看到了一個一開始在討論膳食脂肪和心臟病時的熟悉場景，一旦「真相」被宣判了，即使它所根據的是不完整的證據，以支持這個偏見的立場來解讀所有未來觀察現象的趨勢便已勢不可擋。知道答案為何的人會失去繼續尋找答案的動機，到時候也許整個科學領域都被忽略了，因為人們假設那些科學都不可能有關。

1968年，金恩．梅耶爾指出，肥胖症研究學者也許「已從正統的考量中刪除」荷爾蒙是肥胖的原因，或者他們的確這麼相信，但證據仍繼續累積。

變胖荷爾蒙的爭議

已有研究學者證實，胰島素似乎對飢餓有著強大影響力、胰島素是將脂肪堆積在脂肪組織的主要調節器，以及肥胖症患者有慢性高胰島素問題。其他的荷爾蒙（像是腎上腺素）已被證實能提升將脂肪從脂肪細胞中調動出來的能力。梅耶爾寫道：「很有可能，血液中的荷爾蒙濃度本來就會因為不同體型和脂肪含量而異。」

「這個世紀之初是人們剛發現荷爾蒙時，一般相信，肥胖會被發現是由單一荷爾蒙過多或不足所引起的。當這一點被發現幾乎絕不可能時，普遍醫學的立場倒向另一個極端：『肥胖幾乎絕不可能是因為荷爾蒙紊亂，它幾乎總是由於飲食過量。』事實上，合理的立場應該是：『為了變得肥胖，你必須在一段期間內一直吃多過於你消耗量的食物。肥胖有多常是由於荷爾蒙濃度的輕微或劇烈轉變所造成的，哪一個荷爾蒙濃度是在「正常」範圍內，我們不知道。』」

在調節脂肪代謝作用上具有影響力、因而在造成肥胖方面扮演強力起源角色的荷爾蒙之中，胰島素一直顯得非常突出。1個世紀前，有種被臨床醫生稱為「胰島」（蘭氏小島，分泌胰島素的胰腺細胞）（胰腺）的功能失常，是糖尿病的基本缺陷，而糖尿病與成人糖尿病患者的肥胖，也與這種疾病的高胰島素血症前期的最後階段中的消瘦有著密切的關係。

1905年，卡爾．馮諾頓利用這種在糖尿病和體重間的密切關係去導出他經過縝密推敲後的第三項肥胖假說——糖尿病性的肥胖。他的想法相當有先見之明，但並未受到注意，因為胰島素還沒被發現，更別說測定技術了。

馮諾頓指出，**肥胖和糖尿病是調節碳水化合物和脂肪代謝的機制中，相同基礎缺陷的不同結果。**在嚴重的糖尿病（第一型）中，患者既無法利用血糖做為能量的來源，也無法將血糖轉化成脂肪儲存起來，這就是血糖溢流到尿液裡的原因，而尿液是最不該的去處，因為它會排放掉很寶貴的燃料。這造成的結果便是糖尿，即糖尿病的主要症狀。馮諾頓說，患者必定無法儲存或維持脂肪，因為他們最後變得消瘦憔悴。

另一方面，肥胖症患者利用血糖的能力受損，但保有將血糖轉化成脂肪儲存起來的能力。馮諾頓寫道：「這種類型的肥胖症患者已有一種變了樣的糖代謝作用，但他們沒有將血糖排到尿液裡，而是將它轉化成身體製造脂肪的部分，那些組織已準備好容納它。」當燃燒血糖為能量的能力進一步惡化，而且「將碳水化合物儲存到脂肪團塊裡的能力（也遭受）輕微和逐漸擴散的損害時」，糖就出現在尿液裡，而病人成為明顯的糖尿病患者——這就是第二型糖尿病的途徑。馮諾頓指出：「糖尿病和肥胖症之間的關係，在我理論的觀點中不再是難以捉摸的，而且變成了過去幾年來所發現在碳水化合物轉換和形成脂肪的關係中的必然結果。」

1921年發現了胰島素後，它做為變胖荷爾蒙的可能角色就陷入了長期爭議。相信肥胖是飲食行為失序的醫生，如路易斯．紐堡一樣毫不保留地駁斥胰島素會使人發胖的觀點，因為這表示有一個可能導致肥胖的「有缺陷的荷爾蒙機制」存在，除此之外沒有其他原因。

然而證據指出，確實就是如此。**當胰島素被注射到實驗室患有糖尿病的狗狗身上、或診所裡的人類糖尿病患者身上時，他們的體重和體脂肪都增加了。**早在1923年就有臨床醫生報告說，他們成功地利用胰島素來使長期體重不足的兒童（今日會被診斷為厭食症）變胖，然後在過程中增加他們的胃口。

以胰島素治療體重不足和厭食症

馮諾頓的學生威廉．法爾塔是歐洲內分泌學領域中的先驅，在1925年，他也開始使用胰島素療法來治療成人的體重不足和厭食症。法爾塔主張，即使在高胰島素血症前期，無論是糖尿病患者的胰荷爾蒙缺乏症或缺陷，所影響的不只是碳水化合物用於燃料的使用，也影響了脂肪組織中的脂肪吸收：「在功能上絲毫無損的胰腺為長胖所必需。」他也提到，有效養胖任何人的唯一方法是「在飲食中納入大量的碳水化合物」，否則，身體會針對吃得「比胃口真正渴望的還多」的行為做自我調節，不是進一步縮小胃口，就是創造「移動的增加性需求」。

搞定這種吸收與消耗間自然平衡的唯一方法，是提高胰腺的分泌作用。法爾塔推斷：「我們可以想像，**肥胖症一開始也許透過胰島功能的強化而得到推動力**，因為較大量的食物吸收作用很容易變得反常，所以沒有發生在正常人身上抵抗攝入食物的自然反應，這個反應長期取代了需求。」在發現胰島素後，法爾塔報告說，給病人胰島素特別會增加他們對碳水化合物的胃口，然後碳水化合物會刺激病人自己去製造胰島素。這會創造出一個惡性循環——不過，就厭食症和體重不足的病人而言，這也許能讓他們恢復正常胃口和正常體重。

到了1930年，全歐洲和美國的臨床醫師都開始使用胰島素療法來養胖病態體重不足的病患。這些病患在接受小劑量的胰島素注射後，靠著吃「富含碳水化合物」的飲食可以1週增加2.7公斤，羅尼這麼報告，他在自己的診所裡對7名厭食症患者使用胰島素療法，此療法對其中5名有效。這些患者中，以前沒有一個能夠增加體重，但現在他們在3個月後每個人平均增加了9公斤。羅尼寫道：「所有人都報告說胃口或多或少有明顯的增加，以及偶爾的強烈飢餓感。」

直到1960年，胰島素也才用於治療嚴重的憂鬱和精神分裂症。在接受一種當時叫做胰島素休克治療的病患中，最出名的是普林斯敦的數學家約翰·納希（John Nash），透過西爾維亞·納薩（Sylvia Nasar）1988年的自傳《美麗境界》而廣為人知。它治療精神疾病的功效頗具爭議，但根據納薩的觀察，「所有病患的體重都增加了。」另一個值得注意的接受治療者，詩人希薇亞·普拉斯（Sylvia Plath），她在治療中體驗到「體重猛烈的增加」（在她的傳記小說《鐘形罩》〔The Bell Jar〕，另譯「瓶中美人」裡，普拉斯筆下的主角伊斯特·格林伍德在接受胰島素治療後增加了9公斤）。

胰島素令人發胖的特性，對於糖尿病患者和治療他們的醫生來說特別明顯。因為糖尿病患者會隨著胰島素治療而增加體重——連一開始就很胖的人也是，臨床醫生總是很難說服病患繼續接受服用胰島素。當他們開始增胖時，他們自然會想在治療上鬆懈下來，於是控制血糖的必要性與保持纖瘦的欲望相互對抗——或至少相對上來講是如此。

這也是一種臨床困境，因為體重增加會提高心臟病的風險。在1994年版《喬斯林的糖尿病學》裡關於胰島素的那一章，哈佛糖尿病學家詹姆斯·羅森茲維格認為胰島素誘發體重增加的事實沒什麼好爭議的，「在一堆以胰島素治療病患達12個月以上的研究裡，報告指出，體重增加2到4.5公斤……」這樣的體重增加，繼而造成「常被人引用的日益嚴重的胰島素阻抗性的惡性循環，以致需要更多的外源性胰島素，然後又導致體重增加，之後又更增加了胰島素阻抗性」。（羅森茲維格補充道：「飲食療法和體重減輕在逆轉這個過程中都極為重要，但這些治療的長期結果大體而言頗令人失望，即使在沒有接受胰島素的病人身上也是。」）

胰島素控制脂肪的代謝

如果胰島素讓接受者變胖，那麼它是怎麼運作的？戰前用胰島素療法去治療厭食症的歐洲臨床醫生接受了這個可能性（如法爾塔所指出的）：荷爾蒙可以直接增加脂肪組織中的脂肪堆積量。艾利希．葛瑞夫在《代謝疾病及其療法》中指出胰島素是「絕佳的增胖物質」，他相信胰島素的變胖效應很可能是由於「碳水化合物燃燒作用的改善和肝醣合成與脂肪合成的增加」。然而在美國，傳統觀念源自紐堡及其密西根大學的同僚。紐堡說，當胰島素增加體重時，它不是透過暗示的力量（安慰劑），就是透過將血糖降低到病患必須進食以避免極低血糖（低血糖症）的那個低點——這個毛病隨之而來的症狀是頭暈、虛弱和抽搐。

當羅尼審視1940年的實驗與臨床報告時，他認為任何結論都為之過早，因為肥胖的人容易有高血糖，而不是低血糖，很難想像能降低血糖的胰島素怎麼會導致肥胖，「然而，也許有可能，在肥胖的受試者身上存在著一種潛在的、或視情況而定的高胰島素血症，而這會在不引發低血糖的情況下促進脂肪的堆積。」但羅尼認為這點沒有得到決定性的證據支持，所以它「目前、仍然、頂多只是一個假說」。

然而，只有紐堡對證據的解讀（以及只有在美國的肥胖症研究界）從戰火中倖存下來。此後，臨床研究學者會明確地主張說（如艾德華．瑞尼爾森和克利弗德．賈斯堤諾在他們1949年的《肥胖症⋯⋯》裡所做的），胰島素只有藉著將血糖降低到患者需以飲食過量來保持神智清醒的程度，才會增加體重。這樣的低血糖被認為是罕見的病理狀況，與日常生活沒有相關性，所以只有在那樣的情況下，胰島素濃度提高才被認為是體重增加和一般肥胖症裡的致病原因。

1922年，德州大學的糖尿病學家丹尼斯．麥格瑞（Dennis McGarry）在《科學》期刊中發表了一篇文章，標題獨特且令人難忘：「如果明可夫斯基的味覺消失了會怎樣？從另一個角度來看糖尿病」。

德國生理學家奧斯卡．明可夫斯基（Oskar Minkowski）是第一個確認胰腺在糖尿病上的角色的人。麥格瑞寫道：「傳說，在1889年一個重大的日子裡，奧斯卡．明可夫斯基注意到從他做過胰腺切除術的狗蒐集而來的尿液裡有非常多蒼蠅。據說他嚐了一下尿液，並為它的甜度震驚。從這個簡單但敏銳的觀察中，他首次證實了胰腺會製造某種控制血糖濃度所需的物質，當缺乏這種物質時，就會造成糖尿病。」

30多年後，當弗瑞德瑞克．班廷和多倫多大學的查爾斯．貝斯特將胰島素界定為與胰腺有關的分泌物時，他們是以明可夫斯基對於血糖的觀察為背景而自然的這麼做了，因此，「糖尿病自此被視為一種與異常的葡萄糖代謝作用有關的疾病。」但是，麥格瑞推測，如果明可夫斯基的味覺消失了，嚐不出尿液中的甜味，那麼他也許反而會**注意到丙酮的氣味，那是肝臟將脂肪轉換成酮體時所產生的氣味**，「他的結論便一定是，切除胰臟會導致脂肪酸的代謝出問題，照這個假設性的情節再發展下去，班廷研究的主要結論也許會是，胰島素最顯眼的角色在於控制脂肪的代謝。」

麥格瑞寓言的重點在於糖尿病，但他所指出的重點擴及到幾乎每一件離不開胰島素的事情。就像糖尿病在傳統上被視為是碳水化合物的代謝失調一樣（**即使脂肪代謝也失去功能**），胰島素一直被視為一種主要功能為調節血糖的荷爾蒙，但**其實它也調節體內脂肪和蛋白質的儲存**。因為在20世紀前半期，血糖可以輕易地被測量到，但脂肪不能，所以研究的焦點便牢牢地集中在血糖上。

脂肪概念的革命

從1920年代到1960年代，在脂肪代謝的基礎科學上的一連串發現，都推翻了我們過去對胰島素的角色和人體內脂肪調節作用的了解。這個時代開始於一大堆天真的假設：脂肪組織是相當遲鈍的（用瑞士生理學家貝爾納．尚雷諾〔Bernard Jeanrenaud〕的話來說，就是「垃圾桶」）、碳水化合物是肌肉活動的主要燃料（今日人們仍普遍相信）、脂肪只有在肝臟裡被轉化成據信有毒的酮體後才能當做燃料使用。其後40年的研究會將一切反轉——但對人類肥胖症的主流想法仍不會有一絲一毫的影響。

> 「碳水化合物是肌肉活動的主要燃料」的想法已被反轉，即便如此，對人類肥胖症的主流想法仍沒有一絲一毫的影響。

關注這項研究的人，不是本身沒影響力（我腦海中出現的是艾弗瑞．潘寧頓）就是太相信肥胖是由飲食過量引起的，以至於他們無法想像為何這個研究會那麼重要。如希爾德．布洛許所說，自1950年以降，研究並治療肥胖症患者的臨床研究學者似乎對這項研究格外不感興趣。

布洛許於1957年寫道：「直到最近，脂肪合成和氧化的知識仍在初步階段，只要還不知道身體是怎麼建立和分解其脂肪組織的，人們就會繼續以『所攝取的食物若超過身體的需求會被儲存起來，像把馬鈴薯塞進袋子裡一樣地堆積在脂肪細胞裡』的主張，來掩蓋他們的無知。很顯然，事實並非如此。」到了1973年，在脂肪代謝和儲存的調節作用的細節被詳細研究出來後，布洛許發現「這方面日益增長的覺醒……反映在肥胖的臨床文獻裡是多麼的少」。

革命的3大階段

布洛許所謂「『脂肪組織在代謝上是遲鈍的』這種因時代而受尊崇的假設」，和所伴隨的「脂肪只在飯後才進入脂肪組織，以及它只在身體處於負能量平衡狀態時才從脂肪組織中釋出」堅定信念，在1960年代中期被推翻，這項革命分為三大階段。

階段1 脂肪組織細胞裡的脂肪不斷在更新變化

第一個階段始於1920年代，當時的生化學家認知到，脂肪組織的細胞具有獨特的結構，而非如一般人所相信的，只是塞滿一滴滴油膩脂肪的結締組織。然後研究學者證明了，脂肪組織與血管縱橫交錯，「沒有多少脂肪細胞能夠免於距離小於一個毛細孔這樣的密切接觸」，也證明了脂肪細胞和那些血管受到「大量」來自於中樞神經系統的神經的調節，這揭露了脂肪組織細胞裡的脂肪不斷在更新變化。起初這是德國生化學家魯道夫．蕭恩海默爾的研究。1930年代初期在佛萊堡大學工作的蕭恩海默爾證實了：**動物會不斷合成和降低體內的膽固醇，而與飲食中的膽固醇含量無關。**

希特勒在1933年1月上台後，蕭恩海默爾移居紐約，並在哥倫比亞大學任職。就是在紐約的時候，蕭恩海默爾與其他人共同研發測定血清膽固醇的技術，這一來就造成了醫學界對膽固醇的執迷不悟。然後他與大衛．利登柏格（David Rittenberg）研發了以重氫形式的氘（蕭恩海默爾和利登柏格一起工作於哥倫比亞大學的哈羅德．尤里〔Harold Urey〕實驗室。尤里在當時發現了氘，並因此獲得1934年的諾貝爾化學獎）來標記分子的技術，因而能追蹤分子在體內代謝過程中的移動路線。蕭恩海默和利登柏格把這種技術應用在研究身體的脂肪、蛋白質和碳水化合物代謝上。

在他們的發現裡有一項是，我們所攝取的膳食脂肪和絕大部分的碳水化合物，在被細胞當成燃料使用前，都被儲存成脂肪組織中的脂肪（三酸甘油脂）。然後這些三酸甘油脂繼續被分解成構成它們的脂肪酸，釋放到血液中，在各器官和組織間往返移動、再生，並且與來自於膳食的脂肪酸融合，重新組成脂肪細胞中、如蕭恩海默爾所說「與其原本樣貌難以區分」的混合性三酸甘油脂。被儲存成脂肪組織裡的三酸甘油脂的脂肪，以及在血液裡流動的脂肪酸和三酸甘油脂，這兩部分都在脂肪代謝作用的同一個無限循環裡。

「無視於動物的營養狀態，脂肪就是一直被調動和堆積。」以色列的生化學家恩斯特．威泰梅爾（Ernst Wertheimer）於1948年在審視這個脂肪代謝的新科學的重大評論中這麼解釋（威泰梅爾在德國的哈雷大學展開他的生涯，然後因為把蕭恩海默爾送到紐約的同一個肅清事件而被解職。威泰梅爾移民到耶路薩冷，到了1940年代，他成為希伯來大學在病理學和生化學方面的領導者）。他寫道，**脂肪只有當吸收的熱量多過於需求時才會堆積在脂肪組織的「古典理論」最後被證明是虛假的**。他解釋說，當堆積的動力大過於調動力時，脂肪會堆積在脂肪組織中，以及「在飢餓期間組織中的脂肪含量降低，是調動力大過於堆積動力的結果」。

控制脂肪在脂肪組織中進出移動的因子，與呈現在血液中的脂肪量無關，因此也與當時所攝取的卡路里量無關，但威泰梅爾認為它們必定受到由「直接作用在細胞上的因子」的控制，那便是朱利尤斯．鮑爾曾經討論過的那種荷爾蒙和神經因子。其後10年裡，研究學者開始把那些促進碳水化合物合成脂肪與促進脂肪堆積在脂肪組織裡的的因子叫做「脂肪生成（的）」，並且把誘發脂肪組織中的脂肪分解和其後釋放到循環中的因子叫做「脂肪分解（的）」。

階段2 克氏循環解釋血液中營養素如何變成能量

這項革命的第二階段始於1930年代，隨著漢斯．克雷布斯的研究而展開，他證明了我們的細胞如何將血液中的營養素轉換成可能的能量。克氏循環（克雷布斯因此在1953年獲得諾貝爾醫學獎）是在細胞粒線體中製造能量的一連串化學反應，而粒線體常被稱為細胞的「發電廠」。克氏循環開始於分解脂肪、碳水化合物和蛋白質產物，然後將它們轉化成一種叫做三磷酸腺苷的分子，我們可以把它想成是一種「能量貨幣」，因為它攜帶著可以留待稍後使用的能量（三磷酸腺苷釋出磷酸分子，變成二磷酸腺苷，並且在過程中釋放能量）。這些反應的循環會產生能量——無論起初的燃料是脂肪、碳水化合物或蛋白質。

克雷布斯確實為他的研究做了最初的假設，如同當時一般的想法：碳水化合物是「肌肉組織的主要能量來源」。但是後來他領悟到，脂肪和蛋白質也為肌肉組織提供燃料，而且沒有理由說碳水化合物是受到偏好的燃料，「食物所有的3大組成都提供了碳原子……來燃燒。」

到了1950年代，來自蕭恩海默爾等人對脂肪代謝作用揭露的補充，提供了我們對於「無論環境如何隨著分秒、時日或季節的遷移而變化，而造成體內需求的改變，也要確保能量能夠持續供給組織與器官」這種根本機制的基礎了解。

它的基礎是一個燃燒同樣便於利用的脂肪、碳水化合物和蛋白質的發電機（克氏循環），還有一個來自於脂肪組織的供應鏈，確保燃料的循環程度能隨時立即滿足當下的需求。希爾德．布洛許解釋道：「脂肪組織中的高度代謝活動，是滿足能量需求的長期儲備之所需。它並不是一個多餘冗物的儲存所，反之，零錢包會是更貼切的比喻。脂肪組織含有生物體所有要花用的貨幣，只有當生物體不要或不能為日常業務動用貨幣時，它才會留滯於倉庫裡，然後經由飲食過量產生了過多的補給。」

為了了解造成肥胖的事件途徑，布洛許說：「有個大問題是，為什麼代謝作用會轉入儲存的方向，而不是氧化？」為什麼堆積在脂肪織裡的脂肪，會超過它被調動於燃料用途的量？這與卡路里的攝取或消耗無關，而是指出這樣的問題：細胞如何利用這些熱量？身體如何調節脂肪堆積與調動之間，即脂肪生成（製造脂肪）與脂肪分解（將三酸甘油脂分解成脂肪酸、從脂肪組織中釋出，然後被當成燃料使用）之間的平衡？布洛許在1957年寫道：「既然現在假定基因和酵素有密切關係，那麼，有脂肪堆積傾向的人，他們體內的酵素在先天上就容易促進某些反應朝那個方向轉換。」

階段3 脂肪酸、能量供給與能量供應調節器

這項研究的第三個階段，最終確定了脂肪酸在供給身體能量上的支配性角色，以及胰島素和脂肪組織做為能量供應的調節器的基礎角色。早在1907年，德國生理學家阿道夫．馬格努斯—李維就提過，兩餐之間的禁食期間「從儲存處釋出的脂肪再次流入血液中……彷彿它是身體的燃燒作用當下所需的必需物。」10年後，法蘭西斯．貝納克報告說，血糖只提供了我們在斷食期間的燃料的「一小部分」，若斷食持續1週以上，這種供給會逐漸減少到「根本沒有」。

在這種情況下，脂肪會供應我們所需燃料的85%，其他的由蛋白質供給——蛋白質在肝臟中轉換成葡萄糖後。不過，由於大腦和中樞神經系統每天會燃燒掉120克到130克的葡萄糖，所以營養學者堅決主張（就像現在許多人仍堅持的），碳水化合物必定是我們的主要燃料，他們依舊懷疑「脂肪除了做為應付不時之需的長期儲存外，在能量平衡上還會有任何影響力」的觀點。

在生理學家和生化學家中，任何這樣的懷疑態度都在1948年威泰梅爾對脂肪代

謝的評論問世後開始消散，最後徹底消失於1956年洛克菲勒大學的文森·道爾、美國國家衛生研究院的羅伯特·葛登和瑞典隆德大學的席格弗利德·勞瑞爾（Sigfrid Laurell）的文章發表之後，那些文章報告說已研發出測定循環中脂肪酸濃度的技術。

三篇文章都指出，這些脂肪酸是脂肪燃燒以做為身體燃料的形式。他們報告說，循環中的脂肪酸濃度在飯後立即降到低到令人驚訝的程度（那時血糖濃度最高），但隨後的幾小時裡穩定地增加，而血糖則慢慢降低。將葡萄糖或胰島素注射到循環中，幾乎能立即降低脂肪酸的濃度。**那就好像我們的細胞可選擇使用脂肪酸或葡萄糖做為燃料似的，但當葡萄糖過剩時**（跡象是胰島素或血糖濃度升高）**，脂肪酸就被扔到脂肪組織裡待用。**

葛登寫道，循環中的脂肪酸濃度「依照」被當成燃料的「需要」而起伏。由於注射腎上腺素會引發循環中脂肪酸的溢流，也由於腎上腺素是由腎上腺自然釋放、做為應急反應不可或缺的一部分，所以葛登指出，脂肪酸的濃度也會依照對燃料的「預期性需求」而升高。

1965年，美國生理學會出版了一本八百頁的《生理學手冊》，奉獻給脂肪組織代謝的最新研究。如該書的記載，脂肪與碳水化合物代謝之間關係的好幾項基本因素，都變得清晰分明。

首先，身體會燃燒碳水化合物做為燃料——只要血糖升高，而且碳水化合物在肝臟和肌肉中儲存為葡萄糖的儲備供給沒有被剝奪。然而，當這些碳水化合物的儲備開始釋出時，或當有突發性的較多能量需求時，脂肪酸從脂肪組織流入循環的速度就會加快，以接替中斷的工作。同時，有一大部分我們所攝取的碳水化合物和所有的脂肪，在被當成燃料使用前，都會儲存成我們脂肪細胞裡的脂肪。

就是這種以脂肪酸形式被儲存起來的脂肪，之後會提供我們1天裡所有消耗能量的50%到70%。「脂肪組織不再被認為是靜態的組織，」瑞士生理學家亞伯特·雷諾德寫道，他也共同編纂了《生理學手冊》，「現在所認知的就是它原原本本的樣子：受到主動調節的能量儲存和調動的主要基地，而這種調節是影響任何生物體的存活的主要控制機制之一。」

三酸甘油脂和自由脂肪酸

既然在脂肪組織中堆積過多脂肪是造成肥胖的問題，我們就需要了解這個主要的控制機制。這表示，我們必須先識別三酸甘油脂和自由脂肪酸之間的差異。它們是脂肪存在於人體內的不同形式，所扮演的角色也相當不同，而這與脂肪和碳水化合物的氧化和儲存的調節方式有密切直接的關係。

當我們談到儲存於脂肪組織中的脂肪或食物中的脂肪時，我們所說的是三酸甘油脂。油酸，橄欖油裡的單元不飽和脂肪，是一種脂肪酸，但它以三酸甘油脂的形式存在於食用油和肉類裡。每個三酸甘油脂分子都由三個脂肪酸組成，並用甘油相互連接起來。

我們脂肪組織裡的三酸甘油脂，有些來自飲食中的脂肪，其餘的來自碳水化合物，經由「肝臟內生性脂質合成」所取得，此作用發生於肝臟內與（程度較小的話）脂肪組織本身。飯後在循環裡溢流的碳水化合物愈多，就有愈多碳水化合物被轉化成三酸甘油脂並儲存成脂肪，以待未來使用（也許佔任何一餐裡碳水化合物的30%）。威泰梅爾在《生理學手冊》引言中解釋：「這種脂肪生成作用受到營養狀態的調節，在碳水化合物缺乏時被縮減到最小，而在可以取得碳水化合物的期間大為增進。」（將碳水化合物轉化成脂肪所需的酵素合成作用，也會依飲食中的碳水化合物含量而增加或減少。）

第二個關鍵是，當脂肪被儲存為三酸甘油脂時，它是以脂肪酸的形式進出脂肪細胞（事實上是自由脂肪酸，這是為了讓它們與三酸甘油脂裡受到束縛的脂肪酸有所區別），而且在細胞中燃燒做為燃料的，就是這些脂肪酸。做為三酸甘油脂，脂肪會被鎖入脂肪細胞內，因為三酸甘油脂太大而無法穿越細胞膜。在脂肪能夠跑到循環裡前，它們必須先分解成脂肪酸（這個過程叫做脂肪分解）。在脂肪能夠滲入脂肪細胞前，血液裡的三酸甘油脂也必須分解成脂肪酸。一旦脂肪酸通過了血管壁和脂肪細胞膜，只要再重新組成三酸甘油脂就好了，那是一種叫做酯化的過程，而且它們在內部很安穩。所有的三酸甘油脂都是這樣——無論它們原本是飲食中的脂肪，或是在肝臟裡由碳水化合物轉化而來的脂肪。

在脂肪細胞內部，三酸甘油脂持續分解成脂肪酸和甘油（脂肪分解作用），而脂肪酸和甘油持續重新組成三酸甘油脂（被酯化），這是一種叫做三酸甘油脂／脂肪酸循環的過程。任何沒有立刻被包回三酸甘油脂裡的脂肪酸會從脂肪細胞中掉出來，然後再回到循環裡，美國國家衛生研究院的一個研究學者團隊在《生理學手冊》中描述道：「無止境的（自由脂肪酸）細流，很容易運輸的能量來源，進入血液中。」

這些自由脂肪酸，有的會被組織和器官佔用並當燃料，也許其中有半數不會。它們會被吸收到肝臟裡再組成三酸甘油脂，被裝載到脂蛋白上（極低密度脂蛋白粒子），然後再度被運回脂肪組織裡。所以，脂肪酸持續從脂肪組織中被運送到循環裡，而那些沒有立即被當做燃料的脂肪酸，就持續再被轉化成三酸甘油脂，又運送回脂肪組織裡儲存起來。威斯康辛大學的內分泌學家艾德嘉．葛登於1969年解釋：「將三酸甘油脂脂肪儲存在散布於各處的脂肪組織中，是一種工程浩大的動態處理，隨著脂肪酸的細流，碳原子以大幅波動的數量流入，首先從一個方向，繼而從另一個方向，以一分一分的細微調整回應整個生物體的能量代謝的燃料需求。」

然而，這個浩大的動態過程受到一個簡單到不行的系統的調節。**脂肪酸流出脂肪細胞然後進入循環，取決的是血糖濃度，而細胞燃燒血糖（葡萄糖氧化作用），取決於被當成燃料燃燒的脂肪酸（與葡萄糖之間有替代關係）的可得程度。**

單單一個分子，就在系統裡擔起重要的角色。它有許多名稱，最簡單的是磷酸甘油。這個磷酸甘油分子是葡萄糖在脂肪細胞和肝臟裡做為燃料使用時所產生的，它也可以做為細胞的燃料。不過，磷酸甘油也是把三個脂肪酸結合成一個三酸甘油脂的過程中的重要成分，它提供將脂肪酸連結起來的甘油分子（讓甘油加上一個額外的磷酸分子就會變成磷酸甘油，據說能「活化」甘油，使甘油能使用於這個過程中）。換句話說，**碳水化合物代謝作用（將葡萄糖做為燃料燃燒）的產物在調節脂肪的代謝作用（將脂肪儲存在脂肪組織中）上是一個重要的成分。**

脂肪酸結合成三酸甘油脂的速率，以及脂肪堆積在脂肪組織中的速率，取決於磷酸甘油的可得程度。運送到脂肪細胞並用於產生能量的葡萄糖愈多，所產生的磷酸甘油愈多，所產生的磷酸甘油愈多，就有愈多脂肪酸被結合成三酸甘油脂。所以，**任何能促進將更多葡萄糖運送到脂肪細胞或提升血糖的東西（如胰島素），都會促使更多的脂肪酸轉換成三酸甘油脂，和將更多的熱量儲存成脂肪。**

調節機制

現在要來看看做為「控制和調節作用的燃料」的脂肪和碳水化合物的可得程度的機制，以及在過程中調節血糖的機制。

首先是我們剛剛討論過的三酸甘油脂／脂肪酸循環，這個循環受到脂肪組織對血糖取得量的調節。若血糖下降，運輸到脂肪細胞的葡萄糖量就會減少，於是在燃燒葡萄糖做為能量方面造成限制，繼而降低磷酸甘油的產量。由於磷酸甘油的量較少，那被用來結合成三酸甘油脂的脂肪酸就較少，大部分的脂肪酸仍跑進循環裡，結果造成血液中的脂肪酸濃度增加。**這裡的重點是，當血糖濃度降低，脂肪酸濃度會做補償性的升高。**

如果血糖濃度提高（像在吃過含有碳水化合物的一餐後），就會有較多葡萄糖被輸送到脂肪細胞裡，這增加了將葡萄糖做為燃料的使用，也增加了磷酸甘油產量，而這會促進脂肪酸轉換成三酸甘油脂，所以在不需要時，脂肪酸就不會跑到血液裡。因此，血糖升高會降低血液中的脂肪酸濃度，並增加堆積在脂肪細胞中的脂肪。

用於調節燃料可得程度和維持血糖的健康濃度的第二個機制，叫做葡萄糖／脂肪酸循環，或藍氏循環——以英國生化學家菲利普·藍德爾爵士（Sir Philip Randle）命名。

它的運作模式是：當血糖濃度降低（在一餐已消化之後）時，會有更多脂肪酸從脂肪細胞裡被調動出來，因此提高血液中的脂肪酸濃度，這導致肌肉細胞裡發生了抑制以葡萄糖做為燃料並用脂肪酸取而代之的一連串反應。脂肪酸製造必要的細胞能量，而且循環中的血糖濃度很穩定。當血液中的脂肪酸可得程度降低（血糖濃度升高時的狀況），細胞會以燃燒更多血糖來做補償，所以血糖濃度升高會降低血液中的脂肪酸濃度，而血液中的脂肪酸濃度降低，會提升葡萄糖在細胞中的使用。血糖濃度會一直維持在安全範圍裡，不會太高也不會太低。

這兩個循環是維持和確保人體將燃料穩定供給細胞的基本機制。它們提供了當飲食中含有碳水化合物時允許我們燃燒碳水化合物（葡萄糖）、而不含碳水化合物時燃燒脂肪酸的「代謝彈性」——做為這個燃料供給的最終控制機制的，正是脂肪組織細胞。

這些基本的機制再加上荷爾蒙和神經系統的調節，才足以應付變幻無常的外在環境，提供時時刻刻和季節變換時使身體以最大效率運作的必要精密調整。荷爾蒙會調節脂肪酸穿越脂肪細胞的細胞膜而進出，而脂肪酸會修正組織和器官的能量消耗。荷爾蒙，尤其是胰島素（「即使是微量的。」如恩斯特·威泰梅爾所說），「對脂肪組織有著強大的直接影響。」

胰島素扮演的角色

隨著羅莎琳·雅洛和索羅門·伯森測定胰島素濃度的放射免疫分析法的研發，大家很快就明白為什麼雅洛和伯森稱胰島素是「脂肪代謝的主要調節器」。胰島素促進葡萄糖運輸到脂肪細胞中，於是有效控制了磷酸甘油的產生（將自由脂肪酸綁定為三酸甘油脂）與隨之發生的事件。增加脂肪酸流出脂肪組織（提高脂肪分解作用）、並因此減少脂肪組織中的脂肪量的一項基礎要件，是降低血液中的胰島素濃度。換句話說，從脂肪細胞中釋放脂肪酸、並將脂肪酸散播到循環裡，只需要「胰島素缺乏的負面刺激」，雅洛和伯森這麼寫道。

同理，停止從脂肪細胞中釋放出脂肪並增加脂肪的堆積，必需要件就是胰島素的呈現。當胰島素被分泌出來、或循環中的胰島素濃度異常升高，脂肪就會堆積在脂肪組織裡；當胰島素濃度降低，脂肪會從脂肪組織中跑掉，造成脂肪的存量縮減。

所有其他的荷爾蒙都會使脂肪組織釋放脂肪酸，但這些荷爾蒙完成這項工作的能力，幾乎完全被胰島素和血糖的效應壓抑住了。這些荷爾蒙只有當胰島素濃度低（挨餓期間）、或所攝取的飲食缺乏碳水化合物時，才能從脂肪組織中調動脂肪（假如胰島素濃度高，那表示有很充分的碳水化合物燃料）。事實上，**會增加胰島素分泌的幾乎任何東西，也都會壓抑從脂肪組織中釋放脂肪的荷爾蒙的分泌**，舉例來說，吃碳水化合物不僅會升高胰島素，也會抑制生長荷爾蒙的分泌；這兩種效應都導致更多的脂肪酸儲存在脂肪組織裡。

增加胰島素的分泌事實上可能導致肥胖（即過多的脂肪堆積），這在動物的肥胖模型中會得到明確的證實，尤其是前面討論過關於大鼠和老鼠大腦中下視丘腹內側

促進脂肪調動的荷爾蒙	促進脂肪堆積的荷爾蒙
腎上腺素	胰島素
正腎上腺素	
促腎上腺皮質激素	
升糖素	
促甲狀腺素	
黑色素細胞刺激素	
抗利尿激素	
生長激素	

在1965年，脂肪組織的荷爾蒙調節看起來像這樣：作用於將脂肪組織中的脂肪釋放出來的荷爾蒙至少有8種，而將脂肪放回去的只有1種——胰島素。

核損傷的實驗P385。在1960年代，這項研究變成雅洛和伯森測定胰島素循環濃度新技術的另一個受惠者。

如研究學者現在所報告的，有下視丘腹內側核損傷的動物的胰島素分泌，會在手術後幾秒內急劇增加，胰島素對攝食的反應也隨著第一餐而「破表」。手術後所分泌的胰島素愈多，隨後的肥胖愈嚴重。這些受損傷的動物的肥胖，可以經由破壞過大的胰島素反應來制止——例如切斷少許連結下視丘和胰腺的神經（基於這個原因，迷走神經切斷術被認為是有各種下視丘肥胖併發症狀的肥胖者的可能療法）。根據報告，胰島素過度分泌是在基因有肥胖傾向的老鼠和大鼠身上最早能檢查得出的異常狀況。

到了1970年代中期，很顯然史堤芬．雷森對這些動物肥胖的洞見已被證實。損傷會造成下視丘缺陷，而下視丘的功能之一是調節研究學者後來所稱的能量分割，最後的結果是胰島素分泌過多。胰島素迫使脂肪堆積在脂肪組織裡，然後動物以攝食過量做為彌補。

這個研究駁斥了約翰．布洛貝克的觀點，它一直以來都是這個領域中的標準觀念：下視丘腹內側核損傷直接造成了飲食過量，而動物會變胖，就是因為牠們吃得太多。這些研究既不含糊也不具爭議性。1976年，被華盛頓大學的研究學者史堤芬．伍茲（Steven Woods）和唐恩．波特（Dan Porte）形容為「壓倒性的」證據，指出胰島素分泌的增加是下視丘腹內側核損傷的主要影響，亦是這些動物變胖的驅動力。

這半個世紀的研究明確地支持了肥胖的另類假說。它證明了，**能量平衡不在於我們所攝取和消耗的卡路里之間的差異，而在於進出脂肪細胞的熱量（以自由脂肪酸、葡萄糖和甘油的形式）之間的差異**。假如被束縛在脂肪組織裡的脂肪酸比釋出來的多，就會造成肥胖。而當這種情況發生時，如艾德嘉．葛登所指出的，細胞能使用的能量便隨著「做為燃料用途的脂肪酸的相對不可取得程度」而減少。

這個結果就是史堤芬．雷森後來所稱的半細胞飢餓和20年後的艾德溫．伊斯伍德所稱的內在飢餓。隨著這項研究的明朗化，我們現在知道**決定脂肪酸的儲存與調動（脂肪生成與脂肪分解）平衡的關鍵分子是葡萄糖和胰島素**——即碳水化合物和回應於那些碳水化合物的胰島素。

更多一定要知道的細節

為了了解我們為什麼會變胖，還有幾個細節需要知道。

首先是可讓脂肪細胞用來堆積脂肪的磷酸甘油的量，這也直接取決於飲食中的碳水化合物。**膳食葡萄糖是磷酸甘油的主要來源，攝取的碳水化合物愈多，可用的磷酸甘油就愈多，能堆積的脂肪也愈多。**光憑這點，飲食裡沒有一些碳水化合物、而且沒有持續代謝這些膳食碳水化合物以供提葡萄糖和必需的磷酸甘油，就不可能儲存過多的體脂肪。

威斯康辛大學的內分泌學家艾德嘉．葛登於1963年在《美國醫學學會期刊》中寫道：「也許可以切確無疑地主張，脂肪的儲存和肥胖的產生與維持不會發生，除非發生葡萄糖代謝作用。由於沒有胰島素的存在，葡萄糖就不可能被大部分的組織利用，所以或許也能肯定地主張：在缺乏足夠濃度的胰島素時，肥胖是不可能發生的……因此碳水化合物食物的充沛供給產生了強大影響力，引導葡萄糖代謝形成脂肪，而極低的碳水化合物攝取量只能形成最少量的脂肪儲存。」

40年前，這項見解之中沒有一點有可議之處——自此之後這個事實也不曾改變過。胰島素發揮影響力把熱量堆積成脂肪，以抑制脂肪做為燃料被使用掉，過程中需要膳食碳水化合物才能發生這種脂肪儲存作用。由於葡萄糖是使胰島素分泌的主要刺激物，所以攝取的碳水化合物愈多（或碳水化合物愈精製），胰島素分泌的也愈多，然後堆積了愈多的脂肪。哈佛大學的內分泌學家喬治．卡西爾最近總結道：「碳水化合物驅動胰島素分泌，胰島素又驅動脂肪形成。」

就飲食中的糖的潛在危險性而言，有一個重點要牢記：**果糖能比葡萄糖更有效地轉換成磷酸甘油。**這就是為何果糖能那麼迅速地刺激肝臟將它轉換成三酸甘油脂、也是果糖被視為最容易形成脂肪的碳水化物的另一個原因。然而，果糖不會刺激胰腺分泌胰島素，所以葡萄糖仍然需要為了這個目的而存在。這表示，葡萄糖和果糖的組合——無論是50／50混合的食用糖（蔗糖）或55／45混合的高果糖玉米糖漿——比單一果糖能夠刺激脂肪合成和將脂肪束縛在脂肪組織裡，而單一果糖來自於消化麵包和澱粉。

很重要的一點是，脂肪組織中的脂肪細胞對胰島素是「極至敏感」的，程度遠甚於身體的其他組織。這表示，即使胰島素的濃度很低（遠低於有高胰島素血症臨床症狀的病患），也會阻斷脂肪酸從脂肪細胞中流出；提高胰島素濃度（即使只有一點點），也會增加堆積在細胞裡的脂肪。胰島素提高的時間愈久，脂肪細胞堆積脂肪的時間就愈長，細胞不釋放脂肪的時間也愈長。

此外，在肌肉細胞對胰島素變得有阻抗性後很長一段時間，脂肪細胞對胰島素仍很敏感。一旦肌肉細胞對血液裡的胰島素產生阻抗性，如雅洛和伯森所解釋的，脂肪細胞就必須對提供地方以儲存血糖保持敏感，否則血糖不是累積到讓身體中毒的程度，就是溢流到尿液裡。隨著胰島素濃度升高，脂肪會繼續堆積在脂肪細胞裡——即使肌肉早已對吸收葡萄糖產生阻抗性。

不過，假如可以的話，胰腺也許會藉著分泌更多的胰島素補償這種胰島素阻抗性。這會更進一步提高胰島素在循環中的濃度，並進一步增加脂肪細胞裡的脂肪堆積量，和從碳水化合物合成而來的脂肪。

在這些情況下（脂質滯積，如遺傳學家詹姆斯·尼爾所描述），肥胖看來是無可避免的了。體重會來到一個高原期，如丹尼斯·麥格瑞於1922年在《科學》期刊中所指出的，只有當脂肪組織也變得具胰島素阻抗性時，或當脂肪的堆積擴展到有辦法將脂肪釋放出來並做為燃料使用時（像是脂肪細胞內的脂肪酸濃度增加），才會再一次平衡了胰島素的效應。

在1960年代中期，有四件事實已被證實是無庸置疑的：①碳水化合物特別容易刺激胰島素的分泌；②胰島素特別容易誘發脂肪堆積；③膳食碳水化合物是脂肪堆積過多的要件；④第二型糖尿病患者和肥胖症患者的循環胰島素濃度異常的高，而且飲食中的碳水化合物會導致「超級多」的胰島素，這一點由約翰霍普金斯大學的內分泌學家大衛·拉畢諾維茲（David Rabiowitz）和肯尼斯·茲爾勒（Kenneth Zierler）在1961年首先說明。

我們得到一個明顯的線索，即肥胖和第二型糖尿病是同一個生理學銅板的兩面，是相同的基礎缺陷（高胰島素血症和胰島素阻抗性）的兩種結果，偶爾同時發生。這正是馮諾頓在1905年以他的糖尿病原性的肥胖症假說所指出的，甚至向下涵蓋到「當肌肉組織在脂肪組織之前，先對接受來自於循環中的葡萄糖產生阻抗性時，會自然造成肥胖」的觀點。現在的科學已經趕上了這個推論，雅洛和伯森在1965年時寫道：「我們一般所接受的是，肥胖者容易罹患糖尿病；可是，**難道不是輕微的糖尿病容易造成肥胖嗎？**既然胰島素是最容易促成脂肪生長的作用劑，所以慢性高胰島素血症有利於體脂肪的堆積。」

雅洛和伯森在測定「回應於攝取碳水化合物的個體胰島素和血糖」的報告說，即使是瘦而健康的受試者，在「胰島素分泌反應」上也展現出「極大的生物差異」。換句話說，對於相同量的碳水化合物，我們分泌胰島素的反應可能較多、也可能較少，或者我們的胰島素對降低血糖或促進脂肪堆積的影響可能較多、也可能較少，或者它在循環中維持在高濃度狀態的期間可能較長、也可能較短。而且雖然在熱量分割上的差異不到1%，無論是做為燃料或堆積成脂肪，經過10年後在堆積多餘脂肪的差異上卻有可能達到數十公斤，只要在這些「胰島素分泌反應」中產生極小的差異，就能造成瘦與胖、健康與糖尿病的不同。

多年以來，著名的糖尿病學者和內分泌學家（從1960年代的雅洛和伯森一直到1990年代的丹尼斯・麥格瑞）一直思考著，從高胰島素血症到第二型糖尿病和肥胖上一長串的因果關係。**任何增加胰島素、誘發胰島素阻抗性和誘發胰腺以分泌更多胰島素做為補償的東西，也都會導致體脂肪的過多堆積。**

導致肥胖或糖尿病傾向的3種胰島素分泌情勢

這些分析中較具深刻見解的其中之一由遺傳學家詹姆斯・尼爾在1982年提出，當時他「重溫」他的節約基因假說，並否決了「人類度過饗宴和饑荒期間而逐步發展成追求脂肪」的觀點（在尼爾關於節約基因的兩篇主要文章裡，這個極少被閱讀或引用）——但這個觀點已被公共衛生有關單位和保健作家廣為接受。

尼爾指出：能夠構成肥胖和／或第二型糖尿病傾向的胰島素分泌反應的三種情勢，每一個都是生理上「對來自許多文明飲食的精製碳水化合物／供給過多食物所產生的過度葡萄糖脈衝的反應」。這些反應中的遺傳變異會決定：肥胖症或糖尿病出現之前需要多久的時間，以及兩者之中哪一個先出現。尼爾補充道，這三種情勢的重要警告之一，就是它們「不應被視為專屬於彼此，或被視為可能的生化和生理結果的耗盡」，而一旦族群開始攝取現代西方飲食，這些生化和生理結果可能誘發肥胖和／或糖尿病。

情勢1 是尼爾所謂的「胰島素快捷觸發器」。尼爾的意思是，胰腺中分泌胰島素的細胞對於血液中葡萄糖的出現過度敏感。它們對於用餐間血糖升高的反應是分泌過多胰島素，這個反應激發了脂肪堆積作用並誘發了肌肉中補償性的胰島素阻抗性，然後刺激更多胰島素分泌。在這樣的情勢下，人會增加體重，直到脂肪細胞最後變成具胰島素阻抗性。當「工作過度」的胰腺細胞「喪失它們對這種胰島素阻抗性的反應能力」，第二型糖尿病就出現了。

情勢2 在第二個情勢裡，當遇到循環中的胰島素達到某個量的時候，會產生比平常稍多的胰島素阻抗性，所以，即使是對用餐期間血糖波動的適當胰島素反應，也會造成胰島素阻抗性，然後繼而需要逐步升高的胰島素反應。再一次，這種結果是一種惡性循環。

情勢3 第三個情勢稍微複雜，但有證據指出它最接近現實。這個情況是，對現代飲食的「過度葡萄糖脈衝」的反應分泌了適當量的胰島素，而肌肉細胞對胰島素的反應也很適當。缺陷在於肌肉和脂肪細胞對胰島素的相對敏感度，肌肉細胞對於「源自於過度消化高度精製碳水化合物和／或過量食物供給而一再發生的高胰島素血症」的反應是變得具胰島素阻抗性，但脂肪細胞無法做任何彌補，依舊對胰島素頑強地保持敏感性。所以，脂肪組織堆積愈來愈多脂肪，但「調動已儲存的脂肪的動作會被抑制」。現在，脂肪組織中的脂肪堆積驅動了惡性循環。

這個情勢在臨床上是最難挑出來的，因為當研究學者們在人體上測定胰島素阻抗性時，他們一律以全身為範圍，這是現有技術所能做到的。脂肪和肌肉組織對於胰島素的反應性之間有任何的不同，則是無法被測量出來的。這一點很關鍵，因為過去35年來，美國糖尿病學會一直推薦糖尿病患者吃富含碳水化合物的飲食，所根據的概念是這會使患者對胰島素更為敏感——至少是暫時的，所以這種飲食「看起來」能夠改善糖尿病。

這種效應最初是在1971年由華盛頓大學的內分泌學家艾德溫．比爾曼（Edwin Bierman）和約翰．布朗茲爾（John Brunzell）所報告（布朗茲爾和比爾曼給輕微的糖尿病患者吃85％碳水化合物飲食，且不含脂肪，然後和吃較典型美式飲食〔45％碳水化合物和40％脂肪〕的病患比較血糖反應。吃富含水化合物飲食的病患血糖稍微降低，胰島素分泌沒變化。布朗茲爾和比爾曼把這個現象解讀為：富含碳水化合物的飲食「提升胰島素反應組織對胰島素的敏感度」），並展開長期且成功的遊說活動，說服美國糖尿病學會推薦糖尿病患者吃更多碳水化合物。

然而，如果尼爾的第三種情勢正確，為什麼富含碳水化合物的飲食看起來能促進飯後的血糖控制？可能的解釋是，它們特別增加了脂肪細胞的胰島素敏感度，而肌肉組織仍然是具胰島素阻抗性的。

佛蒙特大學的研究學者艾坦．席姆斯於1960年代晚期在自己的肥胖症研究中，在人類受試者身上分別對脂肪細胞和肌肉細胞的胰島素敏感度做了一些嘗試。在受試者被迫飲食過量並增加體重之前、期間和之後，席姆斯和他的同事利用手術從他們身上切下脂肪樣本。他們報告說，高碳水化合物飲食具有「能提高脂肪細胞的胰島素敏感度」的獨特能力，尤其是在已增大和過度飽滿的脂肪細胞裡。然而，它們對肌肉組織的胰島素阻抗性沒有類似效果。

若這項觀察結果是正確的，這表示：碳水化合物特別能在脂肪細胞有可能變得具胰島素阻抗性時，以保持脂肪細胞對胰島素敏感的方式來延長脂質滯積的情況。這也許會暫時降低血糖濃度並延遲或改善糖尿病的出現（或如馮諾頓所說的，「掩蓋」糖尿病），但代價是增加脂肪堆積和肥胖。

席姆斯的觀察指出，尼爾的第三種情勢所說的肥胖和糖尿病的發生是詭變不定的，而且它指出，富含碳水化合物的飲食只要透過促進發胖作用就可能暫時改善糖尿病症狀。席姆斯的研究並沒有在人類身上重做，但有利用動物重現並證實。布朗茲爾說，他拒絕相信席姆斯所做的測定是正確的，但他也說他自己從未嘗試去測定，因為太困難了。不過，席姆斯是否有做正確的測定，需要一個明確答案，若沒有明確的答案，就無法得知美國糖尿病學會所推薦的是有助於糖尿病患者或對他們造成傷害，更別說要了解肥胖和糖尿病的病理學。這在公共衛生方面可能造成巨大的衝擊。

整個1970年代，生理學家和生化學家努力研究出胰島素和其他荷爾蒙調節不只是我們體內的脂肪量、還有脂肪在全身分布的機制，而脂肪與我們正好吃了多少東西和做了多少運動無關。到了1970年代末期，他們已經可以解釋在荷爾蒙和酵素方面所有朱利尤斯．鮑爾所謂的「親脂性」或「某些組織儲存脂肪的過度傾向」。

影響脂肪分布的脂蛋白酶

在這個脂肪分布的過程中有一種關鍵酵素，叫做脂蛋白酶，利用脂肪酸做為燃料或將脂肪酸儲存起來的任何細胞，都需要脂蛋白酶才能進行。當一個富含三酸甘油脂的脂蛋白在循環中經過時，脂蛋白酶會抓住它，然後把裡頭的三酸甘油脂分解成脂肪酸。這增加了局部的自由脂肪酸濃度，而這些脂肪酸流入細胞裡：若是脂肪細胞，它們就被束縛成三酸甘油脂；如果不是，它們就做為燃料被氧化。**脂蛋白酶在某種細胞上的活性愈大，那種細胞所吸收的脂肪酸也愈多，這就是脂蛋白酶被稱做脂肪堆積作用的「守門員」的原故。**

不意外地，**胰島素是脂蛋白酶活動的主要調節者**——儘管不是唯一的。就像所有的荷爾蒙一樣，這個調節功能的運作依組織和位置而有所不同：在脂肪組織裡，胰島素會增加脂蛋白酶的活動力；在肌肉組織裡，它會降低活動力。結果是：當胰島素分泌時，脂肪就堆積在脂肪組織裡，然後肌肉必須燃燒葡萄糖做為能量；當胰島素濃度下降時，脂蛋白酶在脂肪細胞上的活動力跟著下降，然而在肌肉細胞上的活動力是上升的——脂肪細胞釋出脂肪酸，然後脂肪酸被肌肉細胞取走並燃燒。

脂蛋白酶活動力受到胰島素和其他荷爾蒙的調節，這種和諧的結合，就是身體有些部位會比其他部位堆積更多脂肪、男性和女性的脂肪分布不一樣，以及這些分布如何隨著年齡和女性生殖的需求而改變的原因。女性的脂肪組織裡比男性需要更多的脂蛋白酶活動，而這也許是肥胖和過重較常見於女性的原因之一。在男性身上，脂蛋白酶的活動在腹部的脂肪組織裡比在腰部以下的脂肪組織裡還多，這說明了為什麼典型的男性肥胖以啤酒肚的形式出現，而女性在髖部和臀部比腹部有更多的脂肪組織脂蛋白酶活動——儘管停經後在她們腹部的脂蛋白酶活動已經趕得上男性。

各種的脂肪堆積也隨著時間受到性荷爾蒙流量變化的調節，所以，脂蛋白酶可被視為胰島素和性荷爾蒙交互作用以決定我們如何及何時變胖的關鍵。舉例來說，男性荷爾蒙睪丸素會抑制腹部脂肪中的脂蛋白酶活動，但對於髖部和臀部脂肪中的脂蛋白酶只有一點或根本沒有影響。隨著男性老化而在腹部增加脂肪的堆積，也許是胰島素增加而睪丸素減少之下的產物。

女性荷爾蒙黃體激素會提升脂蛋白酶的活動力，尤其是在髖部和臀部，但另一種女性荷爾蒙雌激素會降低脂蛋白酶的活動力（這說明了為什麼阻止雌性大鼠的雌激素分泌〔切除卵巢〕會使牠們肥胖、飢餓和不好動P390，而彌補回雌激素之後牠們又變瘦了）。更年期雌激素減少（因此增加了脂蛋白酶的活動力），或許能夠解釋為什麼女性在停經之後往往會增加體重；雌激素減少分泌對脂蛋白的影響也能夠解釋為什麼女性一般會在切除子宮之後變胖。脂蛋白酶的荷爾蒙調節變化也說明了，脂肪堆積在懷孕期間和產後、哺育期間如何以及為何改變。

肥胖的守門員假說

1981年，當時在瓦薩學院的格林伍德（朱爾．荷希的學生）在肥胖症方面提出「守門員假說」，根據的就是脂蛋白酶的荷爾蒙調節作用：「利於脂肪組織中脂蛋白酶增加的情況，造成脂肪堆積的增加，而且當食物攝取持續進行時，會導致身體組成的改變。」格林伍德提出該假說，是根據她自己利用肥胖品種的Zucker大鼠所做的研究，大鼠脂肪組織裡的脂蛋白酶活動力在子宮是提高的——顯然是胎兒高胰島素血症的影響，儘管它會一直持續到成年期間。結果，Zucker大鼠長得異常肥胖。格林伍德報告說，牠們其實還可以增加更多脂肪，只要讓牠們保持嚴格的飲食法——不是讓牠們盡情地吃以滿足食欲。然而，牠們被允許吃得愈少，肌肉就愈少，連大腦和腎臟的大小也會「大幅縮水」。格林伍德寫道：「為了在熱量限制的情況下培養出這種肥胖的身體組成，肥胖大鼠體內的好幾種器官發育系統都讓步了。」

自從格林伍德提出脂蛋白酶的守門員假說後，研究學者們也報告說，肥胖者脂肪組織中的脂蛋白酶活動是增加的。他們報告，人體脂肪組織裡的脂蛋白酶活動隨著吃限制熱量飲食的體重減輕而增加，而它在肌肉組織中是降低的；兩種反應都有助於維持脂肪組織裡的脂肪——儘管有可能產生由半飢餓飲食所誘發的負能量平衡。在運動期間，肌肉組織中的脂蛋白酶活動力會提升，增強了肌肉吸收脂肪酸的作用，然後將脂肪酸做為燃料而燃燒，但訓練結束後，脂肪細胞裡的脂蛋白酶活動力便提升。脂肪細胞對胰島素的敏感度也會「有效地改變」，如科羅拉多大學的生理學家羅伯特·艾克爾（Robert Eckel）所說，以便在脂肪組織中重新儲存它之前釋出的脂肪。

艾克爾寫道，尚未解決的問題是：一旦我們流失體重，引導我們重獲體重的那個特殊荷爾蒙環境（脂肪細胞的脂蛋白酶活動力提升，而骨骼肌的脂蛋白酶活動力下降），與引導我們開始長胖的是否是同一個？

會增加脂肪組織中脂蛋白酶活動的飲食

假如胰島素會促進肥胖症，那麼這就是一個明白的假說。沒有證據能夠駁斥它，所以我們必須認真的看待它。另外有一點要提到的是，**富含碳水化合物的飲食會增加脂肪組織中的脂蛋白酶活動力**，這是可以預期的，因為它們也增加了胰島素的分泌——富含脂肪的飲食則不會。所以，正如新上任的美國心臟病學會總裁艾克爾所指出的：「常常攝取膳食碳水化合物，也許比攝取膳食脂肪對皮下脂肪堆積有更強烈的影響。」

由於這項研究中沒有一處是特別具爭議性的，所以很難想像，為什麼肥胖症研究學者不願認真看待「碳水化合物有令人發胖的獨特能力」的假說，或者如湯瑪斯·霍克斯·泰納於將近140年前在《醫學實踐》裡所指出的：「澱粉類及蔬食令人發胖，含糖食物尤其如此。」

研究碳水化合物代謝作用的學者發現這項科學很令人信服。比利時生理學家亨利蓋瑞．荷斯（Henri-Gery Hers）是肝醣儲積症的權威，其中一種疾病就是以他命名的，他在1991年時說：「吃碳水化合物會刺激胰島素分泌，然後造成肥胖。這在我看來很明顯……」但這個簡單的因果關係卻被人類肥胖領域中的權威人士一筆抹煞，他們相信這個情況的因果關係已表露無遺且無可爭辯，即能量守恆定律所指出的：肥胖必定是吃得太多或動得太少所造成的。

前哈佛醫學院教授喬治．卡西爾就是一個例子。卡西爾在1950年末期曾做過以胰島素調節脂肪細胞謝作用的一些最早期研究，並且共同編撰1965年的《生理學手冊》中關於脂肪組織代謝的部分。1971年，當卡西爾在美國糖尿病學會的年會上發表班廷紀念演說時，他把胰島素形容成「哺乳動物體內的總體燃料控制者」，「循環胰島素的濃度，能夠因應生物體的需要、並隨著環境中燃料的可得或缺乏程度，來協調各個儲存庫的燃料儲存與調動。」

我在2005年拜訪卡西爾時，他說：「碳水化合物驅動胰島素分泌，胰島素又驅動脂肪形成。」這是事實，但卡西爾並不認為這種因果關係是推測碳水化合物驅動肥胖的充分理由，他也不認為「避免碳水化合物或許能將過程逆轉」是可能的。反之，他義無反顧地相信，正熱量平衡是關鍵因素。在談到體重調節時，卡西爾一再地告訴我：「1大卡就是1大卡，最後它還是1大卡。」他承認，胖子一般說來吃得不比瘦子多，而這就是他相信胖子必定基本上是懶惰的、而且這就是他們肥胖的大致原因。卡西爾說，沒有理由去測試與之對立的假說，因為任何對立的假說都是與物理定律相衝突的，而他了解物理學。

當臨床研究學者試圖弄清楚飲食、胰島素和肥胖在人類受者身上的關係時，如華盛頓大學的內分泌學家大衛．齊普尼斯（David Kipnis）在1970年代初期所做的，所得到的結果千篇一律是透過這個相同的偏見的角度來分析。齊普尼斯讓10名「極其肥胖」的女性吃一系列為期3週和4週的高熱量或低熱量、和高碳水化合物或低碳水化合物飲食。齊普尼斯於1971年在《新英格蘭醫學期刊》中報告說，**富含脂肪的飲食會降低胰島素濃度，而富含碳水化合物的飲食會使之升高——無論攝取了多少熱量**。即使那些女性吃的是1天1500大卡的半飢餓飲食，其高碳水化合物含量（72%的碳水化合物和只有1%的脂肪）仍會提高她們的胰島素濃度——即使與這些肥胖女性吃自己正常飲食時的高胰島素血症相比。

對這些結果的一個解讀是，我們可以移除飲食中的碳水化合物並以脂肪取而代之，體重就會減輕，也許不用挨餓，因為胰島素濃度會下降——即使所攝取的總熱量並沒有減少。齊普尼斯的研究結果，如海德堡大學的臨床醫生哥特哈德·薛特勒（Gotthard Schettler）和昆特·希利爾夫（Guenter Schlierf）在1974年所寫的，突顯了「在肥胖症中為了使胰島素濃度復正常、並希望藉此減少胃口和脂肪堆積而限制碳水化合物的必要性」。

然而，齊普尼斯拒絕相信碳水化合物可能導致肥胖症、避免碳水化合物或許能改善肥胖的問題。當我在30多年後拜訪他時，他形容自己的研究發現是「相當明顯的」，「你控制給一個人吃的碳水化合物的量，你就能操控他或她的基礎胰島素濃度。」他也提到「胰島素造成脂肪細胞中的脂肪堆積」，但在談到人類肥胖或體重增加的原因時，齊普尼斯否定了這些生理現象的相關性，「大部分人肥胖是因為他們吃的比需要用來支持能量需求的還多，他們就是他媽的吃太多了！」

齊普尼斯相信碳水化合物的量能操控胰島素濃度、造成脂肪堆積，但仍然認定肥胖就是導因於吃得太多。

吃出來的易胖體質會遺傳給下一代

過去25年來，美國人變得愈來愈重，罹患糖尿病的人數也愈來愈多。2004年，3個美國人中就有1個在臨床上被認為是肥胖；3個之中有2個過重。10個成年美國人之中有1個有第二型糖尿病——60歲以上的佔五分之一。現在很明顯，這種流行的特質連在嬰兒身上和初生兒的體重上都有跡可循，比方說，由哈佛的馬修·吉爾曼（Matthew Gillman）所領導的研究學者團隊報告，在麻塞諸塞州的中收入家庭中，過胖嬰兒的普遍性從1980年到2001年之間急速增加，而且這種增加在6個月以下的幼兒之中最為顯著。

可能的解釋是，隨著懷孕婦女的年齡上升、體重愈重，就有愈多女性罹患糖尿病，她們透過一種技術上所謂的子宮內環境，把這種代謝結果傳給她們的孩子。來自母體為胎兒發育的營養供給，依母親血液中的營養素濃度比例輸入胎盤中，如果母親有高血糖，那麼胎兒的胰腺發育會回應由過度製造胰島素分泌細胞所造成的刺激。西北大學研究糖尿病和懷孕的博伊德·麥茲格爾解釋道：「嬰兒沒有糖尿病，但胰腺裡製造胰島素的細胞受到刺激而運作，並且依它們所處的環境而長成相應的規模和數量。所以它們開始過度運作，接著造成嬰兒長出更多脂肪，這就是糖尿病母親的嬰兒的特徵是小胖子的原故。」

同時，這也是「在懷孕期間增加過多體重的孕婦所生的孩子容易較胖」的最可能解釋。如麻塞諸塞州綜合醫院的分娩醫學主任羅拉・萊利（Laura Riley）為回應於哈佛研究而在《波士頓環球報》上所說的，現在她會告訴病人：「假如妳在懷孕期間做得太過火，妳就預備讓自己生出一個特大號嬰兒」，而那表示「妳預備讓自己的孩子可能**終生都有體重上的問題**」。吉爾曼和他的同事是這麼形容的：「小嬰兒間體重增加的趨勢，也許意味著兒童與成年時期持續增加的肥胖。」

然而，如果較胖的母親較容易生出較胖的嬰兒，而較胖的嬰兒比較容易使母親變胖（這也是一項有詳細記載的觀察現象），那這又是一個惡性循環：一旦有一代的青少年和成年人開始吃現在在飲食中隨處可見的高精製碳水化合物和糖，他們的孩子也會受到影響，而且也許連他們孩子的孩子也會。今日這種現象的極端例子是皮馬族印第安人，他們的糖尿病發生率高居世上任何族群之冠。

在2000年，美國國家衛生研究院的研究人員報告說，**皮馬族的糖尿病母親所生的孩子，在成年後罹患糖尿病的風險是一般人的2到3倍，把糖尿病傳給他們孩子的機率也是2到3倍**，那些研究人員說，這是「永無止境的循環」，「糖尿病子宮內環境」的「惡性循環」能解釋第二次世界大戰後發生於皮馬族的大部分第二型糖尿病，而且也許也是「這項疾病在全國令人擔憂地增加的一個因子」。

我們現在面臨的問題是，這個惡性循環是否也可能是全國、以及國際間，肥胖發生率令人擔憂地增加的因子。我們沒有理由認為高血糖的荷爾蒙和代謝結果（如詹姆士・尼爾在1982年所說的：「許多文明飲食的精製碳水化合物／供給過多食物所產生的過度葡萄糖脈衝的反應。」）不會由母親透過子宮內環境傳給孩子——無論母親在臨床上是否是糖尿病患者。假如這樣，肥胖症流行得愈久，而且我們無法清楚確認肥胖症原因的時間愈長，這個惡性循環就可能愈嚴重。

Chapter 23

碳水化合物的發胖疑慮消失了

碳水化合物除罪化

我們需要心理社會科學家的幫助，去找出更好的方法和我們的病人溝通，向他們解釋肥胖症是具危險性的、體重要慢慢減輕、碳水化合物使人發胖等等。

巴特費爾德（W.J.H. Butterfield），已故劍橋大學校長
英國肥胖症學會第一次專題研討會開場致辭，1968年10月

在20世紀的美國，良心醫生大膽建議肥胖者以刪去糖和澱粉來獲得一些緩解，等於是把他辛苦贏得的名聲置於險地，真教人不敢相信。

羅伯特·阿金，《阿金博士的飲食革命》
於國會前做證，1973年4月12日

- ▶**弗瑞德·史塔爾**：任何推薦不受限制的肉類、黃油和蛋的書，都是危險的P420。
- ▶**山謬·利考夫斯基**：正熱量平衡也許是（肥胖的）結果而不是原因，限制碳水化合物的攝取和增加脂肪的吸收，有助於增加人體對脂肪的利用P422。
- ▶**夏綠蒂·楊**：飲食中的碳水化合物愈少、脂肪愈多，體重減輕和脂肪減少的程度就愈大P423。
- ▶**雷斯特·薩蘭斯（Lester Salans）&艾德華·荷頓&艾坦·席姆斯**：飲食中的碳水化合物會影響胰島素和葡萄糖濃度P424。
- ▶**於德金**：如果碳水化合物的熱量被限制住，脂肪的熱量也會受限制P425。
- ▶**羅伯特·阿金**：肥胖是因我們攝取的熱量種類、而非量引起的，限制熱量飲食法並沒有效，而導致心臟病和糖尿病的是精製碳水化合物和澱粉，而非飽和脂肪P428。

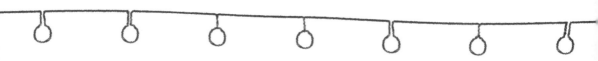

在喬治·麥高文的營養人類需求專責委員會的歷史中，曾發生過2次營養與肥胖症的對立典範轉移：一個來，一個走。

碳水化合物的代罪羔羊

第一次是1973年4月，在委員會以肥胖症和流行減肥飲食為題所舉行的聽證會中。那天出席做證的有《阿金博士的飲食革命》（該書在出版6個月間已銷售近100萬本）作者羅伯特·阿金，以及3位在營養和保健方面的權威人士——他們作證說，阿金的嚴格限制碳水化合物飲食法既不具革命性、沒效果，也不安全。該聽證會的過程極盡追根究底，哈佛營養學家弗瑞德·史塔爾對阿金及其飲食法簡潔有力的譴責由伊利諾州參議員查爾斯·佩西（Charles Percy）代為宣讀（史塔爾並未出席）。史塔爾宣告：「阿金飲食法根本是胡扯，任何推薦不受限制的肉類、黃油和蛋的書，就像這本書，在我看來都是危險的。做出這種建議的作者犯了職務疏失之罪。」

幾週後，麥高文的專責委員會召開了「飲食中的糖、糖尿病與心臟病」聽證會。證詞來自國際權威人士，其中包括彼得·克利夫、耶路薩冷哈達薩大學的阿朗·寇恩、南非杜邦糖尿病研究計畫的喬治·坎貝爾、美國國家衛生研究院的彼得·班納特和美國農業部的瓦特·莫茲。這些研究人員討論飲食中的精製碳水化合物的潛在危險，約翰·於德金作證指出糖特別具危險性。麥高文和他的議員同夥發現證詞很令人信服，儘管難以與愈來愈多人（包括他們自己）所接受的「導致心臟病的是含脂食物，能預防心臟病的是碳水化合物」觀念產生一致性。

委員會看不出兩組證詞間的交集，他們相信阿金在散播胡謅的飲食法，而克利夫、坎貝爾等人在提倡正當科學——儘管是少數觀點。議員們並不能理解關於精製和易消化碳水化合物的角色與它們可能造成的傷害的兩組證詞在說什麼。委員會工作小組主任肯尼斯·許洛斯柏格（Kenneth Schlossberg）回顧30年來的發展時說：「我們沒有辦法思考這兩樣事情，因為不夠明確。」

一夕被翻盤的真相

3年後的1976年7月，麥高文的專責委員會在聽證會中又回到飲食與疾病的主題上，並且在半年後出版了《美國飲食目標》。第一位證人是衛生部助理國務卿堤奧多爾・古柏，他一再強調需要進一步研究以證實飲食與疾病關係的可靠知識，但麥高文和那些議員希望告訴美國民眾的事要更明確，所以麥高文問古柏是否至少同意「飲食過量也許和飲食不足一樣是嚴重的營養問題」的立場。

古柏答覆：「尤其過度攝取了錯誤的食物，我們常常在窮人中看到可以算是患了肥胖症的胖子，然後人們會斷定說他們不會有缺乏症，因為他們看起來圓滾滾的，感覺就是一副很健康的模樣。但實際上，攝取高碳水化合物食物與誘發肥胖，在貧困和經濟劣勢的社會中已經形成了非常嚴重的公共衛生問題。所以我同意。」

這個回答似乎再明確不過了：過度攝取「高碳水化合物食物」（指稠密碳水化合物澱粉和精製碳水化合物，而不是綠葉蔬菜和水果）與窮人間的肥胖症有關，它也許甚至是原因。接著，麥高文要求古柏提供一個關於飲食習慣的經驗法則，希望有助於預防疾病和延年益壽。古柏勉強同意了。

「大體而言，我們應該至少攝取哪些種類的食物，還有應該多加攝取哪些食物呢？」麥高文問。

「我認為我們需要考慮去做的是，減少我們總脂肪的攝取，」古柏回答，「相較於糖，脂肪增加我們對熱量的攝取（每公克將近9大卡）。我認為，為了有效減重和重整我們的身體組成，我們必須著重於減少脂肪的攝取。」

根據那個回答，古柏已經自我矛盾了，而且也扭轉了美國在飲食和健康上的傳統觀念。問題不再是過度攝取高碳水化合物食物，而是過度攝取含脂食物。而且減少總脂肪的吸收，意味著需要增加碳水化合物的攝取——假如古柏有意識到這一點的話，那他就是故意略過不提。

從1973年到1980年代之間，原本存在於臨床和大眾文獻中1個世紀以上關於碳水化合物令人發胖的概念，被膳食脂肪的稠密熱量造成過重和肥胖症的信仰所取代。限制澱粉和糖（也許還有食用油和黃油）的減重飲食療方，也被只鎖定限制脂肪的飲食法所取代（不只限制黃油和食用油，也限制肉類、蛋和乳製品），因此增加了碳水化合物的攝取。**肥胖症在觀念上是由一種情況轉變而來：通常與某個人攝取過多碳水化合物及渴望碳水化合物有關**，但這樣的人反而會被地位顯赫的營養學家稱為「碳水化合物缺乏症候群」，於是這解釋了為什麼會「增加碳水化合物的含量來取代飲食中原本在療法策略上佔適當比例的脂肪」。

徒使這種轉變變得更令人困惑的是，它緊接著發生於脂肪代謝科學已能夠解釋「為什麼碳水化合物特別容易令人發胖」之後，而且是在限制碳水化合物的飲食法在臨床醫生間達到空前成功可靠的6年期間後。後者的時間恰好與肥胖症起源的研究十分一致，而肥胖症的研究被認為是科學研究的正統領域，這種轉變的跡象可見於報告關於肥胖症研究最新發現的研討會和座談會的出現日益頻繁，這一切經過整個1973年後已由討論限制碳水化合物飲食法的獨特效應所主導。

限制碳水化合物飲食主導的期間

第一個主辦的是加州大學舊金山分校，於1967年12月。在十幾位演講者中有經驗豐富的加州大學柏克萊分校營養學家山謬．利考夫斯基，他用來主張限制碳水化合物的生物學基本理由的邏輯，和艾弗瑞德．潘寧頓在1950年代所使用的一模一樣。利考夫斯基說：「正熱量平衡也許是（肥胖的）結果而不是原因，將肥胖症的治療導向以增加脂肪的利用為最終成果，看來是相當理想的。這種成果可以用限制碳水化合物的攝取和增加脂肪的吸收來達成。」

研討會中，有一項來自美國海軍軍醫團隊的報告特別著重肥胖症的飲食療法，那些醫生曾經為過重的海軍人員開立800到1000大卡的「生酮」飲食處方。他們的飲食當中含有70%脂肪、20%蛋白質和10%碳水化合物，這種飲食法在他們所有病患身上誘發了「大量的體重流失」。他們補充說：「一致且無例外的遵循飲食法的病人發現，生酮飲食的飽足價值遠遠超越了混合性或高碳水化合物飲食，即便食物的選擇性很少……」

1968年，新成立的英國肥胖症學會在倫敦舉辦它第一次肥胖症專題研討會。會中提出報告的，絕大部分都是相信碳水化合物有令人發胖特性、相信限制碳水化合物飲食的有效性的研究學者，包括：約翰．於德金和他的共同研究者史堤芬．斯詹托（Stephen Szanto）；後來成為劍橋大學校長的巴特費爾德（W.J.H. Butterfield）；倫敦大學的艾倫．凱維克（Alan Kekwick）和嘉士登．鮑文（Gaston Pawan），是促成班廷飲食法的觀念在英國復甦的主力；丹尼斯．克拉多克（Denis Craddock），他是一名普通科醫師，也是《肥胖症及其管理》的作者，這本書發行於1969年，是英國在1960或1970年代所出版過頂多2、3本肥胖症療法臨床指南中的一本。

當克拉多克在專題研討會上報告時，他那時才剛完成一件含100名懷孕病患的調查，其中60人在懷孕初期的幾個月裡便開始變得過度肥胖，「在大部分案例中的體重控制（60人中的57人），只要控制飲食中的碳水化合物就行了。」

那次專題研討會是由艾倫·霍華（Alan Howard）及其同僚伊安·麥克林·貝爾德（Ian McLean Baird）安排的。霍華是劍橋大學的生化學家和病理學家，後來和喬治·布瑞一同成為《肥胖症國際期刊》的創刊編輯。霍華是後來才對限制碳水化合物產生興趣的，因為他曾經過重9公斤，歷經節食多年的失敗，最後終於靠著避免麵粉、澱粉和甜食而減掉體重並維持下去。

在倫敦的專題研討會上，霍華回溯班廷飲食法的限制碳水化合物文獻並推斷，這是誘發和維持減重唯一有效的方法。「對受試者所筆述的常見特徵」，他說是「病人的食欲得到滿足，但在吃同樣熱量的高碳水化合物飲食時，病人抱怨飢餓」。

在倫敦的會議後，肥胖症研討會從區域性發展成國際性的事務。首次舉行於巴黎，1971年，由歐洲營養與飲食學學會主持。唯一在肥胖的飲食療法上提出報告的，只有來自法國國家衛生暨醫學研究院（法國國衛院）的一項共同研究，那是在當地相當於美國國家衛生研究院和英國醫學研究理事會的一個機構。這些法國國衛院的研究人員為100名以上的病患開立了1200到1800大卡的飲食處方，1天3餐或7餐，碳水化合物的含量各異。他們報告，當受試者為了調適對胰島素的反應而將他們的熱量分為7餐時，體重減輕的程度增加了。此外，「降低飲食中的碳水化合物含量，在2種用餐頻率中都會增加體重減輕的程度。」

下一個研討會由位於馬里蘭州貝塞斯達城的美國國家衛生研究院舉辦，時間在1973年10月。在這次會議中提出的六場報告，所討論的是不以藥物或手術來治療肥胖的方法。其中兩場報告的重點在身體活動，但都沒有提到運動對於體重的任何重大影響。另外兩場陳述減重的行為修正的益處，但也都沒有報告說有任何重大益處。其餘的兩場之一由加州大學洛杉磯分校的恩斯特·德雷尼克提出，焦點在以長期斷食治療肥胖症（但他表示「我們的經驗令人失望」），另一場是由康乃爾大學的夏綠蒂·楊提出的飲食療法。

如霍華在倫敦所做的一樣，楊回顧100年來的限制碳水化合物文獻，包括潘寧頓和瑪格莉特·歐爾森的研究，以及她自己在1950年代的研究。然後楊討論她最近的研究，她讓肥胖的年輕男性吃1800大卡、其中蛋白質固定為460大卡（26%）的飲食，但脂肪和碳水化合物的比例會變化。

9週之後，她報告說：「體重減輕、脂肪減少，而且在脂肪上的體重減少比率與碳水化合物在飲食中的多寡呈反向關係。」換句話說，**飲食中的碳水化合物愈少、脂肪愈多，體重減輕和脂肪減少的程度就愈大**，所有的限制碳水化合物飲食「從免於飢餓、減少過度疲勞、理想的體重減輕、長期體重減少的適當性和後續體重控制的測定來看，在臨床上都提供了極佳的結果。」

在營養觀念展開決定性的轉換前的最後一次的研討會舉辦於1973年的倫敦，就在美國國家衛生研究院會議的2個月之後。這次會議由於德金安排，許多與會報告者也參加過國家衛生研究院的研討會。他們的報告很類似，但是較傾向於暗示碳水化合物特別是肥胖症的起因。雷斯特．薩蘭斯和艾德華．荷頓都是艾坦．席姆斯的肥胖症實驗研究的共同研究者，他們討論碳水化合物對高胰島素血症的影響和高胰島素血症在肥胖症中的角色。荷頓報告：「很顯然，在瘦子和胖子受試者身上，飲食中的碳水化合物影響了……胰島素和葡萄糖濃度。」他補充說，誘發肥胖症和胰島素阻抗性的，可能是高胰島素血症。

然後於德金只針對飲食療法發表談話，標題是「低碳水化合物飲食法」，他提到這些飲食法比限制熱量飲食法含有更多維生素和礦物質，因為被限制的食物（澱粉和糖）含有較少或甚至沒有維生素和礦物質。這種飲食法能「減少多餘的脂肪」，於德金說，「但當達成這個目標時不需有所改變……這種飲食法是一種新穎但永久的攝食模式，它不是那種當體重降到可接受的程度時就必須拋開的肥胖症療法。」

後來成為英國最具影響力糖尿病學家之一的哈利．金恩（1990年到1996年擔任英國糖尿病學會主席，也在1991年被選為國際糖尿病聯盟的榮譽總裁，並分別在1980年和1985年擔任過世界衛生組織糖尿病專家委員會主席）當時還在蓋伊醫院醫學院，他說關鍵性的議題不只在肥胖症，還有隨之而來的慢性病。「面對長期失敗的肥胖症案例，我們是在收拾殘局，」他說，所以有必要樹立「體重和體型的新榜樣，如果我們要做重大的嘗試去降低諸如動脈粥樣硬化症、糖尿病和其他一大堆疾病的發生率的話。」

金恩報告說，他和他的共同研究者曾經在一群「明顯的正常人（肥胖症出現的頻率不會比一般人多）身上」測試過這個目標的可行性。這些人接受指示要限制碳水化合物攝取量到1天500大卡以下，但可以繼續盡情吃蛋白質和脂肪。結果是平均減輕了6公斤，很令人驚嘆，因為這些人不見得是一開始就過胖的。體重減輕維持了將近5年，金恩表示，對於預防一般大眾的肥胖和過重感到悲觀的人來說，這個結果應該被視為「一項擔保和樂觀的展望」。

1972年，《紐約時報天然食物飲食書》提供大眾一項既是低熱量也是低碳水化合物的減重計畫，1天1000卡：「你嚴格縮減了每天所吃的碳水化合物，你所吃的食物的碳水化合物含量非常低，甚至沒有。在那種令人發胖的玩意兒裡的肉類……魚、家禽肉、脂肪、黃油、大部分的起司和蛋的含量也同樣的低，這些就是構成你飲食基礎的食物……因為沒有碳水化合物，你就不會變重！」

2年後，非營利組織消費者指南發行它第一版的《飲食法評比》，這本三百八十頁的手冊寫的是對流行飲食法的正反論據，**當時限制碳水化合物看來已穩穩的坐定江山。**被肥胖症相關機構不斷推薦做為對證據的寶貴檢視的《飲食法評比》，斷定含有每天少於60克碳水化合物的飲食「太值得推薦了」，而且對減重「好處多多」。它也引用一本醫學教科書去描述這種飲食法對「難以治療的肥胖症患者」的效果，這裡實際上指的是**每一個肥胖症患者**，「顯然在處理碳水化合物方面產生某種缺陷，進而導致反常地將它轉換成脂肪並儲存起來。避免吃太多膳食碳水化合物能夠降低這種傾向。」根據《飲食法評比》，關於這類飲食法的唯一警告是，「它們很少留意你所吃的脂肪種類」，所以可能增加心臟病風險。

限制碳水化合物飲食的「政治正確化」

安瑟．凱斯的膳食脂肪／心臟病假說對密切相關的肥胖領域也有傳染性的影響，當時的營養學觀念在這種情況的驅使下發生了轉變。任何允許任意攝取脂肪的飲食法都被認為是不健康的——鑽研人類肥胖問題的臨床研究學者一致贊同。

在整個1950年代裡，限制碳水化合物的飲食法只向肥胖症的正熱量平衡假說提出質疑。於德金曾堅決主張低碳水化合物飲食法是低熱量飲食法的偽裝，試圖以這種方式來使限制碳水化合物的觀點與這個傳統觀念趨向一致。如此一來，於德金讓這類飲食法有了政治接受度——儘管他也把注意力導偏離了基礎科學。

1960年，就在於德金宣告他所謂「無可避免的熱量」的《柳葉刀》文章中，他強調：若飲食確實是低熱量的，那麼它的脂肪含量也會很低。他讓他的飲食法和凱斯的膳食脂肪假說產生了一致性——這便是於德金的「不吃麵包，就不會吃下黃油」主張。如果碳水化合物的熱量被限制住了，那麼脂肪的熱量也會跟著受到限制。如果避開碳水化合物，儘管飲食中的脂肪比例會增加，但純粹的脂肪量也許實際上是減少的，這就是為什麼於德金堅決主張，形容這些飲食的正確用語應該是「低碳水化合物的」而不是「高脂的」。於德金在1974年寫道：「看似難以置信，當能量的攝取過量而變得有害時（這種過量可經由減少糖和澱粉的攝取來矯正），其中所含的脂肪仍是無害的。」

當阿金飲食的暢銷被說成「妖言惑眾」

在於德金努力的調和之下，唯一引起營養學家強烈反對的限制碳水化合物飲食法是那些由臨床醫生所提倡的，因為他們對科學的解讀與於德金不同。讓這個情況更糟的是，這些醫生同時也是迅速接納這種飲食法、然後為懵懂的大眾寫書的人，那些書還賣得超好。因為他們的宣示聽起來像是騙術（如《阿金博士的飲食革命》的副標題：以高熱量維持永久的苗條），所以他們被視為江湖術士。

來自於弗瑞德·史塔爾所屬的哈佛部門，有一小群具影響力的營養學家為這個嫌隙的演變，提供了一個範本。在1952年，當艾弗瑞德·潘寧頓在哈佛演講關於限制碳水化合物的益處時，凱斯才剛剛展開他對抗膳食脂肪的聖戰，馬克·海格斯帝指出：「潘寧頓博士在治療肥胖症的方法上也許方向是正確的。」

10年之後，也就是美國心臟學會公開支持凱斯的1年後，布魯克林的產科醫師赫曼·泰勒發行了他的暢銷書《別管卡路里》，所依據的是潘寧頓的研究和泰勒自己對飲食的臨床經驗。史塔爾說那本書是「垃圾」，金恩·梅耶爾把飲食中的高脂肪形容為「潛在的危險」，而從史塔爾的部門得到營養學博士學位的菲利普·懷特，後來幫《美國醫學學會期刊》寫了一篇對《別管卡路里》的評論，他在文中譴責泰勒犯下「在營養與食物上妖言惑眾和庸醫」的罪行。

1973年，為了回應《阿金博士的飲食革命》（根據阿金自己治療過重病患的臨床經驗和又過了一個10年的科學知識）的發行，懷特在《美國醫學學會期刊》中寫了一篇對限制碳水化合物飲食法的評論（初稿由泰德·方伊特利執筆，他是史塔爾營養部門的另一位資深人員），更把那種飲食法斥為「詭異的營養觀念和飲食療法，不應該像已被證實的科學原理一樣推銷給大眾。」

同時間，營養學家很輕易地承認他們不知道導致肥胖的原因（為什麼有人吃太多而有人不是），以及限制熱量很顯然並無法治療肥胖。在那個領域裡將近20年之後，如金恩·梅耶爾在他1968年的專題著作《過重》中所寫的，他「所察覺到的就跟在我們知識鴻溝中的任何人一樣——而且有可能，我們許多現行的觀念是錯誤的」。在關於荷爾蒙對肥胖的影響的討論中，他也提到，胰島素有利於脂肪的合成，以及缺乏碳水化合物的飲食也許能逆轉這個過程，這些營養學家將這個見解斥為——如梅耶爾自己在1973年所說的，「生物化學上的蠱惑言語。」

隨著《阿金博士的飲食革命》的出版，以及隨後受到美國醫學學會的譴責，在限制碳水化合物飲食的專業討論上，人們的反應從臨床運用變成迴避。真正的科學突然間變得再也不重要了。

阿金是康乃爾大學訓練出來的心臟病學家。在1959到1963年之間，剛好是他在曼哈頓執業的早期幾年，他增加了22公斤。他最後決定嘗試限制碳水化合物，「因為那就是當時候被教導的方式。」他的嘗試剛好與威斯康辛大學內分泌學家艾德嘉．葛登於1963年在《美國醫學學會期刊》當中發表的一篇長篇文章〈治療肥胖症的新觀念〉同時。

葛登是當代研究脂肪代謝的少數臨床醫生之一，他特別依據這項科學設計了一種飲食法。葛登的飲食法，如《美國醫學學會期刊》中所描述的，一開始先斷食48小時（「不是要製造驚人的減重效果，而是要打破強大的脂肪生成代謝模式」〔脂肪合成與堆積〕），然後允許盡量攝取蛋白質和脂肪，但是要將碳水化合物限制到最少量的水果、綠色蔬菜和每天半片麵包。葛登寫道：「就減重飲食而言，總熱量的價值相當高。」阿金後來表示，他注意到在葛登的觀察結果中，受試者減輕體重卻不曾抱怨過挨餓。

在阿金的飲食法中，他用1週或1週以上的完全限制碳水化合物來取代一開始為期2天的斷食，在亞特蘭大醫生華特．布倫所提過的假設下，這兩種狀態在生理上是一模一樣的。阿金說他在1個月後減掉12.5公斤，而且在過程中感到很有活力。1964年，當阿金私底下享受著自己飲食法的益處時，他也在AT&T公司做兼職醫生。年輕的主管注意到他體重減輕，所以他告訴他們關於飲食法的事情，後來有65人做了嘗試，如阿金所說過的，只有1個沒有降低到自己理想上的體重——唯一例外的那個人原本想減掉36公斤，但最後只減了22公斤。

然後阿金開始在他的心臟病診所之外治療肥胖症病患，並且研發出後來他在自己書中所描述的飲食法。他指示病人先從入門開始，除了1天2次的少量綠色沙拉，一律不吃碳水化合物。一旦他們的體重以適當的速率迅速下降後，他們便可以開始在飲食中加回少量的碳水化合物，直到他們達到他所謂的「關鍵碳水化合物濃度」，那時他們的體重減輕不是呈平穩狀態，就是無法繼續維持下去。然後，他們就必須再度回到遠離碳水化合物的時期，重新體驗該飲食法的益處。

他也要他們驗尿以檢測酮體（用的是跟糖尿病患者所用的一樣的酮體試紙），以確保他們依然在血酮狀態，並且仍在燃燒體脂肪。靠著血酮狀態去開啟和維持減重，然後慢慢增加飲食中的碳水化合物，就是阿金認為的他對限制碳水化合物的臨床科學所做的貢獻（漸進式的增加碳水化合物類似於在高胰島素血症前期常見的一種糖尿病療法：糖尿病患者需進行斷食以將血糖降低到健康的範圍，然後慢慢增加蛋白質和脂肪熱量，直到葡萄糖出現在他們的尿液中。那會被認為是達到了關鍵的熱量程度，然後糖尿病患者不被允許吃得比那樣還多）。

他做為飲食醫生的生涯發展得很緩慢，直到1966年，當時女性的流行雜誌開始推薦他的飲食法，使他的事業如日中天。1970年，《時尚》雜誌將這飲食法廣為宣傳之後，阿金著手寫了《阿金博士的飲食革命》，當時的宣傳標語為——「著名《時尚》雜誌的超級飲食法的全面解說」。

阿金飲食的3大聲明

《阿金博士的飲食革命》的宗旨，可以精簡成大聲明：

聲明1 可以靠著其飲食法減重而不需挨餓，而且也許甚至不用限制熱量。阿金說，他的病人1天吃3000大卡熱量但體重規律地下降，而且他有1名重達135公斤的病患，在1天吃5000大卡熱量的同時體重大幅減輕。他唯一的解釋是，肥胖是因我們所攝取的熱量種類、而非量所引起的。而且如果能避免碳水化合物，我們的身體就會正確地運作，並且擺脫任何多餘的體重。

他把沒有飢餓感歸因於脂肪熱量、酮症（事實上也許並非如此）、胰島素對血糖的影響（他寫道，所有過重的人「都製造太多胰島素」，而那會降低血糖並且令人感到飢餓），以及英國臨床醫生艾倫．凱維克和嘉士登．鮑文所謂的「脂肪調動物質」（差不多所有的荷爾蒙——只有胰島素例外，都能從脂肪組織中調動脂肪，但當胰島素升高，它們之中沒有一個能有效地做到）。

聲明2 他的飲食法是天然健康的，比低脂飲食還健康，因為導致心臟病和糖尿病的是精製碳水化合物和澱粉，而非飽和脂肪。阿金後來說，彼得．克利夫的《糖代謝病》啟發了他。在《阿金博士的飲食革命》中，他討論於德金、瑪格莉特．艾布林克、羅伯特．史圖特和彼得．郭那些暗示三酸甘油脂是比膽固醇更重大的心臟病風險因子的研究。他也宣稱，根據他治療「1萬名」過重病人的經驗，採用他的飲食法後固膽醇「通常會下降」——儘管飽和脂肪含量很高，而且三酸甘油脂必定是下降的。

聲明3 這是他所謂的限制熱量飲食法的「殘酷的玩笑」，阿金寫道：「均衡的低熱量飲食法一直是長久以來的醫學時尚，但大部分的醫生承認（至少是私底下）低熱量飲食沒什麼效用——無論均不均衡。」阿金以訴諸亞伯特．史丹卡德1959年「對30年醫學文獻廣博的回顧性評論」來支持他所提出的指控，並且提三項理由說明限制熱量飲食法為什麼必定失敗。

限制熱量為何必定失敗？

首先，限制熱量飲食「未觸及大部分過重的主要原因」，那就是「紊亂的碳水化合物代謝作用」。

它們失敗的另一個原因是減少能量的消耗。他寫道：「喬治．布瑞博士已證實，吃低熱量飲食的人實際上**使身體總能量需求變低**，所以燃燒的熱量較少。」（儘管阿金沒有提到，不過事實上，正是這項研究讓布瑞自己發表了〈肥胖症管理中的飲食迷思〉。）

最後，阿金寫道：「低熱量飲食法終將失敗的主要原因是：吃那樣的飲食令你飢餓……你或許可以忍受短期飢餓，卻無法一輩子忍受飢餓。」

若阿金曾想過避免被逐出專業領域，或許他發表的就是沒什麼爭議的飲食書，但他感到「憤慨」，「被醫療文獻給我的錯誤資訊誤導了那麼久。」《阿金博士的飲食革命》不只提倡一種減重方法（不管怎樣，阿金都把功勞歸給班廷、潘寧頓、凱維克和鮑文），它也完全推翻現行的營養觀念。伊文．史堤爾曼（Irwin Stillman）在1967年寫了一本百萬暢銷書《醫生的快速減重飲食》，基礎也是限制碳水化合物。

但阿金不同於史堤爾曼，他想要的是「革命，而不只是一種飲食法」。阿金寫道：「馬丁．路德．金恩有一個夢，我也有一個——我夢到一個沒有人需要節食的世界、一個令人發胖的精製碳水化合物已從飲食中被排除的世界。」

阿金特意把他的飲食法描述成與日益茁壯的正統觀念正好相反的自然健康飲食法。凱斯堅決主張，肥胖症的解決之道在於說服胖子相信飲食過量是一種罪惡，而且過量攝取脂肪會害死他們；阿金卻說他的病患減掉了「10、20、40公斤」，吃的是「奶油龍蝦、牛排佐法式伯那西醬汁……培根起司堡……」阿金寫道：「只要你不吃進碳水化合物……你就可以吃任何份量的『發胖』食物，而且不會讓你身上長出一丁點肥肉。」

《阿金博士的飲食革命》也許是有史以來銷售速度最快的書，然而，它的「主要結果」，如於德金在1974年所說的，也許是「使醫學與營養機構反目成仇」。事實上，阿金只需讓一小群特定人反目成仇，就能在我們對肥胖症和體重調節方面的想法產生深遠持久的影響。

肥胖科學的「重建」

在肥胖症的研究中，尤其是1970年代的美國，確立的觀念並非由任何對假說的測試或建立共識來決定，而是**由主導這個領域的少數不到十幾人的判斷來決定**：金恩．梅耶爾、弗萊德．史塔爾、朱爾．荷希、喬治．布瑞、泰奧多爾．方伊特利、亞伯特．史丹卡德、喬治．卡西爾、菲利普．懷特，也許再加上幾個人（當這些人在1980年代開始退休後，他們的後輩——和梅耶爾一起拿到博士學位的喬安娜．杜爾、與方伊特利共同研究的法蘭西斯．柴菲爾．皮桑耶、和史丹卡德一同工作和研究的凱利．布羅奈爾——便承接了領導地位，讓他們的信念永遠地傳承下去）。

這些人在1950年代和1960年代初期達到事業的成熟期，當時肥胖症研究還是正在擴張中的新科學領域。第二次世界大戰之後肥胖科學在美國重建，而美國國家衛生研究院也才剛開始提供研究經費。這些人填補了擴張中的空缺，他們都來自於東北方的學術迴廊（哈佛、耶魯、哥倫比亞、洛克菲勒、賓州大學）且彼此相識。

方伊特利在哥倫比亞大學醫學院的第一天，就和同學史丹卡德交了朋友，後來他和梅耶爾在哈佛一起工作，在史丹卡德的幫助下測試梅耶爾的飢餓理論，所以史丹卡德也因此結識梅耶爾。菲利普懷特和梅耶爾一起在哈佛獲得博士學位，然後繼續留在史塔爾的部門直到1956年，當時他成為美國醫學學會食品與營養顧問委員會祕書，並且負責撰寫《美國醫學學會期刊》一個具有影響力的營養專欄。方伊特利後來成為懷特的諮詢委員會的一員，並且從1973年開始公開譴責阿金及所有類似的限制碳水化合物飲食法——懷特是幕後主筆。

公開譴責阿金飲食和類似飲食法

如果你不在那個俱樂部裡，你就不會有影響力。如新聞所稱呼的，這些人變成該領域中的「領導權威」，他們舉行研討會、編輯教科書、主導委員會，並且決定研究重點。

到了1970年代末期，他們已決定這個領域裡的臨床醫生和研學者應該要相信什麼——至少是在美國，現在那些人仍然無法抗拒地相信。當麥高文的專責委員會在1977年2月舉行事後聽證會以發表《美國飲食目標》時，為肥胖症做證的只有這個俱樂部的成員（方伊特利、史丹卡德、布瑞、卡西爾和杜爾）——梅耶爾是委員會的顧問，而且他們都欣然接受委員會所推薦的高碳水化合物、少脂肪的全國性飲食。儘管方伊特利也做證說，他並未察覺到有任何研究支持他們的見解，「所以我要說的是一個假設，而不是主張一項已經確立的事實。」

這些權威人士裡，實際上沒有任何一個人的專業在於肥胖症的臨床治療，除了史丹卡德，他是以精神病學家的專業來治療飲食失調症。他們不見得是該領域裡最好的科學家，**弗瑞德·史塔爾和菲利普·懷特根本從未研究過肥胖症。**卡西爾的脂肪代謝和燃料分割研究具開拓性，但他看不出來怎麼會跟人類肥胖症扯上關係。在整個1970年代，史丹卡德對肥胖症研究的主要貢獻在於他的觀察：胖子很少能因節食而減重，即使做得到，也不能維持多久。但是他從來沒有提過，之後也沒有任何人提過，在他重大分析裡提出的唯一膳食研究是半飢餓研究，所以他所證實的是半飢餓飲食法的失敗，而不是所有的飲食法都失敗。

把碳水化合物的發胖特質從營養標準觀念中徹底刪除，因此也消彌了限制碳水化合物飲食法，有一部分要歸因於方伊特利和布瑞。關於有效減重飲食法我們所相信的差不多每一件事，都可以追溯到1970年代和這兩人的貢獻。

在方伊特利決定於1973年寫他宣稱由美國醫學學會贊助對阿金的「譴責書」之前，他在肥胖科學界只是獨立的角色，他在20年前與梅耶爾共事，是研究學者，也是臨床醫生。

在其間的幾年中，他研究以靜脈注射餵食醫院病患和膳食對膽固醇的影響等題材，但1971年又回到體重研究的主題，直到那個時候，他的博士後研究計畫之一才在那個主題上發展出興趣。這讓方伊特利認為自己對肥胖症研究的主要貢獻是研發一個餵食機器以研究食物攝取，「基本上，你只要按一個按鈕就能餵自己吃飯，這個機器會把量好的適量配方飲食放進你的嘴裡，然後記錄你吃了多少。」

方伊特利覺得《阿金博士的飲食革命》充滿了「大量不精確性」，而且有太多理由相信，廣為宣傳這種飲食法可能相當危險。這其中或許也有些私人的不和：方伊特利曾是紐約聖路克醫院的醫療部主任，阿金在1950年末期是在他手下工作的心臟科住院醫生。方伊特利說，他和阿金的合作還沒有密切到能夠了解他的性格，但他的確發現他的「性格具感染力」。史丹卡德會對這個領域裡的所有同僚說：「我們就是鄙視（阿金），我們認為他是一個只想發財的蠢蛋、白痴。」

由方伊特利草擬、懷特校訂的評論，當時被發表為美國醫學學會對限制碳水化合物飲食的官方聲明，然而它並不是一個公平的科學評估，也相當缺乏精確性。它很像在1860年代對班廷飲食法的謾罵誹謗，還有1950年代對潘寧頓、1960年代由懷特本人對泰勒的攻訐。就像班廷、潘寧頓和泰勒一樣，阿金由於提倡一種「既不新奇又不具革命性」的飲食法而受譴責。

控訴《阿金博士的革命飲食》缺乏科學價值的文章，主要在暗示有人在規避熱力學第一定律。那種飲食法被斥為「極不均衡」，因為它「阻斷了45%通常以碳水化合物形式吸收的熱量」，所以無法「提供長期減重或維持體重所需的實際可用基礎，即飲食和運動習慣的終身改變」。**提出這項見解的營養學家和醫生，沒有一個有過研究肥胖症病患的臨床經驗**，但這個事實在美國醫學學會的保護下未被揭露於評論出版的過程中。梅耶爾在他的聯合新聞專欄裡，根據美國醫學學會的批評寫了一則譴責阿金的評論，他不斷的引用這則評論，彷彿它是整個美國醫學學會所考慮的見解，而非只是他的前合作對象、由他之前的學生所編撰的評論。

「美國醫學學會，」梅耶爾寫道，已經「採取非常手段去警告美國民眾抵制《阿金博士的飲食革命》所提倡的最新的不求人減肥飲食法」。梅耶爾還提到，美國醫學學會「解釋了為什麼《阿金博士的飲食革命》沒有效的原因」。

方伊特利在幫美國醫學學會草擬了攻擊阿金的評論後，接下來的10年間，他成了評判減重飲食法風險和益處的主要仲裁人。這剛好與他在這個領域的聲名鵲起同時，在1974年得到美國國家衛生研究院一筆獎勵金後（他說：「幾十萬美金，在當時是一大筆錢。」）創立了美國第一間由聯邦出資的肥胖症臨床研究中心，現在叫做「聖路克之羅斯福醫學中心」的泰奧多爾方伊特利體重控制中心。同年，方伊特利在第一屆肥胖症國際研討會上提出治療肥胖症的飲食方法的回顧性報告——**儘管他自己沒做過肥胖症飲食療法的任何研究或治療過任何肥胖症患者。**

1975年，方伊特利在教科書《糖尿病》中（與皮桑耶）共同編寫重新探討肥胖症和糖尿病的那一章，算是以兼差的方式涉獵了這個領域，期間頂多4年。然後他在1978年由史丹卡德主編的專題論文集《肥胖症：基本機制及療法》、1979年由布瑞主編的美國國家衛生研究院報告《美國的肥胖症》、布瑞1980年的教科書《肥胖症：體重控制的比較法》和史丹卡德1980年的教科書《肥胖症》裡寫了幾章關於肥胖症飲食療法的文字。

1983年，方伊特利與他人共同主持第四屆肥胖症國際研討會。1984年，他與他人合寫《營養學的現代知識》第五版的肥胖症那一章（該書在30年前第一版發行時就已經是營養學的標準參考文獻）。由於方伊特利也在哥倫比亞大學長老會醫學院擔任教職，所以他說沒有時間親自做研究，他所發表的一些研究成果幾乎完全仰賴他的共同研究者。

在這段期間，方伊特利對肥胖症飲食療法的檢討，**格外地忽略有利於使用限制碳水化合物飲食法的任何證據**。他們千篇一律地在一開始就宣稱，限制碳水化合物飲食法只是限制熱量的另一種方法，而且進一步駁斥根據這種觀點的飲食法所做的聲明，說那些聲明（別和對飲食法功效的觀察混淆了）還沒有經過合理懷疑的論證。

在這些評論的最後，方伊特利會推銷以均衡、限制熱量的飲食持續治療肥胖，但承認「愈益發現（它們的）無效性」（方伊特利把這種無效性歸因於〔在當時很常見〕「能量含量減少的多變化飲食仍相當美味」，所以太誘人，「即使主禱文也不主張抵抗誘惑，它只要求祈禱者不要走入誘惑之中。」）。他否定應該嘗試限制碳水化合物飲食法的任何建議，但同時又承認這些飲食法「相當受歡迎，已有許多跟隨者達到各種不同程度的成功」。

為碳水化合物除罪的關鍵推手

喬治．布瑞在將令人發胖的碳水化合物和限制碳水化合物飲食法從營養學觀念中移除的影響力，比方伊特利的更微妙，但也許最終的效果更重大。布瑞畢業於哈佛醫學院，於1960年代末期在加州大學洛杉磯分校研究肥胖症的動物模型。他在因緣際會下與艾坦．席姆斯合作，進行他的肥胖實驗研究（布瑞曾與席姆斯的同事艾德華．荷頓是醫學院同學），但在研究的解讀上與席姆斯大相逕庭。

1973年，布瑞與其他人共同主持美國國家衛生研究院的第一屆肥胖症研討會；然後他主編和草擬美國國衛院的後續報告《肥胖症剖析》。1977年，他主持第二屆國際肥胖症研討會和美國國衛院的第二屆肥胖症研討會，然後他主編美國國衛院的報告《美國的肥胖症》，於1979年出版。這期間，他又編了或寫了美國在這10年間所出版的六、七本關於肥胖症的教科書或臨床手冊之中的三本：《肥胖症的治療與管理》（1974）、《肥胖症患者》（1976）和《肥胖症：體重控制的比較法》（1980），這充分顯示，並非所有的這些書都由史丹卡德主編或主筆（這不包括特別關於肥胖症的心理和行為治療的幾篇文字）。

布瑞相信，所有以限制熱量運作的飲食法（而且由於限制熱量的最後結果是失敗的）根本無需討論。他將積極研究肥胖症飲食療法的研究人員的成果斥為無關緊要，例如夏綠蒂．楊，她曾在由布瑞安排並主持的1973年美國國衛院肥胖研討會中提出飲食療法的報告。楊專精於身體組成的研究，她自1950年開始就在康乃爾研究飲食和肥胖症。

在美國國衛院對研討會的官方報告《肥胖症剖析》裡，布瑞把她對限制碳水化合物飲食的討論斥為無知且無足輕重。研討會之後那一年，布瑞與他人合編的《肥胖症的治療與管理》中，楊對限制碳水化合物飲食的觀察被描述為「在它們能夠被完全接受前」，仍需進一步「確認……低碳水化合物飲食的價值及其在減重方面的功效，這個問題仍懸而未決」。在美國國衛院研討會3年後發行的《肥胖症患者》中，布瑞說楊的研究「資料是推論性的，而且需要以更多人數的組別來謹慎地重做」。

在美國國衛院對研討會的報告中，包括一長串優先研究和「我們當今知識中的鴻溝」的清單，布瑞沒有在任何一處提過肥胖症食療法需要進一步研究的可能性，更別說——如布瑞自己的教科書裡所指出的，在限制碳水化合物的價值上懸而未決的問題。後來布瑞漸漸成為這個假說的主要擁護者：肥胖症，就像心臟病一樣，主要是由膳食脂肪的稠密熱量引起的，所以要以碳水化合物取代脂肪才能治療或預防。

在關於肥胖症原因或治療的任何討論中與脂肪代謝科學做切割，在這個時代裡尤其明顯，而且可被視為時代的遺產。當布瑞、方伊特利、卡西爾和荷希在那些研討會中提出回顧性的談話時，一如他們在這期間一直以來的作為，他們喚起限制碳水化合物飲食的議題，只為了駁斥「這種飲食法比低熱量飲食法更能提供代謝上的優點」的主張。他們略過不提任何或許能夠解釋這種飲食法據稱的功效的研究——即使那項研究有在同一個研討會中提出，並由他們熟識的研究人員報告。

舉例來說，1977年，加州大學洛杉磯分校的大腦研究所所長唐納．諾文（Donald Novin），在布瑞所主持的第二屆國際肥胖症研討會中討論到他所謂的「攝食行為的碳水化合物假說」。

諾文指出，「低碳水化合物飲食法的普遍流行」能以碳水化合物對胰島素的影響、以及其後胰島素對脂肪堆積和飢餓的影響來解釋。布瑞曾與加州大學洛杉磯分校的諾文密切合作，但他在研討會上為肥胖症療法做總結時，卻略過不提諾文的假說（根據諾文的說法，當他為研討會論文集寫完報告時，布瑞刪除了最後4頁——全部都是關於碳水化合物、胰島素、飢餓和體重增加之間的關係。諾文說：「我無法相信他會做出那種專斷的決定。」）。

當格林伍德在第四屆國際肥胖研討會上討論胰島素對脂肪堆積作用的「守門員」——脂蛋白酶——的影響時，荷希在他對飲食療法的回顧性評論中直接忽視了這個線索，即使格林伍德是與荷希一起拿到博士學位的。

回顧一下，1970年代中在人類肥胖症的臨床研究上具有影響力的人物，可以分為兩群。

空泛的脂肪假說反而變成了真言

一群人相信限制碳水化合物飲食法是唯一能有效控制體重的工具（英國的丹尼斯·克拉多克、羅伯特·坎珀、約翰·於德金、艾倫·霍華和伊安·麥克林·貝爾德；美國的布魯斯·畢斯崔安和喬治·布萊克柏恩），並寫書發表他們用來治療病患的這些飲食法的功效，或由這些飲食法發展而來的變化。這些人在維護自己的名聲上，難免要費一番功夫奮鬥。

另外一群人拒絕接受限制碳化合物飲食會比限制熱量飲食提供更多的益處（布瑞、方伊特利、卡西爾、荷希，以及俱樂部中其他成員），**這些人鮮少親自治療過肥胖症病患**，而且他們不斷地指出，因為沒有飲食法是有效的，所以研究飲食學不到什麼東西。

布瑞常常把限制碳水化合物飲食法和每一種流行飲食法劃上等號，如葡萄柚飲食法、香蕉飲食法、冰淇淋飲食法，但1977年當他在麥高文的專責委員會前作證、並將麥高文的《飲食目標》描述成「極適合推薦」給全國的富含碳水化合物的飲食法時，他也提出一份二百頁的報告，由英國醫學研究理事會發行的《肥胖症研究》，做為他證詞的一部分，**顯然忽略了該報告與他自己的證詞相互矛盾的事實。**

該報告在同一年發行，指出限制碳化合物是「一般醫生常開給病人」的飲食處方，並認為這種飲食法比仰賴限制熱量的飲食法更有效，當然也更值得討論。該報告也提到，記錄中最佳的減重結果來自於羅伯特·坎珀和丹尼斯·克拉多克的報告，兩位都是英國醫生，他們將限制碳化合物飲食處方開給病人然後報告結果。坎珀的發表於醫學期刊裡，克拉多克的發表於《肥胖症及其管理》。

每隔幾年就有一本新的飲食書問世，推銷另一個醫生的另一種限制碳水化合物飲食法，但這被布瑞及其同僚視為這種飲食法沒有效用的決定性證據。馮伊利在美國醫學學會對阿金的譴責書中問道：「如果這類飲食法真的是成功的，為什麼它們都在相當短的時間之內就消退，過了幾年之後再稍微重新包裝一下，在新的倡議者的支持下重新復出？此外，儘管它們宣稱全體適用、無痛成功，但並沒有全國性減少肥胖症的報告出現。」

但毫無疑問，就是這種飲食法的功效才能解釋這類書籍不斷大受歡迎的原因。這種飲食法已經陸續熬過了1個多世紀，並且自第二次世界大戰後便明顯地盛行起來。**醫學和營養機構拒絕認真地看待它，甚至反而提倡富含碳水化合物的飲食法，正好解釋了肥胖症高度普及的原因。**

於是，空泛的主張反而變成了真言。1977年布瑞在麥高文的專責委員會前作證時說：「不斷出現的各種飲食法證明了，沒有一種飲食法像它所宣稱的那樣是肥胖問題的解決之道。」荷希在1981年的第四屆國際肥胖症研討會中對肥胖症療法做回顧性談話時說：「肥胖症飲食療法的激增，以及受到看似永無止境的關注，證明了在這方面的追求是出於提倡者經濟獲益的激勵，而非出自於真摯誠心的提供既健康又安全的飲食法。」

關於這些飲食法提倡者的經濟利益議題也不斷地產生共鳴。史塔爾營養部門的另一個資深人員喬治．曼恩1974年在《新英格蘭醫學期刊》中寫道：「各種減重食療法的共同因子，就是它們的商業氣息——必定能透過促銷而從中大賺一筆。」這不能用來描述從未寫過暢銷飲食書和對病人倡議類似忠告的潘寧頓、奧爾森、楊、葛登或凱維克和鮑文，但很方便用來駁斥阿金和泰勒等寫過暢銷飲食書的人（的確，梅耶爾會把為限制碳水化合物飲食法背書的人分成真誠但誤導的、不真誠的兩種）。

史塔爾寫道，他們是「印鈔機營養學者」，他想指出阿金透過《飲食革命》在1年內就賺進100多萬美元，同時間又在他「日進斗金的私人診所裡」每週治療500個病人。然而，這種利益衝突的控訴往往含糊不清、似是而非。有些人宣稱碳水化合物是獨特發胖物質，史塔爾和他的哈佛同僚在擔保這些人是庸醫的事件上扮演決定性的角色。當懷特、梅耶和史塔爾公開譴責赫曼．泰勒的《別管卡路里》時，那是在哈佛營養學系動工建造一棟造價500萬美元的大樓的1年後，而經費大部分來自私人捐款——來自於通用食品公司的102萬6000美元是史塔爾口中的「第一禮物」，該公司生產極富含碳水化合物的Post穀片、Kool-Aid沖泡飲料粉和Tang早餐飲料。

其後10年間，史塔爾成了現代飲食中糖（史塔爾寫道：「今日在糖方面的攝取造成了窮人的健康問題，這是根本不可能的事。」）和添加物的最公開捍衛者，而他的部門持續收受來自製糖業的重大資金，例如熱狗製造商Oscar Mayer、可口可樂和全國飲料協會。如果經費來自於其他地方，那史塔爾部門的住校營養學者會不會較為接受限制精製碳水化合物和糖的功效？若是如此，這會不會影響這個領域中其他臨床研究學者解讀爭議的方法？

由食品和製藥企業贊助研究計畫、實驗室和整個學術中心的資金，現在是當今醫學研究中一個活生生的事實，這就是為什麼許多期刊會要求作者聲明可能的利益衝突。不過這個做法所引起的重要問題，也是一樣。

當《科學》期刊在1988年和2003年奉獻了幾期給肥胖症研究時，科羅拉多大學的詹姆斯·希爾兩次都受邀撰稿，重新探討影響體重的飲食和生活方式因子。在這些文章裡，希爾主張消極的飲食過量和久坐不動是導致肥胖的原因，而且他建議減少飲食的脂肪含量。希爾在體重調節方面，長期以來一直是碳水化合物的捍衛者（尤其是糖），他甚至寫了一篇文章——**由美國糖業協會出資**，提倡在減重飲食中使用糖，他的假定是：高碳水化合物飲食（即使含有糖）也能「降低飲食過量的可能性，而不是提升，正如有些流行的飲食理論所支持的。」「『食用糖等於高胰島素濃度等於過多脂肪堆積』的理論尚未得到證實，而且在生物學上說不通。」

多年以來，如希爾在他的利益衝突聲明中所承認的，他也接受了來自可口可樂、Kraft食品和Mars（Snickers、M&M's和Mars棒的製造商）的顧問費。**如果碳水化合物令人發胖的觀念一旦成立為科學事實，這些公司必然遭受重大的挫敗**。他也收受過技術上稱為贈予實驗室的「禮物」的200多萬美金，來自製造脂肪替代品「蔗糖聚酯」的寶僑家品，這種商品在媒體間被形容為「節食者的夢想」。蔗糖聚酯存在的唯一理由是，據信它能透過取代飲食中的脂肪來幫助我們管理體重，讓我們更輕鬆地攝取低脂、低熱量飲食。如果碳水化合物——而非脂肪或總熱量，是人類飲食中的發胖營養素，如阿金所指出的，那麼這些飲食法在減重或體重調節上就沒有影響力，蔗糖聚酯的合理地位也就跟著消失了。

如果體重調節的研究是一項法律議題、而不是醫學和科學議題，那麼，來自於寶僑家品的支持對希爾來說，足以構成他反對自己參與可能直接影響到寶僑家品利益的肥胖症飲食療法的任何討論或飲食實驗（所以或許也影響到希爾自己的利益）的充分理由。

在2002年和2003年，希爾也收受來自於美國國家衛生研究院的30萬美元，去執行一項測試阿金飲食法對照低熱量、低脂飲食法的臨床試驗，結果要能暗示，蔗糖聚酯在減重飲食法中有取代脂肪的合理性。而希爾是測試阿金飲食法試驗中的三個主要研究人員之一，美國國衛院為該試驗提供了500萬美元。一個很明顯的問題是，比起阿金、泰勒或任何其他飲食書的作者，希爾和這次探究中的其他學者，是否更沒有可能讓他們對證據的解讀受到經濟考量的影響。

加州大學洛杉磯分校的唐納・諾文在1978年寫道：「關於低碳水化合物飲食法功效問題的爭議，其解決之道在實踐上和理論上有著影響深遠的重要性。」因為有一代肥胖權威駁斥了限制碳水化合物飲食法在實踐上的重要性，所以他們同時也否認了那些飲食法在理論上的潛在重要性。

今日的肥胖症研究學者說，他們仍然沒能夠解釋肥胖和纖瘦的體重調節假說，更別提能夠說明1世紀以來的矛盾觀察現象。他們堅決主張，肥胖症必然是飲食過量、也就是攝取多於我們所消耗的熱量造成的，但是當被問到導致一個人飲食過量的原因時，他們沒有答案。不過，在胰島素和脂肪代謝上的研究則提供了一個答案，**而且這個答案已經存在了數十年。**

Chapter 24

如何抑制飢餓感與誘發飽足感？

碳水化合物假說3

減重只有一個方法，那就是習慣於飢餓的感覺。這個簡單的事實，在富裕國家裡的大部分人民都知道，但不知怎麼地，卻被在藥局書架上大發利市的飲食、減肥和運動書籍的作者遺忘。兩個問題：為什麼他們沒有提到？怎麼會這樣？

埃默里大學人類學家，梅爾文．康納，《糾結之翼》，2003

▶**詹姆斯．施伯里二世**：低碳水化合物飲食會創造一個相應於胰島素代謝作用的環境，而這個環境會減少對胰腺細胞的持續刺激P440。

▶**賈克．勒馬內恩**（Jacques le Magnen）：飢餓感是受到「當下代謝原料的大量缺乏」的驅使P445。動物對特定食物的反應與動物當下的精力耗竭程度、食物的熱量價值、食物能多迅速填補動物的營養需求有著相互關係P454。

▶**艾德華．史崔克爾**（Edward Stricker）&**馬克．費里曼**（Mark Fiedman）：身體的燃料一開始先暫時儲存於內臟，然後中長期儲存於脂肪組織裡。脂肪組織延長了人在兩餐間可以忍受的時間，幾小時、幾天，甚至更多。供給細胞的燃料，是由這些能量保存的填滿和搬空來維持P448。

▶**史都里亞諾．尼可雷迪業**：對於甜味的感覺，就足以刺激胰島素的分泌P455。

▶**朱蒂斯．羅汀**：攝食行為對食物的氣味或觀測最有反應的人，也是受大腦影響的胰島素反應最大的人。我們必須把胰島素視為一個「或許對環境刺激起反應的干預性生理機制的主要候選者」P456。

▶**羅伯特．坎伯**：渴望碳水化合物比較像是上癮，它是高胰島素血症的結果，而高胰島素血症最初是由於飲食中的碳水化合物引起的P458。

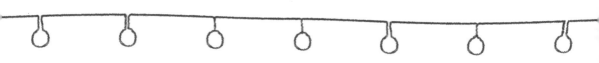

1975年，杜克大學小兒科醫師詹姆斯·施伯里二世為兒童肥胖症飲食療法寫了一篇「合理準則」，它既不會以飢餓來折磨他的小病人，也不會靠著藥物工具去預防肥胖。他寫道，這樣的飲食法會以「最小的痛苦和掙扎」誘發體重減輕。

兒童減重計畫

施伯里在治療肥胖症患者上比其他研究人員更佔有優勢，因為他將生涯奉獻在研究碳水化合物代謝作用的失調上，他也確實因為研發了一種飲食法而贏得了國際名望，那種飲食法是用來治療肝醣儲積症的，一直沿用至今。

同年，施伯里發表了他對「兒童減重計畫」的說明書，然而，他離開了杜克大學的診所，到美國國家衛生研究院擔任國家兒童健康與人類發展研究所所長。在當時，他只在教科書裡寫過一篇討論他的飲食療法的短文，和為一個名不見經傳的期刊《康乃迪克醫學》寫過一篇三頁的文章。在那兩篇文章當中，他敘述治療肥胖症方法與羅伯特·阿金不同的只在於應用細節：

施伯里的飲食法是低碳水化合物和低熱量的，而且施伯里是為醫療專業人士而寫，不是寫給一般大眾看的。

他的飲食法的設計根據幾個重要的觀察結果，施伯里提到，斷食的孩子「幾乎沒有人會抱怨肚子餓」，而且「脂質生成酵素」（胰島素）在斷食期間會迅速減少。胰島素在肥胖症患者體內是慢性提高的，而且他診所中的肥胖兒童通常吃的都是碳水化合物佔多數的飲食，「脆餅、洋芋片、薯條、餅乾、飲料等等。」這些食物就像糖一樣容易消化吸收，施伯里解釋道：「大部分的葡萄糖，是促進胰島素釋出與合成的最強力刺激物。」由於胰島素會「促進脂肪生成」並且抑制脂肪組織中的脂肪釋出，因此在脂肪組織細胞當中創造了施伯里所謂的「正脂肪平衡環境」，「所以很合理的，低碳水化合物飲食會創造一個相應於胰島素代謝作用的環境，而這個環境會減少對胰腺（的胰島素分泌）細胞的持續刺激。然後，降低的胰島素濃度會允許正常的脂肪酸調動。」

施伯里最後在他診所中使用、且宣稱特別有效的飲食法，只含有15%的碳水化合物（「其餘的是比例上大致相當的蛋白質和脂肪」），而且1天只有300到700大卡，視孩子的年齡而異。年紀愈大的孩子，能吃的熱量愈多，「許多父母不相信他們的孩子可以滿足於這麼少的食物」，然而，當他們看到「滿足孩子的食物量上明顯的變化，他們的態度完全改變了」（施伯里提到，在治療肥胖症兒童中，有人「擔心低熱量飲食對成長發育造成傷害」。然而，吃這種低碳水化合物飲食的孩子會經歷「持續正常的直線成長」——即使熱量相當低）。

大腦如何誘發飢餓和飽足感？

飢餓與飽足的現象，一直是我們在所有肥胖症討論中的潛在話題：伴隨半飢餓飲食的「不停哀嚎肚子餓」；斷食與限制碳水化合物期間不產生飢餓感；在用於治療厭食症時，胰島素是否能做為令人發胖或令人飢餓的荷爾蒙。當然還有飢餓，或至少正熱量平衡與體重增加的關係。

如果能量守恆定律的確有告訴我們一件事情，那就是：任何增加或減少我們身體體積的東西，必定在熱量攝取和消耗上有補償或抵銷性的效應。因此，任何可行的肥胖症假說，必定也是飢餓感與飽足感的假說，而且或許如弗瑞德·潘寧頓所提到的，也是能量消耗假說。然而，人類肥胖症的研究只包括在飢餓和飽足上一些以生理學為基礎的模糊概念。

假設1 當胃空虛的時候會收縮，此時會傳遞出飢餓的信號。依照個邏輯，膳食脂肪造成飽足感的方式是延長營養素排出胃的時間。

假設2 飢餓感是一種存在於大腦中的知覺，與身體本身當下的代謝需求一點兒關係也沒有。雖然許多肥胖症研究學者會本能地反對這項主張，但它對一個傳統觀念很重要：無限期地遵循限制熱量飲食法的能力是意志力方面的問題，而無法堅持這種飲食法是性格上的缺陷。

一旦對肥胖症療法的探索遺漏了生理學和生化學，並且變成心理學和精神病學的分支，而且一旦減重的唯一方式被「證明」是（如梅爾文·康納所指出的）習慣於飢餓的感覺，那麼幾乎所有肥胖症研究的焦點都會自然集中於大腦。

在1970年代初期，有一堆假說解釋大腦可能如何誘發飢餓和飽足感，進而用限制熱量的攝取以符合消耗來調節體重。有兩個受到最多關注並且編入教科書、被當成最可能的解釋。這兩個假說要追溯到1950年，都不用考慮胰島素、胰島素阻抗性和脂肪代謝研究的發展；它們也都有會被忽視的明顯缺陷。

葡萄糖恆定假說和脂質恆定假說

假設1 金恩·梅耶爾的葡萄糖恆定假說（或稱「食物攝取的葡萄糖恆定調節」），它被用來解釋剛開始用餐後的短期狀態。梅耶爾說，下視丘裡的受器會代謝葡萄糖，當葡萄糖的供給下降時便啟動飢餓感，上升時激發飽足感。這種葡萄糖狀態的調節，是「機制中的一種重要成分，有了這個機制，身體的各種需要會讓它們自己感到十分飽足」，但它不可能是唯一的成分，因為它無法解釋梅耶爾所說的「大自然中非常精細的調節鈕方面的問題……讓你在病癒後回復流失的體重的機制，在艱鉅的減重療程後令維持減重難以達成的機制」。

假設2 劍橋大學生理學家葛登·甘乃迪的脂質恆定調節，它在1970年代發展成一種歷久彌新的觀念，即我們的體重和脂肪量都是既定的，而且我們的身體會抵抗熱量的喪失（也許是較不活躍）和過剩去維持那個既定量。

依照甘乃迪的邏輯，脂質恆定的調節也位於下視丘裡，並且藉著監督身體內的脂肪量、或釋放到血液中與肥胖有關的代謝作用的某種副產物，來達成它精密調節的工作。當這種肥胖信號降到一個可接受的程度（定點）時，脂質恆定作用會以增加對食物的攝取或減少能量消耗來達成反應。當肥胖信號移到定點之上時，脂質恆定作用會抑制食物攝取，而且或許會增加能量消耗。根據這個假說，瘦子和胖子之間的基本差異在於下視丘所要捍衛的脂肪儲存量（定點），而不是脂肪儲存量受到捍衛的方法和強度。無論我們的體重有多重，如果我們發現自己目前的體脂肪水準低於定點，我們會容易發胖，直到達到原本預定的水準。

這個假說，是根據第二次世界大戰前營養學教科書中被認為是確定事實（如史丹卡德所指出：「體重減輕啟動了增加食物攝取和減少熱量消耗的雙重壓力」）的動物研究而重新形成的。然而，肥胖症權威通常把它視為無可接受的虛言。

史丹卡德說：「它並非從治療的觀點出發，因為那聽起來有點……無望。若你是胖子，那麼你的定點就被提高，而且你的身材很可怕。」還有，當然，如果我們是胖子，很胖的胖子，就很難主張說我們的定點沒有被提高。

再者，這個假說沒有解釋大腦是怎麼監督我們脂肪存量、並提高或降低食物的攝取和能量消耗以做為回應。說我們都被賦予一個能夠監督我們的肥胖、然後適當地調節飢餓感的脂質恆定作用，只是在說我們的體重仍然相當穩定的另一種方式——無論我們是胖子或瘦子，然後歸因於一個在大腦中能達成這種穩定狀態的神祕機制。

還有一個更重要的批評是，定點或脂質恆定的觀念在生理學上幾乎沒有前例可循，而體重的長期穩定狀態可以用一個更簡單的機制來解釋。生命需要仰賴跟體重一樣相當穩定的體內平衡系統，這些系統裡沒有一個需要有定點（像是在恆溫器上設定溫度一樣）才能做到平衡。此外，總是有可能去創造一個能表現出類似定點作用或固定點的系統，而不需要真的有一個定點機制。

最典型的範例是湖中的水位，在一般人看來也許像是一天又一天、一年又一年地受到調節，但其實它就是水流流進湖中、流出湖中之間的平衡結果。當克勞德·貝爾納在討論內部環境的穩定、以及華特·坎農在討論體內平衡概念的時候，他們心裡想的就是這種動態平衡，而不是大腦中有個類似中央恆溫器的調節器，由它取代身體來做這項工作。

體內平衡的驅動力

就是在這個時候，生理心理學家會提供一個能夠解釋飢餓感與體重調節的可行的另類假說。事實上，他們重新發現了脂肪代謝如何受到調節的科學——但卻是從一個完全不同的觀點來看，然後一路循著線索探討到飢餓和飽足的感覺。他們的假說解釋了體重穩定的原因，這在體重調節的研究上一直是很醒目的悖論之一，假說甚至也解釋了為什麼體重會如預期地隨著老化而上升，或在一個族群中的體重平均上升（如近來肥胖症的流行所帶來的現象）。這個假說在臨床上和理論上都有著深遠的含意，但連人類肥胖症領域的研究學者也很少有人意識到它的存在。

這是現代研究專門化能如何阻礙科學進步的另一個範例。在這案例中，研究荷爾蒙在肥胖症中的角色的內分泌學家，和研究攝食行為的生理心理學家，用的是相同的動物模型、做的是類似的實驗，但他們發表於不同的期刊、參與不同的研討會，所以幾乎沒有察覺到彼此的研究和成果。

也許更重要的是，這兩種科學對於關切人類肥胖醫療問題的醫生、營養學家和心理學家的團體都沒有任何影響力。當生理心理學家發表與肥胖症的臨床治療有關的文章時，他們所引起的注意少得可憐，加州大學洛杉磯分校的唐納·諾文（他的研究指出，胰島素對碳水化合物的反應是飢餓感和肥胖症的驅動力）說，那看起來就像是把文章丟到「黑洞」裡一樣。

生理心理學的科學基礎是克勞德·貝爾納的內在環境穩定和華特·坎農的體內

平衡觀念。這方面最著名的醫師是俄國的伊凡·巴夫洛夫（Ivan Pavlov），他的生涯開始於19世紀末期，該研究的基礎假設是，我們透過行為的根本機制來維持體內衡，在某些情況下（尤其是能量平衡），它是主要的機制。從1920年代中期一直到1940年代，這個領域裡的中心人物是約翰·霍普金斯大學的庫爾·利奇特，他寫道：「在人類和動物身上，維持穩定的內部環境或體內平衡的力量，是所有最普遍和最強力的行為驅策力或動力的其中之一。」

在整個20世紀前半期裡有人做過一系列實驗性觀察，其中許來自利奇特的實驗室，這些觀察所引起的問題是，飢餓、口渴和心滿意足意味著什麼？以及它們如何反映出代謝和生理需求？舉例來說：

- 腎上腺被切除的大鼠無法保留鹽分，若只吃牠們平常的飲食，則會在2週內因鹽分耗盡而死亡。但是，假如在牠們的籠子裡供給鹽巴，或讓牠們選擇喝鹽水或純水，牠們的選擇不是吃鹽巴就是喝鹽水，如此一來，才能讓自己一直活下去。這些大鼠發展出一種在腎上腺被切除前所沒有的對鹽的「愛好」。
- 副甲狀腺（位於甲狀腺後方或崁在甲狀腺裡的4個腺體）被切除的大鼠會在幾天內死於強烈痙攣——一種缺乏鈣質的失調症。然而，如果給牠們機會，牠們會選擇喝乳酸鈣溶液而不是喝水（與健康大鼠的情況不同），然後會因為那樣的選擇而繼續活下去。牠們看起來像是比較喜歡乳酸鈣而不喜歡水。
- 患有糖尿病的大鼠會自動選擇不含碳水化合物的飲食，只攝取蛋白質和脂肪。利奇特說：「結果，牠們的糖尿病症狀消失了……血糖降至正常濃度、增加體重、吃得較少和只喝正常量的水。」

與體重調節最相關的問題，涉及到食物的攝取量。它是由最少熱量需求、食物味道如何或其他身體因素來決定的嗎？例如一般人所相信的胃容量？這是利奇特和羅徹斯特大學的艾德華·阿道夫在1940年代提出的問題，當時他們在執行我們稍早P330討論過、餵大鼠吃用水或泥土稀釋的飼料，或將營養素直接注射到牠們胃裡。他們的結論是，攝食行為基本上是受到動物對熱量和能量需求的驅使。

利寄特寫道：「大鼠會想盡一切辦法將牠們每天所攝取的熱量維持在一定的程度。」阿道夫在這個結論中的主張，仍是1個世紀以來在飢餓與體重調節的研究上最重要的觀察成果之一：「研究人員發現，大鼠對食物的接受與迫切需求與『消化道局部情況』、『味覺器官』一點兒關係也沒有，但與當下代謝原料的大量缺乏有極大的關係。」指的就是，眼前在血液中可用的燃料（阿道夫的研究也值得一提，因為假如人類有任何地方類似大鼠，那麼就與我們以吃能量稠密食物增加體重和以減少飲食中的能量密度來減輕和維持體重〔例如喝湯，熱量會被水稀釋，或富含膳食纖維的綠色蔬菜和莎拉，而不吃熱量稠密的肉類，以及學習如何「對較少熱量感到飽足」——賓州營養學家芭芭拉．羅爾斯〔Barbara Rolls〕曾倡導過〕的普遍觀念相互矛盾）。

內部燃料的可用程度和分配

後來浮現於1970年代中期的體重調節與飢餓的生理學假說，是從法國生理心理學家賈克．勒馬內恩的研究直接發展而來，他是過去1個世紀的科學界裡最顯赫的人物之一。勒馬內恩在13歲時因為腦炎而導致雙眼失明，他培養出他的同事所說的一種「驚人的」和「廣博」的記憶力做為補償，尤其適用於科學研究上的細微差異。

勒馬內恩在1944年加入了頗負盛名的法蘭西公學院，一待就是40年，他把多數的時間花在原本屬於克勞德．貝爾納的辦公室和實驗室裡。他的感知和行為神經生理學實驗室，最後成長成了也許是專注於與飢餓和體重調節議題方面的世界上最大的實驗室。

勒馬內恩的攝食行為研究開始於1950年早期，當時他設計出一種裝置來24小時全天候監控大鼠的攝食行為。他據此報告說，大鼠以間隔的期間分次進食。然後他著手證明，調節每餐份量的大小和每餐之間間隔的時間長度的，是哪些因子。勒馬內恩的研究導出了兩項基礎觀察，兩者都證實了阿道夫的動物攝食行為的觀察，因此也證實了，**飢餓感是受到「當下代謝原料的大量缺乏」的驅使。**

觀察1 當大鼠被允許在任何時間想吃就吃時，一餐的份量會決定牠們變飢餓前能維持多久；當大鼠新吸收的熱量因能量支出而耗盡時，牠會得到再次進食的動機：「這個平衡兩端（進食所吸收的熱量和代謝所消耗的熱量）的所有增減，會導致每餐間隔時間的立即性縮短或延長。」而且，這是「食物攝取調節作用的主要和直接原因」。

觀察2 這項觀察對人類來說也是很明顯的道理：大鼠在清醒時吃得過多，表示牠們攝取的能量超過了消耗的能量，所以當牠們在清醒時攝食過多，這段期間內就會堆積脂肪。當大鼠睡眠時，牠們處於負能量平衡狀態（攝食不足），而且靠著清醒時所堆積的脂肪維生。大鼠的體重在入睡前達到巔峰，然後在醒來時下降。在人類身上這個循環可以解釋（在其他原因之外），為什麼飢餓感不會（至少不應該）讓我們從夜裡的熟睡中醒來搜括冰箱。

當大鼠睡眠時，牠們從脂肪組織中慢慢調動愈來愈多脂肪酸，並將這些脂肪酸當做燃料。「把這些儲存的脂肪用於補償，並用來替代當下代謝作用重要的一部分，會減少以攝取食物做為外在熱量供給的伴隨需求。」他寫道。當他利用胰島素去抑制這種自由脂肪酸的調動時，大鼠立刻進食。勒馬內恩推論，從脂肪組織中釋放出來的脂肪酸，只是取代或「省下」可用的葡萄糖，如此一來，將能延後飢餓感的啟動和進食衝動。這些脂肪酸在血液中隨時可取得，因此促進了飽足感和抑制飢餓感。

說明這件事情的另一個方法是，**任何能誘發脂肪酸離開脂肪組織、然後做為燃料燃燒的東西，也會透過為組織提供燃料而促進飽足感；任何誘發脂質生成或脂肪合成與儲存的東西，都會透過從循環中消除可用的燃料而促進飢餓感**。勒馬內恩寫道，所以攝食不足和攝食過多、飽足感和飢餓感是「脂肪調動或合成的神經內分泌模式」的「間接和被動結果」。

到了1970年代中期，勒馬內恩已證實胰島素是飢餓、飽足和能量平衡這種日間循環的驅動力。在剛清醒的幾小時裡，胰島素對葡萄糖的反應（勒馬內恩稱為「胰島素分泌的熱烈反應」）提高，然後在睡眠時受到抑制——該模式是清醒期間的脂肪堆積作用和睡眠期間的脂肪調動作用的主要影響力。在動物清醒並攝食的期間「受到食物的刺激而多分泌胰島素」，牠們睡眠時則「反其道而行」，他解釋說，這使血液裡的脂肪酸濃度在24小時的循環中產生連續起伏的現象——在12小時裡脂肪酸減少，而葡萄糖是主要的燃料；在另外12小時裡脂肪酸提高，而脂肪成了主要燃料。

飢餓感（或攝食的迫切需要）和飽足感（或抑制攝食），這兩者都是對脂肪儲存及脂肪調動接繼發生的、由胰島素驅動的循環作用的補償反應。勒馬內恩推論，胰島素在早晨我們一清醒後就分泌出來，並驅使我們攝食，然後它在一天的最後一餐後消退，好讓我們在長時間的睡眠中不會感到飢餓。

這個攝食行為的假說拋卻了定點和脂質恆定的因素，所依據的是飢餓的生理學觀點，**把飢餓視為對內部燃料的可用程度和燃料分割的荷爾蒙機制的反應**。飢餓感與飽足感是代謝需求和細胞層級的生理情況的呈現，所以，這兩種感覺是受到身體驅使的——無論我們多麼情願認為是大腦在掌控這一切。

重新定義攝食的機制

這個假說的幾種變化由勒馬尼恩等人發表於1970年代中期，最充分有力的說明由匹茲堡大學的艾德華．史崔克爾和當時在麻塞諸塞大學、現今在費城的蒙內爾化學感應研究中心的馬克．費里曼發表於1976年。對攝取行為和體重調節真正有興趣的任何人，都應該閱讀他們的文章──〈飢餓的生理心理學：一個生理學觀點〉。

這個假說的根據是三個基本論點。①如費里曼和史崔克爾所說明的，供應給全身組織的燃料必須一直保持「在所有生理狀況下都足以維持組織的運作，即使是長期的食物缺乏期間。」②是漢斯．克雷布斯自1940年代以來的揭示—各種代謝燃料（蛋白質、脂肪和碳水化合物）在為身體提供能量以滿足需求上，有著相同的能力。③是身體沒有辦法分辨燃料是來自內部來源（脂肪組織、肝醣、肌肉蛋白質）或外部來源（我們當天所吃的一切）。

知道了這三項論點，攝食行為的最簡單的可能解釋是：**我們攝食以維持能量能進入細胞的流動（維持「熱量的體內平衡」），而非為了維持體脂肪的存量或自己理想上的體重。**如果細胞本身有接收到足以運作的燃料，那麼脂肪保存的規模會是次要的考量。如費里曼和史崔克爾所說明的：「飢餓感的發生和消失，是根據『可利用的代謝燃料』的可取得程度的正常波動，無論是哪種燃料，也不管儲存量有多飽和。」1993年，普林斯頓大學的生理心理學家巴特利．霍貝爾（Bartley Hoebel）對這個假說的描述方式，與克勞德．貝爾納的原始研究理論產生了共鳴：「攝食行為的主要目標，是維持內在環境營養素濃度的穩定性。」

從這個論點來看，我們並不比昆蟲複雜多少，昆蟲會找出食物把它吃下去，直到肚子塞滿。外在味覺受器會用信號通知牠們是否遇到可以從攝食中獲益的東西；當攝取到充分、足以抑制飢餓感的食物時，內臟受器便會發出信號通知。大腦的角色是整合來自內臟和味覺受器的感知信號，並將它們結合在一起，成為啟動或抑制攝食行為的機動反射作用。在蒼蠅和蚊子中，如果在內臟和大腦之間的神經連結被切斷，那隻昆蟲就會失去壓抑飢餓感的抑制力而一直進食，直到牠的肚子幾乎要爆開。

人體的2大燃料庫

如艾德華．史崔克爾於1978年在《新英格蘭醫學期刊》中說明的，飢餓感差不多就是可以經由攝食行為消彌或減弱的擾人刺激，就像發癢一樣。飽足感，相反的，「差不多就是沒有飢餓感，它是對食物的興趣和攝食行為的積極抑制。」

依照這個邏輯，人類和昆蟲之間最主要的差別是，我們有兩種主要的燃料庫（或三個，若包括了儲存在肝臟裡的肝醣；或四個，若包括肌內裡的蛋白質），而牠們完全只有一種。

在我們的情況裡，燃料一開始先暫存於內臟，然後中長期儲存於脂肪組織裡。脂肪組織延長了我們在兩餐間可以忍受的時間，幾小時、幾天，甚至更多。供給細胞的燃料，是由這些能量保存的填滿和搬空來維持。費里曼和史崔克爾寫道：「能量代謝作用的維持，是在規律的時間間隔下（端視食物攝取發生的時間），透過從腸道或脂肪組織大量湧入的能量潮的交替而達成。」脂肪組織以做為能量緩衝計的方式積極參與代謝作用：它為隨著用餐而來、但不見得馬上要做為能量的營養素提供倉庫，然後把它們釋放回循環中，結束了這個吸收階段。事實上，脂肪組織能夠預防能量供給的劇變，考量這樣的因素就知道這是無可避免的，畢竟我們不像牛或羊那樣會一直吃草，而是間隔地分次用餐。

我們可以把攝食和飽足想成一個始於用餐並填滿消化道倉庫（腸子）的循環。當營養素被吸收到循環裡時，有些立刻被當做燃料使用，其餘的就轉換成脂肪、肝臟中的肝醣和肌肉中的蛋白質儲存起來。當腸子空虛時，這些膳食燃料不是被儲存起來就是被氧化，已儲存的脂肪成為主要的燃料來源。當脂肪存量開始空虛時，燃料的流量會顯示出衰退的跡象，對飢餓感的抑制被解除，我們又受到激發去填滿肚子，於是展開新的循環。

這種「組織代謝作用的和諧」受到下視丘的協調，而下視丘是透過中樞神經系統和內分泌系統荷爾蒙去協調的。這些荷爾蒙調節了各種營養素存量的填補和清空，以回應於一個或許會突然要求我們消耗更多或更少能量的環境。下視丘所做的跟昆蟲的大腦一樣：它整合來自於身體和大腦其餘部位的感知信號，然後把它們結合成允許或抑制攝食行為的機動反射作用。它也會調整燃料存量的填補和清空，以便提供給燃料的立即需求或預期需求。

根據這個假說，體重穩定不過就是在脂肪組織的能量緩衝計中流入和流出的脂肪酸之間的平衡。身體所調節的，如勒馬內恩所說，是流入細胞的燃料；我們所堆積的體脂肪量，是伴隨這種調節的燃料分割的附屬效應。

這個假說的意涵是：**使脂肪酸堆積在脂肪組織裡並抑制它們調動的因子（提升**

胰島素的任何東西），會促進體重增加和飢餓感；增加脂肪酸從脂肪組織釋出並進入組織和器官細胞然後被氧化的因子（降低胰島素的任何東西），會促進飽足感和體重減輕。

勒馬內恩在自己的動物實驗中證實了這點。當他把胰島素注射到大鼠體內時，胰島素延長了牠們日夜循環中的脂肪儲存階段。牠們日間的能量平衡循環現在失去平衡：大鼠在清醒時所堆積的脂肪，比在睡眠時能夠調動和當燃料燃燒的脂肪更多，牠們不再以相當程度的攝食不足來平衡攝食過量。大鼠不僅是「睡眠一清醒」循環受到干擾，而且牠們在白天也會因為飢餓而一直吃東西——而在正常情況下，牠們會在夜間依賴已儲存的脂肪維生（大鼠是夜行性動物）。的確，當勒馬內恩將胰島素注射到熟睡中的大鼠體內時，牠們立即清醒並開始進食，而且只要胰島素持續注入，牠們就繼續吃下去。他在大鼠清醒時注射腎上腺素（促進脂肪酸從脂肪組織中調動出來的荷爾蒙），牠們就停止進食。

如果這個假說對人類也適用，那表示我們增加體重是因為胰島素維持在高濃度的期間比自然或演化傾向的時間還久，所以無法在脂肪堆積和脂肪氧化作用間維持平衡。我們感到飽足的時間縮短了，而且我們受到驅使而更常進食。

如果我們把這個系統想成是兩個燃料供應庫，一個是腸子裡的立即供應庫，另一個是堆積脂肪的倉庫，兩個都把燃料釋放到循環裡供組織使用，然後胰島素阻擋脂肪酸流出脂肪細胞，使身體其他部位暫時察覺不到可用脂肪的存在，同時發出信號通知細胞繼續燃燒葡萄糖。只要胰島素濃度依然較高，而且脂肪細胞仍然對胰島素很敏感，脂肪做為燃料的使用就會受到壓抑。我們儲存的脂肪存量比應該儲存的還多，而且我們緊緊抓住這些熱量——即使它們被要求提供給細胞。我們不能利用這種脂肪去搶先壓抑飢餓感，勒馬尼恩寫道：「動物和人類變重是因為他們再也無法減輕體重，這種說法並不矛盾。」

從代謝燃料觀點看肥胖與不孕

這個另類假說或許也告訴我們，營養和繁殖力之間還有更深奧的關係。那並不意外，因為繁殖生物學家長久以來一直認為，食物的可取得程度才是生殖與繁衍中最重要的環境因素P391。從這個假說來看，繁殖的關鍵變數不在於體脂肪，而是代謝燃料的當下可取得程度。

這點在1980年末期被提出，繁殖生物學家喬治．韋德和吉爾．史耐德（Jill Schneider）描述他們利用倉鼠所做的研究；會選擇倉鼠，是因為牠們4天為1循環的發情週期。實驗結果呈現出明顯的一致性：動物們無論胖瘦都會發情，而且只要能盡情吃東西，牠們就會持續地循環。然而，如果脂肪酸和葡萄糖氧化作用受到抑制，而且不被允許以增加食物的攝取來做為回應，那麼牠們的發情循環作用就停止了。

這些動物對於代謝燃料的一般可取得程度是有反應的，研究人員在豬、羊和牛身上也得到相同的觀察結果。在24小時沒有食物的情況下，猴子會關閉牠們啟動排卵的荷爾蒙分泌，但是一旦進食之後，牠們會立即重新啟動分泌。猴子被允許吃得愈多，牠們分泌的荷爾蒙也愈多。

若繁殖力是由代謝燃料的可取得程度來決定，如韋德和史耐德所指出的，那麼「我們可以預期：將循環中的代謝燃料引導出氧化作用並儲存到脂肪細胞裡，將能抑制排卵的週期循環。」當然，這就是胰島素的作用，而且將胰島素注射到動物體內的確能夠關閉牠們的繁殖循環作用。在倉鼠中，胰島素注射「完全阻斷」了發情週期，除非動物被允許大量增加牠們的平時食物攝取以做為補償。

這個假說也能夠解釋在人類與實驗室動物身上的肥胖與不孕之間的關係。如果「將可用熱量過度地」鎖進脂肪細胞裡，動物的行為反應就好像牠在挨餓一樣。在這種情況下，如韋德和史耐德所說「沒有足夠的熱量來支持繁衍及維持生命所需的其他生理學作用」，繁殖活動會停擺，直到得到更多食物做為補償。

這種繁殖的代謝燃料假說並未引起臨床研究人員的注意。假說中有一個明顯的線索是，飽受不孕或閉經之苦的女性，會從降低胰島素但仍提供大量熱量的飲食（低碳水化合物、高脂飲食）中獲得較多益處，因此能再分配吸收到的燃料，而有較多的燃料用於氧化作用，較少用於儲存。

從菸癮看飢餓和飽足感

假如飢餓、飽足和體重調節的假說是正確的，那表示肥胖是由會使脂肪儲存和脂肪燃燒失去平衡的荷爾蒙環境（增加胰島素分泌或降低對胰島素的敏感度）造成的。此假說也暗示，成功減掉體脂肪的唯一方法是逆轉整個過程，去創造脂肪酸能夠被調動和氧化的荷爾蒙環境。它更進一步的意涵是，成功誘發長期脂肪流失的任何療法（不會誘發毒性物質和疾病）都必須仔細研究這些脂肪組織上的局部調節因素。

舉例來說，如果有一種藥物能抑制大腦的食欲，那麼身體會相應地察覺到熱量喪失和補償的結果。能量消耗會減少，體重流失頂多是暫時性的。另一方面，任何以局部作用使脂肪細胞將脂肪酸釋放到循環中的藥物，都會抑制飢餓，因為它會增加燃料進入細胞的流量。看起來會提升代謝作用或能量消耗的任何療法，也許就是這樣的情況。然而，**驅使大腦去提升代謝作用的減重藥物也會增加飢餓感，除非它也驅使脂肪組織去調動可補給所需燃料的脂肪酸。**

舉例來說，尼古丁也許是歷史上最成功的減重藥物，儘管它有致幻毒性。抽菸者平均而言會比不抽菸者輕2.7到4.5公斤。當他們戒菸時，也總是會增加那麼多體重；且大約每10個人之中會有1個增加超過13.5公斤的體重。此外，戒菸者面對這樣的體重增加，似乎也無計可施。

一般都相信，戒菸者增加體重是因為他們一旦戒菸後會吃得更多。但是根據研究，他們只在戒菸之初的前1到3週會這樣子，1個月之後，戒菸者吃的就不比沒戒菸時多。此外，如現任洛克菲勒大學總裁朱蒂斯．羅汀（Judith Rodin）在1987年所報告的，戒菸後體重增加的人，比戒菸後體重沒增加的人，很明顯並沒有攝取更多的熱量（朱蒂斯則報告說，他們吃「更大量的碳水化合物」，尤其是糖）。抽菸者也比不抽菸者更不好動、更不運動，所以，身體活動上的差異也不能解釋體重增加與戒菸之間的關係。

有證據指出，尼古丁會以影響脂肪細胞、增加其胰島素阻抗性的方式來誘發體重減輕，而同時間也降低脂蛋白酶在這些細胞上的活性，兩者都會抑制脂肪的堆積，並且促進其調動作用超越堆積作用P415～416。尼古丁似乎也會藉由刺激脂肪細胞的細胞膜上的受器來促進脂肪酸的調動，而那些細胞膜上的受器通常是受腎上腺素等荷爾蒙的觸發。藥物也會提升脂蛋白酶在肌肉上的活性，而這或許解釋了立即發生於抽菸後的代謝率急遽升高現象。這一切都符合「抽菸者比不抽菸者利用更多比例的脂肪酸當做日常燃料」的觀察，而重癮者比輕癮者燃燒更多脂肪。

簡言之，**尼古丁並非以壓抑胃口的方式誘發體重減輕和脂肪流失，而是使促脂肪酸從脂肪細胞中釋出**，然後引導它們到肌肉細胞，讓它們在那裡被利用和氧化，在過程中提供身體一點超額的能量。癮君子戒菸時，他們體重增加是因為他們的脂肪細胞對缺乏尼古丁做出大量提升脂蛋白酶活性的反應（也有證據指出，減肥藥物氟苯丙胺〔流行減肥藥物中半數含有「苯」的，已在1977年被美國食品藥物管制局禁止〕有類似的作用，會降低脂肪組織中的脂蛋白酶活性。）。

再談胰島素

這個肥胖症的另類假說及其對飢餓的生理學觀點，迫使我們幾乎要重新思考在體重變化及其原因上我們所珍視的觀念。

胰島素影響到脂肪的「流動」

從這個假說來看，體重、胃口和能量消耗的任何長期變化（即使是我們對運動或散步的愛好），都可能由於體內脂肪代謝作用調節的改變、體內代謝燃料的分割和可取得程度的改變，而從基礎層面被誘發。而這些改變，首先，也是最重要的，是受到胰島素分泌的變化，以及脂肪和肌肉組織如何回應於胰島素的驅使。

根據這個邏輯，胰島素成了研究動物冬眠及其他季節性體重變化的學者所謂的適應性調節器。提高或降低胰島素的循環濃度，然後體重、飢餓感和能量消耗便隨之增減。調節脂肪組織中脂肪堆積動力和脂肪調動動力之間均衡性的，就是胰島素。

近40年來有一個一直很明確的事實是，動物和人類體內的循環胰島素濃度是與體脂肪相稱的。「一個人愈瘦，他的基礎胰島素就愈低，反之亦然。」現任辛辛那堤大學肥胖症研究中心主任史堤芬·伍茲和他的共同研究者唐恩·波特在1976年這麼說道：「這層關係也被證實發生於每一個常用的體重變化模型，包括……遺傳性肥胖的囓齒動物和攝食過量的人類。」事實上，這種關係十分紮實地存在於普遍的代謝失調疾病中，例如糖尿病，換言之，肥胖的糖尿病患者的高胰島素濃度是相應於他們的體重的。

伍茲和波特也提到，當他們讓大鼠變成「較正常體重程度不等的肥胖」時，這種在胰島素和體重之間的關係也同樣適用。他們的結論是：「除了這個相互關係，沒有已知的重大例外。」即使是冬眠動物的季節性體重波動，也與這個相互關係一致；這個證據指出，是胰島素分泌的年波動在驅動體重和攝食行為的年循環——儘管它尚未被明確地證實。

同樣的這個機制，或許也可以解釋人類體重波動的年度模式（秋、冬比較重，而春、夏比較輕），這個波動往往被歸因於身體活動的增加，假設隨著春天的歡欣氣氛或受到同儕壓力和擔心穿泳衣季節來臨的驅使。

當研究學者測定人類體內的季節性胰島素濃度變化時，他們總是一致地報告說，**胰島素在秋末冬初最高（根據1984年的一項研究，高達2倍），春末夏初最低。**此外，如科羅拉多大學的羅伯特．艾克爾所報告的，脂蛋白酶在脂肪組織中的活性在秋末升高，春、夏降低，而它在骨骼肌上的活性表現是相反的模式。這會刺激體重在春天減輕、在秋天增加，無論我們想要或不想要，所以當然在春天比較容易減重，在秋天比較容易增重。

這個假說最激進的暗示之一是，即使像神經性厭食症那樣棘手的狀況（就像肥胖症一樣，現在普遍認為是一種行為和心理方面的失調症），也或許是基本上由脂肪代謝作用和胰島素的生理陷缺所造成的。攝食不足的行為，也許是一種心理情況的補償反應，就像攝食過量的行為一樣。造成難以將熱量儲存為脂肪的任何荷爾蒙異常（例如，脂肪細胞對胰島素產生過早或異常的阻抗性），都可能誘發對攝食行為的補償性抑制和／或增加能量消耗。

看似純粹的行為現象的厭食症本身（或許神經性貪食症也是），實際上可能是對某個生理問題的補償性反應——沒有能力將飯後的熱量儲存在脂肪組織的能量緩衝計中。假如未了解到有一個另類假說可以解釋這些現象，那麼想要正確地鑑別這些疾病的因果關係，就算不是不可能，至少也會很困難。

胰島素對味覺的影響

關於這個飢餓與體重調節的生理學假說，還有最後一個重點必須指出來，它的重要性幾乎與一般人的直覺相反，那就是假說對於我們對味覺認知的說法。在飲食與肥胖之間一個看來很明顯的關係，一直是食物愈美味，我們就愈可能過度放縱，然後變胖。

在1960和1970年代，肥胖症研究學者把這種攝取食物和體重之間的假設因果關係，叫做美食假說。但是這些研究學者把食物美味與否的判定，寄託在他們的實驗室動物吃了多少，如果大鼠或老鼠對於某種食物吃得比另一種多，研究學者便假設牠們這麼做是因為牠們比較喜歡那種食物。問題是，這種美味的觀念「主要從人類經驗而來，它在動物身上只是一種推斷」，生理心理學家馬克．費里曼在1989年這麼解釋。換句話說，動物對於某種食物的偏好，可能有其他的因素可以解釋。

事實上，我們對美味的認知非常仰賴於環境。勒馬內恩在其生涯早期做過這項觀察，而且這就是他自己的研究主題從嗅覺刺激變成食物攝取的原因之一。他首先提到，人會評估隨著食物攝取而產生的氣味改變：放到烤箱裡烘焙的肉桂麵包，當肚子餓時，它的氣味比我們已經吃飽後更顯誘人。我們對味覺的主觀解讀也會改變：除了高級餐廳的超級奢侈大餐的可能例外之外，我們一生中值得回憶的餐點較可能是當我們特別飢餓時所吃的東西，例如在辛苦工作或特別費力受訓的1天之後。巴夫洛夫在1890年寫道：「這不是毫無理由的，人們常說，『飢餓是最下飯的佐料』。」

勒馬內恩證明了，動物對特定食物的反應與動物當下的精力耗竭程度、食物的熱量價值、食物能多迅速填補動物的營養需求有著相互關係。在含糖熱量的溶液和無熱量但相同甜度的代糖溶液之間做選擇的大鼠，剛開始都喝了差不多的量。兩種都很好喝，但大鼠每天都喝更多的糖溶液（第五天喝3次，跟第一天一樣），但第三或第四天之後就拒喝代糖溶液，顯然從代謝上斷定了它沒有營養價值。然而，如果大鼠喝的是代糖溶液，然後同時將含熱量的葡萄糖注射到牠們的胃裡，牠們會繼續喝代糖溶液，只要還能繼續獲得熱量。味道並沒有改變，但牠們的吸收後的代謝反應改變了。**供給熱量及其他營養需求的食物，會迅速且有效地被認定為好吃，所以我們變得喜愛它勝過於其他食物。**

這種情況導致了一個常見的假設：我們天生就偏好吃糖，因為它在演化上對人有益，刺激我們在一個應該很難得到熱量的世界裡去找出熱量來源最稠密的食物。耶魯心理學家琳達．巴托舒科（Linda Bartoshuk）在1989年告訴《紐約時報》：「在演化的過程中，我們需要有甜味的能量、含糖食物，尤其是在食物匱乏的時期。」勒馬內恩等人的研究指出，這些偏好跟我們演化史中饑荒P270～271的出現沒什麼關係，但與缺乏精製碳水化合物食物有著很大的關係。根據另類假說，我們變得喜好這些食物，因為它們對於自然來源的葡萄糖和果糖，會誘發一種誇大版的吸收後反應——無論是難消化的蔬食（舊石器時代族群所吃的根莖類或水果），或是肉類中的蛋白質和將其胺基酸變成葡萄糖的緩慢轉換。

飯後的胰島素「分泌波」

由於胰島素在我們對特定食物的吸收後反應中扮演關鍵性的角色，它在我們對美味的決定上可能扮演關鍵性角色亦無需意外。在肥胖症研究中有一個很少討論到的觀察現象：**胰島素是從胰腺一波波的分泌而來。**第一波開始於吃下「美味」食物的幾秒鐘內，此時葡萄糖還沒進入到血液裡，這一波也許持續20分鐘左右。當第一波消退後，胰腺再緩慢構築下一波更長的攻勢，通常持續好幾個小時（由於糖尿病學家和臨床研究學者一般在人類或實驗室動物身上是以較長的間隔測定胰島素〔也許飯後30分鐘或1、2個小時〕，所以很少注意到其間發生的細節，那表示遺漏了胰島素分泌的第一大波）。

第一波胰島素的功能很顯然是要身體為接下來的事情做準備。胰島素要花將近10分鐘的時間才能在血糖濃度上產生可測量到的影響；它要花2倍的時間才能產生任何重大影響。在這期間，葡萄糖正進入血液裡，而且不斷刺激胰島素的分泌。當血糖濃度達到高峰時，要求胰腺分泌胰島素的信號也最強烈，但此時，胰腺已分泌出足夠的胰島素去做處理葡萄糖的必需工作。

加州大學舊金山分校的生化學家傑拉德·葛羅德斯基開拓了這項研究中的大部分，「胰腺不知道身體其他地方所發生的事，它的眼裡只有葡萄糖。」我們為應付這個系統工程問題所演化出來的方法是，在一開始用餐時就立即釋放大量胰島素到循環中，這會讓身體事先做好準備，當葡萄糖一出現時就開始吸收。

勒馬內恩說這個首波的胰島素會增強「飢餓的代謝背景」。換句話說，這個胰島素波阻止了脂肪從脂肪組織中被調動出來，還把血糖儲存起來，以準備迎接即將到來的更多葡萄糖。這個作用相當耗費循環中的營養素，所造成的結果是飢餓感增加，而這又讓食物看起來更加美味。勒馬內恩指出：「在男性身上，這反映在用餐一開始時飢餓感的增加，並且表現於一則法國諺語中：『吃飯時胃口就來了！』」隨著用餐的持續，我們的胃口獲得滿足，飢餓的代謝背景隨著大量營養素進入循環當中而消退，因此對於食物美味的感覺也隨之減弱。從這個邏輯來看，**美味是一種經過學習的反應，主要以飢餓為決定的條件，而飢餓又是對胰島素分泌模式和脂肪酸和／或循環中的葡萄糖可取得程度的反應。**

自巴夫洛夫在19世紀的著名研究之後，有一項相關的觀察一直是科學研究的一部分，那就是食物的氣味、觀測、甚至對它的想法，都會誘發一連串的生理反應，包括唾液、胃液的分泌，不意外的，還有胰島素的分泌。到了1970年代，已有人利用人類、大鼠、猴子、貓、羊和兔子研究這些頭部的（表示這些反射作用不是由外圍器官自己傳達的〔就像那兩波的胰島素分泌作用是分泌胰島素的胰腺細胞的一種與生俱來的特質一樣〕，而是受到直接從大腦送出神經信號的刺激）反射作用。

光是「甜」的感覺就會刺激胰島素分泌

勒馬內恩的學生史都里亞諾·尼可雷迪業已證明，大鼠只要嚐到甜的東西就會做出分泌胰島素的反應，無論是糖或不含熱量的代糖。**對於甜味的感覺，就足以刺激**

胰島素的分泌。正如巴夫洛巴證明過，狗在聽到與餵食有關的鈴聲時會流口水，史堤芬．伍茲及其同僚也證明，當遇到與攝食有關的類似刺激時，大鼠會分泌胰島素（這些研究學者武斷地選擇曼秀雷敦的氣味，那是一種薄荷與凡士林的混合軟膏，較常用於支氣管傷風的胸口局部塗）。

人類的反應也是一樣。尼可雷迪指出，這種反射性的釋放胰島素是一種「預先適應」：它已預料到一餐或某種食物的影響，所以讓身體預先做準備。如馬克．費里曼所說的，這種受大腦刺激而釋放的胰島素，也能用來清除循環中「讓動物或人類當做燃料使用的幾乎任何東西。不只是血糖，也還有脂肪酸，所有的營養素就這麼不見了」。所以，一想到吃，就令我們感到飢餓，**因為受到刺激而分泌的胰島素會耗盡血液裡供給外圍組織和器官生存所需的燃料。**

這種為了攝食而準備的大腦刺激分泌胰島素，也提供了或許能在美食世界中誘發飢餓、體重增加和肥胖的另一種機制，當然，所謂的美食指的可能是誘發過多胰島素分泌去處理它們所含非天然易消化碳水化合物的食物。

這個概念在1977年由心理學家泰瑞．波利（Terry Powley）所提出，他那時候在耶魯、現在在普渡大學任職。波利當時在論討下視丘損傷的肥胖症影響，並且推測：那些損傷導致動物只是在想到、聞到或嚐到食物的時候就過度分泌胰島素，而這增強了動物對飢餓和美味的知覺。至於這所導致的結果，就是波利所謂的「自我延續情況」，也就是惡性循環，「不是分泌大量適合有效利用消化物的胰島素和消化酵素，受損傷的動物反而是過度分泌胰島素，並且非得吸收到足夠的熱量來平衡荷爾蒙和代謝調節。」

但是波利竟然沒有指出，相同的這個現象在人類身上也適用！所幸，他的同事朱蒂斯．羅汀做到了。羅汀在1980年的時候報告說，攝食行為對食物（她實驗中用的是燒烤牛排）的氣味或觀測最有反應的人，也是受大腦影響的胰島素反應最大的人。羅汀寫道，必須把胰島素視為一個「或許對環境刺激起反應的干預性生理機制的主要候選者」。

到了1985年，羅汀推測，胖子的慢性高胰島素血症也會使這個現象惡化。「這些發現指出了一個回饋圈，在其中，高胰島素血症會導致食物攝取的增加，除非得到抵銷，否則可能造成進一步的體重增加，」她寫道，「因為急性高胰島素血症也可能發生於只是看到或想到食物的人，所以它可能進而造成食物攝取的增加和可能的體重增加。」

胰島素誘發的飢餓如何影響發胖和減重飲食？

由胰島素決定勒馬內恩所謂的飢餓的代謝背景的可能性，也說明了我們在討論發胖和減重飲食的那幾段時的兩項觀察。

觀察1 是艾坦・席姆斯的觀察，他可以讓囚犯受試者吃下1天1萬大卡、大多是碳水化合物的熱量，但他們仍覺得「在一天稍晚的時候肚子餓」，而吃800大卡過多脂肪熱量的受試者「發展出明顯的厭食症」。從一個較熟悉的方面來看：為什麼我們大多數人可以想像吃1大袋（120克）爆米花（若以傳統方式用油去爆，熱量超過1100大卡——美國農業局的標準營養素資料庫說熱量有1100大卡，而公共利益科學中心的數字是1600大卡），但無法想像吃相同熱量的起司：例如15片的美國起司或1.5杯融化的布利乾酪？

最簡單的解釋是，受碳水化合物誘發的胰島素會將脂肪和碳水化合物（脂肪酸和葡萄糖）儲存為脂肪組織中的脂肪，而且一旦它們到達目的地之後，熱量就被固定在脂肪組織裡。只要我們對碳水化合物的反應是分泌更多胰島素，我們就會因為期望有更多營養素相繼到來而繼續去除血液中的營養素，所以我們仍然感到飢餓，或至少沒有任何飽足感。脂肪填補我們的，遠不及碳水化合物所制止的飽足感，所以我們依然飢餓。

觀察2 對碳水化合物的渴望與肥胖有關。在此，飢餓的代謝背景是由慢性高胰島素血症構築起來的，而不是吃了富含碳水化合物的一餐後所立即分泌的胰島素。在這兩種情況下，胰島素都會誘發飢餓或抑制飽足感。然而，在高胰島素血症和肥胖的情況裡，這會發生在兩餐之間，而此時細胞原本應該仰賴佔優勢地位的脂肪酸的混合燃料維生；反之，胰島素把脂肪困在脂肪組織裡，並且發信號告訴細胞去燃燒葡萄糖。就身體而言，胰島素濃度升高意味著我們剛才進食過，如喬治・卡西爾所指的「高胰島素濃度意味著『吃過』的狀態」，也是指示有碳水化合物可供燃燒的信號。

但在這個情況裡，不是這樣。進化成能夠將血糖維持在健康範圍內的體內平衡系統，現在建立了一個讓細胞以葡萄糖做為燃料的內部環境，而且只有葡萄糖能夠滿足需求——雖然系統中並沒有可消耗的葡萄糖。高胰島素濃度甚至更阻礙肝臟釋放已儲存為肝醣的葡萄糖，結果是，我們會渴望葡萄糖。即使我們攝取脂肪蛋白質（如起司片），高胰島素血症也會把這些營養素儲存起來，而不是讓它們當做燃料使用。

這種情況的務實面含意，對於我們在一個廉價、易消化的富含碳水化合物食物的世界中要如何理解肥胖症的飲食療法，或只是維持健康的體重來說很重要。在反對限制碳水化合物飲食法的較悲觀主張中，有一種指出所有的飲食法最後都會失敗，因為受試者必定會半途而廢，就像他們放棄限制熱量飲食法一樣。

但是這個主張的基本假設是，所有的飲食法都以限制熱量的攝取來產生功效。它也忽略了渴望碳水化合物和源自於半飢餓的飢餓感之間的生理差異。**渴望碳水化合物比較像是上癮**，這也是英國臨床醫師羅伯特・坎珀在1963年所描述的。它是高胰島素血症的結果，而高胰島素血症最初是由於飲食中的碳水化合物引起的，就像對尼古丁、古柯鹼或任何其他致癮物質上癮一樣，是由於使用這些物質而成癮的。因限制熱量而產生的飢餓，是無可避免的生理情況，但對碳水化合物的渴望並不是。

糖（蔗糖）是一種特殊狀況。就像古柯鹼、酒精、尼古丁和其他致癮物質一樣，糖似乎能對大腦中一個叫做獎賞中樞的區域（伏隔核）誘發過度的反應。這表示，當我們吃糖時大腦分泌多巴胺的強度，或許可以解釋渴望糖的劇烈程度。普林斯頓大學的巴特利・霍貝爾說，當伏隔核「被甜食或強效藥物過度活化」時，「可能導致濫用、甚至上癮。當這個系統活性不足時，抑鬱的信號隨之而來。」霍貝爾指出，大鼠可以輕易地對糖上癮，而且當被迫戒除時，會呈現出戒斷鴉片的生理症狀。

無論上癮是在大腦或身體，或是兩者皆有，糖和其他易消化碳水化合物容易致癮的觀念，也暗示了上癮可以透過充分的時間、努力和動機來克服，跟飢餓的情況不一樣（或許除了厭食症的慢性情況以外）。避開碳水化合物，即使在胖子身上也可以降低胰島素濃度，所以能改善引起碳水化合物欲望的高胰島素血症。吃限制碳水化合物飲食在兒童身上所造成的影響，詹姆斯・施伯里二世說：「經過1年到1.5年之後，胃口變正常，對甜食的欲望也消失了。這個改變往往可以從一個人在特定的1到2週的期間內判定出來。」

如果吃較多易消化碳水化合物的確會上癮，那麼這會改變關於限制碳水化合物飲食法效用的所有討論的條件。也許有人認為沒有澱粉、麵粉和糖很難活下去，也許在戒斷過程中會伴隨一些生理症狀，這並不是在說要努力才能更健康、更瘦。沒有人會主張戒菸（或其他致癮藥物）是不好的，但戒菸者一定會懷念他們的香菸，而且許多人最後會恢復抽菸，會被癮頭打敗。碳水化合物或許也是相同的道理。

這也讓我們質疑一個警告：限制碳水化合物不能「被一般性地安全使用」，如泰奧多爾・方伊特利在1979年所寫的，因為它有「潛在的副作用」，包括「虛弱、倦怠、疲勞、噁心、嘔吐、脫水、姿勢性低血壓和偶爾的痛風加劇（假如已有痛風問題）」。有一個重要的臨床問題是，這些症狀是否是短期的碳水化合物戒斷效應，或是可能抵銷減重益處的慢性效應。

同樣的問題也適用於隨著脂肪流失而發生的膽固醇偶爾升高（暫時性高膽固醇症），而這是我們將膽固醇隨著脂肪一起儲存在脂肪細胞中的結果。當脂肪酸被調動時，膽固醇也隨之釋放出來，因此血清膽固醇濃度會猛然上升。現有的證據指出，**這個效應會隨著成功減重而消失——不管飲食中是否含飽和脂肪**。然而，在誤以為這是高脂飲食法的慢性影響的錯誤印象之下，它常被引用成避免限制碳水化合物飲食、以及萬一觀察到這種現象就要病人立刻停止這種飲食法的另一個理由。

1963年，當羅伯特·坎珀討論到他在限制碳水化合物飲食上的臨床經驗、以及碳水化合物成癮的明顯問題時，他強調，無可置疑地，證實碳水化合物是否確實是肥胖症和過重的原因，是一個必要的步驟。如此一來，我們才能對關於自己欲望的風險和益處做出有根據的決定。假如沒有關於香菸會導致肺癌的確切知識，許多戒菸者可能到今天仍抽著菸。「我們至少有一半的病人，無論減重成功與否，都無法被說服去相信，他們必須永久改變自己的飲食習慣才能救自己一命，」坎珀寫道。「這無疑是一場心靈戰爭，很不幸地，病人完全被來自專業和非專業的忠告搞得暈頭轉向。」這個說法到今天仍然適用。

限制碳水化合物飲食法因為其誘發減重的功效而一直很吸引人，**但是在飲食上做長久的改變，需要有「我們會因此更健康」的自信**。為此，我們需要醫生、營養學家和公共衛生有關單位的支持，我們也需要有精確科學根據的建議，而不是關於貪婪和懶惰的處罰的老舊偏見。

結語

於是科學界提供科學研究的社會認可。在這方面，它擴充了亞里斯多德《形上學》的著名開場白：「人天生皆有知的欲望。」也許是，但研究科學的人出於學養而更渴望知道，他們所知道的確實是這樣。

羅伯特・莫頓，《科學家的行為模式》，1968

首要的原則是，你必不能愚弄自己——而你是最容易被愚弄的人。

理查・費恩曼，於加州理工學院的畢業典禮致詞，1974

2003年2月，《科學》期刊的編輯群發行了一本評論肥胖症研究的特刊。它包含由幾位著名權威所寫的四篇文章，全都在傳達肥胖流行病毒性環境假說的訊息，以及肥胖症是由「攝取的食物能量多過於在活動上消耗的能量所導致」的信念。

有一篇文章為全國和國際間迅速成長的腰圍問題提供了一個可能的解決方法（並非承諾未來的抗肥胖藥物），作者是科羅拉多大學的詹姆士・希爾、寶僑家品的約翰・彼得斯和另外兩位共同研究者。希爾和彼得斯引進了「能隙」（又稱「能距」）觀念，據稱它能夠解釋肥胖流行病的存在，並揭示一個可以停止或逆轉這種疾病的作用路徑。

依照他們的推測，肥胖流行病代表著美國人每人每天所吸收、但未消耗掉的100大卡的能隙。希爾和彼得斯指出，要消除這種流行病，美國人不是必須提升每天的能量消耗（也許多走1.6公里路左右），就是必須減少能量的攝取，像是「少吃15%（大約3口）的典型超級速食漢堡」。

2年後，當美國農業部發行第六版《美國農業部膳食指南》時，它根據一模一樣的邏輯給予類似的忠告：「就大部分成年人而言，每天少攝取50到100大卡，或許能夠防止體重逐漸上升。」

這個論點應該會引起一種特別的似曾相識感，因為它正是卡爾・馮諾頓在1個世紀之前提出的主張。希爾、彼得斯和美國農業部的權威人士，就像馮諾頓一樣，把體重調節視為一種純粹的算術過程，每天都多攝取一點熱量，就會累積成幾公斤的肉、再累積成數十公斤的肉；然後每天都產生一點熱量赤字，情況就反過來。

這項主張現在是美國政府防止肥胖症的官方基礎，而這個事實令希爾和彼得斯在《科學》期刊文章中的警告顯得更令人注目。談到100大卡的能隙，他們說他們的「估計只是理論上的，而且牽涉到好幾種假設」——尤其是「無論是一天增加能量消耗100大卡或減少能量攝取100大卡，都能防止體重增加，這一點仍有待驗證。」

不過希爾與彼得斯並未討論到更重要的一點，那就是，為什麼歷經一世紀的研究都還無法產生這樣的實證結果？有兩個最接近的可能：在人類和動物的體重調節方面所累積起來的研究和觀察，從未提供充分的理由讓人相信這種論點是正確的，這需要有人耗費心力去測試；或者，也許就是沒人想測試它。

不管是哪種情況，我們都會納悶研究治療和預防人類肥胖的那些相關人員——如羅伯特・莫頓（Robert Merton）曾指出的，是否真的想知道，他們所知道的果真是如此嗎？

1890年，美國營養科學的先驅法蘭西斯・貝納迪克和威布爾・阿特瓦特，他們花了1年時間做這個假說的實驗室測試：能量守恆定律適用於人類，也適用於動物。他們之所以這麼做，並不是因為懷疑能量守恆的適用性，反而恰好是因為它看起來太明顯。「沒有人會質疑它」，他們寫道，「然而，定量論證的結果是令人滿意的，而且做出論證結果的驗證方法，在物質和能量代謝的一般定律的研究上，有著根本的重要性。」

這就是功能性的科學運作的方式。去界定待解決的問題或提出假說，然後做實驗驗證，以回答問題或駁斥假說——無論問題和假說看起來可能多麼真實。假如斷然的主張是沒有證據根據的，那麼它們會受到激烈的非難。在科學中，如莫頓曾說過的，唯有先證實前人是否曾經犯錯或「在追蹤結果的線索前止步、或忽略工作中別人看得到的東西」，才能促成進步。因此，每一個對知識的新聲明，都必須受到嚴格的批判和評估。在知道要提出什麼問題前，必須明確地指出其缺失之處，那麼我們才知道要追尋什麼答案——我們所知道的確實是如此，以及還有什麼是我們不知道的。莫頓寫道：「這種稱頌與苛評的批判性評價的不斷交流，在科學中已發展到就像是父母透過兒童遊戲來監督孩子行為的程度。」

這種制度中的警惕，「這種批判性評價的不斷交流」，在營養學、慢性病和肥胖症的研究中都看不到，數十年來都未曾出現過。基於這個理由，我們很難以「科學家」一詞來形容那些在該學科中做研究的人，而且，的確，我一直積極地在本書中避免這麼做。

這件事就是那麼有爭議，不管這些人在過去50年來執行過什麼業務、不管他們所創造的文化是否可以被合理的形容為如大部分孜孜不倦的科學家或科學哲人一般所描繪的科學。在這些學門裡的人把自己視為科學家，他們在自己的研究中使用科學術語，他們當然也借用了科學的權威將自己的信念傳達給一般大眾，但是，如《科學革命的結構》作者湯瑪斯．昆恩所指出的，**「他們事業成就的加總並不等於我們所知道的科學。」**

雖然這種情況的由來是可以理解的，但是這些理由提供不了多少樂觀的基礎。在營養、肥胖症和慢性病的交會點進行研究的人，其動機多半是為了維護我們的健康和預防疾病。這是一個值得讚許的目標，而且無可否認的它需要透過可靠的知識來達成，但是絕不能藉著允許在方法上的妥協來完成——這卻是已經發生的事。

現今對於「公共衛生」事務的界定太過鬆散，在那些事務上的實際考量，不斷被允許優先於建立可靠知識所需的對證據的公正、批判性評價和嚴格精確的實驗。將複雜的科學情況簡化，好讓醫生能夠運用、並使病患和大眾欣然接受的迫切需求，已被置於無私公正地呈現證據的科學義務之前。結果是讓一個著眼於理論的巨大企業去決定飲食、肥胖和疾病之間的關係，同時，最重要的是，致力於說服每一個相關的人和一般大眾相信，他們已經找到答案，而且答案一直是如此——也就是，**一個據稱是科學但運作得像宗教一樣的企業。**

在科學和營養學之間的實質衝突是時間。一旦我們決定，科學是比我們父母所教給我們的（或是祖父母教給我們父母的）一切更好的健康飲食指南，那麼我們愈快得到可靠的指南，我們的景況就愈好。然而，不確定性和對立假說的存在，並未改變我們都必須攝食和餵養孩子的事實。所以，我們該怎麼做呢？

在這個問題上有兩個常見的反應，正如本書要為那些論點所做的回應。其中一個反應是，考量脂肪和碳水化合物對健康影響的不確定性，然後建議適量的攝取就對了；這裡指的是適量攝取均衡的飲食。1987年密西根大學公共衛生教授馬歇爾．貝克爾（Marshall Becker）說：「也許我們最敏感的公共衛生建議就是在所有事情上面應當有所節制，而且一定要有所節制。」不過，我們有些人確實以可稱許的克制力攝取四大類食物，但仍然肥胖或過重，而且想必因此有較高的其他疾病風險；我們有些人瘦得合宜、適量攝取均衡飲食、定期運動，但卻具胰島素阻抗性，而且也許甚至還有糖尿病。

另一個是比較樂觀的反應，那是一種妥協的立場：採納過去50年裡能夠與心臟病的飽和脂肪／膽固醇假說並存的幾乎每一個合理假說，然後全部整合成一個可能對我們有益且或許不會造成傷害的看似合理的飲食法。因此，在健康飲食方面的當前觀念是盡量少鹽、多膳食纖維；多吃優質脂肪（單元不飽和脂肪和omega-3多元不飽和脂肪）、盡量少吃壞的脂肪（飽和脂肪和反式脂肪）；多吃橄欖油和魚，少吃紅肉、黃油、豬油和乳製品。在攝取肉類時，要吃瘦肉，才能維持飽和脂肪的低含量並且降低能量密度，故而——據推測，能降低熱量。乳製品要吃低脂或零脂的。飲食要含有充分的堅果、豆類和優質碳水化合物，也就是大量的維生素、礦物質、抗氧化物和膳食纖維（蔬菜、水果和非精製穀類），少吃劣質碳水化合物，也就是能量稠密、造成肥胖的食物（高度精製碳水化合物和糖）。

這種飲食法特別健康，也許沒錯——但我們不知道是否真的是這樣。這種飲食法有著政治正確的優勢，它可以被推薦給大眾且不用害怕受到醫學界的排斥。然而，它是否比——譬如說如史堤芬森在1920年代提出的，一種脂肪熱量佔70%到80%、且幾乎完全不含碳水化合物的葷食飲食，或任何動物製品（肉類、魚、家禽、蛋和起司）加綠色蔬菜但完全不含澱粉、糖和麵粉的飲食還健康，仍是個疑問。

還有，這樣的飲食法是否能預防我們變胖或逆轉肥胖，或者它是否比大部分是肉類的飲食法還好，也從未被檢驗過。如果沒有比較好，那麼它可能不是最健康的飲食法，因為多餘的脂肪堆積肯定與慢性病風險的增加有關。

過去15年來，我花了許多時間報導和撰寫關於公共衛生、營養和飲食的議題。光為了寫這本書，我就花了5年時間研究。在很大的程度上，我所做出的結論就是我們所生活的年代中的產物，也是我自己所懷疑的問題。

才在10年前，為這本書所做的研究會耗費大部分的人生，只因為隨著網路、搜尋引擎和醫學圖書館、科學資訊研究中心、研究圖書館等大量資料庫的發展，以及現在可以在網路上接觸到的全球二手書店，我才能方便的找到和購得幾乎任何寫作資源，無論是1個世紀前或上個禮拜發行的，以及追蹤並聯繫臨床研究人員與公共衛生官員——即使是退休已久的人。

在整個研究期間，我努力追隨真相所到之處。在寫這本書時，我也努力讓科學及證據為它們自己發聲。當我展開我的研究時，我不知道自己會相信：肥胖症並非由於吃太多造成的，或運動並非預防的方法；當時我也不相信，像癌症和阿茲海默症等疾病有可能是攝取精製碳水化合物和糖所造成的；我不知道自己會發現營養、肥胖症和慢性病的研究品質那麼糟糕，以及那麼多傳統觀念的基礎是建立在那麼稀少的重大證據上，還有，曾經，研究學者和資助這項研究的公共衛生相關單位，看不出有任何理由可以質疑這個傳統觀念，所以也無需檢驗其有效性。

然而，當我從這項研究中脫身的時候，基於現存的知識，有一些結論對我來說是必然的：

①膳食脂肪，無論飽和或不飽和，**都不是導致肥胖、心臟病或任何其他慢性文明病的原因。**

②問題在於飲食中的碳水化合物，它們影響了胰島素的分泌，也影響到體內平衡的荷爾蒙調節——人體的和諧整體。碳水化合物愈易消化、愈精製，對我們健康、體重和福祉的不良影響就愈大。

③糖（尤其是蔗糖和高果糖玉米糖漿）特別有害處，可能是因為果糖和葡萄糖在同時間提高胰島素濃度，而使肝臟過度負荷碳水化合物。

④精製碳水化合物、澱粉和糖對胰島素和血糖的直接影響，就是冠狀動脈心臟病和糖尿病的飲食原因。它們是癌症、阿茲海默症和其他慢性文明病的最可能飲食原因。

⑤肥胖症是多餘脂肪堆積作用的失調症，其原因並非飲食過量和久坐不動的行為。

⑥攝取過多熱量不會導致我們變胖，就像它不會導致兒童長得更高一樣。消耗的熱量大於我們所攝取的熱量，並不會造成長期的減重，它只會導致飢餓。

⑦發胖和肥胖症是由於荷爾蒙對脂肪組織和脂肪代謝的調節作用的不均衡（失調）所引起的：脂肪的合成和儲存量，超過了脂肪從脂肪組織中調動出來及其後參與氧化作用的量。當脂肪組織的荷爾蒙調節逆轉這個情況時，我們就變瘦。

⑧胰島素是脂肪儲存作用的主要調節者。當胰島素濃度升高時（慢性的或飯後），我們會在脂肪組織中堆積脂肪。當胰島素濃度下降時，我們會從脂肪組織中釋出脂肪，並做為燃料使用。

⑨藉著刺激胰島素的分泌，碳水化合物讓我們變胖，最後導致肥胖症。我們攝取的碳水化合物愈少，我們就愈瘦。

⑩藉著驅動脂肪堆積，碳水化合物也會提升飢餓感和降低我們消耗在代謝和身體活動上的能量總量。

思考這些結論，必定會有人指出一個明顯的問題：**一個幾乎或完全不含碳水化合物的飲食法，有可能是攝食的健康模式嗎？**

過去半個世紀以來，我們對飲食和慢性病之間相互影響的概念，無可避免地集中在脂肪含量上。與某種理想的低脂或低飽和脂肪飲食法的任何偏差，一直被認為是危險的，直到長期、隨機的對照試驗證明了並非如此。因為限制碳水化合物的飲食法在定義上是相當高脂的，所以一直被假定為不健康的飲食法，直到證明了情況相反。這就是為什麼美國糖尿病學會甚至反對利用限制碳水化合物飲食法來做第二型糖尿病的管理，我們怎麼知道它在長期攝取上是安全的呢？

他們的辯護主張跟彼得·克利夫在40年前所做的如出一轍，當時他提出糖代謝病假說。演化結果應該是我們的最佳指引，告訴我們是什麼構成了健康飲食。一個族群或一個物種為了適應其環境中任何新的因子，都要花上一段時間；我們吃某種特定食物的時間愈長，它就愈接近其自然狀態，它對我們的傷害就可能愈少。這是所有公共衛生推薦在關於健康飲食的特性上的一個基本假設。

那正是英國流行病學家裘弗瑞·羅斯於1985年寫下其開創性文章〈生病的個人與生病的族群〉時的意思，他更將可以推薦給大眾的可接受預防措施描繪成移除「非天然因子」和恢復「『生物正常性』的——那就是……假定我們在遺傳上已適應那些情況。」羅斯說道：「像這類正常化的方法，也許會被假定是安全的，因此基於有一個合理假定的利益，我們應該準備去倡導這些方法。」

然而，我們推測飲食中的脂肪含量是演化而來的，這一點仍然存疑。無論典型的舊石器時代的狩獵—採集飲食是由什麼構成的，其中的脂肪類型和含量必定會隨著季節、緯度和冰河時期的來去而改變。這就是在食用油方面建議攝取量的問題，舉例來說，我們吃橄欖油或亞麻籽油是演化的結果嗎？也許幾千年的時間足夠適應一種新的食物，但幾百年還不夠。若是如此，那麼可以理解地，當地中海族群的後裔大量攝取橄欖油時，它可能是無害甚至是有益的，因為他們已經這樣食用了幾千年，但對斯堪地那維亞人或亞洲人可不是，因為對他們來說這種油是飲食中的新成分。這令已經很複雜的科學變得更複雜，但是當我們在討論健康的飲食法時，這些都是應該考慮的重大考量。

不過在碳水化合物的主題上，就沒有這樣的不明確性。過去200萬年來人類飲食中最劇烈的轉變，肯定地是：①隨著農業的發明從少含碳水化合物飲食法轉換到富含碳水化合物飲食法——狩獵者與採集者飲食中的額外穀物和易消化澱粉；②過去幾百年來那些碳水化合物精製度的提升；③每人對糖攝取量的增加，從18世紀中葉的不到4.5公斤或9公斤，增加到今日的將近67公斤——高果糖攝取量的增加尤為劇烈（原本是蔗糖，現在是高果糖玉米糖漿）。為什麼我們會特別預期，一個排除這些食物的飲食法除了讓我們恢復到「生物正常性」外還要能給予更多益處？

「健康的人類飲食需要含有碳水化合物」，事實並非如此，儘管公共衛生的建議正好相反。大部分的營養學家仍舊堅持，飲食裡需含有120到130克的碳水化合物，因為這是當飲食中富含碳水化合物時大腦和中樞神經系統會代謝的葡萄糖量。可是，**大腦所使用的和它所需要的是兩回事。**

飲食中若沒有碳水化合物，大腦和中樞神經系統會接繼使用由膳食脂肪和從脂肪組織中釋出的脂肪酸轉換而成的酮體P340；以及甘油，也是從脂肪組織釋放出來的，隨著三酸甘油脂的分解而成為自由脂肪酸；還有從飲食中的蛋白質轉化而來的葡萄糖。由於未限制熱量的限制碳水化合物飲食法在定義上包括了大量的脂肪和蛋白質，所以大腦並不會缺乏燃料。

的確，這很可能就是我們大腦演化去使用的混合燃料，而且我們的大腦靠這種混合燃料似乎比光靠葡萄糖能運作得更有效率（關於飲食中最少量碳水化合物的討論可見於美國醫學研究所在2002年的報告《飲食攝取量參考》。醫學研究所設定成人每天碳水化合物的「估計平均需求量」是100公克，如此一來，大腦可以完全只靠著葡萄糖來運作，「而不用仰賴取代部分葡萄糖的酮體。」這使得130公克的「建議膳食攝取量」限度變成錯的。**不過醫學研究所也承認，大腦沒有這些碳水化合物也沒關係，因為它可以靠酮體、甘油和源自蛋白質的葡萄糖而運作良好**）。

限制碳水化合物飲食法是否缺乏必需維生素和礦物質，這是另一個議題。動物製品含有維持健康所需的所有胺基酸、礦物質和維生素P343，唯一有爭議的就是維生素C。而證據顯示，**肉類製品的維生素C含量比維持健康所需的更充足**，只要飲食確實是限制碳水化合物的，沒有會提高血糖和胰島素濃度的精製及易消化碳水化合物和糖，我們就不需要從飲食中增加對維生素C的攝取。

此外，儘管靠肉食維生和只吃肉類也許確實會得到特別的益處，如維亞穆爾．史堤芬森在1920年代所主張的，不過限制碳水化合物飲食法並不限制綠葉蔬菜（那些營養學家在20世紀前半段稱之為「5%蔬菜」的蔬菜）的攝取，而只限制澱粉類蔬菜（如馬鈴薯）、精製穀類和糖，以及幾乎沒任何必需營養素的食物——除非在製做過程中添加回去以強化營養，就像白麵包。

將總熱量刪去三分之一的限制熱量飲食法，如約翰·於德金提過的，也會刪掉三分之一的必需營養素。禁止糖、麵粉、馬鈴薯和啤酒但允許盡情吃肉類、起司、蛋和綠色蔬菜的飲食法，仍含有必需營養素，無論它最後是否造成熱量攝取的減少。

我希望本書能改變我們對於健康飲食特性的觀點，就像這項研究改變了我自己的看法一樣，也希望未來對健康飲食特性的討論，會從碳水化合物的含量和品質著手，而不是脂肪。然而，在向飲食、肥胖症和慢性病的傳統觀念挑戰之時，本書也讓許多人陷入困境：公共衛生相關單位、相信他們過去數十年裡所提出的建議一直是正確且有健全科學基礎的營養學家和醫生、以及只想吃得健康但難以接受所相信的一切可能都是誤導的所有人。這個困境的解決之道，是去嚴格地檢驗碳水化合物假說，就如心臟病的脂肪—膽固醇假說在40年前原本應受到的檢驗一樣。

在過去10年裡，美國國家衛生研究院終於開始資助限制碳水化合物飲食法的隨機對照試驗，正如羅伯特阿金博士基金會一樣，但是這些試驗被設計成只檢驗這類飲食法可能可以安全有效地被當做減重工具的假說。研究中使用的是過重和肥胖的受試者，然後與低脂或限制熱量飲食法的結果來比較減重和心臟病風險因子。

這些試驗既不被設計也不被解讀成對「導致開始變胖和肥胖症的是飲食中的碳水化合物（糖和食物的澱粉成分，如《柳葉刀》在140年前的用詞）」假說的檢驗，反之，這裡的基本假定也是，體重減輕必定是負熱量平衡（攝取的熱量比消耗的少）造成的，而且研究人員把這些試驗理解成，測試限制碳水化合物飲食法是否比直接減少熱量或尤其是脂肪熱量的半飢餓飲食法更容易或更不容易減重。

一個對碳水化合物假說的直接檢驗方法，是提出相反的問題：不問缺乏精製和易消化碳水化合物及糖是否能導致減重且對健康是安全的，而要問，**這些碳水化合物的存在是否會導致體重增加和慢性病**。這樣的試驗可以用瘦而健康的人來完成，也可以用從瘦到胖各種程度的受試者，包括代謝症候群和第二型糖尿病患者。

受試者被隨機分成兩組，一組攝取糖和食物的澱粉成分，而另一組不會，然後我們拭目以待。我們也許隨機指派幾千個人吃今日的典型美式飲食（包含1年63到67公斤的糖和高果糖玉米糖漿、將近90公斤的麵粉和穀類、58公斤的馬鈴薯和12公斤的玉米），然後指派同樣數量的人吃大部分是動物製品（肉類、魚、家禽、蛋、起司）和綠葉蔬菜的飲食。由於後者的飲食含相當高的脂肪和飽和脂肪，而且熱量稠密，所以傳統觀念認為它會導致心臟病，也許還有肥胖和糖尿病。這會測試心臟病的膳食脂肪／膽固醇假說，也會測試碳水化合物假說。

像這樣的試驗並不理想，因為兩組間有許多飲食變數的差異——那些人之間的熱量和脂肪。受試者也會知道他們吃的是什麼樣的飲食，所以那並不是一項盲目研究（不過，治療受試者的醫生和研究人員自己也不知道，是最理想的）。

但是，那仍是一個好的開始。那些吃富含碳水化合物飲食的人，會更有可能變成葡萄糖不耐症、高胰島素血症和具胰島素阻抗性嗎？他們會變得更胖，而且肥胖症、代謝症候群和第二型糖尿病的發生率會變得更高嗎？他們會有更多的心臟病和癌症嗎？他們會早死或長壽嗎？這些都是我們必需回答的問題。

另一個亟需提出的問題與糖和高果糖玉米糖漿的健康影響有關。自1980年代以降，如我們討論過的P223，糖和高果糖玉米糖漿就被免除導致心臟病的罪責——儘管所依據的證據很含糊。自那時起，幾乎沒有研究得到資助，沒有任何人企圖澄清這個局面。今天我可以想像，就公共衛生的研究來說，沒有什麼比做糖和高果糖玉米糖漿對健康的長期影響的嚴格對照試驗更重要。

過去10年來，美國國家衛生研究院一直在資助檢驗「生活型態的修正」是否能預防糖尿病和代謝症候群的試驗。但是這些試驗都是在飲食、肥胖症和疾病的傳統觀念的背景下做的。

至今這些研究中最大型的是耗資150萬美元的「糖尿病預防計畫」，生活型態的修正方案包括每週150分鐘的運動和低脂、低熱量飲食。

結果證實了，這樣的飲食和運動計畫確實能預防或延緩糖尿病和代謝症候群的出現，但是他們卻沒指出是受到此修正方案的哪方面所影響。是脂肪熱量或總熱量的減少？是運動嗎？或者是所攝取的碳水化合物類型的改變，還是碳水化合物總量的減少？即使飲食目標是要藉著優先減少脂肪來降低熱量，但這仍不免也同時刪減了碳水化合物——通常以糖尤甚（1年後，參與生活型態修正試驗的受試者減少了他們的食物總攝取量，平均達到1天450大卡。他們吃更多的水果和蔬菜〔1天多1到2份〕，減少了1天4份的穀類攝取和1天5份的「甜食」。來自碳水化合物的熱量平均增加超過5%，但是因為總熱量是減少的，所以碳水化合物攝取的總量是減少的）。

美國衛生研究院目前耗資200萬美元在一個叫做「展望未來」的10年期試驗上，目的在於測試「假如肥胖糖尿病患者體重減輕了，他們是否會因這樣的努力而更健康」的假說。貝勒大學心理學家約翰．福瑞特（John Foreyt）是這項試驗的主要研究人員之一，他說這是「美國國家衛生研究院在肥胖症成果研究上所贊助過最大型、耗資最多的試驗。」

但是再一次，這項試驗只測試傳統觀念。「展望未來」的目標，是誘導5000名肥胖的糖尿病患者利用在「糖尿病預計畫」中所使用的同一個生活型態修正方案減重：刪減熱量和脂肪熱量，再加上運動。如果這些肥胖的糖尿病患者體重真的有減輕，而且最後因此變得更健康，我們仍然不會知道那是因為總熱量、脂肪熱量、運動這三者的結合，或者，也許就是碳水化合物或糖造成了差異。而且，如果他們只限制碳水化合物但盡情的吃蛋白質和脂肪，我們不會知道他們是否仍然會更健康。

由於這些試驗被設計成只測試一項假說的試驗（而且對假說的定義很含糊），所以研究保證不會提供任何我們渴望得到的可靠答案。假如「糖尿病預防計畫」有涵蓋對碳水化合物假說的測試，那麼研究人員就可以比較低脂、低熱量飲食加上運動的效果，和光是限制碳水化合物的效果，而那會告訴我們：導致這些慢性病的到底是碳水化合物，還是熱量和久坐不動的行為？要是「展望未來」有涵蓋一個對碳水化合物假說的測試，我們也許至少在10年後會知道答案。但它沒有，所以我們不會知道。

科學的責任，是證明肥胖症、糖尿病和慢性文明病的切確原因。如此一來，我們才能採取預防這些疾病的必要措施，而不是事後才試著去治療或緩解。**如果有對立假說的存在，只測試其中一個對我們來說並沒有多大的益處。**繼續遵循無法可靠地證實因果關係的公共衛生推薦和相關研究（佛萊明罕心臟研究P062和護士健康研究P107是最顯眼的例子）的飲食建議，也沒多大益處。

現在所需要的是能夠測試碳水化合物假說和傳統觀念的隨機試驗。這樣的試驗會很花錢，就像「糖尿病預防計畫」和「展望未來」，兩者將耗資數千萬或數億美元。而且，即使有類似的試驗獲得資助，也許還要再過個10年、20年，我們才會得到可靠的答案。不過很難想像的是，如果不做這種試驗的話，這個爭議會就這麼消失；也很難想像，從現在開始的20年內，我們都不會爭辯關於飲食中的脂肪和碳水化合物的有害角色。利益團體和企業企圖讓爭議就這麼消失，大眾當然不會買帳。如果肥胖症和糖尿病的浪潮繼續襲捲全世界，就不難想像這種試驗的代價，即使是其中的幾十個或一百個，與社會成本相比較之下，都顯得微不足道。

後記

我必須寫《好卡路里，壞卡路里》，以真正了解到這個主題上撲朔迷離的複雜問題。在我了解到我該寫些什麼、或至少能強調哪一些重點之前，我必須看到它出版。換句話說，寫作與出版是學習過程不可或缺的部分——它們不是結束或任何事情的終結！

舉例來說，書籍審閱者和醫學權威對於書的一般反應是，像肥胖症和糖尿病發生率急速攀升這麼迫切的公共衛生問題的解釋，不會這麼簡單。畢竟，一個簡單的解釋所暗示的是：其實大家一直都知道，只是我們的公共衛生相關單位不知怎麼地將我們引入歧途。一個複雜的答案允許在責任的分配中留有大量回旋的餘地，它也允許任何錯誤行動或錯誤知識的無限期存在。

但是，一個簡單解釋的相關主張，它們本身就是簡單的，而且也許我應該把它們清楚指出來。首先是奧卡姆剃刀定律，如牛頓所描述：「天地事物之因，應取其真實性且足以解釋其所以然者。」假如一個簡單的解釋已足以說明觀察現象，就不要讓它變得複雜。這是所有致力於科學事務者的必備條件——肥胖症和體重調節方面也不例外。

直到1970年代和肥胖流行病開始之前，碳水化合物被廣泛地認為會使人變胖。肥胖症的飲食原因，如布里亞．薩瓦蘭在1825年所指出的，似乎是「人類用來做日常滋養物的主要成分的粉狀和澱粉性物質」，而這種「澱粉與糖混後會更迅速地產生更多效果。」

1960年代時，生化學家和生理學家闡明了荷爾蒙和酵素對脂肪組織的調節作用，而這項研究指出，富含碳水化合物的食物應該會使人發胖，因為這些都是驅動胰島素分泌的食物，而胰島素會驅動脂肪的堆積作用。

然而，在當時，我們的衛生相關單位已經斷定（基於很薄弱的證據），脂肪組織的荷爾蒙調節作用與過多的脂肪堆積失調症之間是沒有關係的，他們也指出，之前一個半世紀的傳統觀念是錯誤的。

到了1970年代，他們以官方立場正式建議我們以富含碳水化合物的食物當做飲食中的主食。美國農業部在其《美國農業部膳食指南》和飲食金字塔中，以及美國國家衛生研究院、美國公共衛生署署長辦公室、美國醫學學會、美國心臟病學會、甚至美國糖尿病學會，都著手提倡以澱粉和麵包為維護心臟健康的減重飲食中的主食。具影響力的食物及保健作家，像是《紐約時報》的珍・布洛帝，告訴我們要「吃高碳水化合物」，這正是布洛帝1985年暢銷書《好食物書》的副標題，**而現在，30年後的我們成了有史以來最胖的人類。**

同時間，我們飲食中大部分的糖已被化學組成和糖一樣的甘味劑（高果糖玉米糖漿）所取代，這也促進了脂肪堆積和胰島素阻抗性，但它卻被理解為為健康的替代性選擇。我們對它的攝取增加了20%，創下了自20世紀初以來的紀錄，所以現在的我們比以前更胖。

一個答案到底必須有多複雜，才能解釋我們為什麼會變胖？我們為什麼自1970年代中期至末期開始變得那麼胖？

本書所質疑的是如宗教信仰般受到堅定信奉的觀點，同時對看來相當明顯和基本的論點提出主張，這些論點皆不證自明，所以，當營養相關當局非得要有人幫忙將它們解說得鉅細靡遺不可的時候，就非常奇怪了。

首先，肥胖症是多餘脂肪堆積作用的失調症，所以關於其原因和預防的每一個討論，都應該始於脂肪組織的荷爾蒙調節。醫生和醫療相關單位每逢討論到人類生長的異常（例如巨人症或侏儒症），必定將焦點放在調節生長的荷爾蒙的角色上，尤其是生長荷爾蒙。這些醫療專家怎麼可能在討論到多餘脂肪堆積的時候，不將注意力放在調節脂肪堆積作用（或相反的，厭食症、脂肪堆積不足）的那些荷爾蒙（尤其是胰島素）的角色上？

在此要懇請曾經表述過他們相信肥胖原因很明顯是飲食過量和／或久坐不動行為的每一個研究學者、公共衛生相關單位、營養學家和食物作家、醫生和運動生理學家、自命為專家的人去思考的問題是：

如果肥胖症是多餘脂肪堆積的失調症，那麼，**調節脂肪堆積的究竟是什麼？**如2001年的教科書《內分泌學：一個整合性的研究方法》（可從線上免費取得，透過美國國家醫學圖書館的醫學刊物數位檔案www.pubmed.com）所解釋的，它用一種枯燥乏味的技術性語調指出：「胰島素對脂肪細胞的總體作用，在於刺激脂肪儲存和抑制調動。」

這種生理學現象是一個確立的事實，當有一個簡單的解釋能夠滿足對它的說明時，任何超越碳水化合物對胰島素影響的肥胖症或肥胖流行病的解釋，都是恣意任性、試圖將情況複雜化的解釋。

自《好卡路里，壞卡路里》第一版發行以來，關於「不可能這麼簡單」的爭論的另一種聲音，我常聽到的是分子生物學的說法。

自1994年發現瘦體素以來，肥胖症研究就變成了分子生物學的一門子學科。結果是，在美國國家醫學圖書館資料庫搜尋關鍵字「肥胖症」，會列出10萬筆以上的專業期刊相關文章（光是回顧性文章就將近2萬筆），其中一大部分都著重在水果的分子生物學研究和基因體科學。

現在，影響體重調節和肥胖症的各種嫌疑犯，似乎每週都在大量的增加，包括了與肥胖症有關的各種基因變種（多形性基因），叫做脂聯素、Y型神經肽和飢餓素等的傳訊分子，以及這些傳訊分子的受器、這些分子的抑制器、這些抑制器的抑制器等等。

有一個明顯的問題是：這種研究怎麼會成果特別的豐碩，而且與肥胖症的原因大多沒什麼關係？很難想像這種研究並沒有相關性，所以，如我常常聽到的，在討論肥胖症的原因時若未提到這些分子、受器、抑制器等等，必定被認為很外行而且十分不夠格，因為真相一定很複雜。

再一次，反駁的論點認為事情很簡單、很直接：如果你被榔頭敲到頭，結果就是疼痛與發炎。分子生物學家們在疼痛和發炎的機制上也累積了大量知識，這些生理學現象已知是透過傳遞訊息的路徑和損害造成時有所反應的分子（例如，前列腺素、腫瘤壞死因子等）來傳達。對於這些反應和所牽涉的分子，研究學者知道的愈多，從榔頭到疼痛和發炎的路徑聽起來就會顯得愈複雜。不過，事情發生當下所牽涉到的相關因子，是由榔頭和也許還有揮舞榔頭的人所造成的疼痛和隨之而來的發炎作用。此外的一切都是後階段的，而且也許只與哪種藥能夠最有效抑制疼痛和可能加速癒療過程的問題有關。

如果碳水化合物和胰島素會令我們堆積多餘脂肪，那麼它們就是那個榔頭。當主題是能多有效地預防或逆轉變胖過程時，根本不需要討論其他事情——直到這個簡單的假說經過嚴格的測試、然後產生駁斥它的對立假說之前，當然不用。

現在我相信自己未充分強調的一個科學論點，是飲食中的營養成分必定在能量消耗上扮演了一個基礎的角色——無論我們是好動的或久坐不動的。我是以艾弗瑞德・潘寧頓對肥胖症的看法為背景而提出這一點的，但是我待會兒只會很簡短地提及，它無庸置疑的是一項很重要的觀察。

令這件事情關係重大的是，公共衛生相關單位最近已開始倡議說，久坐不動的行為是肥胖症及其所有相關慢性病的基本原因。他們這麼做的原始基礎是，瘦子比容易變胖的人更可能做更多的身體活動，以及良好的健康和多活動的生活方式也有緊密的關連。所以這些關係被假定為（儘管是不正確的）因果關係的線索。如果很不愛活動的人容易比較早罹患心臟病、糖尿病、肥胖症和癌症，那麼他們就會假定，久坐不動的行為是原因，而身體活動是預防的方法。

這種邏輯的一個明顯例子，出現於《好卡路里，壞卡路里》出版的1個月之後。美國癌症研究所和世界癌症研究基金會發表了一份長篇報告「食物、營養、身體活動與預防癌症」，其結論是：過重和肥胖症是癌症的最大風險因子。該報告詳盡討論胰島素和類胰島素生長因子的角色，這兩者都會「促進癌症」，與我在第十三章裡所寫的一致，但是它認為升高的胰島素和類胰島素生長因子濃度是肥胖症的結果，而肥胖症本身是由攝取過多能量造成的（根據美國癌症研究所和世界癌症研究基金會的報告，精製碳水化合物和脂肪都會導致肥胖，因為它們是「能量稠密的」。「含糖飲料」——由於其水含量的關係而並不是能量稠密的——會導致肥胖症，是因為它們無法使我們感到飽足。各種的這類食物對胰島素分泌和脂肪堆積或脂肪組織的荷爾蒙調節的影響，從未被討論到）。

根據這個邏輯，美國癌症研究所和世界癌症研究基金會的報告提出了預防癌症的十項建議。第一項是我們都應該要維持健康的體重，第二項則是我們應該要增加身體活動。該報告指出：「所有形式的身體活動都有助於抵抗某些癌症和體重增加、過重及肥胖症，相對的，久坐不動的生活方式是這些癌症、體重增加、過重和肥胖症的原因。」

這個結論乍看之下是違反常理的，因為它暗示了「像是看電視等久坐不動的行為」是致癌的。遺憾的是，讀書或坐在教室裡上課也屬於久坐不動的行為，而現在我們也必須認為這些活動是致癌的，這會把我們置於一個我們不想身處的文化之中。然而，結論就是這樣。

反對的觀點否定了這種荒謬的結論（讀書和看電視可能導致癌症），卻更進一步簡化了因果假說：

誘發肥胖症和相關慢性病的飲食因子（精製和易消化碳水化合物及糖）也會使

人們相當不愛活動。**不愛活動、肥胖症和癌症，這三者都有相關性，都是由同樣的事情造成的——富含碳水化合物的食物和糖對胰島素的影響。**

正如潘寧頓最初所觀察到的，這個另類的因果關係直接涉及了能量守恆定律。所有令我們增加體積的東西（增加脂肪組織中的脂肪儲存量的任何東西），都會導致能量攝取（飢餓感或胃口）和能量消耗的補償性變化，任何減少能量儲存的東西（令我們減掉脂肪和體重的）也是同樣的道理。根據這個邏輯，我們不會因為久坐不動而增加脂肪，我們變得不愛活動是因為我們變胖了。而且我們瘦不是因為我們愛活動，相反的，我們愛活動是因為我們瘦，而且我們的身體本來就會燃燒掉我們所攝取的熱量，而不是把熱量儲存到脂肪組織裡。

為什麼胖子可以靠著高熱量、限制碳水化合物的3000大卡或更多熱量的飲食法減重？飲食中的營養成分影響了我們能量的消耗，也許就是解釋——一如潘寧頓所提到的。

重點是，他們的總能量消耗受到富含碳水化合物飲食的抑制，因為大量的能量流失到他們的脂肪組織裡。所以他們一直以來所吃的飲食，那種令他們發胖的飲食，也抑制了他們對能量的消耗。他們讓自己的瘦肉組織和器官經歷半飢餓，進而導致能量消耗的降低和維持久坐不動的念頭。

以同樣的方式，半飢餓會導致動物身上能量消耗的補償性壓抑，如2007年9月號《科學人》雜誌裡的一篇文章所描述的，作者是現任哈佛醫學院院長傑弗瑞·弗萊爾（Jeffrey Flier），以及他的妻子暨共同研究者泰莉·馬洛托斯—弗萊爾（Terry Maratos-Flier）。他們寫道：「食物突然受到限制的動物，傾向於以減少活動和減緩細胞中能量使用的方式來降低其能量消耗。」

當我們把同樣的這個邏輯運用到肥胖症上，我們得到以下的景況：從飲食中刪除碳水化合物會造成胰島素濃度下降，這會導致脂肪酸從脂肪組織中釋放出來，並做為燃料供給。刪除碳水化合物，等於刪去了由分割熱量（使熱量進入脂肪細胞）所造成的內部半飢餓。現在，如弗萊爾夫婦所指出的，胖子可以經由更多的身體活動和加速細胞中能量的使用來增加他的能量消耗。

直到本書出版後我開始在各種訪談和演說的場合中提到它，我才了解到這層含意的重要性。它也使我了解到，讓我們變胖的到底是多餘的熱量（傳統觀念）或純粹是碳水化合物對胰島素的影響和胰島素對脂肪堆積的影響（碳水化合物假說），確實可以用相當簡單的實驗來證明。

像這樣的實驗可以用十幾名受試者以2、3個月的時間完成，而且花費不多——至少以現代醫學研究的標準來看是如此。但有一項警告是，那些實驗會需要像對待實驗室動物那樣來對待人類受試者。他們要住在代謝研究病房裡，一天供給他們三餐或者更多。在理想上，受試者絕不會離開監護區，並且受到持續地觀察（就像維亞穆爾·史堤芬森及其共同研究者卡斯登·安德森在1928年的肉類飲食法實驗的前幾週一樣），如此才能將他們可能在飲食上作弊的機會縮減到最小。

這種實驗的一個變化，是將受試者會隨機分為兩組。其中一組是對照組，吃富含碳水化合物的均衡飲食，1天3000大卡、甚至4000大卡。另一組的卡路里含量相同，但嚴格限制碳水化合物——碳水化合物含量最好1天在60克以下。

限制碳水化合物的飲食會大量降低胰島素濃度。根據碳水化合物假說，這會降低脂肪堆積作用，而且與熱量的攝取無關。脂肪酸從脂肪組織中大量釋出，被當做燃料燃燒，因而增加受試者的能量消耗。均衡飲食不會對胰島素濃度造成影響，所以預期受試者不會減少體重或增加能量消耗（即使均衡飲食也許代表了受試者飲食中碳水化合物品質的改善——舉例而言，來自糖、白麵包、白米和啤酒的熱量，也許被來自全穀和綠色蔬菜的熱量所取代——總是有可能，即便卡路里攝取量沒有影響，但在這種研究中的對照組仍會減輕一些體重）。

實驗必須持續至少2個月，要長到足以證明脂肪的明顯流失——假如碳水化合物假說是對的。研究學者會在實驗開始前測定能量的消耗，然後在整個實驗期間以規律的間隔進行測定（有一種叫做「雙標水法」的技術能讓這項測定達到誤差在10%以內的精準度）。他們也會定期測定胰島素濃度；研究人員可能選擇（而且負擔得起）的任何其他像是做心臟病研究時的血液生物標記或風險因子等，也要定期測定。在實驗的前後，也應該分析身體組成，才能夠證明瘦肉組織和脂肪組織流失的比例（如果有的話）。

像這樣的實驗，會花一段長時間才能證明這兩個假說的有效性：決定我們體重和脂肪堆積的是卡路里的質還是量？我會主張，如自本書問世後我一直努力在做的，這種實驗絕對是了解肥胖症、心臟病、癌症和糖尿病的基礎。

最後，對於我的書和我的演說的常見反應是，這些假說都很有趣，也許甚至是對立的，但就是沒有充分的證據讓人切切實實地相信它們。如《紐約時報》的保健記者吉娜·柯拉塔（Gina Kolata）在她的評論中所說的：「很遺憾，我沒有被說服。」然後這種態度被理解為是回歸手邊工作的充分理由：告訴胖子和過重者（事實上，就是族群中的每一個人）說：少吃多運動。

當我在寫《好卡路里，壞卡路里》時，並未準備去說服懷疑論者說碳水化合物假說是正確的。我開始提供指出假說值得審慎注意的證據，也密切留意證據，不讓我的成見影響了我對證據的解讀。

當時我的希望是——現在仍是，面臨族群中史無前例之大規模的肥胖症和糖尿病的醫學研究人員、公共衛生相關單位、醫生、營養學家、甚至保健記者，不要將《好卡路里，壞卡路里》視為他們完美典範（或他們的能力）的威脅、一種應立即被忽略和否定的東西，反之，要視它為對他們研究有價值的貢獻，是引導他們努力改善我們健康的更好的指南。

紐約

2008年2月

健康 Smile 63

健康 Smile 63